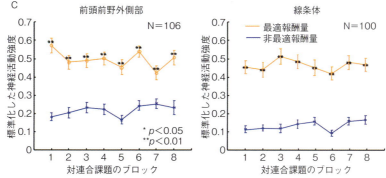

口絵1（詳細は図6.3） 間接的報酬予測課題における，前頭前野外側部ニューロンと大脳基底核線条体ニューロンの活動

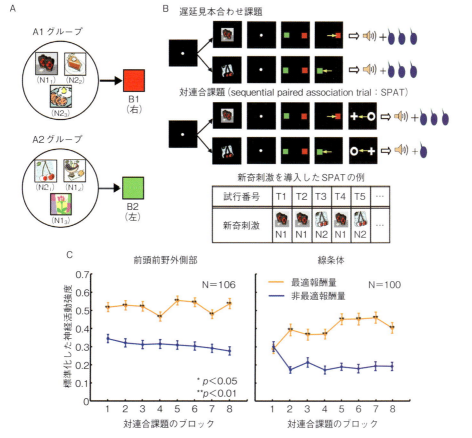

口絵2（詳細は図6.4） 新奇視覚刺激を使った間接的報酬予測課題

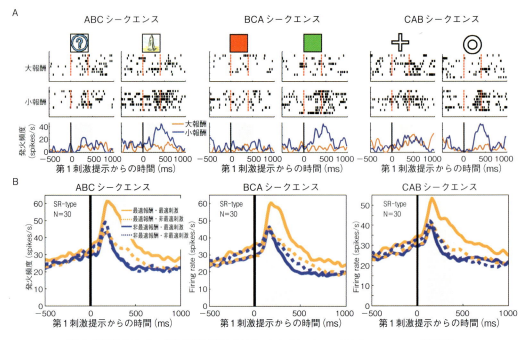

口絵3（詳細は図6.5） 前頭前野外側部における，カテゴリーをコードするニューロンの神経活動

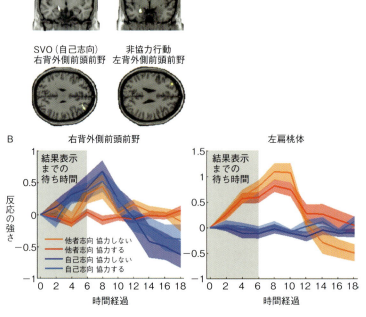

口絵4（詳細は図6.7） 社会的価値志向性と脳

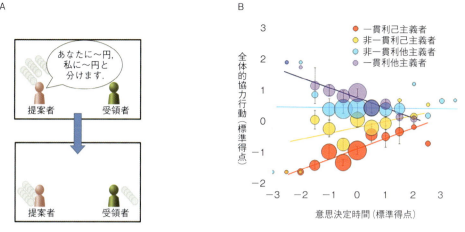

口絵5（詳細は図6.8）協力行動と意思決定時間

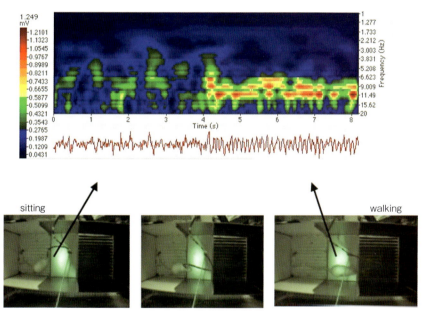

口絵6（詳細は図9.2）自由探索時のラットから記録される海馬シータリズムの例

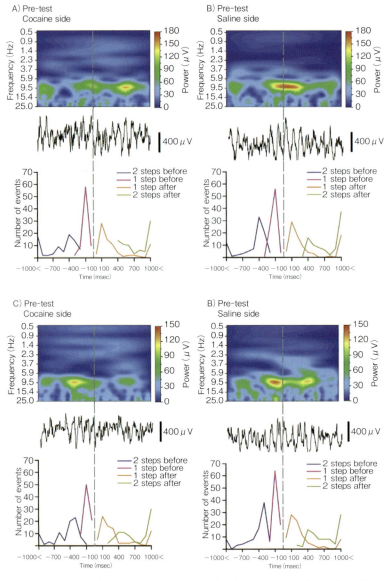

口絵7（詳細は図9.3） コカインによる場所嗜好条件付けによる海馬の報酬探索関連神経活動を示した実験データ例（Takano et al., 2010）

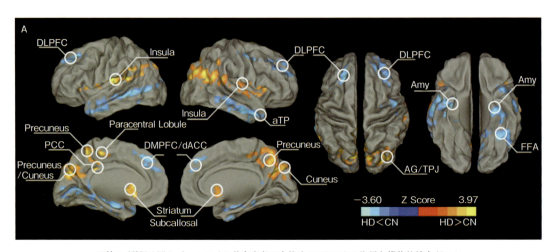

口絵8（詳細は図9.4） ヘロイン依存患者の安静時fMRIによる海馬と機能的結合がコントロール群に対して，強い脳領域および弱い脳領域（Zhai et al., 2012）

アディクションサイエンス
Addiction Science

依存・嗜癖の科学

宮田久嗣・高田孝二・池田和隆・廣中直行 編著

朝倉書店

序

　アディクションは古くて新しい問題である．

　人類はその文明の発祥のときから，酒精や阿片の精神作用に気づき，その作用を医療や儀式に用いてきた．おそらく，このような利用のごく初期から「惑溺」という問題が起こることも知っていたであろう．

　数千年を経た今も人は同じ問題に悩んでいる．それどころか，ギャンブル，ゲーム，インターネットなど，アディクションの対象とされるものが広がってきた．いったいどこまで広がるのか，なぜこうなったのか，専門家にさえ先が見えにくい状況である．

　だが，アディクション問題に立ち向かう研究と医療の進歩も著しい．基礎研究では遺伝子改変動物や局所的な神経活動の操作技術，ヒトの脳機能画像解析といった新しい研究ツールが生まれ，アディクション研究に活用されている．医療も早期発見・早期介入を基本としつつエビデンスに基づいた治療法が導入され，臨床現場の空気が変わりつつある．

　このようなときに，現在どんなことがわかっていて，これからどんなことを検討しなければならないかをまとめておくことには大きな意義があると考えた．

　それは幅広い領域をカバーしたものでありたいし，特定の考えにこだわらず，バランスよく多様な立場を考慮し，しかもバラバラにならないようにまとめたい．専門家のみならず，医療や福祉，教育，行政などいろいろな立場を通してアディクション問題に関わる方々，科学や医療に関心のある学生諸氏や一般の方々にも参照していただけるようなものにしたい．

　しかも，今それをやっておかなければ，研究の進歩や医療の変革，何よりもアディクションという問題の変遷のテンポがあまりに速いために，数年を経ずして全体を見通すことが不可能に近いほど困難になるかもしれない．

　そこで本書の企画が産声をあげたわけである．しかし，こういう欲張りな要求が一人や二人の手に余ることは明らかであるため，4人の編者が中心となって企画を練り，編者以外に研究・臨床の第一線で活躍されている26人の方々にも執筆を依頼した．

　幸い皆様に依頼を快諾いただき，ここに『アディクションサイエンス─依存・嗜癖の科学』が刊行されるはこびとなった．手前味噌と言われようとも，現在の日本ではこのテーマで本書以上の水準に達するものを作るのは不可能であると信ずる．

　本書は4部から構成されている．

　第1部は伝統的に依存研究の基幹をなしてきた薬物依存について，特に研究法に焦点を当てて解説した．アディクションの対象が多様化してきたとはいえ，基本的な概念は薬物依存の研究から生まれたものである．しかもその研究は実験科学として発展したために，方法に対する理解を欠いては，いかなる概念も理解できない．

　第2部は基礎研究の展開と題して，進歩の著しい分子生物学や神経科学の解説を盛り込

んだ．このような生物学的メカニズムの理解は，アディクションの本質について考えるときに欠かすことができない．また，意思決定，記憶，遺伝的背景に基づく個人差といったテーマは，現在の神経科学や医科学にとって重要なテーマであり，アディクション研究がその推進に貢献できる可能性がある．

第3部ではいろいろなアディクション問題の今日の姿に切り込んだ．ここではアルコールやタバコといった身近な問題から違法な化学物質の乱用と依存，また今日日本で大きな問題となっている処方薬への依存，加えてギャンブルやインターネットといった新しい問題まで，幅広く取り上げた．

第4部では治療と回復を取り上げた．ここでは具体的な方法の解説にとどまらず，その方法の背景にある基礎概念を丁寧に論じ，かつ社会的な問題意識も盛り込んだ．

また，随所に「コラム」を挿入した．このような本の「コラム」というと用語解説が多いが，本書の「コラム」はそうではない．本書の「コラム」は専門家であっても，というよりも専門家であるからこそ，考え，悩み，迷っている話題についての率直な見解である．

コラムだけではなく，本書には巻末に「座談会」がある．

雑誌の特集などで座談会を読むことは多いものの，このような分厚い単行本に座談会があるのはまったく異例のことである．出版社もこの提案には驚いたようだ．しかし，我々としては，できるだけ生の声を読者に届けたいと思った．こういうねらいで，編者4人に成瀬先生を加えた5人で座談会を行い，その記録をおさめた．

この座談会は，期せずしてアディクションの現状を把握するための恰好な導入にもなっている．まず座談会に目を通して全体を見通してから各章を読まれるやり方も良いかもしれない．

とはいえ，決して特定の読み方を推奨するわけではない．通読されても良いし，各章はある程度独立しているので，関心のあるテーマを選んで深読みされるのも良いと思う．本書を一つの手がかりとして読者なりに考え，専門家には研究や臨床のヒントを得ていただき，一般読者の方々にはアディクションという問題に対するリテラシーを高める一助としてご利用いただければ幸いである．

内容や用語等については編者が重々注意して確認したが，なお至らぬ点があると思う．読者からの叱正を待ちたい．各章の執筆者には早々に原稿をお送りいただきながら，編者のいろいろな都合が重なり，完成までにかなりの時間を費やしてしまった．深くお詫び申し上げる．

編者としては，この本をわが国のアディクション研究の礎を築かれた故・柳田知司先生に捧げたい*．

2019年5月

編　者　一　同

---

* Woods JH, Takada K：Obituary：Tomoji Yanagita, M.D., Ph.D.（1930-2016）— Psychopharmacologist extraordinaire. Psychopharmacology 2016；**233**：3827-3838.

編集者・執筆者一覧

[編集者]

宮田　久嗣　東京慈恵会医科大学
高田　孝二　帝京大学
池田　和隆　東京都医学総合研究所
廣中　直行　株式会社LSIメディエンス

[執筆者]（五十音順）

相澤　加奈　手稲渓仁会病院	田辺　等　北星学園大学
池田　和隆　東京都医学総合研究所	常田　深雪　手稲渓仁会病院
稲田　健　東京女子医科大学	永井　拓　名古屋大学
入江　智也　北翔大学	成瀬　暢也　埼玉県立精神医療センター
尾﨑　米厚　鳥取大学	西澤　大輔　東京都医学総合研究所
木戸　盛年　大阪商業大学	原田　隆之　筑波大学
木村　永一　手稲渓仁会病院	廣中　直行　株式会社LSIメディエンス
小林　桜児　神奈川県立精神医療センター	藤原　淳　株式会社イナリサーチ
近藤　あゆみ　国立精神・神経医療研究センター	舩田　正彦　国立精神・神経医療研究センター
齋藤　利和　幹メンタルクリニック	松本　俊彦　国立精神・神経医療研究センター
坂上　雅道　玉川大学	三原　聡子　久里浜医療センター
白坂　知彦　手稲渓仁会病院	宮田　久嗣　東京慈恵会医科大学
高田　孝二　帝京大学	森　友久　星薬科大学
高野　裕治　東北大学	森田　展彰　筑波大学
髙橋　英彦　東京医科歯科大学	和田　清　埼玉県立精神医療センター

目　　次

第1部　薬物依存研究の基礎

1　薬物自己投与 ……………〔藤原　淳〕…4
　1.1　薬物自己投与とは？ ………………………4
　1.2　薬物自己投与の歴史 ………………………4
　1.3　薬物自己投与に用いる動物 ………………5
　1.4　薬物自己投与の実際 ………………………6
　　1.4.1　薬物自己投与の実施　6
　　1.4.2　ラットの薬物自己投与　6
　　1.4.3　アカゲザルの薬物自己投与　8

2　薬物弁別 ………………〔高田孝二〕…12
　2.1　状態依存学習 ………………………………12
　2.2　薬物弁別学習 ………………………………13
　　2.2.1　弁別訓練法　13
　　2.2.2　般化テスト　13
　　2.2.3　般化の判別　14
　　2.2.4　累積用量投与法　14
　2.3　自覚効果 ……………………………………15
　2.4　ヒトにおける薬物弁別実験：弁別刺激効果と
　　　　質問紙による自覚効果 ……………………15
　　2.4.1　ヒトにおける薬物弁別実験　15
　　2.4.2　弁別刺激効果の変動要因　16
　　2.4.3　強化効果と自覚効果　17
　2.5　薬物弁別実験の有用性 ……………………17
　　2.5.1　作用メカニズムの解明・薬物乱用能の
　　　　　　予測　17
　　2.5.2　創薬への応用　18
　2.6　おわりに ……………………………………19

3　身体依存性試験 …………〔森　友久〕…21
　3.1　身体依存性試験を行うにあたり …………21
　3.2　身体依存の形成と退薬症候に関して ……21
　3.3　身の回りにある退薬症候 …………………22
　3.4　身体依存性試験 ……………………………23
　　3.4.1　モルヒネによる身体依存の形成法　24
　　3.4.2　バルビツール酸系薬物の身体依存性試験　25
　3.5　モルヒネの身体依存のモデルの作製と評価
　　　　：実践編 ……………………………………25
　　3.5.1　モデル作製法に関して　25
　　3.5.2　退薬症候観察に関して　26
　3.6　モルヒネの身体依存を検討することによる
　　　　臨床への還元と新知見 ……………………26
　3.7　今後の研究展開 ……………………………28
　3.8　おわりに ……………………………………29

4　条件付け場所嗜好性 ……〔舩田正彦〕…30
　4.1　はじめに ……………………………………30
　4.2　条件付け場所嗜好性試験 …………………30
　　4.2.1　CPP法の実験手法と意義　30
　　4.2.2　実験実施の留意点　32
　　4.2.3　CPP法の有効活用法　32
　4.3　脳内報酬系の役割 …………………………34
　4.4　身体依存とCPP ……………………………36
　4.5　遺伝子改変動物モデルの利用 ……………36
　4.6　薬物依存再発の評価 ………………………37
　4.7　おわりに ……………………………………37

5　依存性薬物の行動薬理 …〔廣中直行〕…38
　5.1　行動薬理総論 ………………………………38
　　5.1.1　行動薬理とは　38
　　5.1.2　研究方法　38
　5.2　本章の構成 …………………………………39
　5.3　各論 …………………………………………39
　　5.3.1　アヘン類　39
　　5.3.2　バルビツール類　41
　　5.3.3　アルコール　41
　　5.3.4　ベンゾジアゼピン系薬物　42
　　5.3.5　有機溶剤　43
　　5.3.6　大麻　43
　　5.3.7　コカイン　44
　　5.3.8　アンフェタミン類　44
　　5.3.9　LSD　45
　　5.3.10　ニコチン（タバコ）　45
　5.4　おわりに ……………………………………46

第2部 基礎研究の展開

6 報酬予測と意思決定の神経機構 〔坂上雅道〕…57
6.1 はじめに…57
6.2 モデルフリープロセス…57
6.2.1 条件付けと意思決定 57
6.2.2 価値の生成と大脳基底核-ドパミン回路 57
6.2.3 報酬予測とハビット形成 58
6.3 モデルベースプロセス…58
6.3.1 行動主義と認知主義 58
6.3.2 モデルフリーとモデルベース 59
6.3.3 状態遷移学習とモデルベースシステム 59
6.4 前頭前野と推論…60
6.4.1 間接的報酬予測実験 60
6.4.2 状態遷移と報酬予測ニューロン 61
6.4.3 推移的推論と報酬予測 62
6.4.4 カテゴリー化と報酬予測 63
6.4.5 情報の抽象化と推移的推論 64
6.5 2つの神経回路と向社会性…64
6.6 おわりに…66

7 遺伝子転写カスケードと神経可塑性 〔永井 拓〕…69
7.1 はじめに…69
7.2 側坐核を構成する中型有棘神経細胞…69
7.3 サイクリックAMP応答エレメント結合タンパク質（CREB）シグナル…71
7.4 ΔFosBシグナル…72
7.5 核内因子-κB（NF-κB）シグナル…73
7.6 MEF2シグナル…75
7.7 HDAC5-Npas4シグナル…76
7.8 その他の転写因子…76
7.9 神経可塑性…77

8 薬物感受性の分子生物学的基礎 〔西澤大輔, 池田和隆〕…81
8.1 はじめに…81
8.2 アルコール（エタノール）…81
8.3 タバコ（ニコチン）…83
8.4 覚醒剤…84
8.5 その他（オピオイド, コカイン, 大麻, カフェイン）…85
8.6 おわりに…87

9 薬物依存と記憶―その神経機構 〔高野裕治〕…90
9.1 はじめに…90
9.2 心理学における記憶の考え方…90
9.3 記憶の神経機構…91
9.4 海馬における情報のコード化：空間表象と選好…91
9.5 記憶を形成するために必要な海馬のシータリズム…92
9.6 薬物依存と記憶を研究するための実験課題…93
9.7 CPPにおける海馬の神経活動記録…93
9.8 CPPにおける海馬のドパミン受容体の変化…96
9.9 薬物依存における宣言的記憶ネットワークの変容…97
9.10 脳機能ネットワークへの介入方法の開発…98
9.11 薬物依存と記憶研究における今後の課題…98

10 依存症の脳画像解析 〔髙橋英彦〕…100
10.1 はじめに…100
10.2 依存症の脳研究の背景となる心理・行動学的仮説…100
10.3 依存症のstructural MRI研究…101
10.4 依存症のfMRI研究…102
10.5 fMRI研究によるギャンブル障害と物質依存との共通点…102
10.5.1 衝動性 102
10.5.2 報酬と罰への感受性 103
10.5.3 手がかり刺激への反応 103
10.5.4 報酬予測時の脳活動 103
10.6 依存症におけるドパミン神経系に関するPET研究…104
10.7 依存症に対する経頭蓋磁気刺激法…106
10.8 おわりに…107

第3部　依存・嗜癖問題の諸相

11　アルコール
〔白坂知彦，常田深雪，相澤加奈，木村永一，齋藤利和〕…111
- 11.1　アルコール依存とは……………111
- 11.2　合併症………………………………111
- 11.3　アルコール依存と生物学…………112
- 11.4　アルコール依存の診断基準………112
- 11.5　アルコール依存の現状と課題……113
- 11.6　アルコール依存治療の実際………114
- 11.7　関わり方のコツ……………………115
- 11.8　アルコール依存の薬物治療………116
  - 11.8.1　依存に対する薬物療法　116
  - 11.8.2　アルコール離脱の薬物療法　117
  - 11.8.3　アルコール離脱の症状別の薬物療法　119
  - 11.8.4　精神症状の合併に対する薬物療法　119
  - 11.8.5　身体症状の合併に対する薬物療法　119
- 11.9　アルコール依存と地域連携………119
- 11.10　最後に……………………………120

12　タバコ　〔入江智也〕…121
- 12.1　タバコに関連する障害……………121
  - 12.1.1　タバコ使用障害　121
  - 12.1.2　タバコ離脱　121
  - 12.1.3　他のタバコ誘発性障害　121
- 12.2　タバコ使用障害に対する治療……122
  - 12.2.1　医学的治療　122
  - 12.2.2　心理学的介入　123
- 12.3　タバコ使用を維持・促進する要因…124
  - 12.3.1　生理的要因　125
  - 12.3.2　心理学的要因　125
  - 12.3.3　社会的要因　126
- 12.4　タバコの多様化……………………127
- 12.5　おわりに……………………………127

13　鎮静・睡眠・抗不安薬　〔稲田　健〕…130
- 13.1　鎮静・睡眠・抗不安薬とは………130
- 13.2　依存一般……………………………131
- 13.3　BZ-RAs 依存の特徴………………132
  - 13.3.1　BZ-RAs の渇望　132
  - 13.3.2　BZ-RAs の耐性　132
  - 13.3.3　BZ-RAs の離脱症状　133
- 13.4　DSM-5 における BZ-RAs 離脱の診断基準………………………………134
- 13.5　離脱症状の出現頻度………………134
- 13.6　BZ-RAs 依存に関連する危険因子………134
- 13.7　BZ-RAs による社会機能の障害…………135
- 13.8　BZ-RAs 依存の予防・治療………135
  - 13.8.1　BZ-RAs の予防　135
  - 13.8.2　BZ-RAs 依存の治療　135
  - 13.8.3　BZ-RAs を必要とした病態の治療が不十分である場合　136
  - 13.8.4　BZ-RAs に対して渇望を抱いている場合　136
  - 13.8.5　離脱症状のために中止が困難となっている場合　136
- 13.9　おわりに……………………………137

14　覚醒剤・大麻　〔廣中直行〕…139
- 14.1　化学物質使用障害と社会…………139
- 14.2　覚醒剤………………………………139
  - 14.2.1　覚醒剤の薬理　139
  - 14.2.2　覚醒剤の乱用問題　140
  - 14.2.3　覚醒剤精神病　142
- 14.3　大麻…………………………………143
  - 14.3.1　大麻の薬理　143
  - 14.3.2　大麻の乱用問題　145
  - 14.3.3　大麻をめぐる議論　147

15　「危険ドラッグ」の過去・現在・未来
〔和田　清〕…150
- 15.1　はじめに……………………………150
- 15.2　いわゆる「脱法ドラッグ」とは何か……150
- 15.3　いわゆる「脱法ドラッグ」乱用の変遷……150
  - 15.3.1　1回目：「マジックマッシュルーム」問題　151
  - 15.3.2　2回目：ラッシュ，5-MeO-DIPT を中心とする新規精神活性物質乱用問題　151
  - 15.3.3　3回目：「脱法ハーブ」を中心とする新規精神活性物質乱用問題　152
- 15.4　「脱法ハーブ」乱用の劇的拡大…………154
- 15.5　「脱法ドラッグ」乱用の劇的拡大理由……155
- 15.6　事の顛末……………………………156
- 15.7　「脱法ドラッグ」問題からの教訓と今後の課題……………………………158
- 15.8　おわりに……………………………158

16　ギャンブル　〔木戸盛年〕…160
- 16.1　ギャンブル（gamble）とは………160

16.1.1 ギャンブル行動（gambling）の定義 160
16.1.2 ギャンブル行動の分類 161
16.2 日本のギャンブル産業の現状……………161
16.2.1 日本のギャンブル産業の市場規模と参加実態 161
16.2.2 日本のギャンブル産業の今後 162
16.3 ギャンブル障害（gambling disorder）とは……………………………163
16.3.1 ギャンブル障害の診断基準の変遷と診断基準の内容 163
16.3.2 ギャンブル障害の有病率 164
16.4 ギャンブル障害への対策……………………165
16.4.1 海外におけるギャンブル障害への対策 165
16.4.2 日本におけるギャンブル障害への対策 165

17 インターネット………………〔三原聡子〕…168

17.1 はじめに……………………………………168
17.2 ネット嗜癖のわが国の現状………………168
17.3 ネット嗜癖の各国の現状…………………169
17.4 ネット嗜癖は依存なのか？………………169
17.5 診断基準収載への動き……………………170
17.6 ネット嗜癖者の状態像……………………171
17.7 ネット嗜癖の合併精神障害………………171
17.8 ネット嗜癖の治療の実態…………………172
17.9 韓国におけるネット嗜癖問題への取り組みと合宿治療…………………172
17.10 わが国におけるネット嗜癖の対策………173
17.11 久里浜医療センターでの治療……………174
17.12 合宿治療プログラム………………………174
17.13 ネット嗜癖の症例…………………………174
17.14 おわりに……………………………………177

第4部　治療と回復の取り組み　臨床の現場から

18 治療・回復支援総論……………〔成瀬暢也〕…193
18.1 はじめに……………………………………193
18.2 依存症が精神科治療者から嫌われる理由…193
18.3 依存症の治療………………………………194
18.4 これまでのわが国の依存症治療の問題点…194
18.5 エビデンスに基づいた新たな依存症治療…195
18.6 海外で実践されている心理社会的治療……196
18.6.1 動機付け面接法 196
18.6.2 認知行動療法的対処スキルトレーニング 196
18.6.3 随伴性マネジメント 196
18.6.4 12ステップ・アプローチ 196
18.6.5 コミュニティ強化と家族訓練（community reinforcement and family training：CRAFT） 196
18.7 埼玉県立精神医療センターにおける具体的治療………………………………197
18.7.1 外来での治療継続：「ようこそ外来」の実践 197
18.7.2 入院治療を成功させるコツ：「渇望期」の適切な対応 198
18.7.3 患者への動機付け：「ごほうび療法」の積極的活用 198
18.7.4 介入ツールの積極的活用：LIFEシリーズの作成 199
18.7.5 外来での継続した集団治療プログラムの実施：LIFEプログラムの実践 200
18.8 依存症患者の特徴を理解した基本的対応…200
18.9 物質使用障害とどう向き合ったらよいのか……………………………………201
18.10 当事者中心の依存症治療・回復支援……202
18.10.1 患者意識調査 202
18.11 これからの依存症治療・回復支援………203
18.11.1 ハームリダクションの考え方 203
18.11.2 アルコール依存症の治療改革 204
18.12 おわりに……………………………………206

19 薬物療法………………………〔宮田久嗣〕…209
19.1 はじめに……………………………………209
19.2 依存・嗜癖の薬物療法の治療ゴール……209
19.3 摂取欲求（渇望）の構造…………………209
19.3.1 1次性強化効果（報酬効果） 210
19.3.2 離脱時の不快感 211
19.3.3 物質や行動の報酬効果と結びついた環境刺激 214
19.4 衝動性……………………………………215
19.5 おわりに……………………………………215

20 認知行動療法…………………〔松本俊彦〕…218
20.1 はじめに……………………………………218
20.2 再発防止モデルの治療理念と効果………218
20.2.1 治療理念 218
20.2.2 治療効果 218
20.2.3 マトリックスモデル 219

20.3 Serigaya Methamphetamine Relapse Prevention Program（SMARPP）……219
　20.3.1 マトリックスモデルとSMARPP　219
　20.3.2 SMARPPの構造　220
　20.3.3 SMARPPワークブック　220
　20.3.4 各セッションの中核的内容　221
　20.3.5 SMARPP実施にあたっての工夫　221
　20.3.6 SMARPPによる介入効果　222
20.4 SMARPPプロジェクトの展開…………223
　20.4.1 SMARPPの普及状況　223
　20.4.2 治療プログラムの意義とは　225
20.5 おわりに……………………………………225

21 未成年者を取り巻く薬物環境…〔尾﨑米厚〕…227
21.1 未成年者の喫煙に関する環境……………227
　21.1.1 中高生の喫煙実態と家庭内の環境　227
　21.1.2 中高生の喫煙とタバコの価格との関係　229
　21.1.3 未成年者の喫煙とタバコの入手に関する環境　229
　21.1.4 中高生の喫煙を取り巻く学校環境　230
　21.1.5 未成年者の喫煙行動に影響を与える環境要因　230
　21.1.6 未成年者の喫煙防止対策　230
21.2 未成年者の飲酒に関する環境……………232
　21.2.1 中高生の飲酒実態と家庭内の環境　232
　21.2.2 中高生のアルコールの入手に関する環境　233
　21.2.3 中高生の飲酒に関する社会的環境　234
　21.2.4 中高生の飲酒防止対策　234
21.3 未成年者のその他の薬物に関する環境…235

22 物質使用障害に伴うさまざまなリスクとその対応………………〔森田展彰〕…237
22.1 自殺リスクのある事例……………………237
　22.1.1 SUDと自殺の発生状況　237
　22.1.2 物質使用と自殺行動の相互関係　237
　22.1.3 SUDの自殺のリスクファクター　237
　22.1.4 対応　238
22.2 家庭内の暴力のリスク……………………238
　22.2.1 家庭内の暴力とSUDの重複状況　238
　22.2.2 物質使用の問題と家庭内の暴力が重複する機序　239
　22.2.3 アルコール薬物問題が子どもに与える影響および世代間連鎖　239
　22.2.4 対応　239
22.3 被害体験・トラウマ体験のある事例……240
　22.3.1 SUDとトラウマ体験・PTSDの合併について　240
　22.3.2 トラウマがアルコール・薬物依存に結びつくメカニズム　240
　22.3.3 対応　240
22.4 妊娠・出産期のリスク……………………242
　22.4.1 アルコール使用障害が妊娠・出産に与える影響　242
　22.4.2 違法性薬物が妊娠・出産に与える影響　243
　22.4.3 対応　244
22.5 薬物使用障害者における感染症のリスク…245
　22.5.1 薬物使用障害では，HIV/AIDSとC型肝炎をはじめとする感染症を生じることが多い　245
　22.5.2 対応　245

23 司法・矯正領域における依存・嗜癖対策……………〔原田隆之〕…248
23.1 はじめに……………………………………248
23.2 依存・嗜癖と犯罪…………………………248
　23.2.1 検挙者に関するデータ　248
　23.2.2 再犯防止への対策：法制度の改革　249
　23.2.3 再犯防止への対策：治療サービスの改革　249
　23.2.4 RNR原則　249
23.3 覚醒剤依存症治療の実際…………………251
　23.3.1 日本版マトリックス・プログラム　251
　23.3.2 J-MATのその他の治療要素　252
　23.3.3 覚醒剤依存症治療プログラムのエビデンス　253
23.4 性犯罪治療の実際…………………………253
　23.4.1 性的アディクションの概念　253
　23.4.2 性的アディクションのリスクアセスメント　253
　23.4.3 治療プログラム　253
　23.4.4 性的アディクション治療のエビデンス　254
　23.4.5 性的アディクションへのその他のアプローチ　254
23.5 薬物依存症に対するパラダイムシフト…255

24 社会復帰………………〔近藤あゆみ〕…257
24.1 社会復帰を目指す薬物依存症者に対する生活支援のあり方……………………………257
24.2 薬物依存症者の生活支援を行う際の留意点…………………………………………258
　24.2.1 居住　258
　24.2.2 就労　258
　24.2.3 余暇　259

24.2.4　家族　259
　　24.2.5　ピア・サポート　260
24.3　薬物依存症者の生活支援を行う主な機関‥260
　　24.3.1　医療機関（精神科病院）　260
　　24.3.2　精神保健福祉センター　261
　　24.3.3　依存症回復支援施設　262

　　24.3.4　自助グループ　263
　　24.3.5　保護観察所　263
**24.4　薬物依存症者の社会復帰をめぐる
　　　　　わが国の課題**……………………264
　　24.4.1　関係機関間の連携　264
　　24.4.2　差別・偏見　264

『アディクションサイエンス』座談会
　　…………〔廣中直行，宮田久嗣，池田和隆，
　　　　　　　　成瀬暢也，高田孝二〕…271

索引 ……………………………288

コラム1　依存・嗜癖をめぐる用語と概念 　　　　…………………〔廣中直行〕…49	コラム5　物質と行動のアディクションは，同じ？ 　　　　違う？……………〔宮田久嗣〕…186
コラム2　製薬会社の責務と行動薬理学研究者 　　　　としての思い…………〔森　友久〕…52	コラム6　依存臨床の最前線―物質依存 　　　　…………………〔小林桜児〕…266
コラム3　行動嗜癖の動物モデルは可能か？ 　　　　…………………〔廣中直行〕…179	コラム7　依存症治療の最前線―グループで 　　　　やめ方も生き方も学ぶ…〔田辺　等〕…268
コラム4　基礎と臨床のクロストーク 　　　　………〔廣中直行，宮田久嗣〕…182	

第1部
薬物依存研究の基礎

薬物依存とは

　今日，依存や嗜癖の対象はギャンブルなどさまざまな行為やある種の人間関係などに拡張されつつある．しかしその基礎概念の確立と治療法の開発に貢献してきたメインテーマがいわゆる薬物依存であることに間違いはないであろう．本書第1部では薬物依存の研究に大きな役割を果たしてきた動物実験について解説する．

　各論に先立って薬物依存とは何であるかを概観しておこう．

　その概念についてもさまざまな変遷はあったが（⇒コラム1），包括的に考えると薬物依存とは「生体と薬物の相互作用の結果生じた特定の精神的，時には精神的および身体的状態」であり，その状態とは「薬物の精神効果を体験するため，また，時に退薬による苦痛を逃れるため，その薬物を連続的あるいは周期的に摂取したいという強迫的欲求を常に伴う行動やその他の反応」として特徴付けられる[1]．

　ここで「精神依存（psychological dependence）」と「身体依存（physical dependence）」が区別される．精神依存とは「ある薬物の摂取に対する強迫的欲求（渇望 craving）が存在している状態」である．これに対して身体依存とは，「薬物もしくはその効果の存在している状態に生体が適応した結果，減薬，休薬などによってその効果が徐々にもしくは急激に減弱あるいは消失した場合，病的症候すなわち退薬症候（withdrawal syndrome）が発現するようになった状態」である．依存が問題になる薬物のすべてが身体依存を起こすわけではないが，そのような薬物は程度の差はあってもすべて精神依存を起こす[1]．

薬物の乱用と依存

　薬物依存という状態が形成されてくる過程は図1のように整理できる．多くの依存性薬物は固有の性質として多幸感，陶酔感などを起こす性質を持っている．この性質は後の章で詳述されるように「強化効果」もしくは「報酬効果」，あるいは特有の「自覚効果」として把握できる．これによってそのような薬物を入手し，摂取する行動すなわち「薬物探索行動（drug seeking behavior）」が惹起される．この行動はしばしば薬物を医療外目的で使用したり，大量摂取したり，法規制や社会規範を逸脱してまで入手しようとしたりする「乱用（abuse）」につながる．すなわち「乱用」とは行動である．ところが，多くの場合その行動は1回ではおさまらない．乱用を繰り返すことによって薬物効果に対する渇望が生じ，身体依存を起こす薬物にあっては退薬症候の苦痛から逃れるために，さらに渇望が増強され

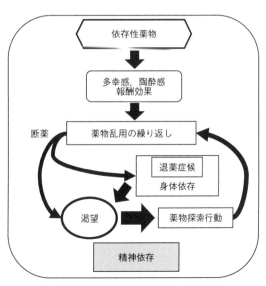

図1　薬物依存形成のサイクル（作成：舩田正彦）

る。この状態が「依存」である。すなわち前述のとおり、「依存」とは状態である。このような状態は精神的・身体的に急性もしくは慢性の有害な帰結を招く。これが「中毒 (intoxication)」である。「乱用」、「依存」、「中毒」という述語はこのように使い分けられている[2]。

動物実験の論理と倫理

医学の進歩に動物実験が果たした役割は大きい。薬物依存の場合も同様である。

動物実験は人間生活のさまざまな行動の中から当面の問題理解に関連のある場面をクローズアップする。その上で、遺伝的な素因、成育歴、環境の影響などを統制し、実験者が操作する要因（独立変数）によって、どのような結果が生じるか（従属変数）を系統的に調べる。問題が単純化されていることは否めないが、だからこそ明確に検討することができる。人間の心や行動が進化の産物であり、脳の基本的な構造と機能が人間以外の動物と共通であるからには、動物実験から学ぶことは多い。

ここで、動物実験で最も重要な事柄を述べておきたい。それは倫理的な配慮である。我々の実験は、多くの場合、動物に麻薬や覚醒剤を与えることが避けられない。このような仕事が人道的配慮を欠いてはならない。詳細は他の文献に譲るが、今日では動物実験を行う際には、いわゆる「3つのR」の原則に立脚することが求められる[3]。3つのRとは、第1に「Replacement（代替）」、すなわちできる限り生きた動物を使わずに、細胞やシミュレーションなどでわかることはそれに置き換えること、第2に「Reduction（縮小）」、どうしても生きた動物を使わなければならないとしても、必要な個体数を減らすこと、第3に「Refinement（洗練）」、動物に苦痛を与えないように方法を工夫することである。これは単なる「心がまえ」ではなく、厳格なルールである。動物実験は種々の法律とその施行規則、基準、ガイドラインなどを遵守し、研究機関が自主的に定めた規程に従い、それぞれの機関の倫理委員会（名称は異なる場合がある）の承認を得た後に初めて実行可能になる[4]。その後も定期的な検証と情報の公開に努めなければならない。本書で展開される動物実験は、いずれもその体制を整備した研究機関の研究者によって、万全の倫理的配慮を尽くして実施されている。

薬物依存の動物実験：概観

歴史的に見ると、薬物依存の動物実験が初めて行われたのは1930年代なかば、イェール大学のシドニー・スプラーグ（Sidney D.S. Spragg）によってである。スプラーグはチンパンジーにモルヒネを連続投与すると、このチンパンジーがバナナの入った箱よりも注射器の入った箱の方を「好む」ようになることを報告した[5]。この実験を心理学的に見れば、動物に「欲望」、それも生存に直接関係のない対象に対する欲望が生まれることを初めて示した実験である。また医学的に見れば、「嗜癖は特定の人だけに起こる問題である」という当時の社会的な常識をくつがえした発見でもある。

薬物の自己投与実験は（第1章）、ある種の薬物が自発的な摂取の頻度を増やす「強化効果」を持っていることを示す実験である。スプラーグは、チンパンジーがモルヒネを「好む」状態になるまでには、モルヒネをあらかじめ何回か与えておかなければならないと考えたが、後の自己投与実験の歴史が示すところによれば、そのような「前処置」は必ずしも必要ない。すなわち、「禁断」の苦痛から逃れるために薬物を求めてしまうわけではない。

ヒトが乱用する薬物の多くは動物も自ら進んで摂取する。それはそのような薬物に固有の性質による。薬物にこのような効果があることはまことに不思議で、この研究が脳内の「報酬系」という神経システムの研究も促した。これについては第2部で詳述される。

薬物弁別実験（第2章）では、ヒトが言葉で報告するような薬物の自覚効果、すなわち多幸感や高揚感などに相当する何らかの効果（弁別刺激効果）を動物も感じていることが示される。「弁別」とは環境の手がかりによって行動が制御されることをいう。たとえば交通信号のように「赤ならば止まり、青ならば進む」という行動が弁別の一例である。興味深いことに、この「環境」の中に生体の状態も含まれる。たとえばラットに対して「空腹ならば右へ曲がり、のどが渇いているならば左へ曲がる」といった行動を訓練することができる[6]。このような

実験を基礎として，薬物弁別実験が発展した．

条件付け場所嗜好性試験（第4章）は，スプラーグの実験の直接の後継といえる実験である．ある種の薬物を経験した環境は，たとえ薬物が手に入らなくても動物を引き付ける効力を持つようになる．このような効力を生じる薬物には「報酬効果」があるという．強化効果と報酬効果はよく似ているが，「強化」が「行動を増やす」という意味合いであるのに対し，「報酬」の方は「接近行動を起こす」という意味合いであるところが微妙に異なる[7]．この実験は「薬物探索行動」をモデル化したものといえる．

連続投与後の「退薬症候」の観察（第3章）は，薬物に身体依存性があるかどうかを検討する重要な実験である．この実験では身体がいかにして薬物の存在に適応してしまうのかを探る．この実験はまた，退薬症候の苦痛を抑えつつ薬物の摂取欲求を減らすという治療法の開発にも役立っている．

以上の動物実験は，薬物の行動薬理効果の検討（第5章）や神経化学的な作用機序の解明と相まって，新しい薬物が市場に出た後に乱用されるおそれがないかどうかを検討する「依存性試験」を構成している．依存性試験は創薬に欠かせない試験である．

もちろん，依存性試験ばかりが動物実験の意義ではない．薬物が脳のどこに，どのように作用するから「欲しい」気持ちが起こるのか，その気持ちがついには強迫的になってしまうのはなぜかといったメカニズムの解明にもこのような実験が大きな役割を果たしてきた．このほか，治療薬を含めた薬物依存の治療法の開発，依存に陥りやすいリスクファクターや，それとは逆に依存に対するある種の「抵抗力」のようなものを追究する研究などにも動物実験が貢献している．

［廣中直行］

文　献

1) 柳田知司責任編集．毒性試験講座8　薬物依存，行動毒性；地人書館；1990．p. 2-13.
2) 和田　清．依存性薬物と乱用・依存・中毒—時代の狭間を見つめて：星和書店：2000．p. 2-8
3) Russell WMS, Burch RL. The Principles of Humane Experimental Technique. Methuen；1959．
4) 鍵山直子：動物愛護管理法における3R原則の明文化と実験動物の適正な飼養保管．日本獣医師会雑誌 2010；**63**：395-398．
5) American Psychological Association, Division 28；Morphine addiction in chimpanzees；http://www.apadivisions.org/division-28/about/history/morphine.aspx（2019年3月閲覧）
6) Kendler HH：The influence of simultaneous hunger and thirst drives upon the learning of two opposed spatial responses of the white rat. J Exp Psychol 1946；**36**：212-220.
7) White NM：Reward or reinforcement：what's the difference? Neurosci Biobehav Rev 1989；**13**：181-186.

1 薬物自己投与

1.1 薬物自己投与とは？

薬物依存は，精神依存と身体依存に分類され，いずれも生体の状態を示している[1]．薬物依存性は，薬物の薬理作用特性であり，精神依存性および身体依存性に分類される．これらを検索するための試験はそれぞれ精神依存性試験および身体依存性試験と呼ばれ，さらにこれらを総称して薬物依存性試験という．

薬物自己投与は，精神依存性試験の一種であり，薬物の強化効果（reinforcing effect）を検出する試験法である．薬物自己投与試験における強化効果とは，薬物が正の強化子としての特性を有し，薬物が生体に薬物自身を摂取させるような性質である．動物において強化効果を示す薬物のほとんどがヒトにおいて精神依存性を発現するため，両者には密接な関係があると考えられている[2]．

薬物自己投与試験（図1.1）は，動物のレバー押し行動やノーズポーク行動によって留置カテーテルを介して，または，経口的に薬物を摂取させる方法であり，薬物の精神依存性評価において，最も信頼性の高い方法である[3]．

1.2 薬物自己投与の歴史

1955年に発表された，ラットにおける腹腔内経路による自己投与実験が最初の報告といわれている．Headleeらが行ったこの実験は，ラットが頭部を左右いずれかに振るとモルヒネやコデインが注入され，反対側に振ると生理食塩液が腹腔内に注入される条件で実施された[4]．結果は，モルヒネやコデインが注入される側への首ふり反応が増加し，これら依存性薬物の強化効果を検出することに成功している．

その後，1962年に，ラットの静脈内自己投与実験をWeeksが報告した[5]．ラットの頸静脈にカテーテルを留置し，このカテーテルを介してモルヒネを反復注入することでラットに身体依存を形成した．その後，ラットがレバーを押すとモルヒネがカテーテルを介して静脈内に注入される条件で，自発的なレバー押しによってモルヒネの身体依存が維持されることを見出し，モルヒネの強化効果を検出した．また，1964年には，ThompsonとSchusterが，ラットと同様に頸静脈内にカテーテルを留置したアカゲザルにモルヒネを反復注入して身体依存を形成

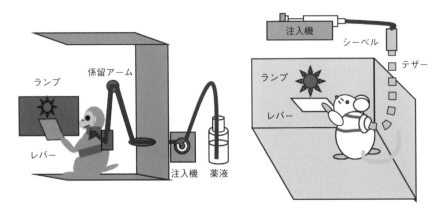

図1.1　アカゲザルおよびラットの静脈内薬物自己投与試験
いずれの動物種も頸静脈または大腿静脈にカテーテルを留置し，アームやスプリングテザーで係留する．レバー押しにより注入機が作動し，留置カテーテルを介して薬液が静脈内に注入される．

した後,アカゲザルがモルヒネを自己投与することを報告した[6]。

次いで,1969年に,アカゲザルの静脈内自己投与実験をDeneauらが報告した[7]。この実験では,前述した身体依存を形成した動物ではなく,身体依存を形成していない通常の状態のアカゲザルの頸静脈にカテーテルを留置し,自発的にレバーを押させて,薬物を自己投与するか否かを観察した。その結果,アカゲザルはモルヒネ,コデイン,コカイン,アンフェタミン,カフェイン,ペントバルビタールおよびアルコールを活発に自己投与するが,ナロルフィン,モルヒネとナロルフィンの混合液,クロルプロマジン,メスカリンおよび生理食塩液を活発に自己投与しないことを示した。この論文の共著者でもある故 柳田知司博士がわが国において薬物自己投与実験を創始し,他の実験と総合して薬物依存性試験の礎を築かれ,発展させた。

現在,欧米での薬物自己投与の主流は,1979年にAignerとBalsterが報告したSubstitution法[8]である。この方法では,1日の自己投与可能な時間を1〜4時間に制限し,標準薬やベースライン薬物と呼ばれる代表的な依存性薬物で自己投与回数を安定させた後,被験薬に交換して自己投与を1〜4日間程度観察する[9]。Substitution法は短期間に幅広い用量をテストできるため,多くの研究室で実施されているが,短期間であるところから来る短所も指摘されている。たとえば,標準薬と被験薬の薬理学的特性が大きく異なる場合には,強化効果を捉えられないことがある[10]。また,標準薬と被験薬の薬理学的な特性が一部類似している場合には,被験薬に強化効果がなくても,一過性に自己投与回数が増加することがある[9]。一方,1日のうち,自己投与可能な時間を制限せず,動物が好きな時にレバーを押して薬物を摂取できる24時間連続自己投与法では,通常,被験薬1用量につき2週間以上を観察する[7]。したがって,動物は被験薬を経験できる機会が十分にあるので,薬物の強化効果の検出精度はSubstitution法のような短期間型の自己投与法より高いと考えられる[2]。

また,自己投与法を用いて,強化効果の強さを検出する方法も開発されている。1回の薬物摂取に必要なレバー押し回数を漸増し,最終的に到達したレバー押し回数(最終比率)で強化効果の強さを比較する方法で,比率累進実験と呼ばれる。柳田(1992)は,アカゲザルを用いた比率累進実験で,コカインおよびモルヒネによる身体依存を形成したサルのモルヒネ摂取では1万回以上,ニコチンでは2000回前後,ペンタゾシン,アルコール,ジアゼパム,d-アンフェタミンなどは,その中間の最終比率であったことを報告している[11]。

さらに,薬物自己投与法を用いた薬物依存症の動物モデルも開発されている。山本ほか(2001)および崎村ほか(2005)は,ヒトにおける薬物乱用者の退薬後にみられる薬物への渇望(craving)の再燃(relapse)をラットで再現した[12,13]。ラットに依存性薬物を摂取させ,自己投与行動を獲得させた後,薬液を生理食塩液に交換して自己投与回数を減少させる。自己投与回数が少なくなった状態で,少量の薬物を注入(priming)したり,薬物摂取の状況を連想させるような薬物関連刺激を提示したり,もしくは,ストレスを与えることで薬物探索行動が誘発され,自己投与回数が増加することを明らかにした。

1.3 薬物自己投与に用いる動物

現在では,主に,マウス,ラット,アカゲザルが薬物自己投与試験に用いられている。マウスでは特にノックアウトのような遺伝子改変動物も用いられている[14]。そのほかに,過去にはネコやイヌ,また報告数は多くないものの,リスザル,カニクイザル,オマキザルやヒヒも現在までに用いられている。

アカゲザルやラットではヒトが乱用するほとんどの薬物を自己投与することが明らかにされている。ただし,アカゲザルは,Δ^9-THC(テトラヒドロカンナビノール)に代表されるカンナビノイド類やメスカリン,LSDなどの幻覚薬を自己投与しない[7,15]。一方,ラットやリスザルでは,カンナビノイド類のΔ^9-THC,WIN 55,212-2あるいはアナンダミド(anandamide)を活発に自己投与することが報告されている[16-19]。また,ラットでは,その系統により,同じ薬物でも自己投与する場合としない場合がある。Deiana et al.(2007)はSD系,Long Evans系およびLister Hooded系の3系統のラットにおいて,レバー押しとノーズポークのそれぞれで,

カンナビノイドCB1受容体作動薬のWIN 55,212-2を自己投与させた[20]. その結果, Long EvansラットおよびLister HoodedラットはWIN 55,212-2を活発に自己投与したが, SDラットは自己投与しなかった. また, Lister HoodedラットはLong EvansラットよりもWIN 55,212-2をより多く自己投与した.

このように, ラットはカンナビノイド類を自己投与するため, アカゲザルよりも薬物自己投与試験に適していると思われるかもしれないが, ラットでは系統差があることに留意する必要がある.

1.4 薬物自己投与の実際

1.4.1 薬物自己投与の実施

前述したとおり, 薬物自己投与試験は薬物の強化効果の有無を検索する試験であるが, その結果は, 薬物依存性の機序解明や薬物依存症治療薬の開発にも利用される. また, 中枢作用を有する薬物では, 新規医薬品の承認申請資料には, 薬物自己投与試験を含む薬物依存性試験結果の添付が必須である. 筆者の所属する研究室では, 薬物自己投与試験を, 主に医薬品の承認申請のためのデータを取得する目的で実施している. 医薬品の承認申請に必要な非臨床試験の実施は, 厳格な基準（good laboratory practice：GLP）のもと, さまざまな指針やガイドラインに沿って行われる. 薬物自己投与は先に述べたとおり, 薬物依存性試験の一種であることから, 薬物依存性試験の指針に沿って行われることになる. 現在, 主に4つの指針がある. わが国では, 厚生省薬務局麻薬・審査課長通知「薬物依存性に関する動物実験と臨床観察の適用範囲と実施要領について」（1975年3月14日付薬麻第113号）, 米国では「Guidance for industry：Assessment of abuse potential of drugs」（FDA, 2017年1月）, 欧州では「Guideline on the non-clinical investigation of the dependence potential of medicinal products」（EMEA, 2006年3月）, 日米欧三極共通としてICH-M3（R2）「Guidance on nonclinical safety studies for the conduct of human clinical trials and marketing authorization for pharmaceuticals M3（R2）」（2009年6月）である.

薬物自己投与の実験方法には, さまざまなバリエーションがある. しかし, これらの指針には, 米国のガイダンスを除き, 詳しい実験方法の記載はなく, 実験の種類程度である. 最新の米国のガイダンスでは, 一部, 実験方法も記載されたが, やはり, 詳細な方法は記載されておらず, 実験方法は, 各実施施設や研究者に委ねられる.

ここでは, 筆者が実際に用いている, ラットおよびアカゲザルでの薬物自己投与法を述べる.

1.4.2 ラットの薬物自己投与

a. 薬物自己投与前の手続き

動物を入荷して, 検疫終了後に, イソフルラン麻酔下で, ラットにハーネス, テザーおよびシーベルを装着し, 自己投与ケージに係留して馴化させる. また, 雄ラットでは, 体重を300 g程度に維持するよう, 1日の給餌量を15～20 gに制限する.

馴化終了後, レバー押し訓練を開始する. 多くの文献で実施されているように, はじめは, レバー押し1回に対して, 餌ペレットを1個提示する餌強化スケジュール（fixed ratio 1：FR1）で, ラットにレバー押しを獲得させる. 通常, 2週間以内にラットはレバー押しを学習する. ただし, 餌強化後に, ラットに訓練薬物を自己投与させた場合, ラットははじめから訓練薬物を頻回に自己投与（摂取）する場合がある. この場合, 訓練薬物により自己投与が維持されたのか, または, 餌強化の影響により訓練薬物の自己投与が維持されたのか, 判断が難しい場合があった. この状況を避けるため, 餌強化によるレバー押し訓練は実施せず, はじめからコカインのような依存性薬物を用いて, レバー押し訓練を開始する場合がある.

レバー押し訓練終了後, 頸静脈または大腿静脈にカテーテルを留置する. カテーテルは市販品のシリコン製チューブ（外径1.0 mm, 内径0.5 mm）を加工して, 自作している. 3日間以上休養させた後, 訓練薬物の自己投与を開始する.

b. 自己投与訓練

図1.2にコカイン0.25 mg/kg/infusion自己投与の学習曲線を示す. 訓練は, 24時間連続自己投与であるが, 過摂取による死亡を防ぐため, 1日の摂取可能回数を40回に制限して, レバー押し1回に対してコカイン投与液が1回注入される（FR1）条件とした. 自己投与行動を獲得したと判断する基準

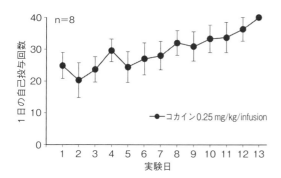

図1.2 ラットのコカイン自己投与の学習曲線
コカイン自己投与開始後13日目に，8匹すべての動物がコカイン自己投与を獲得した．

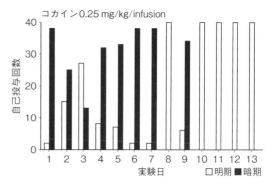

図1.3 ラットのコカイン自己投与のパターン
はじめは暗期に，自己投与を覚えると明期から摂取するようになる．

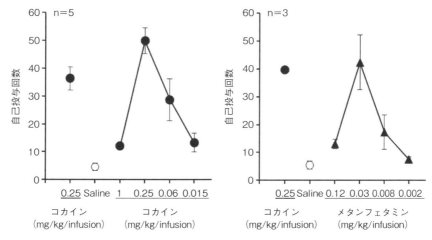

図1.4 ラットにおけるコカインおよびメタンフェタミンの静脈内自己投与

は，①1日40回の摂取が数日間連続すること，かつ，②40回の摂取が朝の9時から13時に集中していること，の2つとしている．①の理由は，文字どおり，ラットがコカイン投与液を多く摂取することを確認するための基準である．一方，②の基準は特殊かもしれないが，経験的に採用した基準である．図1.3に，ラットのコカイン自己投与の明期および暗期のパターンを示す．自己投与訓練の開始初期では，ラットは暗期にコカインを摂取している．そして，訓練が進むにつれ，明期での摂取が増加する．このパターンは，実験方法にも依存していると考えている．筆者の施設のラット自己投与では，レバーを押せば投与液が注入可能な状態のときには，レバー上部のランプを点灯している．また，注入中や摂取制限回数に達した場合には，ランプを消灯する．すなわち，訓練初期では暗期のうちに摂取制限回数に達して，ランプが消灯した状態となる．そし

て，午前9時になると，再びランプが点灯し，レバー押しによるコカイン自己投与が可能となる．自己投与を学習したラットでは，ランプ点灯と同時にレバーを押しはじめる．ラットがこのような状態になることで，「ラットが自己投与行動を獲得した」ことが確信できる．

c．自己投与試験

ラットが自己投与を学習した後，被験薬の自己投与を観察する．自己投与可能な時間を，コカインのような中枢神経系興奮薬では11時から13時の2時間に，麻酔薬のケタミンのような中枢神経系抑制薬では9時から13時の4時間に制限し，1回の注入の後に1分間のタイムアウト時間を設ける条件としている．

はじめに，再度訓練薬の自己投与を観察し，摂取に問題がないことを確認する．次に，生理食塩液のような被験薬の媒体に交換し，自己投与回数が減少

すること（消去）を確認する．そして，被験薬の自己投与を高用量から順に3～5用量程度観察する．

図1.4に中枢神経系興奮薬であるコカインとメタンフェタミンの自己投与を示す．いずれの薬物も依存性薬物を頻回に摂取した場合にみられる，典型的な逆U字（ベル）型の用量-反応関係を示している．このような用量-反応曲線を示す理由は，以下のように考えられる．

① コカインの1 mg/kg/infusionやメタンフェタミンの0.12 mg/kg/infusionでは，自己投与回数は10回程度である．これは用量が高いため，少しの摂取でラットが満足している，または，常同行動のような行動異常によりレバーが押せない状態なので，自己投与回数が増加しない．

② コカインの0.25 mg/kg/infusionやメタンフェタミンの0.03 mg/kg/infusionでは，自己投与回数が40～50回程度に増加している．この用量では，ラットが満足するためには，それなりの回数を摂取する必要がある．したがって，自己投与回数が増加し，当該用量で自己投与回数がピークとなる．

③ コカインの0.06および0.015 mg/kg/infusionやメタンフェタミンの0.008および0.002 mg/kg/infusionでは，自己投与回数がピーク時よりも減少している．これらの用量では中枢神経系への刺激が弱く，ラットが満足するためには，かなりの回数を摂取する必要がある．したがって，ラットは，途中で摂取をあきらめるため，自己投与回数が減少する．

この現象を理解するために，よく飲酒についての例を引用している．飲酒も，経口摂取による自己投与の一種であるが，アルコール度数の高いウォッカやウイスキーでは量をそれほど飲めない．ビールではウォッカよりもアルコール度数が低いため量を多く飲める．さらにアルコール度数の低い水のような飲料は，それほど量を欲しない．

1.4.3 アカゲザルの薬物自己投与
a. 薬物自己投与前の手続き

ラットと同じように，はじめにアカゲザルを入荷し，検疫などを行う．検疫が終了した後，専用の個別ケージに移し，実験操作に慣れさせるため，実験者による馴化を行う．これは猿回しの調教のような芸を学習させる操作ではなく，捕獲や投与などの操作を実施しやすくするためのものである．実験者および操作に慣れた後，自己投与ケージへ移して馴化する．ここでは，カテーテルを留置した際に，カテーテルの維持管理を容易にするため，合図をすると実験者に対して四つん這いの姿勢で後ろ向きになるように訓練する．この姿勢はマウンティングと似ているので，すでに実験者とコミュニケーションが取れるよう訓練されたアカゲザルには比較的簡単に受け入れられる．

この後，多くの文献で実施されているような餌強化スケジュールを用いたレバー押し訓練は行わず，頸静脈または大腿静脈にカテーテルを留置する．カテーテルは市販品のシリコン製チューブ（外径2.0 mm，内径1.0 mm）を加工して自作している．5日間以上休養させた後，訓練薬物の自己投与を開始する．

b. 自己投与訓練

図1.5にアカゲザルの自己投与訓練結果の例を示す．訓練は，24時間連続自己投与で，訓練薬物としてペントバルビタールの1 mg/kg/infusionを基本とし，1日の自己投与可能な回数を20回に制限

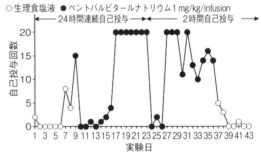

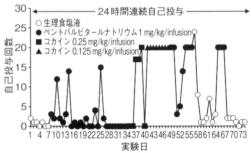

図1.5 アカゲザルの自己投与訓練
上図は，ペントバルビタールの24時間連続自己投与から自己投与可能時間を1日制限した2時間自己投与に移行した訓練結果の例．下図は，24時間連続自己投与でペントバルビタールを摂取しなかったため，コカインで自己投与行動を形成させた後，再びペントバルビタールを摂取させた訓練結果の例．

し，FR1から開始する．さらに，24時間連続自己投与で，ペントバルビタールを2時間の間に10回以上摂取できた動物に対して，1日の自己投与可能な時間を2時間に制限した2時間自己投与の訓練を行っている．

図1.5上のアカゲザルでは，24時間連続自己投与で，はじめの生理食塩液の自己投与回数は0～8回/日であった．引き続きペントバルビタールの自己投与を観察したところ，初日では自己投与回数が15回と高くなった．その後は減少し，0～4回/日で推移したが，2週目には制限回数である20回/日の自己投与が連続してみられた．また，2時間の間に10回以上ペントバルビタールを摂取していたため，24日目から2時間自己投与の訓練を行った結果，少なくとも10回以上の摂取が1週間以上にわたってみられ，その後の生理食塩液では，自己投与回数は速やかに減少した．

図1.5下のアカゲザルでは，ペントバルビタールを定期的に10回以上摂取するものの持続せず，4週間目には，ほとんど摂取がみられなくなった．そこでペントバルビタールをコカインの0.25 mg/kg/infusionに変えたところ，20回/日の摂取はみられたが，翌日（40日目）には摂取しなかった．用量が高い可能性が考えられたため，コカインの用量を0.125 mg/kg/infusionに半減したところ，20回/日の摂取が連続してみられた．さらに，ペントバルビタールに交換したところ，一時的に自己投与回数は減少したが，その後は20回/日の摂取がみられるようになった．生理食塩液では一過性の自己投与回数の増加がみられた後，自己投与回数は10回/日以下に減少した．再度ペントバルビタールの自己投与を観察したところ，20回/日の摂取が連続してみられ，その後の生理食塩液では自己投与回数は速やかに減少した．

c．自己投与試験

アカゲザルの自己投与試験として，前述したように2時間自己投与と24時間連続自己投与の2種の試験を実施している．2時間自己投与は11時から13時の2時間で実施し，ラットと同様に1回の注入の後に1分間のタイムアウト時間を設ける条件としている．24時間連続自己投与では，9時から翌日の9時までを1実験日として設定し，アカゲザルが立て続けに薬物を摂取した場合の様子を観察するため，注入後のタイムアウト時間は設けていない．

ラットと同様に，2時間自己投与および24時間連続自己投与のいずれも，はじめに訓練薬物を摂取させて自己投与回数が増加することを確認し，被験薬の媒体では自己投与回数が減少することを確認する．そして，被験薬の自己投与を高用量から順に3～5用量程度観察する．

図1.6にコカインと鎮咳薬であるコデインの2時間自己投与を示す．いずれの薬物もラットと同様に典型的な逆U字（ベル）型の用量-反応関係を示している．また，コカインの自己投与回数のピークの用量は，ラットでは0.25 mg/kg/infusion（図1.4），アカゲザルでは0.016 mg/kg/infusionと，アカゲザルの方が，より低い用量で頻回な自己投与がみられる．

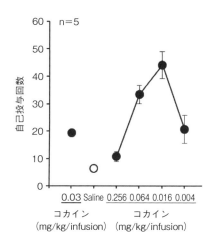
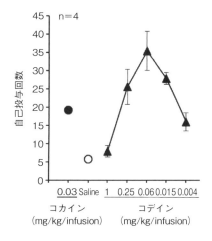

図1.6 アカゲザルにおけるコカインおよびコデインの静脈内自己投与

表 1.1　2 時間自己投与での各種依存性薬物における強化効果陽性の割合

強化効果陽性の判定基準：
①最後の 3 日間の 1 日平均自己投与回数が媒体（生理食塩液）より高いこと．
②最後の 3 日間の自己投与回数が媒体（生理食塩液）と重なっていないこと．

薬物	動物数 （匹）	強化効果陽性の動物 （匹）	強化効果陽性の用量範囲 (mg/kg/infusion)	比率累進実験における 最終到達比率
コカイン	5	5	0.004〜0.256	3,810〜12,800[11]
モルヒネ	4	4	0.008〜0.128	1,600〜6,400[11]
コデイン	4	4	0.004〜1	2,690〜7,610[21]
ブトルファノール	4	4	0.000015〜0.004	1,130〜5,380[22]
ミダゾラム	5	5	0.008〜0.032	-
ケタミン	4	4	0.03〜0.25	-
ペントバルビタール	6	5	0.125〜1	-
ペンタゾシン	5	3	0.004〜0.063	1,350〜3,810[11]
ニコチン	4	2	0.001〜0.016	1,350〜2,690[11]
カフェイン	4	1	0.064	-

　表 1.1 に 2 時間自己投与での各種依存性薬物における強化効果陽性の割合を示す．コカイン，モルヒネ，コデイン，ブトルファノール，ミダゾラムおよびケタミンでは，自己投与試験に用いたすべての動物で頻回な自己投与がみられ，すべての動物で強化効果を検出した．ペントバルビタールおよびペンタゾシンでは半数以上，ニコチンでは半数，カフェインでは 4 匹中 1 匹のみ強化効果を検出した．これら強化効果陽性の割合と柳田ら[11,21,22]が実施した比率累進試験の結果を比較すると，強化効果の強い薬物では，強化効果を検出した動物の割合が高く，一方，強化効果の弱い薬物では，強化効果を検出した動物が少ない傾向がある．

　図 1.7 にペンタゾシンおよびニコチンを 24 時間連続自己投与させた場合の代表的な自己投与パターンを示す．いずれもはじめに生理食塩液，次に薬物の高用量，中用量，低用量，最後に生理食塩液の自己投与回数を観察した．ペンタゾシンでは，生理食塩液よりも高く，頻回な自己投与が 0.25 mg/kg/infusion の 2 日目からみられ，0.063 mg/kg/infusion でさらに自己投与回数は増加傾向を示した．0.016 mg/kg/infusion では，0.063 mg/kg/infusion より自己投与回数は減少し，最後の生理食塩液では，速やかに自己投与回数が減少した．ニコチンでは，0.1 mg/kg/infusion の 2 日目に頻回な自己投与がみられたが，3〜5 日目に自己投与回数は一旦減少し，その後漸増した．0.03 mg/kg/infusion では 0.1 mg/kg/infusion より若干自己投与回数が増加し，0.01 mg/kg/infusion では自己投与回数は一旦減少した後，0.03 mg/kg/infusion と同程度まで増加し

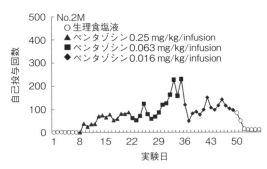

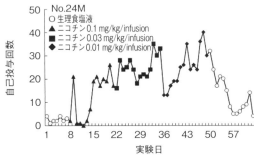

図 1.7　アカゲザルにおけるペンタゾシンおよびニコチンの 24 時間連続静脈内自己投与

た．最後の生理食塩液では，自己投与回数は漸減した．ペンタゾシンとニコチンの 24 時間連続自己投与では，いずれもアカゲザル 4 匹で実施し，すべての動物がペンタゾシンとニコチンを頻回に自己投与し，強化効果を検出した．表 1.1 に示した 2 時間自己投与で強化効果を検出した動物数は，ペンタゾシンでは 5 匹中 3 匹，ニコチンでは 4 匹中 2 匹であった．このように，24 時間連続自己投与は 2 時間自己投与のような短期型の自己投与よりも強化効果の検出精度が高いことを証明した．

［藤原　淳］

文献

1) 柳田知司責任編集. 毒性試験講座 8 薬物依存, 行動毒性. 地人書館;1990. p. 1-25.
2) 若狭芳男, 佐々木幹夫, ほか:薬物自己投与実験による強化効果および中枢作用の検索. 日薬理誌 2005;**126**:5-9.
3) 舩田正彦, 青尾直也:薬物依存性の評価法―条件付け場所嗜好性試験を中心に―. 日薬理誌 2007;**130**:128-133.
4) Headlee CP, Coppock HW, et al:Apparatus and technique involved in a laboratory method of detecting the addictiveness of drugs. J Am Pharm Assoc 1955;**44**:229-231.
5) Weeks JR:Experimental morphine addiction:method for automatic intravenous injections in unrestrained rats. Science 1962;**138**:143-144.
6) Thompson T, Schuster CR:Morphine self-administration, food-reinforced, and avoidance behaviors in rhesus monkeys. Psychopharmacologia 1964;**5**:87-94.
7) Deneau G, Yanagita T, et al:Self-administration of psychoactive substances by the monkey. Psychopharmacologia 1969;**16**:30-48.
8) Aigner TG, Balster RL:Rapid substitution procedure for intravenous drug self-administration studies in rhesus monkeys. Pharmacol Biochem Behav 1979;**10**:105-112.
9) Ator NA, Griffiths RR:Principles of drug abuse liability assessment in laboratory animals. Drug Alcohol Depend 2003;**70**:S55-72.
10) Beardsley PM, Hayes BA, et al:The self-administration of MK-801 can depend upon drug-reinforcement history, and its discriminative stimulus properties are phencyclidine-like in rhesus monkeys. J Pharmacol Exp Ther 1990;**252**:953-959.
11) 柳田知司:薬物依存研究の展望―精神依存を中心に. 日薬理誌 1992;**100**:97-107.
12) 山本経之, 藪内健一, ほか:薬物自己投与実験法を用いての"薬物依存症"の動物モデル. 日薬理誌 2001;**117**:49-57.
13) 崎村克也, 平仁田尊人, ほか:薬物への渇望(craving)の再燃・再発モデルとその発現機序. 日薬理誌 2005;**126**:24-29.
14) Thomsen M, Hall FS, et al:Dramatically decreased cocaine self-administration in dopamine but not serotonin transporter knock-out mice. J Neurosci 2009;**29**:1087-1092.
15) Thompson T, Unna K. Predicting dependence liability of stimulant and depressant drugs. Univ Park Press;1977. p. 231-242.
16) Takahashi RN, Singer G:Self-administration of delta 9-tetrahydrocannabinol by rats. Pharmacol Biochem Behav 1979;**11**:737-740.
17) Tanda G, Munzar P, et al:Self-administration behavior is maintained by the psychoactive ingredient of marijuana in squirrel monkeys. Nat Neurosci 2000;**3**:1073-1074.
18) Fattore L, Cossu G, et al:Intravenous self-administration of the cannabinoid CB1 receptor agonist WIN 55,212-2 in rats. Psychopharmacology(Berl)2001;**156**:410-416.
19) Justinova Z, Solinas M, et al:The endogenous cannabinoid anandamide and its synthetic analog R(+)-methanandamide are intravenously self-administered by squirrel monkeys. J Neurosci 2005;**25**:5645-5650.
20) Deiana S, Fattore L, et al:Strain and schedule-dependent differences in the acquisition, maintenance and extinction of intravenous cannabinoid self-administration in rats. Neuropharmacology 2007;**52**:646-654.
21) 柳田知司, 加藤 信, ほか:アカゲザルにおけるNufenoxoleの薬物依存性試験. 実中研前臨研報 1983;**9**:63-76.
22) 柳田知司, 加藤 信, ほか:アカゲザルにおけるButorphanolの依存性試験. 実中研前臨研報 1983;**9**:201-217.

2 薬物弁別

薬物摂取後に主観的に感じられる薬物効果（たとえば風邪薬を飲むと眠くなる）は，薬物の自覚効果（subjective effect）と呼ばれ，この自覚効果の質が薬物乱用能の主要な決定要因であろうということは古くから認識されていた[1]．すなわち，これが個体にとって報酬的であれば正の強化効果を生じ（それを求める行動が増加する），乱用などの問題につながると考えられる．動物においては，第1部の導入で述べられているように，このような内的な効果が，光や音などの外刺激同様に弁別刺激として機能し得ることが示されてきた．換言すれば，中枢で感知し得る薬物効果，つまり我々が意識し得る薬物効果のうち，依存に結びつくような効果は，弁別刺激効果（discriminative stimulus effect）や強化効果（reinforcing effect）といった，薬物の刺激特性として捉えることができ，この特性の質的・量的側面が薬物乱用や薬物探索行動の再発に主要な要因を果たすと考えられる．ここでは，このような薬物刺激効果のうち，弁別刺激効果を中心に，質問紙による自覚効果の把握を含め，紹介する．

2.1 状態依存学習

内的な効果が条件刺激として機能することを最初に示したのは，消化管刺激を条件刺激（CS），水の胃内注入を無条件刺激（US），排尿を無条件反応（UR）としてパブロフ型（レスポンデント）条件付けが成立することを示したBykovとIvanovaの研究（1928）が端緒という[2,3]．同時代，Hull（1933）は，餌剥奪時と水剥奪時で，飢餓と渇という内的状態を手がかりとして左右の走路を選ばせる学習が成立したと報告している[4]．強化効果を除く薬物効果の刺激特性としての側面は，初期（1960年代〜）には主として状態依存学習（state-dependent learning；「学習の解離（dissociation of learning）」とも呼ばれた）として活発に研究された[5]．状態依存学習とは，特定の生理的・心理的状態（刺激条件）下での学習や記憶は，その状態（条件）下ではよく再現されるが，他の状態（条件）下ではされにくい，という現象である．このことは，ヒトではアルコールについてよく知られ，たとえば酩酊下で荷物を誤配してしまった郵便配達人が，しらふでは誤配先を思い出せず，再酩酊した時初めて思い出した，との逸話はすでに1830年に記録されている[6]．初期の動物実験としては，クラーレ麻酔下で形成された条件反射が無麻酔下ではみられず，また条件反射形成を逆の条件下としても同様であることを示した実験[7]があげられる．オペラント条件付けの例としては，アルコール投与後，走路を走って餌を獲得する学習をしたラットは，「しらふ」では走路に入れてもなかなか走らなかった（逆の場合も同様）というCongerの研究（1951）[8]が最初という[9]．

次いで，薬物投与下と非投与下で同じ学習行動を観察するのではなく，薬物投与下ではある反応を，非投与下では別の反応を行う，という条件付けが可能であることが示され，このことは，状態依存性の記憶学習ではなく，むしろ，薬物効果を手がかりとした弁別学習という，まったく異なる形態の学習であろうという考えが提唱され，定着した[10-12]．薬物による「自覚効果」を動物で調べる上では，状態依存学習の場合，たとえばアルコール投与による状態依存学習では，薬物効果は他の環境刺激の一部であることから，被験体の「注意」などにより，状態移行が左右される可能性があり，「自覚効果」の検索に用いるには限界があった．さらに，薬物A投与下で高頻度の反応，非投与下で低頻度の反応を形成し，テスト薬物前処置後の薬物A投与後に低反応がみられても，薬物Aの効果が拮抗されたことによるのか，他の要因（行動抑制，学習障害など）によるのか不明であるなど，効果のメカニズム究明にも難があった．このような理由から，薬物効果の有無を手がかりとした薬物弁別実験が汎用されるようになった．

状態依存学習は，とりわけ向精神薬を服用してい

る患者への投薬開始や休止，また，用量の減少に伴って起こる変化の一要因として，詳しく研究される価値のあるものと思われる．しかし，その後の系統的研究はほぼ途絶えているといってよい．

2.2 薬物弁別学習

2.2.1 弁別訓練法

典型的な薬物弁別実験では，2つの反応レバーを備えたオペラント実験箱を用い，薬物投与後のDセッションでは2レバーのうち一方を，生理食塩液（溶媒）投与後のVセッションでは他方を選ぶと強化子（餌など）を与える訓練を行う（図2.1）．すなわち，ラットを用いた場合，典型的には固定比率（fixed ratio：FR）10スケジュールが用いられるが，開始前の投与に従った正反応を10回連続すれば餌を与え，誤反応により，当該FRを満たすための累積正反応数をリセットするのが一般的である．すなわち，たとえば正しいレバーを6回押したとしても，7回目にレバーをスイッチすれば，再度正しいレバーを10回連続して押さないと餌が与えられない条件を課す．これは，2つのレバーを交互に押すという行動形成を避けるために用いられる．1セッションは，30回強化子を得るか，30分経過するかのいずれか早い方と定義する．

このような条件でDセッションとVセッションを，たとえばゲラーマン系列（DとVが各5回ずつ，10回からなり，同じものが4回以上連続しな

いなどの条件で，チャンスレベルの正答率を50%とする系列)[13]や二重交替（DDVVDDVV……）で与え，最初の餌を得るまでの両レバーへの反応数（FFP［1st food pellet］あるいはFRF［1st reinforcement］と呼ばれる）が12回以下であり，かつセッション全体の正反応率（正反応数の，両レバーへの総反応数に対する割合）が90%を超えることが10セッション連続することを弁別完成基準とする．このほか，指標としてFFP（FRF）までの潜時や，セッション終了までの時間も記録し，反応率の算出により運動系への影響などの指標とする．セッションは，投与後十分な血中濃度が得られる時間を選んで開始する．このような訓練の反復により，薬物種と用量にもよるが，40〜50セッションでほとんどの動物がこの基準を満たす（たとえば筆者の経験で，SDラットを用いたニコチン0.5 mg/kg, s.c.と生理食塩液の弁別；フェンタニル10 mg/kg, s.c.のWistarラットでの弁別も，約50セッションを要した)[12]．

訓練用量の選定は，他の中枢薬理試験（たとえば一般行動作用）などを参考とし，基本的には十分な中枢作用を発現するが，反応抑制は来さない用量を用いる．ただし，新規薬物の安全性試験の一環として実施する場合（後述）で，弁別行動が形成できない場合は，反応率に影響する用量，すなわち，明らかな行動作用がみられるまで用量を上げる必要がある．

2.2.2 般化テスト

訓練薬物の弁別完成後は，弁別維持のための訓練を反復しながら，テストセッションを与える．ここでは訓練薬物の他の用量や，さまざまな薬物を投与し，どちらのレバーを選ぶかを検索する．テスト法は研究者によりまちまちであるが，全強化あるいは全消去のいずれかで行われる．いずれの場合も，薬物レバー選択率（%D）80〜90%を基準として，般化の有無を観察する．すなわち，全強化法では，たとえば最初に10回連続した反応がみられたレバーを以後の正反応と定める．あるいはいずれのレバー押しについても10回連続すれば強化する．一方，消去法では，いずれのレバー押しに対しても強化を与えない（たとえばいずれかのレバーに合計10回反応がみられた後，あるいは一方のレバーに10回

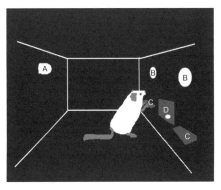

図2.1 薬物弁別実験ボックス例（A：セッションランプ，B：レバーランプ，C：レバー，D：餌皿）
給餌制限を施した動物に薬液ないし溶媒を投与し，セッション開始前の投与により，左右いずれかのレバーを正反応に設定しておき，正反応連続10回で餌ペレット提示（FR10；レバーランプ消灯），誤反応でFRをリセットする．

連続した反応がみられた後にセッションを打ち切る）．般化の有無については，通常，FFP（FRF）までの反応数に基づき，%D が 80〜90% を超えた場合，訓練薬物用量の効果がテスト薬物に般化（generalization）した，あるいはテスト薬物が訓練薬物の効果を置換（substitution）した，という．ただし，安全性試験におけるテストの方法として，米国食品医薬品局のガイダンスではテスト時は強化を与えるべきではなく，2 レバーへの合計反応が 10 となった時点で打ち切る，という方向が考えられているようであり[14]，今後，注目していく必要がある．

2.2.3 般化の判別

般化テストでは，用量効果関係の記載に，各個体の %D を平均する場合と，上記の基準に基づき，般化のみられた個体数の割合で示す場合がみられる．あまり匹数のとれない動物種（サル類）では前者が多いが，多数を使用可能なげっ歯類では後者もよく用いられる．一般に，訓練薬物とは異なる自覚効果/弁別刺激効果を有することが知られる薬物種をテストした場合，各個体では選択率が 50%（ランダムチョイス=「わからない」）となることは少なく，多くは 20% 以下の，溶媒レバーの選択となる．つまり，動物は訓練薬物と似ているか似ていないか，でレバーの選択を行っていると考えられている．ただし，%D が 20% を超えるが 80% には達しない場合もあり，このような「部分般化」の解釈については論争が続いている[15]．

2.2.4 累積用量投与法

単回投与での用量効果関係の検索は，投与間に少なくとも数日のウォッシュアウト期間が必要なため，累積用量投与法により，1 日で用量効果関係を得る方法もよく用いられる[16]．これは，図 2.2 に示すように，1 試行を，たとえば 3 強化を得るか 5 分経過するまでとし，最初は溶媒（図では生理食塩液）投与より始め，一定の投与間隔（たとえば 15 分）で試行を与え，%D が 90% 以上となるか，反応率が最初の生理食塩液試行の半分以下となるまで（明らかな反応抑制作用がみられるまで）反復する．累積用量でのテストを行うためには，あらかじめ，反復試行でも安定した正選択率が保たれることを確

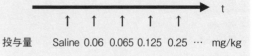

図 2.2 累積用量投与法
テスト薬物の吸収を考慮した一定の投与間隔で試行を与える．この例でははじめに生理食塩液，次いでテスト薬物を 0.06 mg/kg より累積的に与え，薬物レバー選択率が 90% を超えるか，反応抑制が顕著となったら終了する．

認しておく必要がある．訓練時やテスト時の投与からセッション開始までの時間や，累積用量投与テスト時の投与間隔は，使用する薬物の薬物動態プロフィールや他の行動実験結果（たとえば一般行動作用）を参考に，効果が十分現れる時間帯を選定する．累積用量の場合，単回投与時と比べ薬物血中濃度がゆるやかに増加するためか，薬物によっては累積用量が訓練用量に達しても %D が 90% を超えない場合があるので注意を要する．たとえば筆者の経験では，ニコチン 0.5 mg/kg 皮下投与の効果を弁別したラットで，単回投与では 0.25 mg/kg で全例の %D が 90% を超えたが，累積用量では，1 mg/kg でも 6 匹中 2 匹で %D がゼロであった．

上記のようなテストにより，訓練薬物の用量効果関係のみならず，各種薬物弁別効果の質的・量的類似性の検索や，薬物前処置による拮抗の有無などとあわせ，効果発現のメカニズムをも検索し得る．ただし，弁別刺激効果の ED50 は訓練用量の関数であり[17]，用量によっては質的に異なる自覚効果が発現する可能性もある．しかしこれまでの結果では，訓練薬物と同種の薬物間（たとえばコカインとアンフェタミン，ペントバルビタールとジアゼパム，など）での弁別効果は，相互に般化し合うことが示されている．またサルでは，ヒトでの質問紙による自覚効果の分類（後述）とほぼ同様の般化結果が得られているが，ラットではコカインなど中枢神経興奮薬とモルヒネなどオピオイド（アヘン類物質）との相互般化が不明確であったり，ハトではオピオイド間の般化が哺乳類と異なる[18]など，般化プロフィールに種差がみられている．

さらに，先に述べたように，薬物の自覚効果の質が乱用能の重要な決定要因の 1 つと考えられ，また薬物弁別刺激が受容体特異的な特性を有することから，この解明は依存性発現メカニズムの解明に直結

すると考えられ，多くの研究がなされている．

2.3 自覚効果

薬物摂取後に主観的に感じられる効果（自覚効果 subjective effect）は，ヒトでは主に質問紙で調べられている．代表的な質問紙が Addiction Research Center Inventory（ARCI）[19,20]であり，これにより，各種向精神薬の自覚効果は，モルヒネやアンフェタミンでは多幸感，ペントバルビタールやアルコールでは鎮静感，LSD では不快感により特徴付けられることが知られ，ARCI では下位尺度としてこれらの自覚効果を調べ得る[20]．ARCI は，1960年代，当時ケンタッキー州レキシントンにあったAddiction Research Center（"Narcotic Farm"）で，囚人からボランティアを募り（現在では倫理的に許容されない），さまざまな薬物服用後の自覚効果を「I feel xx」などの形で記述させ，因子分析により，550項目の，Yes/No で答える質問紙を形成した[21]．しかし余りに項目数が多いため，簡易尺度として，40項目を用いる短縮尺度が用いられている．これにより，薬物自覚効果は，大きく3種類，すなわち，多幸感，鎮静感，不快感で代表されるものに分けられ，それぞれ MBG 尺度（morphine-benzedrine group scale），PCAG 尺度（pentobarbital-chlorpromazine-alcohol group scale），および LSD 尺度（LSD scale）により調べ得ることが示された．その他，いくつかの質問項目の組み合わせにより，中枢神経興奮薬の知的エネルギーや認知能力向上を捉え得るとされる B 尺度（BG：benzedrine group scale）や，運動系の興奮に敏感とされる A 尺度（A：amphetamine group scale）もしばしば用いられる．

また，気分を表す形容詞による評価尺度である Profile of Mood States（POMS）[22]もよく用いられる．POMS については日本語版も市販されている．オリジナルの英文は，現在の気分として，「friendly」，「tense」，「angry」などの形容詞につき，「not at all」（0ポイント）から「extremely」（4ポイント）までの5段階スケールで評価させる．日本語版では，「人づき合いが楽しい」など，「文章的」な表現につき，そのような気分が「まったくなかった」（0ポイント）から「非常に多くあった」（4ポイント）までの5ポイントで評価させる．これらの形容詞は因子分析により，あらかじめ6個のクラスター（Anxiety, Depression, Anger, Vigor, Fatigue, Confusion）に分類されており，各形容詞の評点をクラスターごとに加算する形で下位尺度を形成している．また，このような「デジタル」な判定を求めるのではなく，気分を表す形容詞につき，「まったくない」から「非常に」までの間のどの程度かを，10 cm の直線上に印をつけさせ，「アナログ」的な回答を求める visual analogue scale（VAS：視覚的アナログ尺度）も多用されている．

2.4 ヒトにおける薬物弁別実験：弁別刺激効果と質問紙による自覚効果

上記の質問紙による薬物自覚効果の検索は，薬物により生じた内部的感覚変化を言語行動を介して捉えようとするものである．言語は，内部感覚の微妙な変化を観察者に伝え得る反面，個々人の履歴などにより，「定義」がヒトによりさまざまであり，客観性や信頼性に問題なしとはいえない．そこで，動物の場合と同様，薬物弁別という形で，言語を介さない方法も行われている．

2.4.1 ヒトにおける薬物弁別実験

典型的には，形状のまったく同じカプセルに薬物ないし偽薬（プラセボ）を入れ，①訓練薬物経験，②弁別訓練，③訓練を継続しながらの般化テスト，の順で行う．例として，薬物乱用経験のない健常成人被験者を用いた d-アンフェタミン 10 mg とプラセボの弁別実験を紹介する[23]．まず，同意取得に際して，①見かけ上はまったく同じカプセルに入った薬物 A と B を，自覚効果で区別してもらうこと，②いずれかは精神作用のある薬物であること，③正解すると実験参加報酬以外の報酬が得られること，などを説明する．次いで，最初の4日間は，A と B を交互に各2回，「今日は薬物 A（B）を飲んでもらいます．効果をよく覚えてください」と教示して服用させ，自覚効果の質問紙に回答させる．弁別訓練では，その日のカプセルが何であるかは言わず，服用6時間後に，被験者はその日のカプセルが A であるか B であるかを電話で実験者に報告する．報告が正しかったか否かはその都度参加者に伝え，

正解の場合にはボーナスを与えた．このような訓練を反復し，5日間連続正解か，正解が6日間あった場合，弁別が確立されたものとして，般化テストを行った．般化テストは訓練と同様，見かけ上区別のつかないカプセルを服用させ，6時間後の報告の際には，その日はテスト日であり，正解はないことを伝え，報告の如何にかかわらずボーナスを与えた．各実験フェーズのいずれにおいても，服用後は一定時間ごとに自覚効果に関する質問紙に回答させた．このような般化テストの結果，d-アンフェタミンの効果はフェニルプロパノールアミン75 mgおよびマジンドール2 mgに般化した．ところが，POMS, ARCI, およびVASでみた自覚効果では，これら3薬物に共通してみられる自覚効果は存在せず（表2.1），弁別刺激効果との乖離がみられた．

2.4.2　弁別刺激効果の変動要因

弁別刺激効果は手続きによっても変動し，たとえば般化テストにおいて，AかBかの2択で答えさせる群と，AかBかに加え，「どちらでもない」という反応（"novel"）のチョイスを与えた群では，後者で訓練薬（トリアゾラム0.32 mg）の用量効果関係が左にシフトし，感度が増したのみならず，質問紙でみた自覚効果の感度も増加した．さらに，トリアゾラムの効果はd-アンフェタミンには般化しなかったが，質問紙でみた自覚効果の感度は後者で増加がみられた[24]．さらに，般化テストでみた薬物弁別刺激効果の類似性は，2種薬物の弁別と3種薬物の弁別では異なり，たとえばヒドロモルフォンと生理食塩液との弁別では，ブトルファノールやペンタゾシンへの般化がみられたが[25]，ブトルファノール，ヒドロモルフォンおよび生理食塩液の3種薬物の弁別は可能であり，3種薬物の弁別の場合では，ペンタゾシンの般化はいずれの薬物についても一貫性がなかった．しかし，質問紙でみた自覚効果プロフィールは異なっていた[26]．加えて，たとえばヒドロモルフォンと生理食塩液の弁別を，「薬物Avs薬物Aではない」で弁別させると，ペンタゾシンには完全般化がみられたが，ブトルファノールへの般化は部分的であった[27]．

このように，ヒトの場合，教示のしかたを含め，弁別訓練の与え方そのものが弁別効果プロフィールおよび自覚効果プロフィールに影響し得ることが示

表2.1　般化テスト時の有意な自覚的効果

質問紙	AMP 10 mg	PPA 75 mg	MAZ 2.0 mg
POMS			
不安			↑
活気	↑	↑	
疲労	↓	↓	
和やか			
高揚			
覚醒	↑		
肯定的気分	↑		
ARCI			
PCAG	↓		
BG	↑		
LSD		↑	↑
MBG	↑		
A	↑	↑	
VAS			
興奮した	↑	↑	
ハイ	↑	↑	
不安		↑	↑
落ち込み	↓		
空腹			↓

AMP：d-アンフェタミン，PPA：フェニルプロパノールアミン，MAZ：マジンドール．
矢印は各薬物投与後に有意な変化のみられた自覚効果の，プラセボと比較した場合の変化の方向を示す．

されている．その背景として，たとえば3種薬物の弁別では，2種薬物の弁別よりは薬物効果のより詳細な手がかりを求めざるを得ず，このことは，「薬物AvsB」と，「薬物Avs薬物Aではない」の弁別の場合も同様と思われるので，了解し得る．しかし自覚効果そのものは分化強化されていないはずであり，質問紙でみた自覚効果に「質的な」差がでるのはなぜだろうか．この理由として，1つは，自覚効果は文字どおり「主観的」なものであり，それは個人の経験や過去の条件付けにより変化し得るということである．さらに，弁別の手がかりとして，薬物の多様な作用プロフィールの中から，どの特性を選択するかは不明であり，その選択（「注意」）に個人差がでても不思議ではない．また自覚効果の変化は，複数の被験者で，評価尺度での統計学的に有意な変化のみしか論じ得ないものである．したがって薬物によって起こる変化のいくつかは統計学的有意差がとれないかもしれないし，弁別刺激効果や強化効果は，各尺度で測定する気分の多くの組み合わせの1つなのかもしれない（また，この組み合わせにも個人差が考えられる）．ただし，弁別行動の獲得や弁別刺激効果の強度と，自覚効果の強さは用量依存的に強まり，両者には中等度ではあるが有意な相

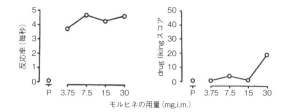

図 2.3 オピオイド乱用者におけるモルヒネ自己投与（筋肉内投与）
左パネル縦軸は1秒当たりの反応数を，右パネル縦軸は質問紙（視覚的アナログスケール）による drug liking スコアを示す（いずれも5人の平均値）．被験者は，プラセボ（P）ないし 3.75～30 mg のモルヒネを，各1週間にわたり，45分以内にレバーを 3000 回押せば投与してもらうことができた（詳細には，100 回のレバー押しごとにランプを点灯する，FR30（FR100：S）のセカンドオーダースケジュールでの自己投与）．

関がみられている（$r<0.52$）[28]．また，弁別するか否かも，惹起された自覚効果の強さにより決定されるようである[23]．

2.4.3 強化効果と自覚効果

質問紙でみた自覚効果との乖離は強化効果についても認められている．静脈内ヘロインないしオピオイド使用歴のある成人を用いた実験[29]では，プラセボ（P）ないし 3.75～30 mg のモルヒネを，各1週間（月〜金）にわたり，1セッション 60 分として 45 分以内にレバーを 3000 回押せば筋肉内投与（i.m.）される条件（詳細には，100 回のレバー押しごとにランプを点灯する，FR30（FR100：S）のセカンドオーダースケジュールでの自己投与）で，自己投与を観察するとともに，さまざまな質問紙で自覚効果を観察した．その結果，テストした 3.75～30 mg, i.m. のいずれの用量でも活発なモルヒネ探索行動がみられ（ただし 3.75 mg では5人中4人），プラセボでは自己投与はみられなかった（図 2.3）．一方自覚効果についてみると，プラセボとの有意差がみられたのは 30 mg のみであり，3.75 mg ではほとんどの被験者で「薬物効果あり」の自己報告がなく，かつ全被験者で，3.75～15 mg のモルヒネについて「drug liking」はほぼゼロであった．つまり，質問紙でみる限り，被験者は何も感じていないのに自己投与行動が維持されて，さらに，プラセボ投与では自己投与行動は維持されなかったことから，被験者は質問紙では捉えきれない「何か」を求めていたことになる．

上記の事実は，質問紙のみで薬物自覚効果を探ることには限界があることを示している．一方，逆もまた真であり，両者に中等度の相関がみられることともあわせ，両者は相補的といえるかもしれない[28]．なお，ヒト薬物弁別の方法論については他著[30]を，歴史を含めた広汎なレビューについては Bolin et al.（2016）を参照されたい[31,32]．

なお，ヒトの場合，薬物を舌下に隠して後で捨てる者がみられることから，薬物の服用は実験者の目前で行わせ，口中を調べるなどして嚥下したのかを確認する必要があるという．

2.5 薬物弁別実験の有用性

2.5.1 作用メカニズムの解明・薬物乱用能の予測

弁別刺激効果の利点は，受容体特異性があり，作用メカニズムの in vivo 解明法としてきわめて優れている点である．このため，新規医薬品を探索する上の構造活性相関の検索にも有用である．すなわち，ある化合物がテスト薬物と類似の刺激特性を持つか否かの検索のみならず，ED50 値からの効力検定や，AD50 による拮抗効力検定も行われ，この手法が質的・量的情報が得られる点で優れているといえる．また薬物弁別が，受容体レベルでのアッセイに適していることは，たとえば，同じ抗不安薬でも，ジアゼパムとセロトニン系のブスピロンが相互に般化し合わず，ジアゼパムは他のベンゾジアゼピン類やバルビツレートに般化し，一方ブスピロンは $5HT1_A$ 作動薬にのみ般化することからも明らかであろう[15]．これら薬物はいずれもヒトで抗不安効果を発現するが，上記の結果は，動物（げっ歯類）は弁別刺激効果としてはその側面を利用しておらず，受容体特異的な効果を手がかりとしていることを示しており，この意味で薬物弁別は受容体機能のよい in vivo モデルを提供しているといえる．つまり，薬物弁別事態は，共通の行動効果を有する薬物の弁別というよりは，共通の作用（行動的表出）の背景にある薬理学的メカニズムを区別（弁別）し得る側面がある，といえる．ただし，この点はげっ歯類において明確であるが，上記のように，ヒト自覚効果との対応をみると，サルではヒト同様，「類似」とみなす範囲が広い，といえる．この点は，「抽象

能力」の違いによるのかもしれない．

安全性試験の一環としての薬物乱用能（精神依存性）の予測に関する実験法としては，薬物弁別実験は，中枢神経作用有無の検索後の次のステップとして行われてよいものと思われる．薬物が中枢作用を有する場合，各国の規制当局（欧州医薬品庁 European Medicines Agency[33]，米国食品医薬品局 Food and Drug Administration[34]，および医薬品規制調和国際会議 International Conference on Harmonisation[35]；2015 年より International Council for Harmonisation）はいずれも，乱用および依存能の評価を求めており，厚生労働省のガイドライン[36]も，薬物弁別試験と薬物自己投与試験は独立した試験として実施すべきとしている．薬物自己投与試験が，その明白な表面妥当性とも相まって，薬物強化効果を直接的に観察し得る最も一般的な検索法として受け入れられ，薬物自己投与に関する論文数が経年的に増加しているのに対し，薬物弁別の論文数は，1990 年代をピークとして減少し，「下げ止まって」[37]いるような印象を受ける（図 2.4）．しかし，動物では LSD など幻覚薬が自己投与されないことが明らかにされており[38]，さらに，中枢興奮作用や幻覚作用を示すグルタミン酸受容体タイプ 5（mGluR5）拮抗薬の研究からも，ヒトで幻覚作用を有する薬物が弁別試験では既存の典型的依存性薬物（オピオイド，中枢神経興奮薬，抗不安薬など）には般化せず，自己投与もされないこと，また，この作用は NMDA 受容体の拮抗にはよらないこと，などが示されている[39,40]．近年，いわゆるデザイナードラッグや危険ドラッグなど，知覚系に変容を来す薬物の乱用が目立つ．また，このような薬物では，どのような機序で効果を発現するかが不明であり，自己投与よりもまず薬物弁別実験により弁別刺激効果のプロフィールを明らかにしておくことが重要と思われる．

2.5.2 創薬への応用

創薬に果たす薬物弁別の役割としては，上記と同様だが，精神依存性（乱用能）の可能性の検索と，受容体特異性の利用があげられる．ベルギーの製薬会社ヤンセンファーマにおいて故 Francis Colpaert[41]が薬物弁別の積極的な応用を進めていたが，ここでは前者の例としてロペラミド，後者の

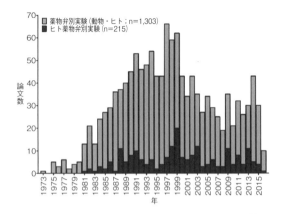

図 2.4 1973～2016 年初旬までの薬物弁別実験論文数[32]
灰色のバーは薬物弁別に関する全論文数．黒いバーはヒトでの薬物弁別実験論文数を示す．

例としてリスペリドンについて紹介する．

ロペラミドは現在，止瀉薬として広く用いられているが，μ 受容体作動性のオピオイド作動薬であり，このような薬物が依存性を生じることはよく知られている．しかしロペラミドは全身性投与では鎮痛作用を生じず，さらに，反復投与後のナロキソン投与による誘発禁断の観察でも，何ら退薬症候は認められなかった．次いで麻薬系の弁別刺激効果の有無を検索するため，皮下投与されたフェンタニルを弁別したラットがアッセイに用いられた．この結果，経口投与されたモルヒネ，コデイン，メサドンはフェンタニルに完全般化したが，ロペラミドは生理食塩液反応しかみられず，麻薬系の弁別刺激効果を発現しないことが明らかとなり，乱用能はないであろうという見解につながった[42]．これはつまるところ，げっ歯類やヒトではロペラミドの中枢移行性がきわめて悪いことに起因すると思われる．一方サルでは静脈内経路で明らかな強化効果が認められており，これは代謝物の相違によるものと考えられている[43]．しかし近年，特に米国ではオピオイド依存者が多幸感や離脱症状の軽減を求め，大量服用したり，代謝酵素を抑制する手段を講じるなどした上での乱用が問題となっており，特に後者についてはネット上に脳内移行を促進するための「レシピ」が頻回に掲載されているという[44]．ロペラミドの過量使用は重篤な心臓障害や死亡につながり，このような事例が後を絶たないため，米国 FDA は昨年より，市販（OTC）のロペラミドをブリスターパック（たとえば PTP 包装）など 1 回量包装とするよ

う求めている[45]．

リスペリドンは，セロトニン・ドパミン拮抗薬と呼ばれる種類の非定型抗精神病薬で，現在，主に統合失調症の治療に広く用いられている．統合失調症の動物モデルとしては，アンフェタミン類による常同行動など異常行動が，陽性症状の一部と類似することから1960年代より用いられてきた．幻覚など，統合失調症の他の症候を引き起こす薬物として，LSDが知られていたが，動物における行動変化が明確でなかったため，薬物弁別で活用されるまで，利用されることはなかった．当時，LSDはドパミン系およびセロトニン系を介して効果を発現すると考えられていたが，ドパミン受容体拮抗作用を有するハロペリドールは，行動毒性を発現する用量でもLSD弁別効果に影響しなかった．セロトニン拮抗薬では拮抗がみられたが，部分的であり，しかも，部分般化もみられた（たとえばメチセルジドでは，訓練用量のLSDの効果は30%程度に減少し，この用量では86%の般化がみられた）．これらの結果から，LSDの弁別効果は狭いレンジのセロトニン受容体を活性化するという仮説を立て，さまざまな化合物をテストした結果，ピレンペロンがLSDの弁別効果に完全拮抗することを見出した[46]．しかしピレンペロンがヒトでの治療薬に適さなかったことから探索を継続し，1985年，リスペリドンの発見につながった．リスペリドンはLSD様のアゴニスト作用をまったく示さず，LSDの効果を完全に拮抗し，1993年，抗精神病薬としてFDAで認可された．

2.6 おわりに

以上述べてきたように，薬物弁別実験は，主として中枢作用薬の効果のプロフィールや作用機序，ひいてはこころの状態発現の分子生物学的メカニズムをも，in vivoで追及し得る手法であり，創薬との関連においても，医薬品化学，薬理学，心理学間の多くのギャップの，少なくともいくつかを埋め得る，実践的かつトランスレーショナルな側面を有する，きわめて有力な方法といえる．実験機器や実験制御プログラムなどの「初期投資」は必要となるが，これらの確立後はルーチンとして使用し得る研究法であり，さらなる活用が望まれる．

[高田孝二]

文献

1) Eddy NB, Halbach H, et al：Synthetic substances with morphine-like effect：clinical experience；potency, side-effects, addiction liability. Bull World Health Organ 1957；**17**：569-863.
2) Schuster CR, Brady JV. The discriminative control of a food-reinforced operant by interoceptive stimulation. In：Thompson T, Pickens R, ed. Stimulus Properties of Drugs. Appleton-Century-Crofts；1971. p. 133-148.
3) Ádám G. Visceral Perception：Understanding Internal Cognition. Springer；1998.
4) Hull CL：Differential habituation to internal stimuli in the albino rat. J Comp Psychol 1933；**16**：255-273.
5) Overton DA：Experimental methods for the study of state-dependent learning. Fed Proc 1974；**33**：1800-1813.
6) Overton DA：Historical context of state dependent learning and discriminative drug effects. Behav Pharmacol 1991；**2**：253-264.
7) Girden E, Culler EA：Conditioned responses in curarized striate muscle in dogs. J Comp Psychol 1937；**23**：261-274.
8) Conger JJ：The effects of alcohol on conflict behavior in the albino rat. Q J Stud Alcohol 1951；**12**：1-29.
9) Overton DA. State-Dependent Learning Produced by Alcohol and Its Relevance to Alcoholism. In：Kissin B, Begleiter H, ed. The Biology of Alcoholism, Vol. 2：Physiol Behav, Springer-Verlag；1972. p. 193-217.
10) Barry H 3rd：Classification of drugs according to their discriminable effects in rats. Fed Proc 1974；**33**：1814-1824.
11) Colpaert FC, Niemegeers CJ, et al：Theoretical and methodological considerations on drug discrimination learning. Psychopharmacologia 1976；**46**：169-177.
12) Colpaert FC：Discovering risperidone：the LSD model of psychopathology. Nat Rev Drug Discov 2003；**2**：315-320.
13) Gellerman LW：Chance orders of alternating stimuli in visual discrimination experiments. J Genet Psychol 1933；**42**：206-208.
14) Gauvin DV, Zimmermann ZJ, et al：Current FDA regulatory guidance on the conduct of drug discrimination studies for NDA review：Does the scientific literature support recent recommendations? Drug Alcohol Depend 2016；**168**：307-319.
15) Glennon RA, Young R, ed. Drug Discrimination：Applications to Medicinal Chemistry and Drug Studies, John Wiley & Sons；2011.
16) Bertalmio AJ, Herling S, et al：A procedure for rapid evaluation of the discriminative stimulus effects of drugs. J Pharmacol Methods 1982；**7**：289-299.
17) Takada K：Discriminative stimulus effects of pentobarbital in rats. Yakubutsu Seishin Kodo 1982；**2**：47-55.
18) Picker MJ, Dykstra LA：Discriminative stimulus effects of mu and kappa opioids in the pigeon：analysis of the effects of full and partial mu and kappa agonists. J Pharmacol Exp Ther 1989；**249**：557-566.
19) Haertzen CA, Hill HE, et al：Development of the Addiction Research Center Inventory (ARCI)：Selection of items that are sensitive to the effects of various drugs. Psychopharmacologia 1963；**4**：155-166.
20) Jasinski DR：Assessment of the abuse potentiality of morphine-like drugs：Methods used in man. In：Martin

20) WR, ed. Drug Addiction I. Handbook of Experimental Pharmacology, Vol. 45/I. Springer-Verlag；1977. p. 197-258.
21) Hill HE, Haertzen CA, et al：The Addiction Research Center Inventory：standardization of scales which evaluate subjective effects of morphine, amphetamine, pentobarbital, alcohol, LSD-25, pyrahexyl and chlorpromazine. Psychopharmacologia 1963；**4**：167-183.
22) McNair DM, Lorr M, et al：Profile of Mood States (Manual). Educational and Industrial Testing Service；1971.
23) Chait LD, Uhlenhuth EH, et al：The discriminative stimulus and subjective effects of phenylpropanolamine, mazindol and d-amphetamine in humans. Pharmacol Biochem Behav 1986；**24**：1665-1672.
24) Bickel WK, Oliveto AH, et al：A novel-response procedure enhances the selectivity and sensitivity of a triazolam discrimination in humans. J Pharmacol Exp Ther 1993；**264**：360-367.
25) Preston KL, Liebson IA, et al：Discrimination of agonist-antagonist opioids in humans trained on a two-choice saline-hydromorphone discrimination. J Pharmacol Exp Ther 1992；**261**：62-71.
26) Preston KL, Bigelow GE：Drug discrimination assessment of agonist-antagonist opioids in humans；a three-choice saline-hydromorphone-butorphanol procedure. J Pharmacol Exp Ther 1994；**271**：48-60.
27) Preston KL, Bigelow GE：Effects of agonist-antagonist opioids in humans trained in a hydromorphone/not hydromorphone discrimination. J Pharmacol Exp Ther 2000；**295**：114-124.
28) Reynolds AR, Bolin BL, et al：Relationship between drug discrimination and ratings of subjective effects：implications for assessing and understanding the abuse potential of D-amphetamine in humans. Behav Pharmacol 2013；**24**：523-532.
29) Lamb RJ, Preston KL, et al：The reinforcing and subjective effects of morphine in post-addicts：a dose-response study. J Pharmacol Exp Ther 1991；**259**：1165-1173.
30) Takada K：Drug discrimination studies in humans – a review of methodologies. Methods Find Exp Clin Pharmacol 1996；**18**(Suppl. A)：187-196.
31) Bolin BL, Alcorn JL, et al：Human drug discrimination：A primer and methodological review. Exp Clin Psychopharmacol 2016；**24**：214-228.
32) Bolin BL, Alcorn JL, et al：Human drug discrimination：elucidating the neuropharmacology of commonly abused illicit drugs. In：Porter JH, Prus AJ, ed. The Behavioral Neuroscience of Drug Discrimination. Current Topics in Behavioral Neurosciences. Springer；2018. p. 261-295.
33) European Medicines Agency (EMEA)：Guideline on the non-clinical investigation of the dependence poteintial of medicinal products. Evaluation of medicines for human use. EMEA；2006.
34) U.S. Department of Health and Human Services, Food and Drug Administration (FDA). Assessment of abuse potential of drugs, Guidance for Industry. Jan 2017
35) ICH. International Conference on Harmonisation of Technical Requirements for Pharmaceuticals for Human Use. ICH harmonised tripartite guideline. Guidance on nonclinical safety studies for the conduct of human clinical trials and marketing authorization for pharmaceuticals M3 (R2), Current Step 4 version；11 June 2009.
36) 厚生労働省：「医薬品の臨床試験及び製造販売承認申請のための非臨床安全性試験の実施についてのガイダンス」について．厚生労働省医薬食品局審査管理課長，薬食審査発0219第4号，2010.
37) McMahon LR：The rise (and fall?) of drug discrimination research. Drug Alcohol Depend 2015；**151**：284-288.
38) 柳田知司：薬物依存研究の展望―精神依存を中心に．日薬理誌 1992；**100**：97-107.
39) Swedberg MD：Drug discrimination：A versatile tool for characterization of CNS safety pharmacology and potential for drug abuse. J Pharmacol Toxicol Methods 2016；**81**：295-305.
40) Swedberg MD, Raboisson P：AZD9272 and AZD2066：selective and highly central nervous system penetrant mGluR5 antagonists characterized by their discriminative effects. J Pharmacol Exp Ther 2014；**350**：212-222.
41) Willner P, Bergman J, et al：Stimulus properties of drugs and the behavioural pharmacology of pain：in memory of Francis Colpaert. Behav Pharmacol 2011；**22**：379-381.
42) Colpaert FC, Niemegeers CJ, et al：Investigations on drug produced and subjectively experienced discriminative stimuli. 2. Loperamide, an antidiarrheal devoid of narcotic cue producing actions. Life Sci 1975；**16**：717-727.
43) 柳田知司，宮里勝政，ほか：アカゲザルにおけるLoperamideの薬物依存性試験．実中研・前臨床研究報 1979；**5**：29-43.
44) Miller H, Panahi L, et al.：Loperamide misuse and abuse. J Am Pharm Assoc 2017；**57**(2S)：S45-S50.
45) US FDA：FDA Drug Safety Communication：FDA limits packaging for antidiarrhea medicine loperamide (Imodium) to encourage safe use. Posted 30 Jan 2018 https://www.fda.gove/Drugs/DrugSafety/ucm594232.htm (accessed：15 Jan 2019)
46) Colpaert FC, Niemegeers CJ, et al：A drug discrimination analysis of lysergic acid diethylamide (LSD)：in vivo agonist and antagonist effects of purported 5-hydroxytryptamine antagonists and of pirenperone, a LSD-antagonist. J Pharmacol Exp Ther 1982；**221**：206-214.

3 身体依存性試験

3.1 身体依存性試験を行うにあたり

　身体依存は，アルコールやオピオイド，ベンゾジアゼピンなどを乱用した場合でも形成され，ベンゾジアゼピン系およびバルビツレート系睡眠薬やオピオイド，さらには抗てんかん薬のような医薬品を適正利用，すなわち用法・用量を守って医薬品を服用した場合でも形成される．

　一方で，抗うつ薬は精神依存を誘発しないため，退薬症候を発現しないとされているが，離脱症状が発現し，これらに関しては抗うつ薬中断症候群として議論されてきている．

　退薬症候の強度に関しては当然ながら，高用量あるいは長期間の使用後では，身体的依存が深刻となり，より重篤な退薬症候を生じさせる．この退薬症候は，依存性薬物によって異なるものの，アルコールをはじめとする中枢抑制薬では，不眠，抑うつ，振戦，けいれんなどが，また，モルヒネなどのオピオイド鎮痛薬では自律神経系の嵐といわれる"あくび，瞳孔散大，流涙，鼻漏，嘔吐，腹痛，下痢"などの症状が発現する．しかしながら，これらの症状は風邪の症状に似ており，臨床現場においても，さらには，患者自身においても見過ごされがちである．

　研究としての身体依存性試験は，薬物自己投与などと比べ，インパクトや派手さはないため，いくぶん軽視されがち，もしくは敬遠されがちであるが，臨床を考えた場合には，薬物の長期間服用後，減薬，もしくは断薬時に出てくる症状であり，どのような症状が発現し得るかを検討するといった身体依存性試験は，依存性試験の中で非常に重要である．特に，従来型の新薬の創薬では，既存の薬物の誘導体をつくり，特許を抜け，有効性の向上もしくは副作用が少ない，もしくは，作用時間が異なることなどで差別化を図り，上市されてきているため，既存薬が依存性を示す場合には注意を要する．一方で，最近では，既存薬とは明らかに骨格が異なる，新規作用機序の薬物が開発されるようになってきているため，新たな視点から依存性を評価する必要も出てくる．

　製薬会社における創薬の早期過程では，まずは有効性が重要視され，高用量における副作用はさして注目されない．一方で，創薬の後期において選ばれたバックアップ化合物を含んだ開発品目が quality control（QC）/quality assurance（QA），さらには good laboratory practice（GLP）下において，開発薬理試験ならびに安全性試験が行われるようになる．ここで初めて開発品目の副作用について本格的な検討がなされるわけであるが，ここで実際にどのような退薬症候が発現するかは予想し難い．

　一般的には，毒性症状が現れない最大用量を十分な期間投与した後に断薬し，この時に発現してくる症状を観察する．ここでは主に目視による観察となるが，問題となるのが，正常と異常との些細な違いを見出すことができるか否か，すなわち，動物の行動変化を正しく判定することができるかといった根本的な問いであり，研究者はこの問いに直面する．動物の正常な行動と異常な行動の区別に関して，研究者がこれらをしっかりと区別するためには，薬物を動物に投与し，さまざまな行動変化を観察することにより，予期せぬ行動変化に対応するための観察力の経験値を上げるのが最も近道であろう．

3.2 身体依存の形成と退薬症候に関して

　薬物依存というヒトにおける問題に対して，筆者は動物などを用いた基礎の研究を行ってきており，実臨床，すなわち実際に依存形成薬物をヒトが摂取すると具体的にどのようになるのか，もしくはどんな感覚が得られるのかといった情報を取得することは当然ながら難しい．こういった情報を得るために，筆者は薬物依存者の薬物依存症からの回復と社会復帰支援を目的とした回復支援施設であるダルク

(Drug Addiction Rehabilitation Center：DARC）を訪問し，そこで行われているプログラムを用いて薬物の使用を断っている元乱用者や薬物依存の治療を精力的に行っている精神科の医師の話を聞くことにより，その実情を知る機会を得てきた．本章を執筆するにあたり，元乱用者や依存性を専門とする精神科の医師とのベンゾジアゼピンの依存についてのディスカッションが非常に興味深かったのでここに記したい．なおこのテーマについては第13章も参照されたい．

薬物による強い精神依存の形成には，中脳辺縁系のドパミン神経系の活性化が非常に重要であることがよく知られている．実際，覚醒剤やオピオイドを処置するとマイクロダイアリシス法などを用いた検討により，中脳辺縁ドパミン神経系の投射先である側坐核からのドパミンの放出量が数倍からあるいは数十倍程増加することが証明されてきた．

一方で，精神依存性が強いとはいえないベンゾジアゼピンは，ドパミンの放出量が大きく増加することを示す報告は少なく，せいぜい，1.5倍程の上昇でこれらの精神依存に重要であるとの考察がなされてきた．一方で，多くの種類の薬物を摂取してきた元乱用者にこれまでに経験してきた薬物の印象を聞いたところ，ベンゾジアゼピンが快感を示したとの話はほとんど聞かなかった．

すなわち，ベンゾジアゼピン系の薬物は覚醒剤のような強い精神依存性は示さないといえる．ベンゾジアゼピン系の薬物は不安を抑制するために服用するものであるため，当然ながら薬が切れると不安になる．さらに薬が切れた時の不安感からさらに不安が煽られる可能性がある．このような一連の不安の連鎖により，適正使用が困難となる．これがベンゾジアゼピン系薬剤などの処方薬による乱用の第一歩であると思われる．当然ながら一人の医師からの処方量には限度があり，多くの医者にかかることにより，多くの薬物が処方され，薬物の摂取量が多くなる．

また，筆者が以前調べたインターネットを利用した研究では，違法薬物の売買を行っていた掲示板においての書き込み量は，圧倒的にベンゾジアゼピン系薬剤が多く，乱用者はこういった違法売買を繰り返してきている可能性も高い．ベンゾジアゼピン系抗不安薬による薬物乱用には，上述した強迫的な概念から精神依存と身体依存の状態をつくり出し，これが非常に強い乱用につながっていると認識している．

また，ここまでの話では，乱用といった視点から話を進めてきたが，ベンゾジアゼピンやバルビツール酸誘導体の場合，用法・用量を守ったとしても長期間薬物を摂取した場合には，身体依存の形成が引き起こされ得る．乱用が問題となっている薬物に関しては，当然ながら精神依存が主に問題となっているが，処方薬による依存を考えた場合，退薬症候発現の可能性，さらに，依存がついてしまった場合の処置方法への検討が非常に重要であると思われるが，実際には，ほとんど研究がなされてこなかったのが現状である．

一方で，選択的セロトニン阻害薬（SSRI）をはじめとする抗うつ薬を長期間処置した後に減薬もしくは断薬すると離脱症状が発現することも知られている．しかしながら，これらの症状を，身体依存とするかについては，さらに議論を要するところであるが，この議論の背景には，2つの大きな課題がある．1つは，抗うつ薬はこれまでに依存性は無いとされてきているが，安全性が高いといわれてきたSSRIにも依存性の問題があるということである．もう1つは，従来，身体依存のある薬物は，必ず精神依存も起こるとされてきた．しかしながら，SSRIをはじめとする抗うつ薬には，明らかな精神依存は無いことからも，従来の考え方では，抗うつ薬による離脱症状は身体依存には属さないことになる．今後に新薬を開発する場合，同様の状況が起こることが十分に考えられ，言葉の定義を含め新たな定義付けが必要であると思われる．

3.3 身の回りにある退薬症候

基礎の研究者として駆け出しの頃に，ラットを用いたアルコールとバルビツレート系睡眠薬の身体依存の評価を行い，出血を伴う流涙，痙攣とこれに伴う骨折などの激しい退薬症候を観察し，医薬品開発における身体依存性試験の重要性を痛切に感じたのも未だに記憶に新しい．筆者自身，米国留学中に救命救急に運ばれ，術後に patient controlled analgesia（PCA）によりヒドロモルフォンを処置され，退院後に退薬症候の発現を身をもって経験した．こ

の時には退院時にオピオイドは処方されず，NSAIDが処方されたが，2日後には，下痢，あくび，鼻水，さらには不安などといった典型的な退薬症候が発現し，これらの症状はその後数日間続いた．

おそらくこういった症状は，多くの患者に認められるのであろうが，上述した症状は非常に風邪と似ているため，多くの患者自身も退薬症候を感じたとしても風邪として処理され，特にケアはなされていないのが実情と思われる．退薬症候として捉えた場合，非常に不快であり，何らかの治療が必要であると思われるが，患者ならびに医療関係者が退薬症候の発現と捉えていないことがあり得る．このように，常用量依存も含め，多くの患者が身体依存と同じような状況を抱えている可能性が非常に高いといえる．

実際に，緩和ケアに携わる薬剤師とオピオイド鎮痛薬の退薬症候に関する議論をすると，退薬症候としてしっかり捉えようとした場合，類似の経験は多いそうである．また，ベンゾジアゼピンを長期間使用している入眠困難な患者が，アルコールの摂取によりベンゾジアゼピンを飲まずに入眠した場合，翌日に退薬症候がそれと知らずに発現していることも容易に想像できる．このように，身体依存に注目した場合，実は，目に見えない所で医療上の問題となっている可能性が高い．

3.4 身体依存性試験

一般論として，身体依存性試験では，ラットをはじめとするげっ歯類に薬物を長期間にわたって反復投与し，その後休薬を行うことで退薬症候の有無を観察する．この退薬症候の誘発には，薬を休薬させる方法と拮抗薬を投与する方法がある．一方で，身体依存の形成には一定量以上の薬物を持続的に長時間作用させることが必須であり，生体，特に細胞が，恒常性の維持機構として，薬物がある状態が定常状態となる状況をつくり出すことがその第一歩となる．このため，身体依存試験においては，投与期間中の薬物濃度が十分かつ持続的であることを確認しておくことが重要である．

この時に，血中半減期および分布容積が結果に大きく作用することはいうまでもなく，しっかりと薬物動態解析を行い，投与スケジュールを決める必要

がある．特に，薬理学研究者は，薬物の血中濃度におけるα相を中心に考えがちであるが，身体依存性試験の場合は，β相における半減期に注目する必要がある．

こういった薬物の血中動態を背景として，試験の投与方法，投与頻度・期間および投与量を決める必要がある．たとえば，半減期の短い薬物の場合，1日1回の反復投与毒性試験における回復期間中の観察だけでは身体依存に関する十分な情報を得ることは難しく，混餌・混水投与や1日複数回投与の選択も考慮する必要がある．また，分布容積が大きいか，もしくは半減期の長い薬物は休薬後，数日経って退薬症候が発現してくる可能性が十分あり，あらかじめ退薬症候発現の時期が遅くなる可能性を考慮しておく必要がある．必要に応じて，薬物動態の専門家と十分に議論しておくことも重要であろう．

実際に投与条件（投与量（漸増法を含め），投与間隔，投与期間）を決める際には，十分に考慮の上，成長抑制などの毒性症状が現れない最大用量まで増量し，十分な期間処置した後に，休薬あるいは拮抗薬投与による退薬症候の観察を適切な間隔で，十分な期間行う．また，退薬症候の観察時には，あらかじめ，どのような指標を用いて，どのようにスコアリングするかなどを予備実験において十分検討し，最適化して検討を開始するのが望ましい．

たとえば，モルヒネやベンゾジアゼピン類の場合，それぞれナロキソンやフルマゼニルといった特異的な拮抗薬が存在しており，これを利用することができる．一方で，アルコールやバルビツレート系睡眠薬の場合，拮抗薬は存在していないので自然休薬による退薬症候の観察となる．

ここで，退薬症候の発現ピークは薬物の半減期などに依存するが，自然休薬による退薬症候は徐々に進行し，休薬1〜2日後くらいがピークであり，退薬症候を詳細に検討するには，このピーク前後1日は3時間ごとに，プロトコルで決めた退薬症候を確認していくことになる．これは肉体的に非常にハードな研究となる．ここで退薬症候をビデオで撮れば楽だと思えるが，そうとは言い切れない．アルコールやバルビツレートで認められる muscle rigidity は，ある程度熟練した研究者の指先で感じ取ることが必要であり，データの信頼性を考える上でも，複数の測定者で行うよりも，しっかりとデータ

のクライテリアに関する擦りあわせができている少数の測定者で測定した方がデータの安定性は高まる.

時間軸を捉えるためには自然休薬が良いとは思えるのであるが，データの収集効率を考えた場合，その研究の目的にもよるが，拮抗薬が使えるのであれば使うことも選択肢の1つとして考慮する必要がある.

3.4.1 モルヒネによる身体依存の形成法

以下にこれまでに用いられてきたモルヒネによる身体依存の形成法について記す.

a. 注射法

古くから行われている方法で，ラットなどのげっ歯類を用いてモルヒネを漸次増量して1日2回皮下投与し，その後，モルヒネの断薬もしくはナロキソンを処置すると，体重減少，摂餌量および飲水量の減少，自発運動量の減少といった退薬症候が観察される[1,2]．マウスにおける観察項目として，立ち上がり，ジャンピング，下痢，身震い，前肢の振戦，さらには眼瞼下垂があげられ，実に8割以上の確率で認められる．また，下痢に伴う体重減少も確認される．これらの退薬症候の出現率もしくは出現回数に応じて点数を与え，その総和をもって評価することもできる.

b. Pellet 法および slow release emulsion (SRE) 法

モルヒネの身体依存を形成するためには，一定以上の血中濃度を数日間は保たせる必要がある. Pellet 法では，モルヒネに対して microcrystalline cellulose, silicon dioxide, calcium stearate を加え，直径3 mm の硬度15 Strong Cobb unit をペレットとして体内に埋め込み，身体依存を形成させる．また，類似の方法として，osmotic minipump を皮下に植え込み，持続的に薬物を放出することもできる[3]．一方，SRE 法では，モルヒネに対し，Arlacel A と liquid paraffin を加え，さらに生理食塩液によりエマルジョンを作製し，皮下投与などを行い，依存を形成させる[4,5]．

両手法とも比較的簡便であるが，いくつか欠点も存在する．その例として，徐放性のため，交差身体依存試験（たとえば，モルヒネにより身体依存を形成した動物に他の薬物を処置し，モルヒネ退薬症候の発現の有無などにより，身体依存の機序の類似性を検証できる）が行いにくいことや，自然休薬による評価をするためには，外科的にペレットやエマルジョンを取り除く必要があることがあげられる．また，徐放化のため，初期用量が高くなり，それに応じて他の方法に比べて死亡例が多く観察される. Pellet 法および SRE 法は，一度条件を設定してしまうと非常に簡便な方法になり得るが，致死量や退薬症候の発現率に関しては，系統差があることが報告されているため，本格的な検討を始める前に十分な予備検討が必要となる.

c. Infusion 法

本方法は持続注入法と間欠注入法に分類することができる．持続注入法は Pellet 法や SRE 法に類似し，間欠注入法は注射法に類似している．持続注入法では，薬物は，カニューレを介して静脈内，皮下，腹腔内投与され，それぞれ持続的に薬液を注入する[6]．退薬症候は薬液注入の中止による自然休薬あるいはナロキソン処置により発現してくる退薬症候を観察する．一方，間欠注入法では，機械的に薬物を頻回に注入する．たとえば，ラットの頸静脈にシリコンチューブを慢性的に植え込み，注入用ポンプで薬液を注入する．なお，注入用ポンプはタイマーで制御し，一定間隔で薬液を注入し，依存を形成させる.

Infusion 法は身体依存形成能の弱い薬物もしくは半減期が短い薬物に対して評価が可能といった強みがある．一方で，カニューレの保持が大変なこと，感染症の可能性（必要に応じ，カナマイシンなどの抗生物質を準備しておく），さらには動物の行動がある程度拘束されることなどの難点もある.

d. 薬物混入飼料法（drug-admixed food：DAF）

DAF 法は薬物を粉末飼料に混入して動物に処置することによって依存を形成させる[7]．DAF 法において，薬物は飼料の摂取と同時に摂取させるため，薬物摂取も夜間多く，昼間少ないというパターンになり，これまでに述べた方法とは日内変動においてパターンが異なってくるため，データ解析に注意が必要となる可能性はある．ただし，げっ歯類の活動期に薬物を摂取することになるため，より臨床を反映したモデルとなり得る（ここで逆にいうと，動物を使った研究をしていると忘れがちになるが，多くの行動薬理研究は，動物の非活動期に薬物を処置して薬効を評価していることを頭の片隅において

おく必要がある).また,本方法の特徴として,多くの薬物は生理食塩液などに溶解させて投与されるが,本方法であれば,不溶性薬物でも容易に適用できる.ただし,これまでに述べた方法とは異なり,正確な薬物投与量を設定できないなどの問題もある.すなわち,個体ごとの摂餌量の違いに伴って薬物の摂取量が変わることによるデータのバラツキがあることを考慮に入れる必要が出てくる.

3.4.2 バルビツール酸系薬物の身体依存性試験

モルヒネ型薬物は短期間で身体依存が形成できるのに比べ,バルビツール酸系薬物により身体依存を形成させるには長期間を要する.特に,薬物の身体依存形成の要因とされている薬物の投与量,投与頻度,投与期間のすべてがバルビツール酸系薬物では非常に重要であるとされているが,その致死性(睡眠用量の2倍以上で十分致死に至るケースが多くなる)から用量を高く設定することが難しい.このような背景が,モデルの作製を困難にしているといえる.しかしながらいくつかの手段によりバルビツール酸系薬物による身体依存形成に関して報告があるため,以下に列記する.

a. Drinking(含水)法

モルヒネは非常に苦いため,水に混ぜることにより薬物を飲ませる場合,摂水量のコントロールが非常に難しい.このため,モルヒネを用いたdrinking法による身体依存の形成は難しいが,バルビツール酸系薬物の場合は,時間はかかるものの,drinking法による身体依存の形成が報告されている[8].実際には,ラットの飲料水にバルビタールを溶解させ,漸増的に濃度を増加させ,4~5週間にわたって含水させる.このような動物に対して休薬を行うと,痙攣,体重減少,摂水量の減少などの退薬症候が認められるようになる.

b. その他の方法

モルヒネの場合と同様に,バルビツール酸系薬物においても注射法[9]ならびにDAF法[10]により身体依存の形成が報告されている.いずれの方法を用いても漸増的に投与量を増加させ,十分な処置日数を用いて身体依存を形成させる.休薬後には,痙攣,体重減少,摂餌量減少,被刺激性亢進などが観察されるようになる.

また,ベンゾジアゼピン誘導体もバルビツール酸型の身体依存を形成する[11].ジアゼパムなどの抗不安薬はバルビツール酸系催眠薬に比べ,身体依存形成能が非常に弱いが,DAF法を用いてこれらの薬物混入飼料をラットに長期間にわたって適用後,休薬により著明な体重減少などの退薬症候が出現する.また,退薬症候としてバルビタールでは痙攣などの著明な症状が観察できるが,ジアゼパムでは痙攣などは観察しにくい.しかしながら前肢の振戦など,評価は難しいものの,ベンゾジアゼピン誘導体でも退薬症候を示すような身体依存が獲得できる.また,アルコールなどでは,スキムミルクと一緒に飲ませるなどの方法により比較的容易に身体依存を形成させることができ,バルビツール酸型の退薬症候が引き起こされる[12].

3.5 モルヒネの身体依存のモデルの作製と評価:実践編

3.5.1 モデル作製法に関して

上述のように,モルヒネによる身体依存を形成させるために混餌法,注射法およびslow release emulsion法が用いられてきている.モルヒネは非常に苦いが,粉状の餌に紛れさせてしまえば,マウスは不味かろうが摂取するしかないので,強制的に薬物を摂取することにより身体依存を形成できる.一見この方法は簡単そうであるが,モルヒネをV型混合機などにより混ぜ込む作業があり,その前に大量のパウダー状のモルヒネを乳鉢と乳棒を使って粉状にするという厄介な処置が必要である.つくり置きできる特徴はあるが,短期の研究には不向きである.

一方,SRE法では,パウダー状のモルヒネを乳鉢と乳棒で磨り潰すまでは同じであるが,必要量をエマルジョンにし,マウスへ皮下投与した数日後には身体依存が形成されるので,一番安易な方法である.しかしながら,退薬症候が安定しないといった問題がある.最もポピュラーな方法が注射法であり,再現性が高く,論文ベースにおいてほとんどすべての退薬症候が発現する.5日間朝晩投与しなければいけないといった大変さはあるが,安定した退薬症候が観察でき,信頼性が高い実験であるといえる.

これらの方法で,動物に身体依存を形成させる

が，次のステップとして，拮抗薬を投与して退薬症候を発現させるか，自然休薬することにより発現させるかに関しては常に議論を呼ぶところである．

実際の依存患者を考えた場合，拮抗薬を投与することなど通常あり得ないが，モルヒネやベンゾジアゼピン系薬物を投与されている患者では，その副作用が発現した際に拮抗薬を投与される可能性はある．ここで，実施する研究で何を知りたいかによって，どちらの方法がより適切かに関しては，研究を行う前にじっくりと考える必要があるかと思われる．筆者の場合，研究として退薬症候の機序を知りたいと考えたため，拮抗薬誘発であろうが自然休薬であろうが，機序は同じであると想定しているため，通常はナロキソンにより誘発される退薬症候の観察を行ってきた．

3.5.2 退薬症候観察に関して

退薬症候の観察では，身体依存の形成されたマウスにナロキソンを投与し，通常は高さ50 cm 程度で，直径30 cm 程度の板の上に置いて観察を行う（これには，円形の椅子にサランラップを張ることで代用することもあった）．

ナロキソン投与直後に失禁が認められ，その数分後からさまざまな退薬症候が発現してくる．上記の板の上に置いた場合，板の縁は絶壁と同じであり，普通のマウスでは，不安のため縁にはあまり近寄らない．しかし，身体依存マウスにナロキソンを投与した場合は，縁の方で立ち上がり行動（rearing）が認められるようになる．また，この立ち上がり行動が認められる時間になると明らかな下痢（diarrhea）が発現し始め，これに伴い体重減少が起こる．このほか，前肢の振戦（tremor），身震い（wet dog shake），さらには眼瞼下垂（ptosis）が認められるようになる．マウスの退薬症候において特徴的な行動として，フライング（ジャンピング）行動（flying or jumping）が認められ，マウスが板の端から1 m 程，何度も跳ぶことがほとんどの個体で確認できる．また，マウスを透明のシリンダー内に入れると上に向かって何度も跳び上がる（jumping）ので，この回数を指標に検討するケースもある．こういった退薬症候は薬理学の実習でも行われてきたこともあり，非常に再現性の高いモデルであり，多くの研究がなされてきている．

3.6 モルヒネの身体依存を検討することによる臨床への還元と新知見

研究を行うにあたり，何が明らかになっていないか，また，何を明らかにしたいかが大きなドライビングフォースとなる．

筆者がモルヒネの身体依存の研究をするにあたって大きな転機となったのは，モルヒネの重大な副作用である便秘を抑制する薬剤であるメチルナルトレキソンの総説を読んだときであった．このメチルナルトレキソンは，4級アミンを含んでいるため，血液-脳関門を通過しない．このため，モルヒネによる末梢のμ-受容体刺激によって引き起こされる重篤な便秘を回避できるという特徴を持つ．ここまでであれば，非常に理に適っており，有用な薬物である．しかしながら身体依存に関する記載もあり，メチルナルトレキソンの投与による退薬症候は認められないが，一例において下痢による脱水症状を伴う死亡があったとの例が記載されていた．筆者がこの記載を目にしたときに，この下痢は退薬症候ではないかと考え，一連の研究がスタートした．

まずは，モルヒネ依存マウスを作製し，ナロキソンメチオジドという，メチルナルトレキソンと同じく末梢性のオピオイド受容体を遮断する薬物を投与すると，ナロキソンとまったく同じ程度の下痢とこれに伴う体重減少が認められた．一方で，ナロキソンメチオジドをモルヒネ依存マウスの側脳室内に投与すると，下痢は認められなかったが，その他のほとんどの退薬症候は観察された．このように退薬症候にはそれぞれ異なる部位が関与していることを明らかにでき，末梢性のオピオイド受容体拮抗薬をモルヒネによる依存がついている患者に投与する場合，下痢による脱水症状に気をつけなければいけないとのエビデンスを得ることができた．

これまでのモルヒネをはじめとするオピオイド鎮痛薬の患者への処置は，それこそターミナルケアと呼ばれる末期がん患者のがん性疼痛コントロールに使うイメージがあり，実際に以前はそうであった．しかしながら，最近では，抗がん剤投与が始まると同時にオピオイド鎮痛薬の使用が開始されるようになり，今後，抗がん剤の治療成績が上がってくると，モルヒネの減量に伴う退薬症候のケアが必要に

なってくると考えられる．しかしながら，これまでの研究では試薬レベルでの研究であり，実臨床に則していなかった．そこで，臨床への還元を考え，どういった薬物群がおそらく問題となってくる下痢をはじめとするモルヒネの退薬症候を抑えられるかについて検討を始めた．

下痢を止めるということを考えた場合，まず思いつくのがムスカリン性アセチルコリン受容体を遮断することである．また，ラモセトロンが下痢型の過敏性腸症候群に用いられることからも，セロトニンがモルヒネの退薬症候による下痢に関与していることも考えられたので，これらの遮断薬が退薬症候の下痢に有用であるかを確かめることとした．

予想に反して，臨床において下痢を止める作用があるアトロピン（ムスカリン受容体拮抗薬）とオンダンセトロン（5-HT_3受容体拮抗薬）はほとんど退薬症候による下痢を抑制しなかった．一方，5-HT_2受容体拮抗薬であるリタンセリンが退薬症候の下痢をほぼ完全に抑制した．

これらの結果は，モルヒネの退薬時には，副交感神経系が亢進するのではなく，セロトニンの放出が促進され，5-HT_2受容体を刺激することによって下痢が発現することを示唆している．ここで，リタンセリンは試薬であり，当然ながら臨床では使用できない．今回の研究は臨床にフィードバックすることが大前提であったので，何か臨床で用いられている薬物でリタンセリンの代わりになる薬物はないかと周りを見渡してみた．もちろん，5-HT_2受容体を遮断する薬物はいくつかあるが，特にオランザピンは，オピオイド鎮痛薬により誘発される悪心・嘔吐に対して，適用外ではあるが使用されている現状がある．もし，オランザピンで下痢などが抑制されるのであれば，臨床上非常に重要であると考え，即実行に移した．

その結果，予想どおり，オランザピンによりモルヒネの退薬症候の下痢と体重減少はほぼ完全に抑制された．こういったエビデンスをオピオイド鎮痛薬の退薬症候などが医療上の問題として表在化してきた際には，積極的に情報発信していきたいと常々思っている．

ここまでは，神経伝達物質レベルでの機序について述べてきたが，モルヒネの退薬症候に関する細胞レベルでの報告例は非常に少ない．

中枢神経系においては，青斑核におけるμ-受容体刺激により身体依存が形成され，退薬症候の発現には，同部位のノルアドレナリン神経系の活性化が重要であることがよく知られている．一方，細胞内に目を向けると，モルヒネによってμ-受容体が刺激されることにより，Gi-タンパク質を介したcAMPの低下が引き起こされることが知られている．身体依存がついている状況において，突然の断薬によりcAMPが逆に上昇する（オーバーシュート現象）ことも細胞を用いた検討によって報告されている．また，細胞内の神経伝達物質として，glycogen synthase kinase-3βの阻害薬によってモルヒネの退薬症候が抑制されることも報告されており，さらなる機序の解明が待たれるところである．

また，細胞障害と密接に関わっていると考えられているフリーラジカルに関しても，モルヒネの退薬症候と密接に関わっていることも報告されている．筆者がフリーラジカルの関与について検討を加えたところ，一酸化窒素合成酵素阻害薬とフォスフォリパーゼA2阻害薬で，それぞれ異なる表現型の退薬症候を抑制した．一方で，水溶性のフリーラジカル阻害作用を持つビタミンCと脂溶性のフリーラジカル阻害作用を示すビタミンEも異なる表現型の退薬症候を抑制した．また，これらの併用によりほぼ完全にすべての退薬症候が抑制された．よって異なるフリーラジカル合成機構を介して，さらには細胞の膜成分もしくは水溶性成分においてフリーラジカルが発生し，立ち上がり，ジャンピング，下痢，身震い，前肢の振戦，さらには眼瞼下垂といった多彩な退薬症候が発現していることが明らかとなった．

論文を投稿すると査読というものがつきまとう．すなわち，著者の書いた論文にさまざまな注文や質問，追加実験に対する要望がつく．それらに答え，その分野のスペシャリストである査読者が納得すると論文として初めて受理され，論文が掲載される．

実は，査読者から，上記におけるオランザピンによる効果を5-HT_2受容体遮断で説明するのであれば，D_2-受容体遮断により退薬症候の下痢と体重減少は抑制されないというデータを加えるようにというコメントをいただいた．そこで筆者は，スルピリドとハロペリドールを選択し，追加実験を行った．ここで，スルピリドはモルヒネの退薬症候の下痢と体重減少を抑制しなかったが，ハロペリドールは比

較的抑制した．すなわち，スルピリドとハロペリドールは明らかに異なる機序を持っている．この追加実験がある意味，その後の研究展開を大きく変え，現在では，タンパク質，さらには小胞体機能にまで話がおよび現在でも検討を加えている．これには，筆者が米国留学時代にスーパーバイザーから教わったことであるが，良い論文を書くには熟成させなさいとたびたび指導を受けた（その熟成期間は6年目に突入している）ことが大きく反映されているかもしれない．

　身体依存の形成という現象を細胞レベルで考えた場合，これは薬物の長期間摂取による神経細胞に対するストレスとそれに対する適応現象である．その現象とは，まずは薬物による神経細胞を含めた細胞内へのシグナル伝達が引き起こされる．さらに，薬物の長期処置による適応現象としてのタンパク質の増加（もしくは減少），さらには，タンパク質のリン酸化などの2次的な現象が想定される．これらが身体依存の形成に重要であるといえる．また，退薬症候の発現を細胞レベルで考えた場合，薬物処置によって引き起こされたシグナルと逆のシグナルが発生し，身体依存のトリガーとなることが培養細胞を用いて報告されている．

　かみくだいていうと，身体依存の形成とは薬物に対する生体側の防護機構である．しかしせっかく薬物の存在した状態に適応し，細胞を守ってきたにもかかわらず，断薬，休薬，拮抗薬の投与などは背後から襲われる状況に近い．退薬症候の発現とは生体（細胞）側の謀反もしくは反抗であるといえる．

　また，スルピリドとハロペリドールの例をあげたからにはもう1つ記したいことがある．薬理学もしくは毒性学を大学で教えている身として，常々「選択的」という言葉を使う．スルピリドとハロペリドールは教科書的には選択的ドパミン（D_2）受容体拮抗薬として記されるし，そのように講義をする．しかしながら実際には，臨床開発の段階で数十個の結合部位に関する受容体（タンパク質）親和性を調べているだけであり，化合物の選択性とは開発時に調べた限りの親和性間の比較をしているに過ぎない．一方で，我々の体の中には数万もしくは10万種類以上のタンパク質が存在する．我々が選択的と呼んでいる薬物は，これら未検討のタンパク質に作用している可能性が十分考えられる．逆にいうと，我々が信じてきた受容体を介した作用機序が実は，他のタンパク質（もしくは機序）を介して薬効を示していることも十分に考えられる．

3.7　今後の研究展開

　近年では，Cre/loxPシステムの応用ならびに，オプトジェネティクス法ならびにdesigner receptors exclusively activated by designer drug（DREADD）システムなどの開発などにより神経細胞を選択的に活性化もしくは抑制することが可能となっている．

　たとえば，依存形成薬物の処置によって種々の神経伝達物質が放出され，行動変化が引き起こされる．これまで，行動薬理学的変化に対してさまざまな機序が提唱されてきたが，上記の手法を応用すると，行動変化を神経特異的に証明することが可能となる．こういった手法を退薬症候の解明に利用することによって，脳内の特定神経系を活性化もしくは抑制するとどういった退薬症候が発現するかを検証することが可能になってくる．

　これまでは，微量注入などにより部位特異性のみが検討されてきたが，どの神経細胞が退薬症候の発現の責任部位であるか，また，どのような神経回路を介して発現するかといったより詳細な作用機序の解析が可能となる．

　また，生化学的には，ウェスタンブロット法を用いて脳組織などをパンチアウトして実験に供してきた．しかしながら脳組織には，さまざまなタイプの脳神経があるだけではなく，グリア細胞も存在しており，このような雑駁な脳組織をサンプルにしていると，本来得られるべき結果が反映されていない可能性も十分考えられる．そこで，Cre/loxPシステムを利用すれば特定の神経細胞を選択的に分取し，それを網羅的に解析することによって，特定の細胞で引き起こされている事象を詳細に知ることが可能になる．これによって退薬症候の詳細な機序が解析されると思われる．特定の細胞でRNA干渉によって特定のタンパク質をノックダウンさせ，そのときに発現するであろう現象を捉えることによって，特定の細胞における特定のタンパク質の働きにまでフォーカスされる日がすぐに来るかもしれない．

3.8 おわりに

筆者を含め，薬物依存を研究する者にとって，依存症を治療することが最終的な目的である．特に，筆者のような薬学の研究者は薬物依存に対する治療薬の開発の一助となる研究をしたいと常々考えている．精神依存を考えた場合，依存症の患者は，多くの場合，薬物の摂取に伴う快感などを得たい（もしくは薬物を切らした場合の不快感を得たくない）がために薬物を摂取する．仮に，治療薬によりその感覚が得られなくなるのであれば，治療薬が処方された後に，わざわざ薬物を摂取するはずはない．であれば，治療薬を摂取せずに依存形成薬物を摂取してしまう．これが，薬物依存の治療薬を研究する上での最大のジレンマとなっていると思われる．一方，薬物に対する渇望を無くす，もしくは減らせるのであれば，治療薬の創薬は可能であるかも知れない．ただし，渇望に関する研究はまだまだ進んでいない．

一方で，身体依存の形成は，薬効と密接に関わっているためにこれを抑制することは難しい．しかしながら，退薬症候の発現に対する抑制薬は，その機序を解析することにより可能であると考えている．繰り返しになると思うが，オピオイド鎮痛薬，ベンゾジアゼピン系薬物，さらにはバルビツレート系睡眠薬を適正に使用しても身体依存は形成してしまう．

すなわち，一部の身体依存は医源性疾患（症候群）である．こういった疾患に対しての治療法が確立していないにもかかわらず，こういった問題に関する情報の発信が不足している状況もあり，研究もほとんどなされていない．少なくとも医源性疾患としての身体依存が乱用につながらないことが重要であるし，これがつながった場合にさらに違法薬物に手を染めるきっかけになることもある．

医療者は，薬の良い面だけでなく，こういった身体依存などの副作用に対してもしっかりと目を向け，製薬会社は，販売することに対する責任として，正しい情報の発信と治療法の確立にもっと力を入れるべきである．さらには，今後，開発される治療薬に関しては，依存性のない優れた医薬品が開発されることと，薬物依存のメカニズムが一日も早く解明されることを期待したい．　　　　［森　友久］

文献

1) Hosoya E : Some withdrawal symptoms of rats to morphine. Pharmacologist 1959 ; **1** : 77.
2) Mori T, Ito S, et al : Involvement of free radicals followed by the activation of phospholipase A2 in the mechanism that underlies the combined effects of methamphetamine and morphine on subacute toxicity or lethality in mice : comparison of the therapeutic potential of fullerene, mepacrine, and cooling. Toxicology 2007 ; **236** : 149-157.
3) Way EL, Loh HH, et al : Simultaneous quantitative assessment of morphine tolerance and physical dependence. J Pharmacol Exp Ther 1969 ; **167** : 1-8.
4) Collier HO, Francis DL, et al : Modification of morphine withdrawal by drugs interacting with humoral mechanisms : some contradictions and their interpretation. Nature 1972 ; **237** : 220-223.
5) Mori T, Komiya S, et al : Involvement of supraspinal and peripheral naloxonazine-insensitive opioid receptor sites in the expression of μ-opioid receptor agonist-induced physical dependence. Eur J Pharmacol 2013 ; **715** : 238-245.
6) Kaneto H, Koida M, et al : Studies on physical dependence inducible by hours exposure of mice to morphine. Jpn J Pharmacol 1972 ; **22** : 755-766.
7) Suzuki T, Shimada M, et al : Development of physical dependence on and tolerance to morphine in rats treated with morphine-admixed food. Prog Neuropsychopharmacol Biol Psychiatry 1983 ; **7** : 63-71.
8) Essig CF : Barbiturate withdrawal in white rats. Int J Neuropharmacol 1966 ; **5** : 103-107.
9) 金戸 洋，小井田雅夫，ほか：マウスを用いる向精神薬のBarbital型身体的依存性の検定．日薬理誌 1973 ; **69** : 729-738.
10) Tagashira E, Izumi T, et al : Experimental barbiturate dependence. I. Barbiturate dependence development in rats by drug-admixed food (DAF) method. Psychopharmacology (Berl) 1978 ; **57** : 137-144.
11) Mizoguchi H, Yoshiike M, et al : Effects of Ca^{2+} channel blockers on physical dependence on diazepam in mice. Life Sci 1993 ; **53** : PL365-370.
12) Kurokawa K, Mizuno K, et al : Acamprosate suppresses ethanol-induced place preference in mice with ethanol physical dependence. J Pharmacol Sci 2013 ; **122** : 289-298.

4 条件付け場所嗜好性

4.1 はじめに

薬物依存の本質は精神依存であることから，動物における薬物摂取行動や報酬（reward）効果を解析することにより，薬物依存性が評価されている[1,2]．薬物依存を形成する特性を有する薬物を依存性薬物といい，代表的な薬物は麻薬性鎮痛薬，中枢興奮薬，中枢抑制薬などの中枢神経作用薬である．一方，危険ドラッグはこれらの薬物と類似の中枢作用を有しており，危険ドラッグの中には強力な精神依存形成能を有し，乱用され重大な社会問題となっているものもある．多くの危険ドラッグは未規制の化学物質であるため，迅速な流通規制対策として，化学物質の薬物依存性を迅速に評価できる動物実験の必要性が高まっている．同様に，薬物依存症の治療法の確立およびその治療薬の開発のために，精神依存形成の脳内メカニズムの解明が必要となっている．こうした背景から，薬物の精神依存動物モデルを確実かつ安定して獲得する方法論を確立することは重要である．

薬物の精神依存性を評価する方法としては，薬物自己投与法（self-administration paradigm）が最も信頼性の高い方法として使用されている[3,4]（⇒第1章）．一方，条件付け場所嗜好性試験法（conditioned place preference paradigm：CPP 法，条件性場所選好）は，薬物の報酬効果を評価する方法とされ，実験操作が簡便であり，短期間での薬物依存性の評価が可能であることから広く使用されている[5,6]．本章では，マウスおよびラットなどの小動物を使用した条件付け場所嗜好性試験の実験手法およびその意義について概説する．また，現在までに報告されている条件付け場所嗜好性試験による薬物の評価データをまとめ，本法による薬物依存性評価の現状と課題をまとめる．

4.2 条件付け場所嗜好性試験

条件付け場所嗜好性試験法（CPP 法）は実験操作が簡便であり，効果評価に要する時間も比較的短時間であるため，薬物の依存性予測に基礎研究で汎用される手法である．CPP 法では，薬物が示す報酬効果（rewarding effect）と嫌悪効果（aversive effect）を評価することが可能である．一般に，報酬効果とは，ヒトや動物が薬物による薬理作用（薬物のみではないが，本章では薬物と表記する）を避けようとせず，むしろ積極的に保持し獲得しようとすることであり，一方，嫌悪効果とは，薬物によって引き起こされる作用が不快であり，薬物の摂取を拒絶するような効果を指す．CPP 法は，薬物が示す相反する作用を同一条件で比較検討ができる特徴を有する．

4.2.1 CPP 法の実験手法と意義

CPP 法はヒトや動物に依存性薬物を投与した時，薬物が引き起こす感覚効果（中枢神経作用）と環境刺激（視覚刺激，触覚刺激，嗅覚刺激など）を結び付ける方法として開発され，薬物による報酬効果から薬物の精神依存性を検討する方法として広く認知されてきている[5,6]．CPP 法では，環境刺激にあたる実験装置に種々の工夫が凝らされている．

一般的な実験装置としては，白・黒 2-コンパートメントボックス（マウス用：15×30×15 cm，ラット用：30×60×30 cm，幅×全長×高さ）を使用する（図 4.1）．また，これらの中央にニュートラル（灰色）で小さなボックスを設置する 3-コンパートメントボックスを用いた報告もなされている．黒のボックスは平らな床面，白のボックスは凹凸のある床面で構成されており，ボックスの視覚刺激（実験装置壁面の色：白および黒）および触覚刺激（実験装置床面の材質：凹凸）の違いが条件刺激として働いている．また，嗅覚刺激としてボックス

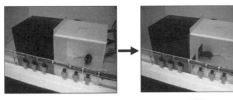

図 4.1 条件付け場所嗜好性試験
条件付け：薬物を投与して一方の区画（白）に一定時間閉じ込める．溶媒を投与し，他方の区画（黒）に閉じ込め，この薬物と溶媒の条件付けを1セッションとして，数セッション繰り返す．
試験：薬物・溶媒ともに処置せず，drug-free の状態で，各区画の滞在時間を測定する．依存性薬物で条件付けを行うと，その区画における滞在時間が延長し place preference の発現（報酬効果）が認められる（写真はマウス用実験装置）．

内に酢酸などを滴下するケースもある．

　実験は，薬物投与による条件付けと，その後に実施する試験試行から構成されている．薬物の条件付けの方法としては，薬物あるいは溶媒（生理食塩液）を動物に投与して，上記のような特定の環境（白あるいは黒ボックス）内に一定時間（薬物の作用持続時間により異なる）閉じ込める．条件付けに関して，薬物と閉じ込めるボックスの組み合わせに着目すると，薬物処置後は白ボックス，溶媒（生理食塩液など）処置後は黒ボックスと組み合わせを固定して条件付けを行うバイアス方式，あるいは薬物と白・黒のボックスの組み合わせを均等にするカウンターバランス方式（薬物：白・溶媒：黒および薬物：黒・溶媒：白）で条件付けを行う方法が使用されている．また，最近の研究では，条件付けにおいて前試験法が汎用されている．前試験法は，薬物の条件付け開始前に白・黒2-コンパートメントボックスの滞在時間（5～20分間）を測定し，嗜好性を示すボックスを選定し非嗜好性側を薬物処置ボックスとして決定し，薬物の条件付けを行う方法である．

　どの方法を採用する場合でも，条件付けは以下のように行う．動物に薬物あるいはその溶媒を投与して白あるいは黒のボックスに一定時間（20～60分間）閉じ込める．次に，6～24時間の間隔を置き，薬物，溶媒およびボックスの組み合わせを入れ替え，再度ボックスに一定時間閉じ込める．これらの操作を1セッションとし，この訓練を数セッション繰り返す．訓練終了24時間後に試験試行を行う．一般には，6日間（3セッション）の条件付け後，7日目が試験試行となる．

　試験試行ではテスト用の仕切りに替え，動物には薬物および溶媒は投与せず，白・黒ボックスの滞在時間を15分間にわたって測定する．3-コンパートメントボックスの場合には中央のボックスに動物を入れて，仕切りドアーを開いてから15分間同様に滞在時間を測定する．薬物側ボックスの滞在時間から溶媒側のボックスの滞在時間を差し引いた値をCPPスコアとする．条件付け前試験を同様の方法で行い，各ボックスへの嗜好性を求めた場合には，前試験における薬物側ボックスへの滞在時間から後試験における薬物側ボックスへの滞在時間を引いた値をCPPスコアとする．この値が溶媒のみで条件付けされた滞在時間と比較して，プラス（＋）であれば，条件付けした薬物の報酬効果が発現し，マイナス（－）であれば嫌悪効果を示したことになる．

　CPP法ではこのような条件付けを行うが，この原理はレスポンデント条件付け（パブロフ型条件付け）に対応すると考えられている．すなわち，条件刺激はボックスの視覚，触覚，嗅覚刺激であり，条件反応は各ボックスへの選択行動である．また，無条件刺激は薬物であり，無条件反応は薬物の中枢神経作用となる．動物実験の手続きを，擬人的に捉えると，動物に依存性薬物を処置して白ボックスに閉じ込めた場合，薬物を投与された動物は快感や多幸感が得られ，その感覚とその時入れられた白ボックスの特徴（白色，床面には凹凸があることなど）を関連付けて記憶する．一方，溶媒（生理食塩液など）の場合は快感や多幸感は得られず，その無感覚とその時入れられた黒ボックスの特徴（黒色，床面は平坦であることなど）を関連付けてそれぞれ記憶していると考えられる．すなわち，動物は数回の条件付けで薬物の感覚効果（中枢神経作用）と環境刺激の連合学習が成立すると考えられる．その後，薬物および溶媒を投与せずに，動物に薬物側の環境と溶媒側の環境を選択させると，快感や多幸感を経験している薬物側の環境を好むようになり，これを場所嗜好性＝報酬効果として評価している．これまでの報告から，CPP法で測定した報酬効果は薬物自己投与法における強化効果とよく対応することが明らかにされている[5]．したがって，CPP法における薬物の報酬効果は薬物の精神依存性を強く反映していると考えられている．

4.2.2 実験実施の留意点

CPP法は前項で述べたように環境（条件刺激）と薬物の効果を条件付けする非常に簡便な方法である．それゆえ，条件刺激となる視覚刺激，触覚刺激などのコントロールが大変重要な因子となる．これらの因子は市販の実験装置を用いれば白・黒ボックスの色や床面の素材などが同一であるため比較的安定した結果を得ることができるが，研究施設によっては安定した結果が得られない場合もある．これらの原因として，視覚刺激の場合は飼育施設における照明条件や壁の色などの影響があげられる．安定した結果を得るためには，動物がより白・黒ボックスを区別しやすいような環境を設定することが大変重要である．たとえば，飼育施設の照明が明るく，壁の色が真白である場合，動物の多くは白・黒ボックスの黒側を好むようになる．こうした実験環境下で，前試験法を実施すると嗜好区画と非嗜好区画は明確になるが，非嗜好区画で薬物条件付けを行っても，正確な場所嗜好性を反映しない場合があるため実験環境には注意を要する．このような時には実験環境もしくは実験装置内の照明をできるだけ暗くして，白ボックスと黒ボックスの滞在時間に大きな偏りが生じないようにバランスをとる必要性がある．調光機能付きの防音箱に白・黒ボックスを入れ，照明強度を変化させて白ボックスと黒ボックスの滞在時間をほぼ同程度に調整することが，カウンターバランス方式を採用する場合，特に重要な設定条件である．一般的に，マウスやラットは明るい所よりも暗い所を好み，また滑りやすい平面よりも凹凸のある方を好む性質を持っている．したがって，本実験装置では動物が好む黒側ボックスの床面を滑りやすい平面とし，動物が嫌う白側ボックスの床面を凹凸とし，両者のバランスを保っている場合が多い．すなわち，無処置動物を実験装置に入れた場合，動物が白・黒ボックス双方にほぼ同程度に滞在する環境が重要である[6]．もし，この時点で大きな偏りがあれば，先述したように主に白・黒ボックスの照明条件などに問題があると考えられる．特に，新規の薬物についての評価では，偏りの少ない条件設定に留意する必要がある．

一方，前試験方式ではあらかじめ動物が白・黒ボックスのどちらのボックスを好むかを測定し，その条件下における情報を収集してから薬物を投与して非嗜好側ボックスに入れ，溶媒を投与して嗜好側ボックスに入れて条件付けを行う方法をとるが，薬物の嫌悪効果を検討する場合には，反対に薬物を投与して嗜好側ボックスに入れ，溶媒を投与して非嗜好側ボックスに入れて条件付けを行う必要がある．このように，新規の薬物効果をCPP法を利用して評価する場合は，薬物の報酬効果と嫌悪効果の双方を検出するため，白・黒ボックスの滞在時間はできる限り偏りの少ないニュートラル条件設定をする必要がある[7,8]．

薬物自己投与法では薬物の1回の注入用量（単位用量）を各研究者が設定し，動物自身がレバーを押して薬物に対する欲求効果が満足できるまで薬物を摂取する．これに対して，CPP法において，条件付けを行う場合の薬物用量設定は重要である．CPP法で報酬効果を評価した場合，他の中枢作用が発現する用量よりも低用量の条件付けで，報酬効果が発現する傾向がある．新規薬物の評価を行う場合は，薬物による中枢作用発現の用量を参考に低用量からの試行が効果的である[7,8]．条件付けの時間については，中枢作用のピークを過ぎない時間設定が必要である．薬物によって差があるが，条件付けの時間は20～60分間が一般的である．中枢興奮薬では，動物の運動量増加を指標に用量設定をすることが可能であるが，中枢抑制薬の場合は鎮静や筋弛緩など指標となる行動変化が必ずしも明確ではない．したがって，CPP法を用いた中枢抑制薬の報酬効果の評価に際しては，薬物の用量などの実験条件に細心の注意を払う必要がある[8]．依存性薬物の効果を検討するのであれば，既報論文を参考に条件設定を行うことが望ましい．さらに，記憶障害を引き起こす薬物では，薬物の報酬効果の評価は不可能である．医薬品の開発などでCPP法を利用する場合には，別途，記憶に関する試験が必要になる可能性もある．こうした問題点に留意して，すでに評価が進んでいる依存性薬物をスタンダードとして，薬物の用量および実験条件を整えCPP法による実験系を確立していくことが重要である．

4.2.3 CPP法の有効活用法

これまでにCPP法により報酬効果が評価された代表的な薬物を表4.1に示した．オピオイド（μおよびδオピオイド受容体作動薬），メタンフェタミ

表4.1 CPP法による報酬効果の評価

薬物による条件付け

薬物	効果	動物種
コカイン	CPP	マウス，ラット
アンフェタミン	CPP	マウス，ラット
メチルフェニデート	CPP	ラット
アポモルヒネ	CPP	ラット
MDMA	CPP	マウス，ラット
モルヒネ	CPP	マウス，ラット
ヘロイン	CPP	ラット
フェンタニル	CPP	マウス
オキシコドン	CPP	ラット
ブプレノルフィン	CPP	マウス，ラット
トラマドール	CPP	マウス，ラット
SNC80	CPP	マウス，ラット
エタノール	CPP	マウス，ラット
ニコチン	CPP	マウス，ラット
ケタミン	CPP	マウス
ジアゼパム	CPP	マウス，ラット
LSD	CPP	ラット
Δ^9-THC	CPP	マウス，ラット
カフェイン	CPP	ラット
U-50,488H	CPA	マウス，ラット
ナロキソン	CPA	マウス，ラット
リチウム	CPA	マウス，ラット

薬物以外の条件付け

対象	効果	動物種
ホイールランニング	CPP	ラット
社会的相互作用	CPP	ラット
コーン油	CPP	マウス
砂糖類	CPP	マウス，ラット
餌	CPP	マウス，ラット
高脂肪含有餌	CPP	ラット

CPP：報酬効果，CPA：嫌悪効果

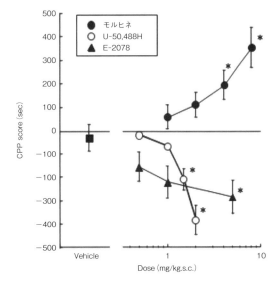

図4.2 オピオイド受容体作用薬の条件付けの影響
オピオイド μ 受容体作用薬モルヒネは place preference（報酬効果），一方，オピオイド κ 受容体作用薬 U-50,488H，E-2078 は place aversion（嫌悪効果）が発現する．
*$p<0.05$ vs. vehicle-treated group.

ン（アンフェタミン），コカイン，ニコチン，アルコール，トルエン，ベンゾジアゼピン系薬物，バルビツール酸誘導体，フェンシクリジン（PCP），リゼルグ酸ジエチルアミド（LSD），Δ^9-テトラヒドロカンナビノール（Δ^9-THC）などであり，これらの成果はCPP法によりほとんどの依存性薬物のスクリーニングが可能であることを示している[6]．同様に，食物，wheel running運動などの薬物以外の報酬効果についても評価が可能でありその応用範囲は広い．

CPP法の有用性として，薬物報酬効果の発現強度を用量反応性から検討できる点がある[6-9]（図4.2）．実験操作が簡便であることから，短期間で多くの用量群の検討が可能であり，迅速に報酬効果発現における用量反応性の解析ができる．また，条件付け終了後に試験試行を行う時は，基本的には薬物を処置しないので，動物の運動機能に影響を与える薬物であっても，その報酬効果は単一の用量反応曲線として評価が容易にできる[6-9]．

一方，CPP法は薬物の報酬効果のみならず，嫌悪効果（CPA）の評価も可能である．したがって，嫌悪効果の発現機構の研究などにも有用な方法である．図4.2には嫌悪効果を示す薬物の例として，κ受容体作動薬のU-50,488HおよびE-2078による嫌悪効果の用量反応性を示した．さらに，本法は非常に感度の高い身体依存の評価法としても応用ができる．たとえば，モルヒネやニコチンなどを慢性投与し，その後それぞれの拮抗薬であるナロキソンやメカミラミンと生理食塩液で条件付けを行う．このような拮抗薬による条件付けは効果が強く，1セッションの条件付け（拮抗薬と生理食塩液で各1回）で評価を行うことができる．条件付け終了後，試験試行を行うといずれも有意な嫌悪効果を示す．一般的に嫌悪効果は薬物の有害作用につながる可能性があり，本法を有効に利用することにより医薬品の開発において嫌悪効果のない化合物の合成にも応用できると考えられる．また，将来的に薬物や化学物質の精神毒性などの分野にも応用できるのではないかと考えられている．

CPP法では，検討する薬物の特性によりCPP装

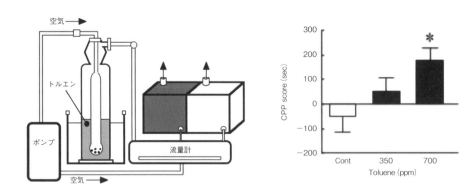

図4.3 トルエン報酬効果の評価
(A) トルエン曝露方法：既存のマウス用CPP法装置を改良し，密閉性を高めた揮発性有機化合物用装置を作製した．実験ごとにガス洗浄ビンに250 mlのトルエンを入れ35℃に保った恒温槽内に留置し，ガス洗浄ビン内に空気を送り込みトルエンを気化させた．流量計で流量を調整し一定濃度のトルエン含有ガスを2区画のCPP装置内に充満させた．
(B) トルエン吸入による条件付けの影響
*$p<0.05$ vs. Cont (air-treated group)

置を改良することも可能であり，その例が，揮発性有機溶剤であるトルエン吸入によるCPP評価である．トルエンなどの揮発性有機溶剤は"吸入"により乱用されることから，依存性の評価ならびに依存形成メカニズム解明のためには，薬物吸入により精神依存性を評価する装置の開発が必須であった．Funada et al. (2002) は，既存のマウス用CPP装置（白・黒2-コンパートメントボックス）を改良し，密閉性を高めた揮発性有機溶剤用の装置を利用して，トルエン吸入による報酬効果の発現を確認している[10]（図4.3）．さらに，本装置はトルエン以外の揮発性有機溶剤，タバコおよび大麻などヒトで吸引および吸煙形式で乱用される薬物において，同様の経路で動物に薬物を与えることにより，依存モデルを作製できる点で重要である．CPP法はその装置を工夫することで，薬物の吸入や吸煙という特殊な経路による報酬効果の評価も可能になり，応用範囲が広い利便性の高い実験方法であると考えられる．

4.3 脳内報酬系の役割

薬物の精神依存形成において，脳内報酬系と呼ばれる特定の神経回路の重要性が注目されている．脳内には，陶酔感や多幸感といった「好ましい効果」を生み出す神経回路「脳内報酬系＝中脳辺縁ドパミン神経」の存在が明らかになっている[11]．中脳辺縁ドパミン神経の構成は，腹側被蓋野が起始核であり，主要な神経投射先は，側坐核および前頭前皮質である（図4.4）．ドパミン作動性神経が活性化され腹側被蓋野から側坐核へ刺激が伝わると，側坐核内のドパミン神経終末部分（シナプス終末）からドパミンが放出される．ドパミンはシナプス間隙に拡散し，ドパミン受容体を刺激することで，快刺激（多幸感や陶酔感）が発生する（図4.4）．一部のドパミンは再利用されるため，ドパミントランスポーターから取り込まれて伝達が完了する．中枢興奮薬である覚醒剤やコカインは，ドパミントランスポーターに結合して，ドパミン再取り込みを阻害するため，著しいドパミン放出増加が引き起こされる．覚醒剤は，ドパミン放出自体を増強する作用も併せ持つため，ドパミン放出増加の効果はより強力である[12]．同様に，ニコチンやヘロインなどのオピオイド系薬物は，腹側被蓋野へ作用することにより，中脳辺縁ドパミン神経系を活性化させる．ヘロインなどのオピオイド系薬物の腹側被蓋野における神経解剖学的な制御機構は，抑制性の神経伝達（ブレーキ）に関与するGABA神経終末に存在するμオピオイド受容体がGABA放出を抑制する「脱抑制」機構（ブレーキ解除）により，ドパミン神経系を活性化すると考えられている[7]．こうして，依存性薬物は中脳辺縁ドパミン神経系に作用し，側坐核にお

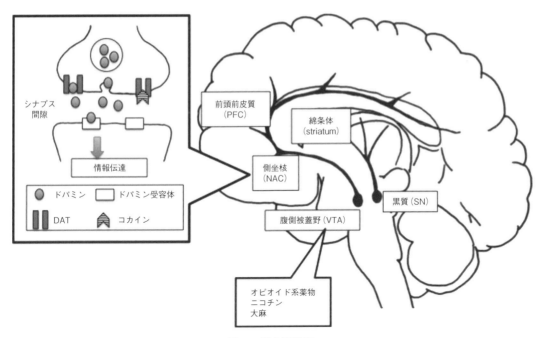

図4.4 脳内報酬回路
中脳辺縁ドパミン神経の構成は，腹側被蓋野（VTA）が起始核であり，主要な神経投射先としては，側坐核（NAC）および前頭前皮質（PFC）である．刺激が伝わると，側坐核内のドパミン神経終末部分からシナプス間隙へドパミンが放出され，ドパミン受容体を刺激することで情報（多幸感や陶酔感）が伝達される．ドパミンはドパミントランスポーター（DAT）より再取り込みされるが，コカインはDATに結合して，再取り込みを阻害することでドパミン放出量を増加させる．

けるドパミン遊離を増加させ，強力な中枢興奮作用や多幸感を引き起こすのである．この効果が，薬物の精神依存形成に関与していると考えられている[12]．中脳辺縁ドパミン神経におけるドパミン遊離の増加は，依存性薬物に共通した特徴として快刺激に伴う「薬物依存の形成」において重要な役割を担っている．

CPP法では，外科的処置を施した動物の維持が短期間で済むことから，薬物の脳内微量注入による報酬効果の評価により，精神依存形成における責任脳部位の同定が可能になった．現在までに報告のあった，薬物の脳内微量注入法を利用したCPP法の実験結果について表4.2にまとめた．コカインや覚醒剤における薬物注入実験では，大脳辺縁系部分である前頭前皮質（prefrontal cortex：PFC），側坐核（nucleus accumbens：NAC），扁桃体（amygdala）が検討対象となっており，場所嗜好性すなわち報酬効果の発現において，側坐核が重要な役割を果たしていることが明らかになっている．一方，モルヒネ，ヘロイン，ニコチン，大麻の精神活性物質

表4.2 薬物脳内注入による評価

薬物	脳部位	効果
コカイン	側坐核シェル	CPP
	側坐核コア	CPP発現せず
	嗅結節	CPP
	扁桃体基底外側核	CPP発現せず
	扁桃体中心核	CPP発現せず
	腹側淡蒼球	CPP発現せず
アンフェタミン	側坐核シェル	CPP
	側坐核コア	CPP
	扁桃体基底外側核	CPP
	扁桃体中心核	CPP
ヘロイン	腹側被蓋野	CPP
エンドモルフィン-1	腹側被蓋野	CPP
	黒質線条体	CPP発現せず
ナロキソン	腹側淡蒼球	CPA
CTOP	側坐核シェル	CPA
ニコチン	腹側被蓋野	CPP
	扁桃体基底核	CPP発現せず
	海馬	CPP発現せず
Δ^9-THC	腹側被蓋野	CPP
	側坐核シェル	CPP

CPP：報酬効果，CPA：嫌悪効果

である Δ^9-THC では，脳内ドパミン神経の細胞体が存在する中脳部位がターゲットとなっており，報酬効果の発現には腹側被蓋野（ventral tegmental area：VTA）が関与していることが報告されている．このように依存性薬物の薬理作用によって，脳内の作用部位が異なることが示唆されている．

4.4 身体依存と CPP

薬物依存の研究を進める上で，身体依存の退薬症候の発現評価は重要である．体重減少や，身震いなど身体状況の変化をモニターすることで，退薬症候の強度を比較することができる（⇒第3章）．また，薬物の退薬による不快な状態については，CPP 法によって評価することが可能である．その例として，モルヒネ身体依存動物では，オピオイド受容体拮抗薬であるナロキソンにより嫌悪作用が発現するが，扁桃体や中脳部位を破壊することによって嫌悪作用は発現しなくなるという[6]．モルヒネの精神依存形成では中脳辺縁系ドパミン神経が関与する一方，モルヒネ身体依存からの退薬による嫌悪作用の発現には扁桃体や中脳部位のモノアミン神経が関与すると考えられる．CPP 法による研究において，神経毒性や光遺伝学技術を利用した脳部位破壊実験を併用することは，薬物依存形成と退薬症候発現などの詳細な脳内メカニズムの解析に有用である．

4.5 遺伝子改変動物モデルの利用

薬物受容体などの機能タンパク質の発現を人為的に阻害することによって，生体における役割を評価することができる．現在までに，多数の遺伝子改変動物が作製され，依存性薬物による行動変化の比較検討が進んでいる（表4.3）．コカインの作用点として重要であるモノアミン再取り込み部位の薬物依存形成における役割については，多くの知見が報告されている．コカインの作用点は，モノアミントランスポーターであり，当初はドパミントランスポーター（DAT）が最も重要であると想定されていた．ところが，DAT 欠損マウスではコカインの報酬効果は維持されており，DAT とセロトニントランスポーター（SERT）のダブル欠損マウスにおいてコカインの報酬効果は消失したとされる．こうした解

表4.3 遺伝子改変マウスによる解析

薬物	遺伝子改変マウス	効果
コカイン	DAT ノックアウト	CPP
	NET ノックアウト	CPP 増強
	SERT ノックアウト	CPP 増強
	DAT+SERT ノックアウト	CPP 発現せず
	NET+SERT ノックアウト	CPP 増強
	MOR ノックアウト	CPP 減弱
モルヒネ	MOR ノックアウト	CPP 発現せず
	CB1 ノックアウト	CPP 発現せず
	PKCγ ノックアウト	CPP 発現せず
	tPA ノックアウト	CPP 発現せず
メタンフェタミン	tPA ノックアウト	CPP 発現せず
ナロキソン	MOR ノックアウト	CPA 発現せず
U-50,488H	MOR ノックアウト	CPA 発現せず
エタノール	D2 ノックアウト	CPP 発現せず
	MOR ノックアウト	CPP 減弱
	SERT ノックアウト	CPP
ニコチン	MOR ノックアウト	CPP 減弱
	CB1 ノックアウト	CPP 発現せず
	tPA ノックアウト	CPP 発現せず
Δ^9-THC	MOR ノックアウト	CPP 発現せず
	A2A ノックアウト	CPP 発現せず

CPP：報酬効果，CPA：嫌悪効果

DAT：ドパミントランスポーター，NET：ノルエピネフリントランスポーター，SERT：セロトニントランスポーター，MOR：オピオイドμ受容体，CB1：カンナビノイドCB1受容体，PKCγ：プロテインキナーゼCγ，tPA：組織プラスミノーゲン活性化因子，D2：ドパミンD2受容体，A2A：アデノシンA2A受容体

析から，コカインの依存形成においては，DAT と SERT の双方が重要であると考えられている．同様に，オピオイドμ受容体欠損マウスでは，コカイン，モルヒネ，エタノール，ニコチン Δ^9-THC による報酬効果の発現は消失もしくは減弱していた．さらに，オピオイド受容体拮抗薬であるナロキソンおよびκ受容体作用薬 U-50,488H による嫌悪作用も消失もしくは減弱していることから，オピオイドμ受容体は情動調節にきわめて重要な役割を果たしていると考えられる．また，組織プラスミノーゲン活性化因子（tPA）欠損マウスでは，覚醒剤，モルヒネ，ニコチンによる報酬効果が消失していることが明らかになり，tPA は薬物依存形成の促進因子として重要な役割を果たしていることが示されている．こうした遺伝子改変動物を利用した CPP 法による解析データの集積により，薬物依存形成に関わる新規機能タンパク質の発見や脳内依存形成メカニ

ズムの解明に役立つことが期待される．

4.6 薬物依存再発の評価

　薬物依存症の最大の問題は，薬物の効果消失によって生じる薬物に対する渇望（craving）や使用の再発（relapse）である．薬物依存症の治療法および治療薬の開発のためには，この渇望や再発の動物モデルの作製と解析が最も重要である．再発を反映するモデルとして薬物自己投与法では，自己投与を獲得した動物を利用して，薬物の再投与（drug priming injection）により，自己投与が惹起される薬物探索行動モデルが利用される．CPP法においても，こうした薬物探索行動モデルに類似した実験が行われている[13]．CPP法を利用した渇望および再発のモデルに関してデータが集積しており，薬物依存症の渇望および再発の発症における脳内神経メカニズム解明のために，CPP法を応用した評価系の導入が期待されている．

4.7 おわりに

　薬物の精神依存性は，薬物自己投与法による評価が最も信頼性が高いとされている．CPP法によって評価される薬物の報酬効果と自己投与法における薬物の強化効果がよく対応することから，CPP法は薬物の精神依存性を予測する一次的評価方法として非常に有用であると考えられる．また，操作が簡便であり，評価に要する時間も短期間であることから，薬物の精神依存形成機序の解明に大きく貢献する評価法の1つである．CPP法はその装置の改変により，ラット，マウスなどさまざまな動物種を利用して薬物依存の研究ができる有用性を持っている．近年，さまざまな遺伝子改変マウスが作出されている．これらの動物を用いて，CPP法による薬物報酬効果の検討がなされており，薬物依存形成メカニズムが明らかになってきた．遺伝子改変動物とCPP法での評価を組み合わせることにより，薬物依存形成メカニズムの研究は飛躍的に進むものと期待される．今後は，薬物依存症の渇望および再発モデルに関する研究が重要になると思われる．CPP法の特徴を最大限に活かし，さらなる工夫改良がなされ，「薬物依存症を評価する適切かつ安定したモデル作製の方法」として広く利用されることを期待する．

［舩田正彦］

文　献

1) Nestler EJ：Genes and addiction. Nat Genet 2000；**26**：277-281.
2) Stolerman I：Drugs of abuse：behavioural principles, methods and terms. Trends Pharmacol Sci 1992；**13**：170-176.
3) 柳田知司．依存性の評価およびサル試験法．金原出版；1984. p.12-21.
4) Weeks JR, Collins RJ：Screening for drug reinforcement using intravenous self-administration in the rat. In：Bozarth MA, ed. Methods of Assessing the Reinforcing Properties of Abused Drugs. Springer；1987. p.35-43.
5) Bardo MT, Bevins RA：Conditioned place preference：what does it add to our preclinical understanding of drug reward? Psychopharmacology 2000；**153**：31-43.
6) Tzschentke TM：Measuring reward with the conditioned place preference（CPP）paradigm：update of the last decade. Addict Biol 2007；**12**：227-462.
7) 舩田正彦：条件付け場所嗜好性試験による薬物報酬効果の評価―基礎と応用．日薬理誌 2005；**126**：10-16.
8) 舩田正彦, 青尾直也：薬物依存性の評価法．日薬理誌 2007；**130**：128-133.
9) Cunningham CL, Gremel CM, et al：Drug-induced conditioned place preference and aversion in mice. Nat Protoc 2006；**1**：1662-1670.
10) Funada M, Sato M, et al：Evaluation of rewarding effect of toluene by the conditioned place preference procedure in mice. Brain Res Brain Res Protoc 2002；**10**：47-54.
11) Volkow ND, Wang GJ, et al：Addiction；beyond dopamine reward circuitry. Proc Natl Acad Sci U S A 2011；**108**：15037-15042.
12) Pierce RC, Kumaresan V：The mesolimbic dopamine system：the final common pathway for the reinforcing effect of drugs of abuse? Neurosci Biobehav Rev 2006；**30**：215-238.
13) Aguilar MA, Rodríguez-Arias M, et al：Neurobiological mechanisms of the reinstatement of drug-conditioned place preference. Brain Res Rev 2009；**59**：253-277.

5 依存性薬物の行動薬理

5.1 行動薬理総論

5.1.1 行動薬理とは

　行動薬理学は薬物が動物の行動に及ぼす影響を研究する学問領域である．行動薬理学は，薬物がヒトの精神に及ぼす影響を研究する精神薬理学，神経レベルでの薬物の作用メカニズムを研究する神経薬理学，行動に及ぼす有害な効果に焦点を当てる行動毒性学と密接な関連を持つ．今日，依存や乱用が問題となる化学物質の中には，不安を鎮めるもの，痛みを抑えるもの，覚醒水準を上昇あるいは低下させるものなどがあり，こうした作用が化学物質使用の動機の1つになっている可能性がある．したがって化学物質の行動薬理効果を検討することは重要な課題である．

　行動薬理学はオスヴァルト・シュミーデベルク（Oswald Schmiedeberg）による近代薬理学の誕生，心理学における行動研究の重要性を主張したジョン・ワトソン（John B. Watson）の影響を受けたデヴィッド・マクト（David Macht）による精神薬理学の提唱を先駆とし，20世紀前半の心理学における動物のさまざまな行動実験法の開発，1952年のクロルプロマジンの静穏効果発見，それに続く抗精神病効果発見を契機として発展した[1]．現在では，行動薬理学は最先端の神経活動操作技術や遺伝子解析技術と組み合わされ，薬物依存の病態解明や治療法の探求に欠かせない手法となっている．それでもその原点は，化学物質が動物の行動にどのような影響を与えるかを明らかにし，その用量-反応関係を正確に把握することである点に変わりはない．

5.1.2 研究方法

　行動薬理の研究にはゼブラフィッシュからチンパンジーまでさまざまな種の動物が使われる．しかし実際には，遺伝的背景が統御されていること，成育歴が統御されていること，吸収，分布，代謝，排泄

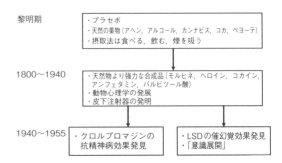

図5.1 行動薬理前史（文献1に基づいて作成）
1950年代なかばに本格的な行動薬理研究が始まるまでの歴史を簡単にまとめたもの．

といった薬物動態がよく調べられており，代謝のプロフィールも明らかにされていることなどの理由によって，マウス，ラットなどのげっ歯類が用いられることが多い．マウスやラットにはさまざまな系統があり，系統による行動の違いも大きい．それぞれの特徴を踏まえて実験すべきであるが，薬理試験という観点では薬物動態を調べた系統と同じ系統で実験することが多い．

　化学物質が動物の行動に及ぼす効果を検討するには，まず肉眼による徴候観察で得られる所見が重要である．これによって作用プロフィールと用量域の見当をつける．このような観察は主としてタイムサンプリング法で行うため，経時的な変化を把握するには限界がある．そのため症状観察と併せて自発運動量の測定を行うことが望ましい．中枢神経系に作用する化学物質の多くは動物の自発運動量を変化させる．

　各種の強化スケジュールで維持されたオペラント行動（スケジュール統制下の行動）は，かつては化学物質の効果を調べるための標準的な方法であった（図5.1）．オペラント行動の詳細は成書を参照されたい[2]．スケジュール統制下の行動は長期間にわたって安定しているため，同一個体を用いて広い用量域を検索することが可能である．

5 依存性薬物の行動薬理

表5.1 主な依存性薬物の心身に及ぼす作用[3]

中枢作用	薬物のタイプ	乱用時の主な症状	離脱時の主な症状
抑制	あへん類（ヘロイン，モルヒネなど）	鎮痛，縮瞳，便秘，呼吸抑制，血圧低下，傾眠	散瞳，流涙，鼻漏，嘔吐，腹痛，下痢，焦燥，苦悶
抑制	バルビツール類	鎮静，催眠，麻酔，運動失調，尿失禁	不安，振戦，痙攣発作，せん妄
抑制	アルコール	酩酊，脱抑制，運動失調，尿失禁	発汗，不眠，抑うつ，振戦，嘔気，嘔吐，痙攣発作，せん妄
抑制	ベンゾジアゼピン類（トリアゾラムなど）	鎮静，催眠，運動失調	不安，不眠，振戦，痙攣発作，せん妄
抑制	有機溶剤（トルエン，シンナー，接着剤など）	酩酊，脱抑制，運動失調	不安，焦燥，不眠，振戦
抑制	大麻（マリファナ，ハシッシュなど）	眼球充血，感覚変容，情動変化	不安，焦燥，不眠，振戦
興奮	コカイン	散瞳，血圧上昇，興奮，痙攣発作，不眠，食欲低下	脱力，抑うつ，焦燥，仮眠，食欲亢進
興奮	アンフェタミン類（メタンフェタミン，MDMAなど）	散瞳，血圧上昇，興奮，不眠，食欲低下	脱力，抑うつ，焦燥，仮眠，食欲亢進
興奮	LSD	瞳孔散大，感覚変容	不詳
興奮	ニコチン（タバコ）	鎮静あるいは発揚，食欲低下	不安，焦燥，集中困難，食欲亢進

5.2 本章の構成

依存性が問題となる化学物質には多種多様なものがあり，それらに共通する行動薬理効果があるわけではない．すなわち行動薬理効果の記述は各論的にならざるを得ない．その際，こうした化学物質をどのように分類するかは難しい問題である．

本章では臨床症状を中心とした表5.1のような分類に従った[3]．この表では，まず中枢神経系に対する作用を抑制系と興奮系に大別している．感覚変容を起こす薬物（大麻など）や幻覚を起こす薬物（LSDなど）は，抑制系や興奮系とは異なった独自のグループであるとする考えもあるが，この表では臨床的な見地からそれらを抑制系と興奮系のいずれかに位置付けている．

本章では以下この表に掲げた薬物ごとにまず症状観察，自発運動量，オペラント行動（スケジュール統制行動）に対する効果を述べ，その後に薬物に特徴的な行動について，主に情動領域と認知領域に焦点を当てて述べた．ただし，適切な文献が見当たらないものや，あまり重要でないと思われる効果については，紙幅の制限もあり，煩雑さを避ける意味からも割愛した．また，臨床症状が類似している化学物質（たとえばバルビツール酸とアルコールおよびベンゾジアゼピン系の薬物，あるいはコカインとアンフェタミン類）は行動薬理効果も似通っているが，読者の利便性を考えて，表5.1の分類をあえて

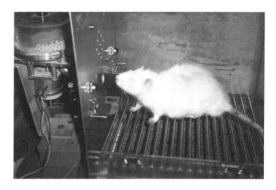

図5.2 ラットのオペラント行動実験装置
ラットがレバースイッチを押すと餌粒（左側に見える）が与えられる．筆者が使用したもの．

独自に崩すことはしなかった．

なお，用語としては，乱用や依存を問題にする限り，「薬物」といわすに「化学物質」と呼ぶべきかと思われるが，通称との馴染みが薄い場合には「薬物」も使った．また，頻用される投与経路については皮下投与を「sc」，腹腔内投与を「ip」，経口投与を「po」と省略した．それ以外の投与経路は該当箇所で省略せずに記載した．また，文献を引用していない症状観察結果や行動薬理効果は，我々の実験室で実施した結果である．

5.3 各論

5.3.1 アヘン類

アヘン類と総称される薬物の本質は鎮痛薬であり，疼痛の治療薬としての有用性は高い．こうした

表5.2 主なオピオイド受容体作動薬の受容体サブタイプへの結合親和性[4]

薬物	μ受容体		δ受容体	κ受容体
	μ1	μ2		
主な作用	鎮痛, 縮瞳, 多幸感, 悪心・嘔吐, 尿閉, 搔痒感, 徐脈	鎮痛, 鎮静, 身体依存, 呼吸抑制, 消化管運動抑制	鎮痛, 鎮静, 縮瞳, 呼吸抑制, 消化管運動抑制, 悪心・嘔吐, 鎮咳, 利尿, うつ状態, 幻覚, 離人感, 気分不快	鎮痛, 鎮静, 身体依存, 呼吸抑制, 悪心・嘔吐
トラマドール	+ (*)			
ペンタゾシン	++ (P)		+	++
ブプレノルフィン	+++ (P)		++ (P)	+++ (P)
コデイン	+			
モルヒネ	+++			+
オキシコドン	+++			
フェンタニル	+++ (μ1 > μ2)			

*:代謝物が部分作動薬として作用
(P):部分作動薬

薬物にはオピオイド鎮痛薬(モルヒネ, フェンタニル, オキシコドン, メサドンなど), 麻薬拮抗性鎮痛薬(ペンタゾシン, ブプレノルフィンなど), 部分作動薬(トラマドールなど)などがあり, 疼痛緩和に用いられている. これらの薬物は脳内のオピオイド受容体に作用する. オピオイド受容体にはμ(μ1とμ2), δ, κなどのサブタイプがあり, おのおののサブタイプは異なった生理機能を担っている. 薬物によってこれらの受容体サブタイプに対する親和性は異なっており, それらを整理すると表5.2のようになる[4]. ヘロインは体内でモルヒネに分解され, モルヒネとして作用するが, モルヒネよりも脂溶性が高いために容易に脳内に移行する. 現在ではヘロインが医療目的で使用されることはない. 以下, 特に記載しない限りモルヒネの行動薬理効果について述べる.

小動物にモルヒネを投与した場合, 一般的には少量で興奮的, 大量で抑制的な徴候がみられる. 大量ではカタレプシーを起こすこともある[5]. モルヒネは小動物の自発運動量を増加させる. 傾斜ケージ法でddG系マウスの自発運動量に対するモルヒネの効果を調べた研究によれば, 5 mg/kg, sc はほぼ無効であるが, 10〜20 mg/kg, sc で自発運動量は増加する. この増加は投与後60分ないし90分をピークとし, 180分ではほぼ消失する[6].

正強化による各種の強化スケジュールで維持されたオペラント行動に対して, モルヒネは用量依存的に反応率を低下させる[7]. 一方, 負の強化で維持さ

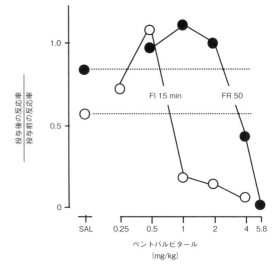

図5.3 ハトのオペラント行動(キーつつき)に及ぼすペントバルビタールの効果(文献12による. Journal of Pharmacology and Experimental Therapeutics誌の許可を得て掲載)
横軸は用量. 縦軸は薬物投与前の行動基線(1分間当たりの反応率)に対する変化量. 同一用量でも投与前の反応頻度によって効果が異なる. 媒体(生理食塩液)投与でも反応率が変わることが示されている.

れた行動の一種である条件回避行動において, モルヒネは条件刺激に対する反応(回避反応)を抑制するが, 無条件刺激に対する反応(逃避反応)は抑制しない[7].

アヘン系の薬物は鎮痛薬であることから, 痛覚に対する効果は主効果である. 小動物の痛覚試験には機械的な刺激を用いるもの(Randall-Selitto法, von Frey法), 熱刺激を用いるもの(ホットプレー

ト法），化学的な刺激を用いるもの（ホルマリンテスト）などさまざまな方法がある．試験法にもよるが，自験例では，ラットでモルヒネの3 mg/kg, scで顕著な鎮痛効果がみられる．鎮痛効果の主な作用点は脊髄後角や大脳皮質および視床に分布するμ受容体とされている．

しかし，モルヒネの鎮痛効果に関しては，従来から「痛み」はある程度感じるものの，痛みによる不快情動が抑制されるのではないかという説があった．痛みによる不快情動は，分界状床核を中心とした神経回路によって制御されており，この神経回路もモルヒネの作用点と思われる[8]．また，マウスではブプレノルフィンによって抗不安効果と抗うつ効果が示されており[9]，鎮痛薬が情動に及ぼす影響は今後の重要な検討課題といえる．

5.3.2 バルビツール類

バルビツール類は鎮静・睡眠薬であり，いずれもGABA$_A$受容体に作用する．しかし，後述のベンゾジアゼピン系薬物とは異なり，GABA$_A$受容体のピクロトキシン結合部位に作用する．また，高用量ではGABA$_A$受容体を介さずCl$^-$チャネルに直接作用する．

以下，小動物における行動薬理効果は主にペントバルビタールについて述べる．

ラットでは40～50 mg/kg, ipで麻酔作用がみられ，2～4時間にわたって麻酔状態が持続する．麻酔量以下の用量では抑制徴候がみられるが，低用量（ED50＝5.6 mg/kg, ip）では試験したラットの1割程度に移所運動と嗅ぎまわり行動（sniffing）の増加がみられる[10]．

ラットでは20 mg/kg, ipで投与直後から数分間，一過性に活動量が若干上がる．その後低下し，動物はほぼ動かなくなる[11]．

スケジュール統制下のオペラント行動については少し詳しく述べる必要がある．なぜならこれは現代行動薬理学の幕開けとなった実験だからである．すなわち，1955年に発表された論文の中で，ピーター・デュース（Peter B. Dews）は2種類の異なった強化スケジュールで維持されたハトのキーつつき行動に対するペントバルビタールの効果について報告した[12]．一方のスケジュールは固定比率50（fixed ratio 50：FR50）というスケジュールで，50回のキーつつきに対して1回餌を与える．このスケジュールでは1分間に平均して104回という高率のキーつつきがみられた．他方のスケジュールは固定時隔15分（fixed interval 15 min：FI 15 min）というスケジュールで，一度餌を与えた後は15分を経過した後の最初の反応に餌が与えられる．このときは1分間に平均24回という低率の反応が維持された．

この行動に対してペントバルビタールは低用量で反応率増加，高用量で減少という，いわゆる逆U字型の用量-反応関係を示したが，薬物に対する感受性は薬物投与前の反応率によって大きく異なっていた（図5.3）．すなわち，1 mg/kgや2 mg/kgの筋肉内投与では，FIスケジュールで維持されている低率の反応率を顕著に減少させた一方，FRスケジュールで維持されている高率の反応率は増加させた．すなわち，薬物が行動に与える効果は，薬物投与前にどの程度の頻度で行動が出現していたかによって左右される．ヒトの日常生活はさまざまな強化スケジュールで維持されたさまざまな反応率の行動から成り立っている．そのことを考えるとデュースの発見には重要な臨床的意義があったと思われるが，残念ながらその意義は十分考察されずに終わった．

なお，ペントバルビタールには若干の抗不安効果がある[13]．また，認知機能を低下させる可能性もあり，ペントバルビタールを海馬内に注入すると長期増強（LTP）が抑制され，空間認知学習の障害が惹起される[14]．

5.3.3 アルコール

エタノールの主な作用点はGABA$_A$受容体およびグルタミン酸のNMDA受容体とされているが，それらのほかにも各種の神経伝達系に影響を与える（表5.3）．その詳細は今日でも明らかになっていない[15]．

ラットにエチルアルコールを投与すると，運動活性の低下やハンドリングに対する反応低下がみられ，用量を増すと運動失調や転倒がみられる．前者はおよそ0.75 g/kg, ip，後者はおよそ1.5 g/kg, ipで出現し，3.5 g/kg, ipでは正向反射が消失する[16]．ラットの自発運動量は低用量（0.5 g/kg, ip）で増加し，1 g/kg, ip以上では低下する[17]．自発運

表5.3 アルコールの主な作用機序（文献15を改変）

神経伝達物質または活性物質	標的受容体およびイオンチャネル	サブユニットファミリー	アルコールの急性効果
GABA	$GABA_A$	$\alpha, \beta, \gamma, \delta, \rho$	増強
グリシン	グリシン	α, β	増強
アセチルコリン	nAChR	α, β	増強（$\alpha 7$は抑制）
セロトニン	$5\text{-}HT_3$	$5\text{-}HT_{3a,b}$	増強
ATP	$P2_X$	$P2_{X1\text{-}7}$	抑制/増強
グルタミン酸	NMDA	NR1, NR2A-D	抑制
グルタミン酸	非NMDA	GluR1-7	抑制
カリウムチャネル	BKca	$\alpha, \beta_{1\text{-}4}$	増強
カルシウムチャネル	L, N, P, Q, T	α (S, C, D) β, γ, δ	抑制

動量の場合と類似しているが，低用量では正強化オペラント行動の反応率を上げる場合がある．用量を増加させると反応率は低下する[7]．

エチルアルコールには若干の抗不安効果がある．ただし抗不安効果を示す用量と運動失調を示す用量が接近しているために，臨床的に抗不安効果を期待して用いられることはない．ラットで高架式十字迷路および明暗箱を用いた不安試験を行うと，1 g/kg, ip で抗不安効果がみられる．この効果には扁桃体中心核および分界状床核の神経活動が関与しているという[18]．

バーンズ迷路（図5.4）を用いた空間認知課題でエチルアルコール（1.5〜2 g/kg, ip）は空間認知の障害を示す．この障害はドネペジルやリバスチグミンによって回復することから，アセチルコリン系の関与が考えられている[19]．

5.3.4 ベンゾジアゼピン系薬物

ベンゾジアゼピン系の薬物は抗不安薬，睡眠薬として広く処方されている．ベンゾジアゼピン系薬物の三大効果は抗不安，抗痙攣，筋弛緩であり，作用点は $GABA_A$ 受容体のベンゾジアゼピン結合部位と考えられている．

ラットではジアゼパム 10 mg/kg, po で腹臥姿勢，筋緊張の低下，覚醒度の低下，歩行異常，視覚・聴覚・触覚刺激に対する反応低下などのさまざまな症状がみられる．

正強化オペラント行動に対してベンゾジアゼピン系薬物は低用量で反応率を増加させ，高用量で反応率を低下させる[7]．

ベンゾジアゼピン系薬物による運動失調には $GABA_A$ 受容体の $\alpha 1$ サブユニットが主に関与しており，筋弛緩には $\alpha 5$ サブユニットが関与している

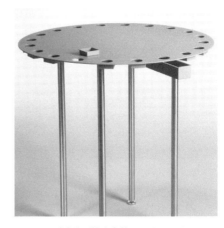

図5.4 バーンズ迷路（株式会社ブレインサイエンス・イデアの厚意により掲載）
特定の穴を覗くと餌が得られる空間認知学習の課題．ラットやマウスは自発的に穴を探索する行動傾向があるので，行動の形成が容易という特徴がある．

といわれる[20]．

ベンゾジアゼピン系薬物は抗不安薬として広く使われているため，不安に関する動物実験についてここで少し詳しく述べる．

不安を動物実験で客観的・定量的に把握しようと試みた研究は Estes & Skinner（1941）にさかのぼる．この実験で彼らは，餌で形成・維持された正強化オペラント行動に対して，別の実験箱で電気ショックと対提示した音を提示すると，このオペラント行動が抑制されるという現象を発見した[21]．その後 Geller & Seifter（1962）はオペラント実験箱の中で条件刺激を提示し，このときのレバー押しに随伴させて電撃を提示する方法を考案した[22]．ここでの電撃提示はレバー押しに対する積極的な弱化（罰）になるため，条件反応提示期にはラットのレバー押しはほぼ完ぺきに抑制される．このときの行動は餌を求める動機と電撃を回避する動機が拮抗

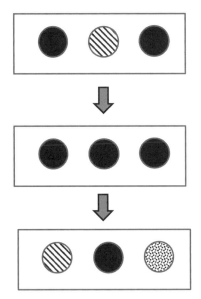

図 5.5 遅延見本あわせ課題
3つのパネルのうち中央に「見本刺激」が提示される。ここで一定の反応を行わせ「見た」ということを確認した後に見本刺激は除去される。一定の遅延時間経過後に左右のパネルに「比較刺激」が提示される。見本刺激と同じものを選択すれば報酬が得られる。短期記憶の実験法として繁用されるが、「同じものを選ぶ」ことができるようになったかどうかを確認するためには、テストでは訓練で使ったことのない種類の刺激を使う必要がある。

していると考えられるため、このような実験は「葛藤（conflict）行動の実験」と呼ばれる。葛藤行動は抗不安薬の効果を評定する方法として広く用いられ、さまざまな変法が開発された。その中には飲水行動に対して飲み口から弱い電撃を与える Vogel 型の実験や、側壁のない走路をラットやマウスがどの程度探索するかを調べる高架式十字迷路などがある。Geller-Seifter 型のラットのコンフリクト行動に対しては、ジアゼパム 2.5 mg/kg, ip で抗コンフリクト効果がみられる[23]。高架式十字迷路では 3 mg/kg, po で側壁のない走路への進入増加と滞在時間増加がみられる。いずれも運動失調を起こさない用量である。

ベンゾジアゼピン系薬物には前向性健忘を起こす副作用がある。アカゲザルの遅延見本あわせ課題（図 5.5）では、ジアゼパム 1～4 mg/kg, po で顕著な短期記憶障害がみられ、記銘障害を起こすことが示唆された[24]。

5.3.5 有機溶剤

有機溶剤は揮発性が高いため呼吸から体内に吸収されやすく、脂溶性が高いため容易に脳内に移行する。独特の酩酊感や高揚感、知覚異常を求めて乱用され、かつてはトルエンを含む「シンナー」の吸引が大きな社会問題となっていた。以下、特に記載しない限りトルエンについて述べる。

ラットを空気中 0.7% の濃度でトルエンに曝露すると、急性症状として後肢外転、静止時振戦、首ふりなどの症状がみられ、これがセロトニン症候群に類似していることが指摘されている[25]。

自発運動量に関しては若齢ラット（28 日齢）と成体（90 日齢）では感受性が異なり、若齢では 8,000 ppm の曝露により自発運動量の増加、1 万 6,000 ppm で低下がみられるが、成体ではいずれの濃度でも自発運動量の低下しかみられない[26]。

変動時隔（variable interval：VI）60 秒スケジュールで維持されたラットの餌強化オペラント行動に対して、1,000～3,000 ppm のトルエンは逆 U 字型となる用量反応曲線を示し、反応率は曝露 50 分後に増加したのち低下する[27]。負強化離散型オペラント行動である条件回避行動に対しては、ラットに 250 ppm 以上のトルエンを曝露すると総レバー押し回数が増加する一方で有効な回避反応率は低下する。1,000 ppm 以上の濃度では試行間間隔（intertrial interval）に落ち着きなく徘徊する行動がみられる[28]。

トルエンは認知機能を低下させる。このことは「時間弁別」という課題で調べられている。レバーを 2 個備えたオペラント実験箱で、音刺激が短いとき（2 秒）は一方のレバー、長いとき（8 秒）には他方のレバーを押すように訓練する。この行動に対してトルエン 400 mg/kg, ip で弁別力の低下がみられた。なお、この用量では運動失調はみられなかった[29]。

5.3.6 大麻

大麻の有効成分は Δ^9-テトラヒドロカンナビノール（以下、Δ^9-THC）であり、カンナビノイド（CB）受容体に作用する。脳内に存在するのは CB1 受容体であり、末梢神経系には CB2 受容体が存在する。CB 受容体はシナプス前膜に存在し、各種の神経伝達物質の放出をコントロールする。CB 受容体は摂食の調節、痛覚伝導、認知機能、報酬系の制御など多彩な生理機能に関与している[30]。

ラットに Δ^9-THC を投与すると，後ずさり行動（異常歩行），後肢の一方を軸とするピボッティング行動，カタレプシー様の不動状態など，さまざまな奇異行動がみられる．15日ほど投与を続けると社会的な情動過敏がみられ，仲間同士の体が触れ合っただけで激しい鳴き声を発してケージの中を激しく暴れまわる[31]．Δ^9-THC を燃焼させた煙に曝露したラットは一過性に自発運動量が増加し，その後低下する．この効果は CB1 受容体アンタゴニストのリモナバンで拮抗される[32]．FR スケジュールや VI スケジュールで維持されたラットの正強化オペラント行動に対して，Δ^9-THC は全般的に反応率を低下させるが，反応が突然ストップし，再開した後には正常なパターンの反応が続くという特徴もみられる[7]．

ヒトの青年期に相当する時期のラット（生後35日）に11日間 Δ^9-THC を投与し，成体（75日齢）になってから行動試験を実施すると，雌では強制水泳試験で無動時間が増加し，ショ糖溶液に対する選好が低下し，うつ状態に似た徴候がみられる．このとき海馬と前部前頭皮質における CREB の活性が低下しており，側坐核でダイノルフィンの組織中免疫活性が増加している．雄では強制水泳試験の結果に変化はないが，ショ糖選好はやはり低下する[33]．ラットでは Δ^9-THC 6 mg/kg, ip で放射状迷路における空間認知の障害がみられる[34]．

5.3.7 コカイン

コカインは Na^+ チャネルを遮断して局所麻酔作用を示すほか，モノアミントランスポーターを遮断してシナプス間隙のドパミン，ノルアドレナリン，セロトニンの濃度を増やす．この作用によって中枢神経系に強い興奮を起こし，交感神経終末のモノアミントランスポーターを阻害することによって血管収縮などの交換神経興奮作用を示す．このような作用は覚醒剤に類似しているが，作用持続時間は覚醒剤よりも短く，ヒトが鼻から吸収した場合は20～30分といわれている．

ラットでは 10 mg/kg, sc 以上の用量で活動過多がみられ，30 mg/kg, sc では流涎，散瞳，オープンフィールドでの立ち上がり増加，浅速呼吸，接近反応や聴覚反応の亢進などがみられる．

マウスでは 10～40 mg/kg, sc で用量依存的な自発運動量の増加がみられる．この効果は投与後30～90分をピークとし，180分で基線値に戻る[6]．なお，投与を反復すると自発運動量増加のピークが高まり，効果発現時間も早まる．これが増感現象である．増感現象については次項で詳述する．正強化オペラント行動に対して，コカインは薬物投与前の反応率が低い場合には反応率を増加させ，高い場合には減少させる[7]．

ラットにコカイン 10 mg/kg, sc を10日間反復すると，ショ糖選好試験でショ糖溶液に対する嗜好性が低下し，強制水泳試験では無動時間が増加する．この「うつ的」な変化には BDNF（脳由来神経栄養因子）が関与しているらしい[35]．

5.3.8 アンフェタミン類

アンフェタミン類はモノアミンの放出を促進し，この作用によってシナプス間隙のモノアミン濃度を増加させ，中枢神経系興奮作用や交感神経系刺激作用を発揮する．また，小胞モノアミントランスポーター（VMAT2）に作用してモノアミン類のシナプス小胞への再取り込みを阻害する．

ラットではメタンフェタミンの 10 mg/kg, po で常同行動，発声，振戦，痙攣，呼吸促迫，流涙，眼球突出，筋緊張増大，体温上昇，下痢，各種の刺激に対する反応性亢進など，さまざまな徴候がみられる．マウスではメタンフェタミン 1～4 mg/kg, sc で用量依存的に自発運動量の増加がみられる．この効果は投与後30分ないし60分でピークに達し，3時間ほど継続する[6]．コカインの場合と同様，アンフェタミン類による自発運動量の増加も反復投与によってピークが高まり，発現までの時間が短縮する．このような増感現象は，毎日投与するよりも投与間隔を数日空けた方が強く起こり，ひとたび増感が起こると感受性の亢進した状態が長期間にわたって持続する．また，行動上の増感を起こすには興奮効果の発現（manifestation）が必要であり，メタンフェタミン投与後にマウスを小瓶に閉じ込めて運動を制限した場合には増感がみられない（図5.6)[36]．この現象は覚醒剤精神病や覚醒剤依存の再発とも関連があると考えられるために，現在その関連分子がメタボロミクスなどの手法を用いて解析されている[37]．

覚醒剤精神病の症状として認知機能の低下があ

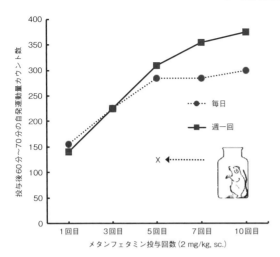

図 5.6 マウスにメタンフェタミン 2 mg/kg, sc を反復したときの自発運動量の変化（文献 36 に基づいて作成）
投与後 60 分の値をプロットしてある．投与回数を重ねると自発運動量増加の程度が強くなる（行動的増感）．毎日投与するより 1 週おきの方が増感の程度が大きい．X はマウスを小瓶に閉じ込めて投与後の運動を制限したときの値で，このときは増感がみられない．

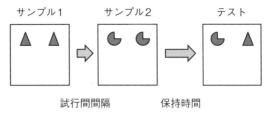

図 5.7 時間順序の記憶課題（文献 39 に基づいて作成）
マウスやラットにサンプルを自由に探索させるが，サンプルは 2 セット用意し，一定の試行間間隔をおいて 2 回探索させる．保持時間をおいた後に一方はサンプル 1，他方はサンプル 2 で用いた物体を提示し，より「古い方」（ここではサンプル 1）に対する探索行動が「新しい方」（サンプル 2）よりも多く発現するかどうかを調べる．

る[38]．覚醒剤精神病に統合失調症と類似した特徴があることから，その治療法を開発するためにも，これまで多くの動物実験が行われてきた．たとえば，ラットが時間順序を記憶しているかどうかを調べる課題（図 5.7）において，ラットにメタンフェタミン 5 mg/kg, sc を 1 日おきに 13 日間投与すると，その 1 日後に時間順序記憶課題の成績が低下する．このとき前部前頭皮質でガンマ帯域の脳波が減少していた[39]．また，放射状迷路を利用したラットのギャンブル課題において（⇒コラム 3），メタンフェタミン 4 mg/kg, sc を 30 日間行った後は 2 週間のウォッシュアウト期間をおいても，「ハイリスク・ハイリターン」の選択が減らず，意思決定の脳内メカニズムが障害を受けていることが示された．このとき DREADD 法を用いて島皮質の過剰な活動を抑制すると，選択行動は正常に戻った[40]．

5.3.9 LSD

LSD（リゼルグ酸ジエチルアミド）は麦角アルカロイドの研究の中から 1938 年に合成された．LSD はセロトニン 2_A 受容体の部分作動薬として作用し，同 1_A 受容体の作動薬，高用量ではドパミン D_2 受容体の作動薬として作用する．このように多彩な薬理作用を持つが，その作用機序にはまだ不明なところも多い[41]．

ラットでは LSD 0.03～0.3 mg/kg, sc で「セロトニン症候群」として知られている wet dog shaking，背筋の収縮，前肢で足踏みするような行動（forepaw treading）がみられる[42]．

ラットに LSD 0.16 mg/kg, ip を 1 日おきに 3 か月にわたって投与し続けると，自発運動量の持続的な増加，社会行動の低下，攻撃行動の増加，ショ糖溶液に対する嗜好性の低下がみられる．こうした行動変化はハロペリドールおよびオランザピンである程度は改善されるが，セロトニン 2_A 受容体の選択的アンタゴニストである MDL-100907 では改善されない．また，前頭皮質でドパミン D_2 受容体および核内受容体 NOR-1 遺伝子の mRNA 発現が増加している一方で，セロトニン 2_C 受容体遺伝子の mRNA 発現は低下している．このような行動および生化学的変化は，ヒトの統合失調症にある程度似ている可能性がある[43]．

5.3.10 ニコチン（タバコ）

ニコチンは中枢および末梢のニコチン性アセチルコリン受容体に作用し，交感神経節のこの受容体を刺激して血圧を上昇させる．しかしながら脳の血管に対しては，血管を取り巻く神経から一酸化窒素（NO）を放出させることによって弛緩作用を示す．

ラットにニコチンを投与すると，一過性に後肢が脱力したような徴候がみられる．これはニコチンが神経筋接合部のアセチルコリン受容体に作用し，筋収縮を起こしたためである．その後は中枢神経系の興奮を示す症状，すなわち主として活動性の増加がみられる．自発運動量に対しても同様に投与直後か

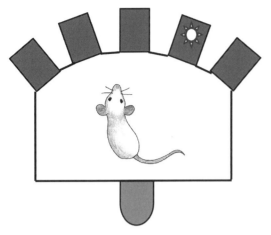

図5.8 5選択肢シリアル反応時間課題（文献46に基づいて作成）
5つの穴のうちどれか1か所が短時間照明される．その間にその穴に首を突っ込むと箱の反対側の餌箱から報酬が与えられる．

ら20分間程度，運動失調を伴う低下がみられ，その後は増加する[44]．

ラットにニコチン0.2 mg/kg, sc で，高架式十字迷路でオープンアームへのエントリー増加，強制水泳試験で無動時間の短縮がみられる[45]．このことからニコチンには若干の抗不安効果と抗うつ効果があるものと考えられるが，その有効用量域は狭い．

認知機能に対しては，ラットにニコチン0.05〜0.4 mg/kg, sc で「5選択肢シリアル反応時間課題」という課題（図5.8）を用いて持続的注意に対する影響を調べると，0.15 mg/kgで正選択率の有意な増加がみられ，持続的注意機能が若干増進していることがわかる．用量反応関係はいわゆる逆U字型であり，これより低用量でも高用量でもこのような効果はみられない．ただし，試行間間隔中のいわゆる尚早反応の数は用量依存的に増加する[46]．持続的注意に対するニコチンの促進効果はその後のいくつかの研究でも再現されている[47]．

5.4 おわりに

行動薬理学の主な目的は，ヒトでの薬物効果を予測することである．

すなわち，精神神経疾患の治療薬開発を目指す場合には，そのような疾患の症状を示すモデル動物を用いて，治療効果や有効用量域を探る．また，安全性を評価する場合には，原則として健常な動物を用い，どのような行動に影響が現れるか，影響の現れる用量はどのくらいかを検討する．単回投与ばかりでなく反復投与の影響を調べることも重要である．

そのための行動薬理学の実験にはいくつかの発展の可能性がある．

1つは検査法としての確立である．薬物の効果を敏感に捉える方法を樹立し，標準的な実験パラメータを定める．その標準法のもとで健常動物が示す行動の「正常範囲」をおさえておく．これは生理機能の検査や心理テストと同じような発展の方向である．薬物依存の場合も，乱用される薬物の危険性がすでに知り尽くされたとはいえないので，このような検査法の発展が重要であろう．

また1つは，神経科学や神経生化学で使われる基礎研究法としての確立である．このような領域では近年，報酬の予測，意思決定，協調と協力，他者との共感といったテーマが注目を集めている．そこでは，ヒトのこのような精神機能をいかにして動物の行動実験に落とし込むかが重要な課題である．このような実験は，精神活動に焦点を当てた場合，アディクションの真の問題は何かということを検討するための重要な手がかりを提供するであろう．

もう1つは，アディクションの新しい治療法を開発することである．アディクションの治療については薬物療法をはじめ，いくつかの精神療法，自助グループなど，すでに定評を得た方法もある．しかし，それらが脳にどのように作用するのか，脳のどの部位の神経活動を調節すればよいのかといったことは，これから検討しなければならない．そのためには心理学の最先端と同期した新しい行動実験の工夫が必要である．すでに「衝動性」[48]，「報酬記憶の消去」[49]，「過剰予期効果」[50]といったテーマについてはラットにおける巧みな再現実験が考案されている．

1950年代の行動薬理学の黎明期と今日とでは，当然ながら，神経科学，生命科学をめぐる状況は大きく変化している．行動薬理の実験も最先端の研究動向を踏まえつつ，新たな方向を見出すべき時期に来ている．

［廣中直行］

謝辞：卓抜な技術をもって信頼性の高い行動薬理実験を確立した株式会社LSIメディエンス薬理研究部（熊本研究所）の田代貴士，林田尚之，中岡きくよの各氏に深謝

する.

文　献

1) Pickens R. Behavioral pharmacology: A brief history. In: Thompson T, Dews PB, ed. Advances in Behavioral Pharmacology. Vol.1, Academic Press; 1977. p. 229-257.
2) G.S.レイノルズ著・浅野俊夫訳. オペラント心理学入門. サイエンス社; 1978. p.64-84.
3) 和田　清:物質の乱用・依存・中毒とは. 日本臨牀 2015; 73: 1450-1456.
4) 本間雅士, 平山武司. オピオイド鎮痛薬. 黒山政一編集代表:同効薬比較ガイド1. じほう; 2014. p.121-140.
5) Iversen SD, Iversen LL. Behavioral Pharmacology. Oxford Univ. Press; 1975.
6) 平林牧三, 飯塚正博, ほか:簡便なマウス自発運動測定方法. 日薬理誌 1978; 74: 629-639.
7) McMillan DE, Leander JD. Effects of drugs on schedule-controlled behavior. In: Glick SD, Goldfarb J, ed. Behavioral Pharmacology. The C.V. Mosby Company; 1976. 85-139.
8) Minami M, Ide S: How does pain induce negative emotion? Role of the bed nucleus of the stria terminalis in pain-induced place aversion. Curr Mol Med 2015; 15: 184-190.
9) Falcon E, Maier K, et al: Effects of buprenorphine on behavioral tests for antidepressant and anxiolytic drugs in mice. Psychopharmacology (Berl) 2015; 232: 907-915.
10) Koek W, Woods JH, et al: A simple and rapid method for assessing similarities among directly observable behavioral effects of drugs: PCP-like effects of 2-amino-5-phosphonovalerate in rats. Psychopharmacology (Berl) 1987; 91: 297-304.
11) Ma J, Leung LS: Limbic system participates in mediating the effects of general anesthetics. Neuropsychopharmacology 2006; 31: 1177-1192.
12) Dews PB: Studies on behavior. I. Differential sensitivity to pentobarbital of pecking performance in pigeons depending on the schedule of reward. J Pharmacol Exp Ther 1955; 113: 393-401.
13) Umezu T: Effects of psychoactive drugs in the Vogel conflict test in mice. Jpn J Pharmacol 1999; 80: 111-118.
14) Wang W, Tan T, et al: Acute pentobarbital treatment impairs spatial learning and memory and hippocampal long-term potentiation in rats. Physiol Behav 2015; 149: 169-173.
15) 菱本明豊:アルコール依存の生物学. 日本生物学的精神医学会誌 2010; 21: 39-46.
16) Pian JP, Criado JR, et al: Differential effects of acute alcohol on EEG and sedative responses in adolescent and adult Wistar rats. Brain Res 2008; 1194: 28-36.
17) Karlsson O, Roman E: Dose-dependent effects of alcohol administration on behavioral profiles in the MCSF test. Alcohol 2016; 50: 51-56.
18) Sharko AC, Kaigler KF, et al: Ethanol-induced anxiolysis and neuronal activation in the amygdala and bed nucleus of the stria terminalis. Alcohol 2016; 50: 19-25.
19) Gawel K, Labuz K, et al: Cholinesterase inhibitors, donepezil and rivastigmine, attenuate spatial memory and cognitive flexibility impairment induced by acute ethanol in the Barnes maze task in rats. Naunyn Schmiedebergs Arch Pharmacol 2016; 389: 1059-1071.
20) Milić M, Divljaković J, et al: The role of $\alpha1$ and $\alpha5$ subunit-containing GABAA receptors in motor impairment induced by benzodiazepines in rats. Behav Pharmacol 2012; 23: 191-197.
21) Estes WK, Skinner BF: Some quantitative properties of anxiety. J Exp Psychol 1941; 29: 390-400.
22) Geller I, Seifter J: The effects of mono-urethans, di-urethans and barbiturates on a punishment discrimination. J Pharmacol Exp Ther 1962; 136: 284-288.
23) Shimizu H, Kumasaka Y, et al: Anticonflict action of tandospirone in a modified Geller-Seifter conflict test in rats. Jpn J Pharmacol 1992; 58: 283-289.
24) Hironaka N, Miyata H, et al: Effects of psychoactive drugs on short-term memory in rats and rhesus monkeys. Jpn J Pharmacol 1992; 59: 113-120.
25) Yamawaki S, Segawa T, et al: Effects of acute and chronic toluene inhalation on behavior and (3H)-serotonin binding in rat. Life Sci 1982; 30: 1997-2002.
26) Batis JC, Hannigan JH, et al: Differential effects of inhaled toluene on locomotor activity in adolescent and adult rats. Pharmacol Biochem Behav 2010; 96: 438-448.
27) Miyagawa M, Honma T, et al: Effects of single exposure to toluene on operant behavior and brain toluene levels in rats. Ind Health 1984; 22: 127-131.
28) Kishi R, Harabuchi I, et al: Neurobehavioural effects and pharmacokinetics of toluene in rats and their relevance to man. Br J Ind Med 1988; 45: 396-408.
29) Wada H: Toluene and temporal discrimination behavior in the rat. Neurotoxicol Teratol 1997; 19: 399-403.
30) 山本経之:カンナビノイド受容体―中枢神経系における役割. 日薬理誌 2007; 130: 135-140.
31) 藤原道弘:大麻による薬物依存と異常行動. 日薬理誌 2001; 117: 35-41.
32) Bruijnzeel AW, Qi X, et al: Behavioral characterization of the effects of cannabis smoke and anandamide in rats. PLoS One 2016; 11: e0153327.
33) Rubino T, Vigano' D, et al: Chronic delta 9-tetrahydrocannabinol during adolescence provokes sex-dependent changes in the emotional profile in adult rats: behavioral and biochemical correlates. Neuropsychopharmacology 2008; 33: 2760-2771.
34) Iwasaki K, Matsumoto Y, et al: Effect of nebracetam on the disruption of spatial cognition in rats. Jpn J Pharmacol 1992; 58: 117-126.
35) Zilkha N, Feigin E, et al: Induction of depressive-like effects by subchronic exposure to cocaine or heroin in laboratory rats. J Neurochem 2014; 130: 575-582.
36) Hirabayashi M, Alam MR: Enhancing effect of methamphetamine on ambulatory activity produced by repeated administration in mice. Pharmacol Biochem Behav 1981; 15: 925-932.
37) Adkins DE, McClay JL, et al: Behavioral metabolomics analysis identifies novel neurochemical signatures in methamphetamine sensitization. Genes Brain Behav 2013; 12: 780-791.
38) 永井　拓:依存性薬物による精神障害の発現機序の解明に関する研究. 日薬理誌 2007; 129: 354-359.
39) Janetsian SS, Linsenbardt DN, et al: Memory impairment and alterations in prefrontal cortex gamma band activity following methamphetamine sensitization. Psychopharmacology (Berl) 2015; 232: 2083-2095.
40) Mizoguchi H, Katahira K, et al: Insular neural system controls decision-making in healthy and methamphetamine-treated rats. Proc Natl Acad Sci U S A 2015;

112：E3930-3939.
41) De Gregorio D, Comai S, et al：d-Lysergic Acid Diethylamide (LSD) as a Model of Psychosis：Mechanism of Action and Pharmacology. Int J Mol Sci 2016；**17**. pii：E1953.
42) Ouagazzal A, Grottick AJ, et al：Effect of LSD on prepulse inhibition and spontaneous behavior in the rat. A pharmacological analysis and comparison between two rat strains. Neuropsychopharmacology 2001；**25**：565-575.
43) Marona-Lewicka D, Nichols CD, et al：An animal model of schizophrenia based on chronic LSD administration：old idea, new results. Neuropharmacology 2011；**61**：503-512.
44) Clarke PB, Kumar R：The effects of nicotine on locomotor activity in non-tolerant and tolerant rats. Br J Pharmacol 1983；**78**：329-337.
45) Villégier AS, Gallager B, et al：Age influences the effects of nicotine and monoamine oxidase inhibition on mood-related behaviors in rats. Psychopharmacology (Berl) 2010；**208**：593-601.
46) Mirza NR, Stolerman IP：Nicotine enhances sustained attention in the rat under specific task conditions. Psychopharmacology (Berl) 1998；**138**：266-274.
47) Hahn B, Shoaib M, et al：Nicotine-induced enhancement of attention in the five-choice serial reaction time task：the influence of task demands. Psychopharmacology (Berl) 2002；**162**：129-137.
48) 室田尚哉, 宮田久嗣, ほか：ラットがレバーを押し続ける行動にニコチンが及ぼす影響と衝動性について. 専修人間科学論集, 心理学篇 2011；**1**：71-79.
49) Xue YX, Luo YX, et al：A memory retrieval-extinction procedure to prevent drug craving and relapse. Science 2012；**336**：241-245.
50) Lucantonio F, Takahashi YK, et al：Orbitofrontal activation restores insight lost after cocaine use. Nat Neurosci 2014；**17**：1092-1099.

コラム1

依存・嗜癖をめぐる用語と概念

a. たかが言葉，されど言葉

依存や嗜癖をめぐる研究や臨床の場では，似たような意味の複数の言葉が使われている．依存，乱用，嗜癖，アディクション，中毒……．「耽溺」や「やみつき」にまで範囲を広げると，類語の数はもっと増える．

言葉の背景にある概念を理解しておかないと，恣意的な使い方が続き，語感が独り歩きしてしまうおそれがある．このあたりでそれらを整理しておく必要があるだろう．

とはいえ，専門家の間でも用語や概念の変遷をめぐってはさまざまな議論がある．未だに定見が確立しているとはいえないのかも知れない．その意味では本コラムも暫定的というべきだが，これまでの歴史的な変遷を踏まえて，現時点での見解をまとめておきたい．

b. 薬物の場合

第二次世界大戦後，薬物の乱用（abuse）の問題を重視した世界保健機関（WHO）は，1949年に専門家委員会を立ち上げた．その名称は「習慣を形成する薬物（habit-forming drugs）に関する専門家委員会」というものであった．しかしこれはただちに改名され，翌1950年には「嗜癖を起こすおそれのある薬物（drugs liable to produce addiction）に関する専門家委員会」となる．その後，「専門家委員会」の方は変わらず，1966年には「依存を起こす薬物（dependence-producing drugs）に関する専門家委員会」となり，1969年からは「薬物依存に関する専門家委員会（WHO Expert Committee on Drug Dependence）」と改名されて現在に至る．

「習慣」が「嗜癖」に変わった理由は，強迫的な渇望を起こして社会的な損失を招き，厳格な規制が必要な薬物とそうでない薬物を分けるためであった[1]．

その次の「嗜癖」から「依存」への変化は大きな変化である．この改称の理由として，嗜癖（addiction）と習慣（habit）の区別がつけにくかったこと，嗜癖という言葉の誤用が続いていたこと，乱用が問題となる薬物が増え，種々の薬物を包括する術語が必要になったことがあげられている[2]．

そこで，嗜癖に代わる用語としてWHOの専門家委員会では依存を使うことにした．その報告書には「依存は公衆衛生に対するリスクや，規制を要するか否かといったニュアンスを含まない記述的な概念である」と書かれている．おそらく専門家委員会としては実験薬理学になじむ概念にしたかったのではないかと思う．また，「モルヒネ型」，「コカイン型」などと代表的な薬物名を形容詞に用いて内容を規定すべきであるとも書かれている．したがって「薬物依存」と十把一からげにいうのは本来の意図からすれば誤用なのである．

「依存」は生体と薬物の相互作用によって生じる「状態」である．「乱用」は場合によっては法を犯してまでも薬物を手に入れようとする「行動」である．「中毒」は薬物を使用した結果として生体に生じる有害な結果である[3]．このようなことで，いちおうの概念の整理はできていた．

しかしながら，臨床の立場としては，その状態や行動に関連する心身医学的，社会的な問題が重要なのであり，それこそが治療の標的なのでもあった．そこでWHOが「嗜癖」を排した後も，特に英米の臨床家たちは「薬物嗜癖（drug addiction）」という用語を使い続けた．さらに，英米の臨床家にとって依存は身体依存を指しており，たとえば疾患治療のために抗うつ薬やβブロッカーを使い続ける患者も依存ではないかという議論があった[4]．

c. 行動「嗜癖」

このような情勢のところに,ギャンブルなどの行為にのめり込む問題がクローズアップされてきた.この状態を「嗜癖である」とする見解が出たのは1990年のことである.しかしながら当初は,いわゆる行動嗜癖(behavioral addiction)は強迫性障害(OCD)に近いものとされていた.そのため行動嗜癖に近いものは,強迫的消費,過食,過度の性行動,窃盗癖,抜毛癖,チックなどであるとされ,その本質は衝動性と自己の行動制御の問題にあると考えられていた[4].

行動嗜癖が薬物依存と似ているという見解を強化したのは人間の脳のイメージング研究である.このときには衝動性の制御よりも,脳の報酬系をめぐる問題の方に焦点が当てられた.そこで,「薬物でこの神経回路(報酬系)がダメージを受けるならば,(食物や金銭のような)自然の報酬でもダメージを受けることがあるだろう」,「問題の本質は有害な帰結を招くとわかっていても自損的な行為をやめられないことだ」という見解が有力になり,いわゆる行動嗜癖は薬物依存とよく似た問題であると考えられるに至った[5].

d. 現状および日本語訳の問題

2013年に改定されたDSM-5では依存や乱用といった術語が排され,化学物質の問題は「使用障害」として一括された[6].これに呼応するかのように,ギャンブルの問題は依存でも嗜癖でもなく「ギャンブル障害」とされている.そのため章のタイトルが「物質関連障害および嗜癖性障害群」であるにもかかわらず,内容に嗜癖という言葉がどこにも出てこないという,若干不思議なことになっている[7].

現状を踏まえて依存と嗜癖の関係を整理しておくと図1のようになるであろう.対象が化学物質の場合は,薬理学的な概念の「依存」が未だに妥当である.新規に開発された薬物が乱用されるおそれがないかどうかを動物実験で検証する試験は「依存性試験」と呼ばれる.これが「嗜癖性試験」に替わるとは思われない.一方,対象が行動の場合は,現状では臨床像からその問題に迫るしかアプローチの方法がなく,神経科学的な背景が薬物依存と同じなのかどうかはわかっていない.しかしながら,医学的・社会的な問題は大きい.そのため,行動には「依存」よりも「嗜癖」を用いる方が良かろうと思う.便宜的に「依存症」と称されることもあるが,そうなるとまた「依存」と「依存症」を分ける必要が出てきて問題が複雑になる.

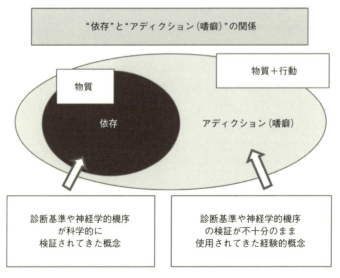

図1 依存と嗜癖の概念的関係

「依存」と「嗜癖」に共通する心理機制や脆弱性，危険因子や予防因子を問題にするときには「嗜癖」が上位概念となる．すなわち，「アルコール依存」や「覚醒剤依存」は適切である．だが，「ギャンブル依存」，「インターネット依存」は適切とは考えにくい．しかし「アルコール・アディクション」，「ギャンブル・アディクション」はどちらも適切である．

　医学用語を日本語に訳すときには，日本語の語感も問題になる．精神疾患一般にいえることではあるが，特定の用語が差別や偏見を助長しないように配慮しなければならない．その点で英語の addiction が日本語の「嗜癖」に相当するかどうかは議論の余地がある．「嗜癖」を代表的な日本語辞書で引くと，「あるものを特に好きこのむ癖」とある[8]．最新の辞書では定義が変わるかも知れないが，伝統的にこういう語感が残っている限り，「嗜癖」は医学にも薬理学にもなじまない．そうすると「アディクション」をカタカナのまま使った方が良いと思われる．

　「たかが言葉」とはいうものの，言葉に関する議論は常に本質の吟味を要する．現場が混乱しないための工夫は必要だが，これからも用語をめぐる議論は続くだろう．それは建設的な議論になるはずである．なお，この問題に関しては論文のタイトルに使われている言葉とその文脈を分析した研究がある[9]．対象が日本語論文に限られているが，ご興味があれば参照されたい．

[廣中直行]

注：本書で行動嗜癖と総称した問題には，行為嗜癖，プロセス嗜癖といった別の呼び方もある．呼称の違いにはそれぞれの背景がある．心理学では「行動」を客観的に観察可能で，人間や動物が外界の刺激に対して示す反応の総称という意味に用いる．「行為」は行動の背景となる意思や目的を重視する．たとえば同じく「走る」行動であっても，「逃げている」のか「追いかけている」のかで「行為」は異なる．「プロセス」は社会学者のアン・ウィルソン・シェフが『嗜癖する社会』（斎藤学訳，誠信書房，1993）で提唱した言葉で，目的が何であれ，そこに到達する過程そのものに「嗜癖すること」を重視している．本書では behavioral addiction に相当する訳語として「行動嗜癖」を用いたが，研究や臨床の進展を受けて，このような概念の精緻化も進むだろう．

謝辞：本コラムの内容は東京慈恵会医科大学精神医学講座の宮田久嗣先生からご教示を受けた．特に図1の原図は宮田先生が作成されたものであり，深く感謝する．

文　献

1) World Health Organization. Expert committee on drugs liable to produce addiction. WHO Technical Report Series；1952.57.
2) World Health Organization. Expert committee on addiction-producing drugs. WHO Technical Report Series；1964.273.
3) 和田　清．依存性薬物と乱用・依存・中毒—時代の狭間を見つめて．星和書店；2000．
4) O'Brien CP, Volkow N, et al：What's in a word? Addiction versus dependence in DSM-V. Am J Psychiatry 2006；**163**：764-765.
5) Marks I：Behavioural (non-chemical) addictions. Br J Addict. 1990；**85**：1389-1394.
6) Holden C：'Behavioral' addictions：do they exist? Science 2001；**294**：980-982.
7) American Psychiatric Association：Diagnostic and Statistical Manual of Mental Disorders：DSM-5. Amer Psychiatric Association；2013．（高橋三郎，大野裕監訳．DSM-5　精神疾患の診断・統計マニュアル．医学書院；2014．）
8) 新村　出編：広辞苑．第二版補訂版，岩波書店；1981．
9) 高橋伸彰，廣中直行，ほか：依存・嗜癖・乱用は同義か？—タイトル・キーワードの計量書誌学的分析．行動科学 2012；**51**：25-35.

コラム 2

製薬会社の責務と行動薬理学研究者としての思い

a. 製薬会社の責務

日本においては，「モルヒネ」というと麻薬の概念があったり死が近いなどのイメージがあったりする．そのために患者だけでなく医者自体もオピオイド鎮痛薬の使用をためらう風潮が残っているが，米国においては，1990年代後半よりオピオイド鎮痛薬の処方量が増え，2015年には3万3000人のオピオイドの過剰投与による死者が出ており，200万人程の処方オピオイド鎮痛薬による，物質使用障害者が出ている．

これには，処方オピオイド鎮痛薬による精神ならびに身体依存からストリートでのヘロインなどの違法オピオイド使用への移行が関与していると思われる．米国においては，オピオイドによる乱用が止まる気配がなく，こういった状況はopioid crisisと呼ばれて大きな社会問題となり，国家非常事態宣言が発令されるまでに至っている．このopioid crisisには，製薬会社によるオピオイド鎮痛薬使用に対する過剰なキャンペーンや，これに伴う安易なオピオイド鎮痛薬の処方が引き金となっているとされている．

当然ながら新薬の発売時には，それを周知させるために多くの情報を発信する必要はある．しかしながら，前臨床試験ならびに臨床治験においては，当然ながら十分な情報を得ることはできないため，依存性を含めた副作用の情報を得ることは不可能である．こういった限界を踏まえ，研究者を含めた医療関係者が情報発信をする際には，一定のインパクトがある場合が多いことを念頭に置き，可能な限りしっかりとしたエビデンスベースでの裏付けがとれた情報を精査して発信を行う必要がある．

特に，製薬会社は利益や株価を常に意識しており，利益を追求することは当然ではあるが，日本においても過去には多くの薬害を引き起こしてきたことを忘れてはならない．一時の利益を求めて多くの損失を被ってきた教訓を活かさなければならないのである．

b. 行動薬理学研究者としての思い

研究を推し進めるにあたり，多くの場合，モデルを用いて研究することが一般的である．また，そのモデルがいかに簡便，かつ再現性が良く観察したい項目を測定できるかが，その後の実験データの信頼性と継続性を左右する．特に，薬物を処置した動物の行動を観察することが，行動薬理学の中核である．

しかし最近では実験のオートメーション化が進み，動物に薬物を処置し，実験装置に入れてコンピューターのスタートボタンを押して，数値化されたデータを解析するのが行動薬理学であると考えている若手研究者が多い（非常に嘆かわしいことであるが）．

実際には，安定した結果を得るには，行動薬理学研究者の経験に由来した知識，ノウハウ，視点，さらにはコツが非常に重要である（当然ながら，詳しいことは論文中には書かないのではあるが……）．また，25年前には行動薬理学の研究者が多く，行動薬理学を中心にした研究会も多数存在した．現在では，ごく一部が形を変えて，非常に小さい規模で存続しているのが現状である．また，当時，会の運営を行っていた重鎮の先生方の多くが定年を迎え，その先生方の意志を受け継ぐ当時の若手の研究者は，筆者を含め神経科学という学問領域に少なくとも片足はどっぷりと浸かっている．

こういった状況では，当然ながら行動薬理学を研究しているという若手研究者は非常に少なくなり，学問領域が廃れてきている．このような背景では科研費を含め，研究資金を取ってくることもできない．一方で，経験が重要視される行動薬理学を研究している若手研究者が少ないため，企業での需要はある．しかしながら，次から次に新しいカタカナの研究手法が開発さ

れ，若手研究者は当然，そちらを研究する道を選ぶようである．筆者が若手行動薬理学研究者のときにバインディングアッセイという言葉に心をくすぐられたときのごとく．このような状況で，若手に行動薬理学研究を積極的に奨めることはできないが，研究者として最も貧困であった時代に筆者の業績を助けてくれたのが，メタンフェタミンにより誘発される自傷行動とモルヒネの退薬症候，さらには行動薬理学研究者としての目であった．これらの実験には特別な装置を必要とせず，動物と薬物，さらに，しっかりした条件を揃えておけば安定してデータを得ることができた．第3章では，これらのうち，モルヒネの退薬症候で得た知見を通して，どうやって研究を進めてきたかを紹介することにより，自身で得られてきた結果や研究に関する考えを述べた．「絶滅危惧種」とまでいわれる我々薬物依存を研究する人間にとって，その少なさを逆手にとり"研究が続けられるんだ"ということを念頭に置いて読んでいただけると有り難い．

[森　友久]

第2部
基礎研究の展開

薬物依存の基礎研究の今後の方向性，課題と可能性，期待するところ

依存性物質は化合物であり，薬物依存の第1の原因は，その構造もわかっている分子である．物質使用障害は，精神疾患の1つであるが，他の多くの精神疾患ではその原因が特定されていないのに対して，物質使用障害では第1の原因が依存性物質と特定されており分子レベルでの病態解明を行いやすいと考えられる．すなわち，物質使用障害は基礎研究を行いやすい精神疾患であるといえる．実際，他の精神疾患と比べて，物質使用障害は活発に基礎研究がなされてきた．しかしながら，依存性物質は多種あり，しかもその生体内標的も多種あり，その分子メカニズムはきわめて複雑である．また，依存性物質の主要な標的器官は脳神経系であり，1000億個もの神経細胞とそれよりも多いグリア細胞が複雑に連絡を取り合って機能していることから，生理学的にも組織学的にもきわめて複雑である．統合失調症やうつ病などの他の精神疾患では病態メカニズムがわからない段階での偶然の発見により治療薬が見出されてきたが，物質使用障害では特効薬はまだ見出されていない．このような状況を踏まえ，米国では国立衛生研究所（National Institute of Health：NIH）傘下の20の研究所の中に，精神疾患関係の研究所が3つあり，国立精神衛生研究所（National Institute of Mental Health：NIMH）の他に，国立薬物乱用研究所（National Institute on Drug Abuse：NIDA）と国立アルコール乱用・依存症研究所（National Institute on Alcohol Abuse and Alcoholism：NIAAA）という物質使用障害に特化した研究所が設置されている．各研究所の年間予算は500億円以上であり，精力的に研究が展開されている．一方わが国では，アルコール健康障害対策基本法が施行されて研究の必要性も謳われているが，まだ依存研究の予算規模は米国の100分の1以下である．つまり，依存やアディクションは長く基礎研究が行われてきており病態解明が進んでいるが，全容解明には程遠く，特効薬もまだなく，さらなる基礎研究が必要であるが，わが国では研究環境と研究費が十分ではない状況といえる．

このような状況の中，本部で示すように，新たな基礎研究の展開がなされている．脳画像解析技術の飛躍的な進歩により，患者の脳内の活動部位や分子レベルでの変化を低侵襲的に捉えることができるようになり，依存やアディクションの領域でも重要な発見が多くなされている．また，ゲノム科学の進歩により，疾患脆弱性関連遺伝子や薬物感受性関連遺伝子の網羅的な解析を低コストで行うことができるようになった．依存，アディクションになりやすい人や依存性薬物による副作用が出やすい人を遺伝子解析により予測する技術が開発されている．さらに，オプトジェネティクスやデザイナーリガンド受容体（DREADD）などの技術の登場により，神経回路レベルでの研究が大きく進んでいる．

米国精神医学会の精神障害/疾患の診断・統計マニュアルでは，第5版（DSM-5）から，物質使用障害と病的賭博が同じカテゴリーに分類された．これは，これらの疾患の類似性が示されてきているためであり，その基礎研究によってさらに類似性や異質性が明らかになることが期待されている．さらに，依存やアディクションは，脳内報酬系や意思決定機構，記憶・学習機構と密接に関連していることから，依存やアディクションの基礎研究が脳内報酬系や意思決定機構，記憶・学習機構の解明に貢献することや，逆に脳内報酬系や意思決定機構，記憶・学習機構の研究から依存やアディクションの病態解明につながることも期待できる．一方，依存性薬物は精神病症状，うつ症状，睡眠障害などを惹起したり，逆に注意欠如・多動症や疼痛などの治療薬とし

て用いられたりすることから，依存性薬物の作用機序に関する基礎研究は，依存やアディクションの病態解明にとどまらず，統合失調症やうつ病などの病態解明にも貢献する可能性が期待できる．また，人工知能技術の格段の進歩と急速な日常生活への浸透を踏まえ，人工知能技術によって依存やアディクションの状態を新たな指標で捉えたり，診断の補助や予防・治療法の開発につなげたりすることも期待できる．治療法開発に関しては，他の疾患で用いられている薬の中に依存治療効果を示す薬を見出すいわゆるドラッグリポジショニングや，脳画像などを手がかりに患者が自身の脳神経系の活動を制御するニューロフィードバック法の開発などが，依存やアディクションの治療に将来結びつくと期待されている．

［池田和隆］

6 報酬予測と意思決定の神経機構

6.1 はじめに

　動物は，植物とは異なり，文字どおり身体を動かして捕食し，敵から逃れ生命を維持する．ただ，むやみに体を動かすだけでは生きられない．どこに移動すればいいのか，目標を設定しなければならない．そのためには，自分を含めた環境の情報（感覚情報）が必要となる．脳は，感覚情報を運動情報に変換する臓器である．単純な脳では，感覚情報が運動情報と1対1に対応し，固定的な刺激-反応関係で行動は一意に決まる（無条件反射）．しかし，複雑な構造の脳を持つ我々ヒトのような動物では，特定の刺激に対して起こり得る反応は1つではない．このように，1つの刺激に対して複数の行動があり得る場面で，行動を1つに選ぶ過程を意思決定（decision making）という．我々は，同じレストラン街に行ってもあるときは中華料理を選ぶし，あるときはイタリア料理を選ぶ．どのような脳の働きが，このような意思決定を可能にしているのだろうか？この章では，報酬予測（価値）をベースに意思決定を行う脳機能について，最新の知見を紹介し，我々ヒトの意思決定のメカニズムについて考えてみたい．

6.2 モデルフリープロセス

6.2.1 条件付けと意思決定

　刺激と反応の関係が，先天的に1対1に決まっているようなら意思決定はいらない．逆に，1対1に決まっていないのなら，程度はともかく，刺激-反応関係の形成に後天的学習が必要になる．刺激-反応関係を後天的に形成する機能としては，条件付け（conditioning）が知られている．条件付けという用語は，本来，動物の行動変化を引き起こす手続きについてのものであり，刺激に報酬（あるいは罰）を随伴させることで，報酬（あるいは罰）に関連するすでに獲得している反応の頻度を上げる（あるいは下げる）手続きを，古典的（パブロフ型）条件付け，ある環境の中で特定の反応に報酬（あるいは罰）を随伴させることでその反応の生起頻度を変化させる手続きを，オペラント（道具的）条件付けと呼ぶ．条件付けを介する新たな刺激-反応連合の強度は，随伴する報酬（あるいは罰）の程度に依存しており，報酬の程度が大きいほど，一般的には刺激-反応連合強度も大きくなる．したがって，複数の選択肢から選択が行われる場合，刺激-反応連合強度の大きい方が選択されるということになる．バナナとイチゴから1つを選択する場合，バナナに対する反応強度とイチゴに対する反応強度のうち，その程度の強い方が選ばれることになる．別の見方をすると，予測されるバナナの報酬価とイチゴの報酬価は，反応強度に反映される．刺激や反応によって予測される報酬の程度のことを，神経科学では価値と呼ぶ．

6.2.2 価値の生成と大脳基底核-ドパミン回路

　1990年以降，脳における価値生成の神経メカニズムの理解は飛躍的に深まった．そのきっかけは，ケンブリッジ大学のシュルツ（Schultz）による報酬予測誤差信号の発見である[1]．

　シュルツは，1980年代からサルを被験体として，中脳の黒質緻密部（substantia nigra pars compacta：SNc）にあるドパミン細胞（ドパミンを軸索末端から放出するニューロン）の単一ニューロン活動を記録してきた．ドパミン細胞は，サルに報酬を与えるとその活動を上昇させるが，音と報酬を使って古典的条件付けを施すと，もはや報酬の提示には応じなくなる．代わって，報酬に先行する音刺激（CS：conditioned stimulus（条件刺激））に対してニューロン活動は上昇するようになる（図6.1）．この現象から，シュルツはドパミン細胞は報酬予測誤差をコードしていると結論付けた[1]．報酬予測誤差とは，それまでの経験から予測していた報酬の量

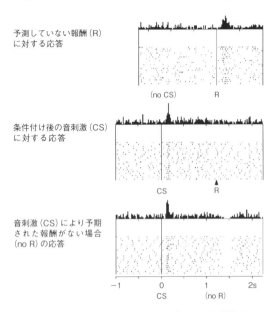

図6.1 単一ドパミンニューロンの報酬予測誤差活動

（期待値）と実際に得た報酬量の差分のことである．実際に得た報酬量の方が多いと，予測誤差はプラスになり，少ないとマイナスになる．先ほどの例では，予期しないところ（予測報酬ゼロ）に実際に報酬が来ると，報酬予測誤差はプラスになり，ドパミン細胞は活動を上昇させる．しかし，条件付け後は，音刺激提示で十分予期されているところに報酬が提示されることになり，実際の報酬量-予測報酬量はゼロになるため，報酬提示時点では，ドパミン細胞の活動上昇はみられない．しかし，いきなり提示される音刺激には，活動を上昇させる．この発見は，学習に必要な教師信号を探していた当時の理論家にとって大きな発見となり，ロボット学習のために提案された強化学習理論が，実際の脳で働いている証拠であると考えられるようになった[2]．実際，その後，大脳基底核線条体のニューロンは，報酬予測情報をコードしていることが実験的に確かめられ，解剖学的に実在する線条体-SNcループが，報酬予測情報と報酬予測誤差情報のやり取りを介して，報酬予測の精緻化を行っていることが明らかになった[3-5]．すなわち，刻々と更新されるドパミン細胞からの報酬予測誤差情報を受け取り，大脳基底核線条体は報酬予測情報を，すなわち価値を生成していることになる．

6.2.3 報酬予測とハビット形成

大脳基底核線条体細胞が，報酬の予測に関わっていることは，その後も多くの研究により示されてきた．しかし，この細胞の情報が，我々の意識にのぼる価値情報なのだろうか？　カリフォルニア工科大学の下條（Shimojo）らのグループの一連の実験によれば，選択をするということとそれを意識的に感じるということは別の回路の働きのようである[6,7]．たとえば，キム（Kim）らのfMRI実験では，好みの顔の価値に関わる信号は先に大脳基底核線条体に現れるが，それだけでは意識的な選択にはつながらず，好みに関わる信号が前頭前野に現れて初めて，選択行動が起こることを示している[7]．

大脳基底核の報酬予測情報は，何に使われるのだろうか？　1つわかっていることは，ハビット形成に関わっているということである．ハビットとは，条件付けの結果，刺激-反応連合強度が増し，刺激に対する反応が自動化してくる現象である．線条体では，報酬予測情報は，刺激と反応を結び付けるボンドのような役割を果たしており，それが強いほど強いハビット，すなわち生起頻度の高いハビットが形成される[8]．意思決定場面では，選択肢に向かう反応のうち，強くハビット化された方が選択されるわけである（たとえば，つい好きなものに手が出る）．大脳基底核とSNcを結ぶ神経回路は，「報酬系」と呼ばれることが多いが，その「報酬」情報が単独で意識上に現れるという証拠はあまりない．行動的には，「報酬」の大きさは，この回路が生成するハビットの強さに反映されているようである[9]．

6.3 モデルベースプロセス

6.3.1 行動主義と認知主義

意思決定は，すべてハビットの競合によって決まるのだろうか？　このことは，心理学における古くからの論争であり，行動主義と認知主義の問題に関わるように思われる．行動主義者は，刺激と反応の関係が，それらに随伴する報酬（あるいは罰）によって強化され，異なる刺激-反応連合の競合の結果，選択が行われる，と考えた．これは，サットン（Sutton）とバルト（Barto）が提案した強化学習理論[2]とも基本的に一致する考え方である．それに対して，トールマン（Tolman）は，その潜在学習の

研究から，行動を左右する学習は，報酬によって強化された刺激-反応連合だけではなく，報酬や罰を必ずしも伴わない，刺激も反応も含む環境内の事象間の連合学習によっても起こり得ると主張した[10]．トールマンの潜在学習の研究では，ラットに複雑な迷路学習を行わせたが，最初からゴールに餌を置いた群と，最初餌はなく途中から餌を置くようにした群とで学習成績を比べると後者の学習の方が早かった．トールマンは，ゴールに餌がない群のラットは，餌がなかった前半の試行で迷路内の構造を学習し，認知地図をつくることができたために，その後の餌付きの学習が促進されたと考えたのである[10]．このような考え方は，後に，行動主義に対して認知主義と呼ばれるようになる．

6.3.2 モデルフリーとモデルベース

心理学では，行動主義と認知主義という異なる学習に対する考え方は，どちらがより正しいかで長い間論争が行われてきたが，それらの神経科学的メカニズムの理解が進むと，同じ脳の中に両方が共存していてもいいではないかと考えられるようになってきた．ケンブリッジ大学のバレイン（Balleine）とデッキンソン（Dickinson）は，条件付けの手続きで形成される行動はハビットであり，主に大脳基底核が関わるが，大脳皮質，特に前頭前野が関わる行動学習は，目標指向的行動であると主張した[11]．目標指向的行動とは，報酬の獲得や罰の回避といった目標が定まると，そこに到達するためにはどのような刺激-反応連鎖を行えばいいか逆算する情報処理プロセスである．目標指向的行動をより効率的に行うためには，日頃から環境情報を十分学習しておいた方が良いし，目標にたどり着くために長い連鎖が必要な場合は，それを一部抽象化しておくことが望ましい．プリンストン大学のドー（Daw）らは，これら2つの学習に関わる神経システムを理論神経科学の観点からモデル化し，大脳基底核のプロセスをモデルフリー，前頭前野のプロセスをモデルベースと呼んだ[8]．モデルフリープロセスは，強化学習理論，特にtemporal difference（TD）学習でモデル化でき，条件付けやハビットが報酬によって形成される学習プロセスである．ここで形成される刺激-反応連合は，随伴する報酬の大きさと確率でその強度が決まり，その生起はなかば自動化される．一方，モデルベースプロセスでは，環境内の情報が認知地図のように組織化，またモデル化されているために，目標が決まれば，そこに到達できる事象の連鎖（状態遷移）が探索される．ここで使われる環境のモデルは，シミュレーション可能であり，実際にやってみなくてもモデル内のシミュレーションで最適の事象の連鎖を検証できる．ドーらは，モデルベースプロセスの核は状態遷移学習にあり，これには大脳新皮質，特に前頭前野が重要な役割を果たすと考えた．

6.3.3 状態遷移学習とモデルベースシステム

ドーらはこれを検証するための行動課題も開発し，その行動を調べた[12]．2段階マルコフ判断課題（two-stage Markov decision task）と呼ばれる課題（図6.2A）では，第1段階（上段）で左の図形を選ぶと，第2段階（下段）では70%の確率で左の選択肢に進み，30%の確率で右の選択肢に進む．第2段階での選択では，選んだ図形ごとに報酬確率が決まっている．図6.2Bは，報酬があったかなかったかによって，その次の試行の第1段階の選択で，前の試行と同じ図形をどのくらいの確率で選ぶかを予想する図である．実験協力者がモデルフリー戦略をとった場合（図6.2Bの左のパネル）には，前の試行で報酬を得ることができたならば，第2段階が70%の確率側に行こうと30%の確率側に行こうと，次の試行では，前の試行の第1段階で選択した刺激と同じ図形を選ぶと考えられる（TD強化学習）．逆に，報酬がなかったならば，次の第1段階の選択は，前の試行で選んだ図形とは異なる図形を選ぶと考えられる．つまり，条件付き確率を考えない「Win stay-Lose shift戦略」といえる．しかし，モデルベース戦略をとった場合（図6.2Bの右のパネル）には，第1段階の選択は，第1段階から第2段階に移行する確率も反映することになり，その試行で報酬を得ることができても，第2段階への移行が30%の確率側であった場合は，次の試行では第1段階で選択する図形を変える確率が上がると考える．前の試行で報酬がなければ，そのときの第2段階への移行が30%側であった場合には，70%側であった場合に比べ，次の試行の第1段階で選択を変える確率は下がると考える．つまり，第1段階から第2段階への遷移確率と報酬情報を組み合わせた条件性

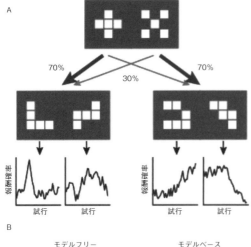

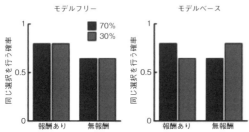

図6.2　2段階マルコフ判断課題

A. 2段階マルコフ判断課題の概略．ヒト実験協力者は，まず第1段階（上段）の選択を行う．左の「+」を選べば，第2段階（下段）の選択は70%の確率で左に，30%の確率で右になる（右の「X」を選べば，同じ確率で逆）．第2段階での選択では，図形ごとに報酬確率が割り当てられている．

B. モデルフリー戦略を用いた場合の選択行動（左）とモデルベース戦略を用いた場合の選択行動（右）の予測．モデルフリー戦略では，最終的に報酬が得られれば，次の試行で同じ第1段階の図形を選ぶ確率が上がり，報酬が得られなければ，前の試行で選んだ図形をもう一度選ぶ確率は下がると考える．モデルベース戦略では，報酬が得られた場合でも，同じ図形を選ぶかどうかは第1段階から第2段階への遷移確率に依存する．

確率を考慮した戦略である．

ドーラらは，実験協力者に MRI の中でこのような課題を遂行してもらい，そのときの脳活動を調べた[12,13]．実験協力者がモデルフリー戦略をとる場合には，課題探索中に報酬予測誤差情報が検出され，モデルベース戦略をとる場合には，報酬予測誤差情報に加え状態遷移予測誤差情報（第1段階から第2段階への移行の確率の学習のための誤差情報）が検出されると考えられる．実際，モデルフリー戦略をとっている場合には，報酬予測誤差情報を受け取る大脳基底核線条体が強く活動し，モデルベース戦略をとっている場合には，状態遷移学習に関与する大脳新皮質，特に前頭前野が強く活動していた．このことから，モデルベース戦略の核となる環境情報の状態遷移学習に前頭前野は重要な働きをしていることが示唆された．前頭前野損傷患者は，ウィスコンシンカードソーティング課題やストループ課題など文脈的判断が要求される課題での成績が低下すること[14-18]，また，ヒト以外の霊長類での前頭前野ニューロン活動記録実験で，文脈やルール，高次条件付けを反映するニューロンが多数見出されていること[19-21]を考えると，前頭前野が，認知地図をつくる場合に必要な状態遷移学習に関係していることは想像に難くない．

6.4　前頭前野と推論

6.4.1　間接的報酬予測実験

筆者らは，前頭前野の状態遷移予測機能を調べるために，間接的に報酬を予測する課題をサルに学習させ，その課題遂行中のニューロン活動を記録した[22,23]．この実験では，6つの視覚刺激を2つのグループ（図6.3A）に分け，まず，刺激とグループの関係を，対連合課題を使って学習させた（A1, B1, C1 によるグループと A2, B2, C2 のグループ）．次に，C1 と C2 を使ってグループとジュース報酬の関係を教え（たとえば，C1->大報酬，C2->小報酬）（reward instruction trial：RIT），続く対連合課題（sequential paired association trial：SPAT）で，A1, A2 と報酬量との関係を推測させた（RIT と SPAT でグループと報酬の関係は同じであるため，正解は，A1->大報酬，A2->小報酬）（図6.3B）．1ブロックは，2~3試行の RIT とそれに続く約10試行の SPAT からなり，ブロック内ではグループと報酬量の関係は一定であった．この関係は，ブロックごとにランダムに変えられたため，サルが SPAT の1試行目で正しく報酬予測するためには，RIT で与えられた刺激グループと報酬量の関係に関する情報を，SPAT においても適切に利用しなくてはならない．モデルフリー的に，前のブロックで経験した刺激と報酬量の関係を今のブロックでの報酬予測に使ってもグループと報酬量の関係は変わっているかもしれないので，SPAT における第1試行では正しい報酬予測はできない．しかし，サルが SPAT における刺激の状態遷移を学習

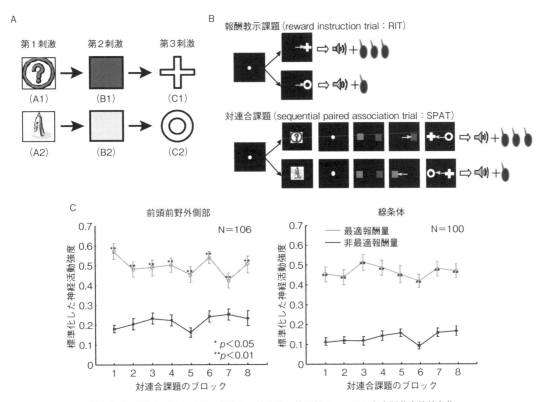

図 6.3 間接的報酬予測課題における，前頭前野外側部ニューロンと大脳基底核線条体ニューロンの活動➡口絵

矢印（→）は視線の動きをあらわす．
A．課題で使われた 2 つのグループの視覚刺激．
B．間接的報酬予測実験の概略．この実験では，報酬教示課題（RIT）と対連合課題（SPAT）の 2 つの課題が使われた．RIT では，2 つの刺激グループのどちらにより大きな報酬が伴うかが教示され，それに続く SPAT では，第 1 刺激と同じグループの刺激を眼で追うことで報酬が与えられるが，報酬量は RIT で教示された量となる．
C．前頭前野外側部（左）と線条体（右）のニューロンの，第 1 刺激に対する報酬弁別的応答（集団平均）．これらのニューロンは，その試行で予測される報酬量によって応答の強さが変わるが，異なる第 1 刺激で応答が異なるのは，報酬量を予測的に弁別していることを意味する．前頭前野ニューロンも線条体ニューロンも正しく報酬量予測ができた．

しており，それを RIT で獲得した報酬情報と結びつけることができれば，SPAT の第 1 試行から報酬予測を正しく行うことができる．サルのそれぞれの刺激に対する反応時間や正答率によって報酬予測を間接的に知ることができるが，サルは SPAT の最初の試行から正しく報酬予測ができることが示された[22]．

6.4.2 状態遷移と報酬予測ニューロン

筆者らは，間接的報酬予測課題遂行中のサル前頭前野外側部（lateral prefrontal cortex：LPFC）と大脳基底核線条体（striatum）から単一ニューロン活動の記録を行った[23]．図 6.3C はその結果を示す．前頭前野，線条体ともに多くのニューロンが，SPAT の第 1 刺激（A1 または A2）提示期に，大報酬と小報酬を区別する活動を示した．前頭前野ニューロンは，SPAT の第 1 試行から，報酬弁別的応答を示した（図 6.3C 左）．このことは，サルの行動同様，前頭前野ニューロンも状態遷移情報を利用して報酬予測ができることを示している．このことは，状態遷移情報を前頭前野がコードしていることを示すドーラの研究を支持している．しかし，大脳基底核線条体のニューロンも，前頭前野ニューロン同様 SPAT の第 1 試行から正しく報酬予測を行っており，状態遷移情報がコードされているかどうかだけでは，前頭前野と大脳基底核線条体の機能

的違いは説明できない(図6.3C右).

6.4.3 推移的推論と報酬予測

次に,このような刺激の状態遷移のコードが,直接経験がない状況での推移的推論機能(AならばBかつBならばC,ならばAならばC)につながるかどうかを調べるために,新奇刺激を使った報酬予測実験を行った[23].ここでは,先ほどの6つの刺激に加えて,新たな刺激(たとえばN1とN2)を導入し,B1とB2を使って新しい刺激がどちらのグループに属するかを教えておき,RITでのC1とC2の報酬情報から,SPATにおいて新しい刺激による報酬予測ができるかどうかを調べた(新しい刺激は毎日新たに導入される)(図6.4A,B).新奇刺激がSPATに初めて導入される最初の試行から,サルは直接の経験なしに刺激と報酬量の関係が推論できることが,反応時間と正答率の解析からわかった.前頭前野ニューロンも行動同様,新奇刺激に対

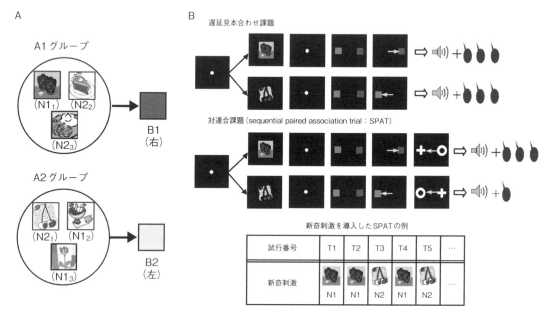

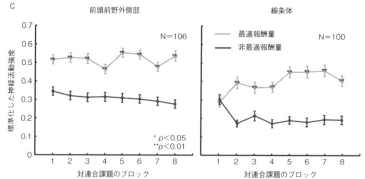

図6.4 新奇視覚刺激を使った間接的報酬予測課題 ➡ 口絵

A. 新奇視覚刺激の例. 新奇視覚刺激の導入は,2つ1組で行われ,一方がB1他方がB2と関連付けられた.
B. 新奇視覚刺激と色(B1またはB2)の関係は,あらかじめ遅延見本合わせ課題を使って教えられ(上),新奇視覚刺激は,ニューロン記録実験の最中に,A1とA2刺激に代わってSPATの第1刺激として導入される(下).
C. 新奇な第1刺激に対する前頭前野外側部(左)と線条体(右)のニューロンの,報酬弁別的応答(集団平均).前頭前野ニューロンは新奇刺激が導入された最初の試行から報酬量の予測ができる(ブロック内の第1試行)が,線条体ニューロンは新奇刺激が導入された最初の試行では報酬量の予測はできなかった(第1試行)が第2試行からは予測できた.

して，新奇刺激導入後，最初の試行から報酬を予測する活動を示した（図6.4C左）．しかし，線条体ニューロンは，新奇刺激導入後の最初の試行では，報酬予測的応答をみせなかった．しかし，試行を繰り返すことにより，徐々に報酬予測的応答が現れた（図6.4C右）．

6.4.4 カテゴリー化と報酬予測

前頭前野ニューロンも線条体ニューロンも状態遷移情報を利用して報酬予測ができる（図6.3C）のに，なぜ前頭前野ニューロンは推移的推論による報酬予測ができ，線条体ニューロンにはできないのであろうか？　図6.5Aは，図6.3と同様6つの刺激を使った間接的報酬予測課題の実験結果である[22]．ただ，図6.3の場合には，SPATにおいての刺激の提示順は，ABCの順番であったが，図6.5の実験では，刺激の提示順を，BCA，CABと変えて行ってみた．図6.5Aにその活動を示す前頭前野ニューロンは，SPATにおいて，刺激提示順がABCである場合，A1には弁別的応答はしないが，A2が提示されたときには，それが小報酬を意味する場合に発火頻度を上げる（図6.5A左）．これだけみると，この前頭前野ニューロンは，特定の刺激（タワー）と報酬量（小報酬）の組み合わせで応答しているようにみえる．しかし，刺激の提示順をBCAに変え，最初の刺激であるB刺激に対する応答をみてみると，A2と同じグループに属するB2が小報酬試行で提示されたときにだけ，発火頻度を上昇させた（図6.5A中）．さらに，同じニューロンは，提示順がCABであるときには，C2刺激が小報酬試行で提示された場合にのみ，活動頻度を上昇させた（図6.5A右）．この前頭前野ニューロンは，特定の視覚刺激と特定の報酬量の組み合わせの情報をコードしているのではなく，特定の刺激グループ（図6.5Aの例ではA2刺激グループ）と特定の報酬量（図6.5Aの例では小報酬）の組み合わ

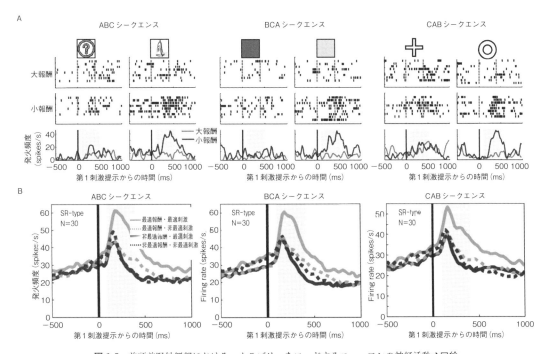

図6.5　前頭前野外側部における，カテゴリーをコードするニューロンの神経活動➡口絵
A．刺激提示順を変更した，間接的報酬予測課題における前頭前野外側部ニューロンの活動例．A2（左），B2（中），C2（右）が第1刺激として提示された場合，しかもそれらが小報酬と関連付けられている場合のみ，このニューロンの活動は上昇している．
B．B刺激提示順を変更した，間接的報酬予測課題における前頭前野外側部ニューロン活動の集団平均．特定の刺激が特定の報酬量と関連しているときにだけ，応答が大きい．この時の「特定の刺激」は，刺激そのものではなく，図6.5Aの例のように刺激のグループ（カテゴリー）であった（図6.5Aの例では，A2刺激グループ（A2，B2，C2））．

せに応答しているようにみえる．同様に，刺激と報酬量の組み合わせに応じるニューロンすべてをポピュレーション解析してみると，このタイプのほとんどのニューロンが，特定のグループと特定の報酬量の組み合わせに応答していることがわかった．線条体にも，刺激と報酬量の組み合わせに応答するニューロンはあるが，その場合の刺激情報は，グループの情報ではなく，個々の視覚刺激のものであった[24]．

6.4.5　情報の抽象化と推移的推論

一般の人から研究者まで，多くの人が，前頭前野が思考の座であると信じている．しかし，他の脳部位と前頭前野の働きがどのように違うのかについては，まだ多くのことがわかっていない．その中で，ドーらのモデルベースプロセス，特にその核となる状態遷移学習機能が，前頭前野機能の特徴であるという仮説は，きわめて魅力的である．しかし，ドーも認めているように，この機能だけで前頭前野と大脳基底核線条体の区別をするのは難しい[12]．実際，筆者らの間接的報酬予測課題を使った研究でも，状態遷移情報を使って報酬予測をするニューロンは，前頭前野にも線条体にもみられた．では，どこに大きな違いがあるのだろうか？　1つは，推論，特に推移的推論機能である．前頭前野ニューロンは，推移的推論能力が必要な新奇刺激を使う状況で，推移的推論機能による報酬予測ができるが，線条体ニューロンはそれができない．この機能的違いは，情報の抽象化と関係があるように思われる．前頭前野では，報酬予測に刺激の情報をカテゴリー化するニューロン（刺激のグループの情報をコードするニューロン）が関わっていたが，線条体ではそのようなカテゴリー化はみられず，特定の刺激の報酬量だけをコードするニューロンがほとんどであった

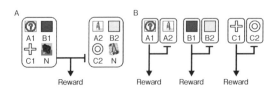

図 6.6　前頭前野外側部ニューロン（A）と大脳基底核線条体ニューロン（B）の，報酬予測メカニズムの概念図
前頭前野ニューロンは，カテゴリー情報を介して報酬予測を行うが，線条体ニューロンは，刺激と報酬量の関係を個別に学習する．

（図 6.6）．刺激と報酬量の関係をコードするにあたって，特定の刺激ではなく，その刺激が属するグループ（カテゴリー）と報酬量の関係をニューロンがコードすることができれば，グループに属する1つの刺激と報酬量との関係がわかれば，同じグループの他の刺激の報酬量との関係も，直接の経験なしにわかることになる．このように情報を抽象化する機能とそれが学習に関わってくることが，ヒトの思考や推論の基礎にあるのではないだろうか．今後の研究が待たれる．

6.5　2つの神経回路と向社会性

ヒトは，きわめて社会性の強い生物である．しかし，その社会性のあり方は，文化によっても異なるし，発達段階でも違っている[25,26]．社会性を発揮するための何らかの仕組みが我々の脳に備わっているとしても，多くは学習に頼っていると考えることはそれほど想像に難くない．これまで，多くの研究がヒトの複雑な社会性と高度に発達した大脳新皮質の機能を結び付けようとしてきた[27]．しかし，報酬をベースとする意思決定の回路が複数あることがわかってくると，皮質下の社会的行動を制御するメカニズムも調べられるようになってきた[28]．その意味では，ハーバード大学のノバック（Nowak）らのグループの研究は，ヒトの向社会性における皮質下の機能の見直しに大きな影響を与えることになる[29,30]．

彼らは，公共財ゲームを使って，ヒトの協力行動（向社会性）を調べた[29]．公共財ゲームでは，数人の実験協力者に実験者がお金を与え，実験協力者はその中から好きな金額を，後に全員に分配されることになる資金プールに供託する．供託されたお金は，プールされ，実験者によって倍の金額に増やされた後，すべての実験協力者に均等に配分される．供託する金額は実験協力者に任されており，全額供託してもいいし，一銭も供託しなくてもよい．このとき供託する金額が，実験協力者の向社会性の指標になると考えるわけである．実験協力者の中には，お金をたくさん供託する向社会的なヒトもいれば，まったくお金を出さずに分け前だけもらう利己主義者もいる．ノバックらが，このゲームにおける実験協力者の判断にかかる時間を調べたら，向社会的判

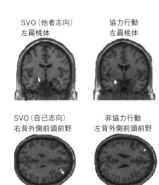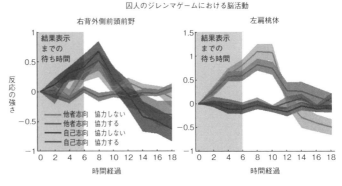

図6.7 社会的価値志向性と脳 ➡ 口絵
A. 脳領域の大きさ．利他的なヒト（他者志向）ほど左扁桃体が大きく，利己的なヒト（自己志向）ほど前頭前野外側部が大きい．
B. 前頭前野外側部（左）と扁桃体（右）の囚人のジレンマゲーム遂行中の脳活動（BOLD信号）．利己的なヒトは前頭前野が，利他的なヒトは扁桃体が強く活動している．

断をするヒトほど，反応時間が早いことがわかった．逆に，教示してゆっくり判断させると，利己的な判断をするヒトの割合が増えた．このことは，ヒトは熟慮的になるほど，利己的あるいは利益についてよく考えるようになり，あまり時間をかけずに直観的に判断するほど向社会的になるということを示している．一般に，意思決定場面において，早い判断はモデルフリープロセス，熟慮的な判断はモデルベースプロセスに依存すると考えられている．これが，公共財ゲームでの向社会的判断と利己的判断にも適用できるとすれば，向社会的判断は主に皮質下の活動と関係するモデルフリープロセスに，利己的判断は主に前頭前野の活動と関係するモデルベースプロセスに依存することになる．

筆者らは，このような仮説を確かめるために，社会的価値志向性（social value orientation：SVO）の指標[31]を使い，あらかじめ実験協力者を向社会的か利己的かで分類した後，囚人のジレンマゲームを行わせ，その行動と脳構造・脳活動との関係を調べた[32]．囚人のジレンマゲームでは，もらえる金額を増やそうとすれば，協力せず裏切った方がいいことが知られている．それでも多くのヒトは協力しようとするが，この協力傾向はSVOで測った向社会性と相関していた．さらに，実験協力者の脳部位の大きさと向社会性の関係を調べると同時に，それぞれの実験協力者が囚人のジレンマゲームを行っているときの脳の活動（BOLD信号）を解析した．

脳構造については，SVOや囚人のジレンマゲームでより利己的であると判断された実験協力者は前頭前野外側部が，向社会的であると判断された実験協力者は扁桃体が，それぞれ，統計的に有意に大きいということがわかった．また，囚人のジレンマゲーム遂行中のBOLD信号も，利己的な実験協力者は前頭前野外側部で有意に大きく，向社会的な実験協力者は扁桃体で有意に大きかった．また，向社会的な実験協力者の前頭前野外側部では，反応が非協力的な場合にのみ，有意に大きいBOLD信号がみられた（図6.7）[32]．

我々の研究では，向社会的なヒトほど扁桃体が大きく，その活動も強いということを示しているが，このことは向社会的な実験協力者だけに，扁桃体の活動と不平等を嫌う反応傾向とに相関がみられるというHaruno & Frithの結果と一致している[33]．扁桃体は，情動の生起に重要な役割を果たしている部位として知られている．これは，扁桃体の活動が前頭前野，特に眼窩前頭前野に伝えられることによって知覚される情動になると考えられているためであるが，扁桃体の情報は大脳基底核線条体にも送られ，ハビット学習形成にも重要な役割を果たしている[34]．

渡辺（Watanabe）らは，図形ともらえる金額の確率的関係を学習する課題で，学習試行前に恐怖の表情の写真を見せると学習が促進されることを示した[35]．このときのBOLD信号は，恐怖表情の提示

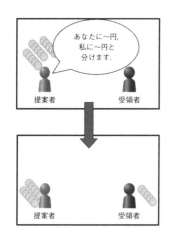
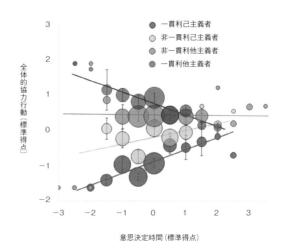

図 6.8 協力行動と意思決定時間 ➡ 口絵
A. 経済ゲームの一例（独裁者ゲーム）．
B. 利他的なヒトは，判断が早いと利他的，遅いと利己的．利己的なヒトは，判断が早いと利己的，遅いと利他的．

で扁桃体の活動が上がり，それが腹側線条体における報酬予測誤差を上昇させるというものであった．報酬予測誤差は学習目標との誤差をフィードバックするもので，これが大きいほど脳における学習圧力は強くなり，学習は目標に向かって促進されると考えられている．前述したように，ドパミン細胞でつくられた報酬予測誤差は線条体に送られ，ハビット学習を促進する．線条体における報酬予測誤差が扁桃体からの信号で増強されるということは，情動を喚起するような状況では，ハビット学習が促進されるということを示唆する．

　向社会的行動は，社会的状況でのコンフリクト低減のための行動であると考えることもできる（たとえば，恐い人と目が合えばそらすという学習）．春野らが示したように向社会的なヒトたちにとっては，不公平は扁桃体の活動を上昇させるものであり[33]，ファーミン（Fermin）らは，これが囚人のジレンマゲームでも起こることを示している[32]．そのようなコンフリクト状況は向社会的な行動をとることにより低減される．コンフリクトによって生じた扁桃体の活動上昇が，線条体に伝わり，向社会的行動に関わるハビット学習を促進した結果，コンフリクト状況では，ヒトはデフォルト向社会的に振る舞い，熟慮しない場合には向社会的行動が起こりやすいのではないだろうか？　前頭前野は，時間

があれば，このハビット化した向社会的行動を止めることができ，不必要な社会的行動を抑えるのかもしれない．しかし，向社会的行動のすべてが，ハビットではない．利己的な実験協力者でも，短期的な利益ではなく，自身の評判などを含めた長期的な利益が期待できる場合には，時間をかけて協力的な判断をする場合があることもわかった（図6.8）[36]．また，富の社会的分配を行う場合には，主に大脳皮質が働き，特に右側の側頭頭頂接合部が重要な役割を果たしていることも明らかにされている[37]．これは，富の社会的分配には，第三者的な視点を持つことが重要な役割を果たしており，そのためにはシミュレーションを可能とする大脳新皮質のモデルベースプロセスが必要であるためかもしれない．

　これらの結果は，これまでの基礎研究で明らかにされたモデルベース（大脳新皮質）vs. モデルフリー（大脳基底核＋扁桃体）の機能の延長上にヒトの向社会性も展開していることを示唆している．

6.6　おわりに

　哺乳類の意思決定には，異なるメカニズムを持つ複数の神経回路が働いていることが知られるようになってきた．大脳基底核を中心とする回路は，刺激と反応の関係を報酬で強化し，ハビット形成を行う

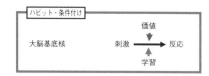

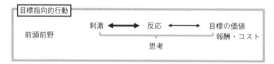

図6.9 ハビットと目標指向的行動

ことで結果的な反応選択を行っている（モデルフリープロセス、図6.9上）．前頭前野を中心とする回路は、目標の設定を行って、その後どの反応（あるいは反応の連鎖）が目標達成に有効かを決めていく（モデルベースプロセス、図6.9下）．この2つの回路（あるいはさらなる回路も含めて）は協調と競合を繰り返しながら、適切な意思決定を可能にしているはずである．特に、ヒトの社会行動については、心の理論や社会の脳内モデル化のような熟慮的システムの役割が強調されてきたが、最近になってハビットのような行動の習慣化もヒトの社会行動において無視できないほど重要であることがわかってきた．このような新しい視点からの社会行動の理解もきわめて興味深い．　　　　　　　　　　［坂上雅道］

文献

1) Schultz W, Dayan P, et al：A neural substrate of prediction and reward. Science 1997；**275**：1593-1599.
2) Sutton RS, Barto AG. Reinforcement Learning：An Introduction. MIT Press；1998.
3) Kawagoe R, Takikawa Y, et al：Expectation of reward modulates cognitive signals in the basal ganglia. Nat Neurosci 1998；**1**：411-416.
4) Reynolds JN, Hyland BI, et al：A cellular mechanism of reward-related learning. Nature 2001；**413**：67-70.
5) Samejima K, Ueda Y, et al：Representation of action-specific reward values in the striatum. Science 2005；**310**：1337-1340.
6) Shimojo S, Simion C, et al：Gaze bias both reflects and influences preference. Nat Neurosci 2003；**6**：1317-1322.
7) Kim H, Adolphs R, et al：Temporal isolation of neural processes underlying face preference decisions. Proc Natl Acad Sci U S A 2007；**104**：18253-18258.
8) Daw ND, Niv Y, et al：Uncertainty-based competition between prefrontal and dorsolateral striatal systems for behavioral control. Nat Neurosci 2005；**8**：1704-1711.
9) Seymour B, Singer T, et al：The neurobiology of punishment. Nat Rev Neurosci 2007；**8**：300-311.
10) Tolman EC：Cognitive maps in rats and men. Psychol Rev 1948；**55**：189-208.
11) Balleine BW, Dickinson A：Goal-directed instrumental action：contingency and incentive learning and their cortical substrates. Neuropharmacology 1998；**37**：407-419.
12) Daw ND, Gershman SJ, et al：Model-based influences on humans' choices and striatal prediction errors. Neuron 2011；**69**：1204-1215.
13) Gläscher J, Daw N, et al：States versus rewards：dissociable neural prediction error signals underlying model-based and model-free reinforcement learning. Neuron 2010；**66**：585-595.
14) Milner B. Some effects of frontal lobectomy in man. In：Warren JM, Akert K, ed. The Frontal Granular Cortex and Behavior. McGraw-Hill；1964. p.313-334
15) Luria AR. Higher Cortical Functions in Man. 2nd ed. Basic Books；1980.
16) Lhermitte F, Pillon B, et al：Human autonomy and the frontal lobes. Part I：Imitation and utilization behavior：a neuropsychological study of 75 patients. Ann Neurol 1986；**19**：326-334.
17) Perret E：The left frontal lobe of man and the suppression of habitual responses in verbal categorical behaviour. Neuropsychologia 1974；**12**：323-330.
18) Owen AM, Evans AC, et al：Evidence for a two-stage model of spatial working memory processing within the lateral frontal cortex：a positron emission tomography study. Cereb Cortex 1996；**6**：31-38.
19) Sakagami M, Niki H：Encoding of behavioral significance of visual stimuli by primate prefrontal neurons：relation to relevant task conditions. Exp Brain Res 1994；**97**：423-436.
20) White IM, Wise SP：Rule-dependent neuronal activity in the prefrontal cortex. Exp Brain Res 1999；**126**：315-335.
21) Hoshi E, Shima K, et al：Neuronal activity in the primate prefrontal cortex in the process of motor selection based on two behavioral rules. J Neurophysiol 2000；**83**：2355-2373.
22) Pan X, Sawa K, et al：Reward prediction based on stimulus categorization in primate lateral prefrontal cortex. Nat Neurosci 2008；**11**：703-712.
23) Pan X, Fan H, et al：Reward inference by primate prefrontal and striatal neurons J Neurosci 2014；**34**：1380-1396.
24) Tanaka S, Pan X, et al：Dissociable functions of reward inference in the lateral prefrontal cortex and the striatum. Front Psychol 2015；**6**：995.
25) Blake PR, McAuliffe K, et al：The ontogeny of fairness in seven societies. Nature 2015；**528**：258-261.
26) McAuliffe K, Blake PR, et al：The developmental foundations of human fairness. Nature Human Behaviour 2017；**1**：article 0042.
27) Dunbar RI：The social brain hypothesis. Evolutionary Anthropology 1998；**6**：178-190.
28) Izuma K, Saito DN, et al：Processing of social and monetary rewards in the human striatum. Neuron 2008；**58**：284-294.
29) Rand DG, Greene JD, et al：Spontaneous giving and calculated greed. Nature 2012；**489**：427-430.
30) Rand DG, Nowak MA：Human cooperation. Trends Cogn Sci 2013；**17**：413-425.
31) Van Lange PA, Otten W, et al：Development of prosocial

individualistic, and competitive orientations : theory and preliminary evidence. J Pers Soc Psychol 1997 ; **73** : 733-746.
32) Fermin AS, Sakagami M, et al : Representation of economic preferences in the structure and function of the amygdala and prefrontal cortex. Sci Rep 2016 ; **6** : 20982.
33) Haruno M, Frith CD : Activity in the amygdala elicited by unfair divisions predicts social value orientation. Nat Neurosci 2010 ; **13** : 160-161.
34) Fudge JL, Kunishio K, et al : Amygdaloid projections to ventromedial striatal subterritories in the primate. Neuroscience 2002 ; **110** : 257-275.
35) Watanabe N, Sakagami M, et al : Reward prediction error signal enhanced by striatum-amygdala interaction explains the acceleration of probabilistic reward learning by emotion. J Neurosci 2013 ; **33** : 4487-4493.
36) Yamagishi T, Matsumoto Y, et al : Response time in economic games reflects different types of decision conflict for prosocial and proself individuals. Proc Natl Acad Sci U S A 2017 ; **114** : 6394-6399.
37) Kameda T, Inukai K, et al : Rawlsian maximin rule operates as a common cognitive anchor in distributive justice and risky decisions. Proc Natl Acad Sci U S A 2016 ; **113** : 11817-11822.

7 遺伝子転写カスケードと神経可塑性

7.1 はじめに

薬物依存症は生活や身体への悪影響を認識しているにもかかわらず、薬物を慢性的に摂取し続ける疾患である。生物学的観点から依存症は薬物の反復使用により報酬行動を司る神経回路の病的な適応状態であると考えられている。この神経回路の病的な適応状態は、薬物の使用を中断しても維持されているために再燃へとつながる長期持続的な脆弱性の基盤であると推測されている。依存性薬物は中脳皮質辺縁系に作用し、快感をもたらす。この快感には主に中脳腹側被蓋野（VTA）から側坐核、前頭皮質、海馬および扁桃体へ投射するドパミン神経系が関与している。側坐核は薬物依存の形成に関与しており、前頭皮質、海馬および扁桃体は報酬学習と薬物と周りの環境との連合記憶の形成と想起、すなわち再燃行動に関与する。薬物依存のメカニズムは学習・記憶における長期増強（LTP）や長期抑圧（LTD）などの神経可塑性の機序と類似点が多く、ある程度共通する分子基盤が存在するのではないかと想定されている。たとえば、コカイン、モルヒネ、ニコチンやアルコールなどの依存性薬物の処置はVTAのドパミン神経細胞のシナプス強度を変化させる[1,2]。また、依存性薬物はシナプス構成タンパク質を再編し、スパインの形態変化を引き起こす[1,3]。さらに、依存性薬物の反復使用によりLTPやLTDの神経可塑性の変化も認められており、単回処置に比較してより広範囲で長期持続的な障害が惹起される。本章ではドパミンによる細胞内シグナルとその下流に存在する最初期遺伝子について述べ、神経可塑性を導く仕組みについて紹介する。

7.2 側坐核を構成する中型有棘神経細胞

側坐核には投射神経である中型有棘神経細胞および介在神経細胞（パルブアルブミン/GABA含有細胞、ソマトスタチン/一酸化炭素合成酵素/ニューロペプチドY/GABA含有細胞、コリン作動性神経細胞）が存在し、これらの神経細胞の約90％は中型有棘神経細胞で占められている[4]。中型有棘神経細胞はGABA作動性の抑制性神経であり、ドパミンD1受容体（D1R）を発現する中型有棘神経細胞（D1R-中型有棘神経細胞）とドパミンD2受容体（D2R）を発現するD2R-中型有棘神経細胞の異なる2種類の神経細胞が存在する[5]。また、D1R-中型有棘神経細胞は、ムスカリンM4受容体、ダイノルフィンおよびサブスタンスPを共発現している。D2R-中型有棘神経細胞は、アデノシンA2A受容体、エンケファリンおよびニューロテンシンを共発現している（図7.1）[6]。

中型有棘神経細胞は大脳皮質、扁桃体および海馬などからグルタミン酸作動性神経の支配を受けており[7]、この興奮性入力に対する中型有棘神経細胞の反応性はドパミンにより調節される。ドパミンは、D1R-中型有棘神経細胞の興奮性を増加させ、D2R-中型有棘神経細胞の興奮性を逆に低下させる[4,7]。したがって、線条体の細胞外ドパミン濃度が低い静

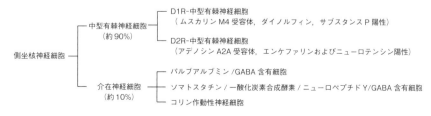

図7.1 側坐核を構成する神経細胞
D1R：ドパミンD1受容体，D2R：ドパミンD2受容体，GABA：γアミノ酪酸．

止状態ではD2R-中型有棘神経細胞が優位であり，コカインのような依存性薬物の摂取により細胞外ドパミン濃度が高くなるとD1R-中型有棘神経細胞が活性化してD2R-中型有棘神経細胞よりも優位になる．実際に，マウスを用いたin vivoカルシウムイメージング研究では，コカインの単回投与により細胞内カルシウムイオン濃度がD1R-中型有棘神経細胞で増加し，D2R-中型有棘神経細胞で減少する[8]．また，報酬学習やコカインに対する薬物反応性などの報酬関連行動はD1R-中型有棘神経細胞を介した神経回路が重要であることが示されている[9]．

中型有棘神経細胞にはドパミン受容体が高発現しており，樹状突起，スパインおよび細胞体などに幅広く分布する[10]．D1Rは，G_{olf}に共役してアデニール酸シクラーゼを介してcAMPの産生を亢進する．

G_iに共役するD2Rは，アデニール酸シクラーゼを介してcAMP産生を抑制する．cAMP量の増加により，さまざまな下流シグナルが細胞内で活性化される．プロテインキナーゼA（PKA）はcAMP反応性のリン酸化酵素であり，2個の触媒サブユニットと2個の調節サブユニットにより構成されている[11]．cAMPは，触媒ユニットと調節ユニットの解離を引き起こしてPKAを活性化する．一方，cAMPの加水分解はサイクリックヌクレオチドホスホジエステラーゼ（PDE）が担っており，PDEによる細胞内cAMP量の減少はアデニール酸シクラーゼの作用と拮抗する[12]．PDEの酵素活性はPKAにより制御され，PDE4 Ser133のリン酸化はcAMPの分解を促進するネガティブフィードバック機構として作用する[13]．また，cAMP/PKAを調

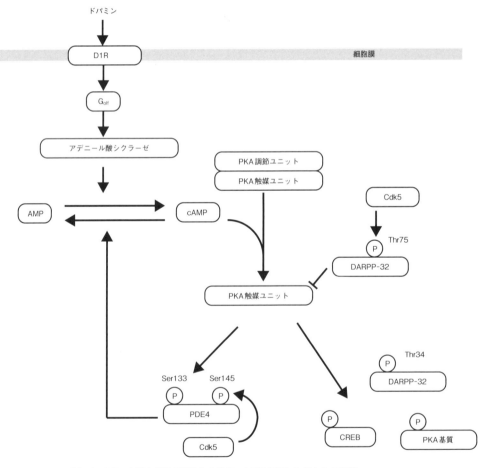

図7.2 D1R-中型有棘神経細胞におけるcAMP/PKAシグナルの制御
AMP：アデノシン一リン酸，cAMP：環状アデノシン一リン酸，Cdk5：サイクリン依存性タンパク質キナーゼ5，CREB：サイクリックAMP応答エレメント結合タンパク質，D1R：ドパミンD1受容体，DARPP-32：ドパミンおよびサイクリックAMP調節性リン酸化タンパク質32 kDa，PKA：プロテインキナーゼA，Ser：セリン残基，Thr：トレオニン残基．

節する因子としてサイクリン依存性タンパク質キナーゼ5（Cdk5）があり，ドパミンおよびサイクリックAMP調節性リン酸化タンパク質32 kDa（DARPP-32）Thr75のリン酸化を介してPKAの活性を抑制する[14]．近年，Cdk5によるPDE4 Ser145のリン酸化が，cAMP/PKAシグナルのホメオスタシスを制御することも明らかにされている[15]．このように，cAMP/PKAシグナルの活性は，中型有棘神経細胞の細胞内情報伝達経路の特異性および恒常性を維持するために厳密にコントロールされている（図7.2）．

PKAの活性化は中型有棘神経細胞の興奮性および報酬関連行動に関係していることから，ドパミンはD1R-中型有棘神経細胞の興奮性を高め，D2R-中型有棘神経細胞の興奮性を抑制すると考えられている[16,17]．たとえば，線条体スライス標本にドパミンを添加すると発火頻度が増加し，ドパミンによる興奮性の増加作用はPKA阻害剤Rp-cAMPSにより抑制されることが電気生理学的実験で示されている[16]．また，行動薬理学的解析において，側坐核にPKA刺激薬Sp-cAMPSを注入したラットではコカインの自己投与行動が増加し，PKA阻害薬Rp-cAMPSを側坐核に注入したラットではコカインの自己投与行動が逆に減少する[17]．最近では，側坐核のD1R-中型有棘神経細胞で特異的にPKAの活性を操作したマウスが開発され，側坐核のD1R-中型有棘神経細胞におけるPKAの活性化が細胞の興奮性およびコカインの報酬効果を制御していることが示されている[18]．

7.3 サイクリックAMP応答エレメント結合タンパク質（CREB）シグナル

遺伝子転写カスケードは転写因子がデオキシリボ核酸（DNA）に結合することにより開始される．標的遺伝子の上流領域には転写の開始に関与するプロモーターと呼ばれるDNA配列が存在し，プロモーターのなかでも特に保存されているDNA部分的配列を配列要素（エレメント）と呼ぶ．cAMPは，5'-TGACGTCA-3' 配列を有するcAMP応答エレメント（CRE）を介してさまざまな遺伝子の発現を調節している．CREBはPKAによりリン酸化される転写調節因子であるが，リン酸化されたCREBは自身のロイシンジッパードメインを介して二量体を形成する．この二量体CREBがCREに結合することで遺伝子の転写が開始される（図7.3）．CREBはPKA以外にもプロテインキナーゼC（PKC），毛細血管拡張性運動失調変異キナーゼ（ATM），カルシウムカルモデュリン依存性キナーゼⅡ（CaMKⅡ）により活性化されることが知られている[19]．

アンフェタミンおよびオピオイドの薬物乱用は，側坐核などを含む薬物依存に関与するさまざまな脳部位においてCREBを活性化する[20,21]．アンフェタミンを投与した野生型マウスでは，CREBのリン酸化亢進やcFosの発現増加が認められるが，ドミナントネガティブ型PKA RIαサブユニットを中型有棘神経細胞特異的に発現させPKAの機能を阻害したマウスでは，アンフェタミン投与によるCREB

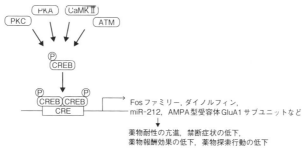

図7.3　CREBシグナルの制御
AMPA：α-アミノ-3-ヒドロキシ-5-メソオキサゾール-4-プロピオン酸，ATM：毛細血管拡張性運動失調変異キナーゼ，CaMKⅡ：カルシウムカルモデュリン依存性キナーゼⅡ，CRE：cAMP応答エレメント，CREB：サイクリックAMP応答エレメント結合タンパク質，Fos：fosプロトオンコジーンAP1転写因子サブユニット，P：リン酸化，PKA：プロテインキナーゼA，PKC：プロテインキナーゼC．

のリン酸化亢進やcFosの発現増加が認められない[22]. 側坐核におけるCREBの活性化は負のフィードバック機構を担っており,依存性薬物に対する動物の感受性の減少（薬物耐性）や断薬に伴う不快情動（禁断症状）に関与している[23-25]. これらの作用は負の強化プロセスを介して薬物自己投与および再燃行動を制御することが示されている[26]. CREBはD1R-中型有棘神経細胞とD2R-中型有棘神経細胞の両方で機能する[21].

依存性薬物による行動を伝達するCREBの標的遺伝子がゲノムワイド解析によって同定されている[23,27,28]. たとえば,オピオイドペプチドのダイノルフィンはコカインの投与によってCREBを介して誘導される. ダイノルフィンの発現増加はVTAのドパミン神経に存在するκオピオイド受容体に作用して側坐核におけるドパミン作動性神経伝達を抑制し,コカインの報酬効果を減少させる[23]. microRNAは,複数のmRNA配列に部分相補的に結合し,mRNAの翻訳反応を物理的に阻害することで,さまざまな遺伝子発現を抑制する機能性核酸である. 興味深いことに,コカイン摂取したラットの線条体ではmicroRNAであるmiR-212の発現が増加することが報告されている[29]. コカインの摂取により増加したmiR-212は,Raf1活性を負に制御するSPRED1の発現抑制を介してRaf1を活性化する. Raf1はアデニール酸シクラーゼを刺激してCREBのリン酸化と,それに続くCREBとCREBコアクチベーター TORC との複合体形成を促進することでコカイン探索行動を抑制する. したがって,miR-212シグナル伝達はコカイン嗜癖に対する脆弱性を決定する主要な役割を担っていると考えられる（図7.3）. 一方,海馬や扁桃体においてCREBの活性化は記憶に重要な役割を果たしていることが多くの研究によって示されている[30-32]. 精神刺激薬およびオピエートにより側坐核以外の脳部位でもCREBの活性化が観察されるが[20,21],その標的遺伝子や行動表現型との因果関係については不明である. また,他の依存性薬物の作用を伝達するCREBの役割についてもよくわかっていない.

7.4 ΔFosBシグナル

Fosファミリーに属する転写因子は,Junファミリーと二量体を形成してアクチベータータンパク質1（AP-1）複合体となり標的遺伝子のプロモーターに存在するAP-1結合部位（5′-TGAG/CTCA-3′）に結合して標的遺伝子の転写を誘導する（図7.4）[33]. 依存性薬物の単回投与は側坐核や背側線条体において投与後1〜4時間で速やかにc-Fos, FosB, Fra-1およびFra-2などFosファミリーに属するタンパク質の発現を側坐核や線条体で増加させる[34-36]. これらFosファミリー分子のmRNAやタンパク質は細胞内で不安定であるために,その発現は一過性であり,薬物を投与して8〜12時間後にはもとのレベルに戻る. 一方,FosB遺伝子のスプライシング断片により産生されるΔFosBは,依存性薬物の単回投与によりわずかに増加する. しかし,他のFosタンパク質とは異なり,ΔFosBは細胞内で非常に安定であるため依存性薬物を反復投与するとΔFosBのタンパク質発現は徐々に蓄積し,やがて顕著な増加を示す[34,37]. さらに,ΔFosBの安定性はmRNAよりもリン酸化によるタンパク質の翻訳後修飾に依存するため,ΔFosBの発現レベルは薬物投与を中断しても数週間は持続する. ΔFosBの発現は,コカイン[38,39],ニコチン[40],エタノール[39]およびΔ9-テトラヒドロカンナビノール[39]を反復投与した動物やコカイン乱用者の側坐核で増加し,この増加はほとんどの場合はD1R-中型有棘神経細胞で起こる[41,42]. また,D1R-中型有棘神経細胞におけるΔFosBの誘導は,動物の薬物に対する感受性の増大をもたらして,薬物自己投与行動を促進させることが示されている[41-45]. 興味深いことに,依存性薬物による側坐核でのΔFosBの発現誘導は離乳直後や成熟期マウスと比較して若齢期で反応性が高く,依存性薬物に対する脆弱性が年齢により異なる[46]. ニコチンにより誘導されたΔFosBが,コカインの報酬効果をさらに増大させることから,ゲートウェイドラックの使用から他の依存性薬物の乱用へと移行させる機序としてΔFosBが深く関与していることが示唆されている[47].

側坐核におけるΔFosBの標的遺伝子については特定の候補遺伝子やゲノムワイド解析により同定されている（図7.4）[27,28]. ダイノルフィンはCREBによってその発現が誘導されるが,ΔFosBはダイノルフィンの発現を抑制してモルヒネの報酬効果を

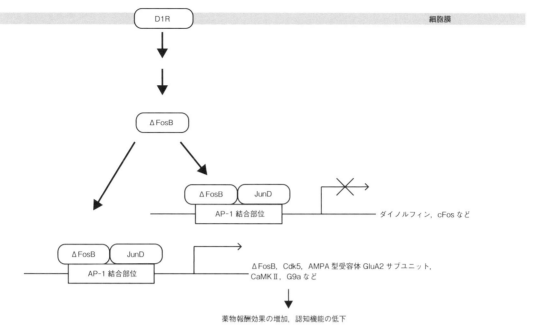

図 7.4 ΔFosB シグナルの制御
AMPA：α-アミノ-3-ヒドロキシ-5-メソオキサゾール-4-プロピオン酸，AP-1：アクチベータータンパク質 1, CaMKⅡ：カルシウムカルモデュリン依存性キナーゼⅡ, Cdk5：サイクリン依存性タンパク質キナーゼ 5, D1R：ドパミン D1 受容体, G9a：H3K9 ジメチルトランスフェラーゼ G9a, JunD：Jun プロトオンコジーン AP1 転写因子サブユニット D, ΔFosB：Δfos プロトオンコジーン AP1 転写因子サブユニット B.

促進する[45]．ほかにも ΔFosB 標的遺伝子として c-Fos が知られている．ΔFosB は依存性薬物の反復投与により細胞内に蓄積し，c-Fos の発現抑制を引き起こす分子スイッチとして機能する[48]．このような仕組みによって，依存性薬物の反復投与後では ΔFosB が選択的に発現誘導される．さらに，依存性薬物によって惹起される側坐核の神経可塑性や中型有棘神経細胞における樹状突起の形態変化に多数の標的遺伝子が関与する．側坐核以外の脳部位における ΔFosB の機能的意義についてはよくわかっていないが，眼窩前頭皮質における ΔFosB の発現と認知機能との関係について調べた研究がある[49,50]．コカインを急性摂取した際には 5-選択反応時間課題や遅延価値割引課題で認知機能障害が認められ，コカインを長期間摂取するとやがてもとに戻る．このコカイン長期摂取による認知機能障害の耐性化には，眼窩前頭皮質における ΔFosB を介した転写調節の亢進が関与していると考えられている．ΔFosB の時間的な動態変化は特徴的であり，神経可塑性に関与する海馬などにおいてもその発現が誘導されることがわかっているが，学習・記憶に関する行動変化についての情報は少なく不明な点が多い．

7.5 核内因子-κB（NF-κB）シグナル

NF-κB は免疫グロブリン κ 軽鎖のエンハンサーに結合する B 細胞の核内因子として同定され，さまざまな哺乳動物の細胞に幅広く発現する．NF-κB が発見された当初はサイトカインや Toll 様受容体（TLR）などの細菌感染に応答する受容体の刺激により活性化される分子として炎症や免疫反応における役割について盛んに研究が行われた．その後，シナプス可塑性や記憶との関連についても注目されるようになった[51]．NF-κB は NF-κB ファミリータンパク質複合体の総称であり，NF-κB ファミリーに属するサブユニットには p65, RelB, c-Rel, p50 および p52 が存在する．これらのサブユニットがヘテロまたはホモダイマーを形成するために複合体のパターンは 15 種類にも及ぶ．個々の NF-κB サブユニットは 300 個のアミノ酸配列で構成される Rel ホモロジードメインが保存されている．最も一

般的なサブユニットはp65（*RelA*遺伝子）とp50（*NF-κB1*遺伝子）で，p65/p50ヘテロダイマーは転写を促進し，p50/p50ホモダイマーは転写を抑制する[52]．

通常状態において，NF-κBはNF-κB抑制因子（IκB）と結合して細胞質に存在する．IκBキナーゼ（IKK）は，IKKαおよびIKKβの2種類の触媒ユニットとNF-κBエッセンシャルモジュレーター（NEMO）と呼ばれる調節サブユニットで構成されるIκBのリン酸化酵素である．IKKの活性化はIκBをリン酸化することによりNF-κBとIκBを解離させ，遊離したNF-κBは核内へ移行する．TLR4，腫瘍壊死因子-α（TNF-α）受容体およびインターロイキン-1（IL-1）受容体は，アダプタータンパク質ミエロイド系分化因子88（MyD88）を介してIKKのリン酸化を促進し，NF-κBを活性化する[53,54]．このシグナル伝達は古典的経路（classical pathway）または標準的経路（canonical pathway）と呼ばれる（図7.5）．一方，非古典的（alternative pathway）または非標準的経路（non-canonical pathway）では，NF-κB-inducing kinase（NIK）がIKKαを活性化してp52の前駆タンパク質であるp100をリン酸化する．その後，p100はp52/RelBヘテロダイマーを形成するNF-κBとなり核内へ移行する[53]．核内に移行したNF-κBはDNA上流のκBモチーフ（GGGACTTTCC）に結合して目的遺伝子の転写を調節する[52,55]．主要な目的遺伝子としてサイトカインやケモカインなどの炎症性メディエイターおよび細胞接着因子があり，これらの分子がポジティブフィードバック機構を形成している．

NF-κBは自然免疫系の活性化のみならず依存性薬物の処置でも制御される（図7.5）．コカインの反復投与はNF-κBサブユニットの発現やリン酸化を促進し，NF-κBの機能亢進をもたらす[56,57]．また，モルヒネやμオピオイド受容体作動薬の処置でもNF-κBがリン酸化や活性化されることが，in vitroおよびin vivoの実験で示されている[58-61]．行動薬理学的実験によって依存性薬物の報酬効果に対するNF-κBの役割を調べた研究において，NF-κB阻害薬ピロリジンジチオカルバミン酸を側坐核に注入したラットではモルヒネ誘発性の条件付け場所嗜好性が減弱することが報告されている[58]．また，コカインにより誘導された側坐核のNF-κB

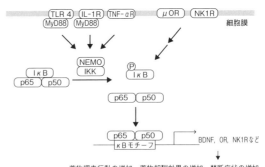

図7.5 NF-κBシグナルの制御
BDNF：脳由来神経栄養因子，IKK：IκBキナーゼ，IL-1R：インターロイキン-1受容体，IκB：NF-κB抑制因子，MyD88：ミエロイド系分化因子88，NEMO：NF-κBエッセンシャルモジュレーター，NF-κB：核内因子-κB，NK1R：ニューロキニン1受容体，TLR4：Toll様受容体4，TNF-αR：腫瘍壊死因子-α受容体，μOR：μオピオイド受容体．

が，側坐核中型有棘神経細胞における樹状突起スパイン密度の増加やコカインの過感受性に関与することがわかっている[57]．さらに，NF-κBはモルヒネ反復投与により形成された身体依存の禁断症状にも関与する[62]．ヒトにおいてもNF-κBがニコチンやアルコール依存症と関連していることも報告されている[63-65]．

NF-κBが標的とする遺伝子には，脳由来神経栄養因子（BDNF），オピオイド受容体およびニューロキニン-1受容体がある．BDNFはニューロトロフィンファミリーに属する分泌型のタンパク質であり，膜貫通型チロシンキナーゼTrkB受容体を介して細胞内シグナルを活性化する．薬物依存にBDNFが関与することが示唆されているが，薬物の種類や脳部位でBDNFの発現レベルは異なること，依存の時期によってBDNFの作用が異なることから，今のところ明確な見解が得られていない[66]．NF-κBはオピオイドペプチドやその受容体の発現増加をもたらし，下流のシグナル経路を活性化することで薬物関連行動を制御することが示されている（図7.5）．たとえば，モルヒネの報酬効果を司るμオピオイド受容体のプロモーターにはNF-κB結合配列が3か所あり，TNF-αの刺激によってμオピオイド受容体の発現が増加する[67]．μオピオイド受容体はモルヒネなどのオピエートがもたらす依存関連行動の出現に重要な役割を担っている分子である．また，μオピオイド受容体作動薬がアルコール摂取行動を増加させ[68]，逆にμオピオ

イド受容体拮抗薬がアルコール摂取行動を抑制する[69]ことからアルコール依存症にもμオピオイド受容体が関与していることが示されている．このほかにもNF-κBはニューロキニン-1受容体の発現を増加させる[70]．ニューロキニン-1受容体は，タキキニンペプチドの1つであるサブスタンスPと高い親和性を有するGタンパク質共役型受容体であり，ストレス誘発性のアルコールやコカインの探索行動[71]，ヘロインの報酬や強化効果に関与している[72]．また，ニューロキニン-1受容体の刺激はNF-κBを活性化することから[60]，ニューロキニン-1受容体/NF-κBシグナルが正のフィードバック機構を担っていることが示されている．

7.6 MEF2シグナル

ミエロサイトエンハンサー2（MEF2）は側坐核中型有棘神経細胞を含む脳内全領域で発現するタンパク質である．MEF2はサブタイプ（MEF2A-2D）でホモダイマーまたはヘテロダイマーを形成し，MEF2調節エレメント（C/T）TA（A/T）4TA（G/A）に結合する．形成するタンパク質複合体の種類によって遺伝子転写の様式が変化する[73]．たとえば，コアクチベーターp300との結合は目的遺伝子の転写を促進し，コリプレッサーであるクラスⅡヒストンデアセチラーゼ（HDAC）と結合した場合には逆に転写を抑制する．また，MEF2の活性調節にはリン酸化が関与しており，Cdk5によりリン酸化されたMEF2は活性低下を示し，Ca^{2+}依存性タンパク質脱リン酸化酵素であるカルシニューリンにより脱リン酸化された状態では活性化する（図7.6）[74,75]．コカインの反復投与は線条体のD1受容体-cAMPを介して間接的にカルシニューリンを阻害することでMEF2の脱リン酸化を抑制す

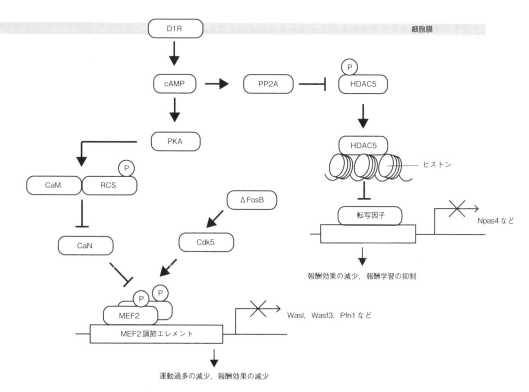

図7.6 MEF2およびHDAC5-Npas4シグナルの制御
CaM：カルモデュリン，Cdk5：サイクリン依存性タンパク質キナーゼ5，D1R：ドパミンD1受容体，HDAC5：ヒストンデアセチラーゼ5，MEF2：ミエロサイトエンハンサー2，Npas4：神経性PASドメインタンパク質4，PKA：プロテインキナーゼA，PP2A：タンパク質脱リン酸化酵素2A，Pfn1，プロフィリン1：RCS，カルモデュリンシグナル調節因子，Wasf3：ウィスコット-アルドリッチ症候群タンパク質ファミリーメンバー3，Wasl：ウィスコット-アルドリッチ症候群タンパク質N-WASP，cAMP：環状アデノシン一リン酸，ΔFosB：Δfosプロトオンコジーン AP1 転写因子サブユニットB.

る[76]．また，コカインの反復投与はΔFosBを介してCdk5の発現を増加させる[77]．MEF2を側坐核に発現させたマウスではコカインの報酬効果が増加し，逆にMEF2をノックダウンしたマウスでは中型有棘神経細胞の樹状突起スパイン密度の増加や運動過多・薬物報酬効果の低下が観察される[76]．したがって，コカインによるMEF2の活性低下は薬物依存に対して抑制するホメオスタシスを担っている（図7.6）．さらに，ゲノムワイド解析によりMEF2の標的遺伝子として細胞骨格リモデリング関連分子であるウィスコット-アルドリッチ症候群タンパク質N-WASP（Wasl），ウィスコット-アルドリッチ症候群タンパク質ファミリーメンバー3（Wasf3）やプロフィリン1（Pfn1）などが同定されている[76]．

7.7 HDAC5-Npas4 シグナル

これまで神経可塑性における遺伝子発現の調節に関する研究は，DNAの一次配列の変化がどのように表現型に結びつくかについて遺伝学（ジェネティクス）の観点から進められてきた．近年では，DNAの一次構造の変化を伴わずに認められる遺伝子機能の発現を追及するエピジェネティクスに関心が寄せられ，盛んに研究が行われている．真核細胞の核内においてDNAはヒストンと結合しクロマチンを形成している．ヒストンがアセチル化されるとクロマチンの凝集が解けて，転写が促進される．HDAC5はクラスII型ヒストン脱アセチル化酵素であり，活動依存的にヒストンに結合してDNAの転写を抑制する．細胞質にはリン酸化HDAC5が局在しており，細胞内cAMPの増加はタンパク質脱リン酸化酵素PP2Aを介してHDAC5を脱リン酸化して核内へ移行させる[78]．リン酸化の影響を受けないHDAC5変異体を側坐核に発現させたマウスはコカイン報酬効果が減弱することから[78]，HDAC5は依存性薬物によって引き起こされるさまざまな遺伝子の発現変化を抑制する機構として働いているといえる（図7.6）．

心筋細胞においてMEF2と核内で相互作用する分子としてHDAC5が知られているが[79]，MEF2と結合するドメインを欠損させたHDAC5を発現させたマウスではコカインの報酬効果は変化しない[80]．したがって，薬物依存に関してはHDAC5とMEF2が独立して機能している．HDAC5が標的とする遺伝子の1つとして神経性PASドメインタンパク質4（Npas4）がある．Npas4は最初期遺伝子に属する転写因子であり，グルタミン酸作動性神経のシナプス活動，細胞膜の脱分極や電位依存性L型カルシウムチャネルによる細胞内Ca^{2+}の増加により速やかにかつ一過性に誘導される[81]．グルタミン酸作動性およびGABA作動性神経においてNpas4は，特有の転写反応を編成し，かつ統合することにより興奮性および抑制性シナプスのバランスを調節している[81-83]．グルタミン酸作動性神経では，Npas4の発現増加によりGABAシナプスが増加する．一方，GABA介在神経ではNpas4はグルタミン酸シナプスを増加させる．このような興奮性・抑制性シナプスの変化によってもたらされる負のフィードバック機構は異常に興奮した神経回路を正常な状態に戻そうとする恒常性維持として機能している[83]．興味深いことに，コカインを投与したマウスの側坐核ではNpas4 mRNAの発現はわずかに増加するのみであるが，コカインを投与して条件付け場所嗜好性に用いる実験装置に入れたマウスではNpas4 mRNA発現が顕著に増加する[84]．また，Npas4タンパク質は側坐核の中型有棘神経細胞およびGABA介在神経で増加し，コリン作動性介在神経では認められない[84]．側坐核の*Npas4*遺伝子を特異的に欠損させたマウスはコカインの行動感作に障害は認められず，コカインによる条件付け場所嗜好性の低下や自己投与行動の学習遅延を呈する[84]．このように，コカインによるHDAC5の脱リン酸化はNpas4の発現を抑制し，依存性薬物の条件付け学習を抑制する（図7.6）．マウスを用いたゲノムワイド解析によりNpas4の下流遺伝子が調べられている[81,85]が，薬物依存との関与については明らかにされていない．

7.8 その他の転写因子

薬物依存の動物モデルを用いて研究されている転写因子には，グルココルチコイド受容体，側坐核1転写因子（NAC1），早期増殖応答タンパク質（EGRs）およびシグナル伝達性転写因子（STATs）などがある[41,86]．たとえば，グルココルチコイド

受容体はコカインの投与によりドパミン作動性神経細胞で発現が増加し，コカインの探索行動を促進する[87]．また，思春期におけるアルコール乱用とグルココルチコイド受容体の遺伝子多型の関連性を示唆する研究も報告されている[88]．

7.9 神経可塑性

多くの薬物依存に関する研究は依存性薬物による報酬効果の観点から中脳辺縁系ドパミン作動性神経に着目して分子機構を解明しようとする方法で盛んに行われていた．薬物依存は休薬しても症状が長期にわたり継続することから神経の適応反応すなわち神経の可塑的変化が脳内で起きていると考えられるようになった．海馬は学習・記憶を司る重要な脳部位であり，その細胞レベルの基盤としてグルタミン酸作動性シナプスの可塑性が重要であることはよく知られている．同様に，側坐核中型有棘神経細胞では，依存性薬物によってグルタミン酸作動性シナプスが変化することが電気生理学的解析などにより明らかになっている[1,89]．コカインを反復投与し行動感作を示したマウスの側坐核ではグルタミン酸作動性シナプスのLTD現象が観察されることが2000年代になり明らかにされた[90]．その後，側坐核のシナプス可塑性に関する研究が進み，コカインを反復投与した場合でもLTPが観察されることがあり，側坐核におけるシナプス可塑性が薬物摂取後の時間経過により大きく変化することが示された[91,92]．この依存性薬物によって誘発されるシナプス可塑性には，シナプス膜に存在するα-アミノ-3-ヒドロキシ-5-メソオキサゾール-4-プロピオン酸（AMPA）型受容体やN-メチル-D-アスパラギン酸（NMDA）型受容体といったグルタミン酸受容体の発現量やシナプスの形態が大きく寄与している（表7.1）．コカインを反復投与したマウスの側坐核では，最終投与終了後の早期（1日程度）においてシナプス膜でNMDA型受容体の発現が増加し，サイレントシナプスと呼ばれる反応性の乏しい細長い形態のスパインの増加とLTDが観察される．これらの変化は2～4週間の休薬で回復し，続いてAMPA型受容体がシナプス膜で増加し，マッシュルーム型のスパインの増加とLTPが観察される．再度，薬物を摂取した場合には，細長いスパインやLTDが認められ急速に反復投与時の状態へと戻る．この分子機序として，CaMK IIを介したAMPA型受容体を構成するサブユニットのリン酸化や発現量の変化があげられる[91,93-96]．このほかにもAMPA型受容体GluA1サブユニット遺伝子はCREBの標的遺伝子であり，AMPA型受容体GluA2サブユニットやCaMK IIはΔFosBにより転写制御を受ける[42,43,97,98]．スパインの形態変化に関わる分子として上述したCdk5, NF-κB, MEF2のほかにも，ヒストンメチル化酵素G9a, DNAメチル化酵素DNMT3, 低分子量Gタンパク質Rac1やRap1などがある[99-102]．

神経の可塑性はシナプスに限定した特性ではない．たとえば，青斑核のスライス標本を用いてオピオイドを急性処置した場合には青斑核のノルアドレナリン作動性神経細胞の興奮性が低下するが，慢性処置した際には神経細胞の興奮性がもとに戻る[103]．さらに，オピオイド受容体拮抗薬を処置すると細胞の興奮性は逆に増加する．この現象はオピオイド慢性処置に伴いCREBを介したアデニール酸シクラーゼの誘導と，それに続くナトリウムチャネルの発現増加が神経細胞の発火を促進するためと考えられている[103-106]．オピオイドにより引き起こされるこの神経細胞の異常な興奮性の変化は，薬物耐性や断薬による禁断症状を細胞レベルで反映するモデルとして用いられる．また，CREBは側坐核中型有棘

表7.1 コカイン反復投与したマウスの側坐核における可塑性の変化

処置	生理食塩水反復投与	コカイン反復投与		コカイン再投与
休薬期間		0～1日後	2～4週間後	0～1日後
AMPA型受容体	不変	減少	増加	減少
NMDA型受容体	不変	増加	減少	増加
スパイン形状分布	様々	細長いスパインが多い	マッシュルーム型スパインが多い	細長いスパインが多い
シナプス可塑性		LTD	LTP	LTD

AMPA：α-アミノ-3-ヒドロキシ-5-メソオキサゾール-4-プロピオン酸，LTD：長期抑圧，LTP：長期増強，NMDA：N-メチル-D-アスパラギン酸．

神経細胞の興奮性も増加させることが知られている[107]．このように，神経細胞レベルの可塑性は，依存性薬物により惹起される恒常性維持機構を担っている．　　　　　　　　　　　　　　　　　［永井　拓］

文献

1) Lüscher C, Malenka RC：Drug-evoked synaptic plasticity in addiction：from molecular changes to circuit remodeling. Neuron 2011；**69**：650-663.
2) Saal D, Dong Y, et al：Drugs of abuse and stress trigger a common synaptic adaptation in dopamine neurons. Neuron 2003；**37**：577-582.
3) Russo SJ, Dietz DM, et al：The addicted synapse：mechanisms of synaptic and structural plasticity in nucleus accumbens. Trends Neurosci 2010；**33**：267-276.
4) Smith RJ, Lobo MK, et al：Cocaine-induced adaptations in D1 and D2 accumbens projection neurons（a dichotomy not necessarily synonymous with direct and indirect pathways）. Curr Opin Neurobiol 2013；**23**：546-552.
5) Surmeier DJ, Ding J, et al：D1 and D2 dopamine-receptor modulation of striatal glutamatergic signaling in striatal medium spiny neurons. Trends Neurosci 2007；**30**：228-235.
6) Gerfen CR, Surmeier DJ：Modulation of striatal projection systems by dopamine. Annu Rev Neurosci 2011；**34**：441-466.
7) Britt JP, Benaliouad F, et al：Synaptic and behavioral profile of multiple glutamatergic inputs to the nucleus accumbens. Neuron 2012；**76**：790-803.
8) Luo Z, Volkow ND, et al：Acute cocaine induces fast activation of D1 receptor and progressive deactivation of D2 receptor striatal neurons：*in vivo* optical microprobe [Ca^{2+}]$_i$ imaging. J Neurosci 2011；**31**：13180-13190.
9) Hikida T, Kimura K, et al：Distinct roles of synaptic transmission in direct and indirect striatal pathways to reward and aversive behavior. Neuron 2010；**66**：896-907.
10) Uchigashima M, Ohtsuka T, et al：Dopamine synapse is a neuroligin-2-mediated contact between dopaminergic presynaptic and GABAergic postsynaptic structures. Proc Natl Acad Sci U S A 2016；**113**：4206-4211.
11) Turnham RE, Scott JD：Protein kinase A catalytic subunit isoform PRKACA；History, function and physiology. Gene 2016；**577**：101-108.
12) Conti M, Beavo J：Biochemistry and physiology of cyclic nucleotide phosphodiesterases：essential components in cyclic nucleotide signaling. Annu Rev Biochem 2007；**76**：481-511.
13) MacKenzie SJ, Baillie GS, et al：Long PDE4 cAMP specific phosphodiesterases are activated by protein kinase A-mediated phosphorylation of a single serine residue in Upstream Conserved Region 1（UCR1）. Br J Pharmacol 2002；**136**：421-433.
14) Nishi A, Kuroiwa M, et al：Mechanisms for the modulation of dopamine d（1）receptor signaling in striatal neurons. Front Neuroanat 2011；**5**：43.
15) Plattner F, Hayashi K, et al：The role of ventral striatal cAMP signaling in stress-induced behaviors. Nat Neurosci 2015；**18**：1094-1100.
16) Hopf FW, Cascini MG, et al：Cooperative activation of dopamine D1 and D2 receptors increases spike firing of nucleus accumbens neurons via G-protein betagamma subunits. J Neurosci 2003；**23**：5079-5087.
17) Self DW, Genova LM, et al：Involvement of cAMP-dependent protein kinase in the nucleus accumbens in cocaine self-administration and relapse of cocaine-seeking behavior. J Neurosci 1998；**18**：1848-1859.
18) Nagai T, Nakamuta S, et al：Phosphoproteomics of the dopamine pathway enables discovery of rap1 activation as a reward signal *in vivo*. Neuron 2016；**89**：550-565.
19) Altarejos JY, Montminy M：CREB and the CRTC coactivators：sensors for hormonal and metabolic signals. Nat Rev Mol Cell Biol 2011；**12**：141-151.
20) Shaw-Lutchman TZ, Barrot M, et al：Regional and cellular mapping of cAMP response element-mediated transcription during naltrexone-precipitated morphine withdrawal. J Neurosci 2002；**22**：3663-3672.
21) Shaw-Lutchman TZ, Impey S, et al：Regulation of CRE-mediated transcription in mouse brain by amphetamine. Synapse 2003；**48**：10-17.
22) Yang L, Gilbert ML, et al：Selective expression of a dominant-negative type Iα PKA regulatory subunit in striatal medium spiny neurons impairs gene expression and leads to reduced feeding and locomotor activity. J Neurosci 2014；**34**：4896-4904.
23) Carlezon WA Jr, Thome J, et al：Regulation of cocaine reward by CREB. Science 1998；**282**：2272-2275.
24) Barrot M, Olivier JD, et al：CREB activity in the nucleus accumbens shell controls gating of behavioral responses to emotional stimuli. Proc Natl Acad Sci U S A 2002；**99**：11435-11440.
25) Dinieri JA, Nemeth CL, et al：Altered sensitivity to rewarding and aversive drugs in mice with inducible disruption of cAMP response element-binding protein function within the nucleus accumbens. J Neurosci 2009；**29**：1855-1859.
26) Larson EB, Graham DL, et al：Overexpression of CREB in the nucleus accumbens shell increases cocaine reinforcement in self-administering rats. J Neurosci 2011；**31**：16447-16457.
27) McClung CA, Nestler EJ：Regulation of gene expression and cocaine reward by CREB and DeltaFosB. Nat Neurosci 2003；**6**：1208-1215.
28) Renthal W, Kumar A, et al：Genome-wide analysis of chromatin regulation by cocaine reveals a role for sirtuins. Neuron 2009；**62**：335-348.
29) Hollander JA, Im HI, et al：Striatal microRNA controls cocaine intake through CREB signalling. Nature 2010；**466**：197-202.
30) Josselyn SA, Nguyen PV：CREB, synapses and memory disorders：past progress and future challenges. Curr Drug Targets CNS Neurol Disord 2005；**4**：481-497.
31) Kandel ER：The molecular biology of memory：cAMP, PKA, CRE, CREB-1, CREB-2, and CPEB. Mol Brain 2012；**5**：14.
32) Tully T, Bourtchouladze R, et al：Targeting the CREB pathway for memory enhancers. Nat Rev Drug Discov 2003；**2**：267-277.
33) Hess J, Angel P, et al：AP-1 subunits：quarrel and harmony among siblings. J Cell Sci 2004；**117**：5965-5973.
34) Hope BT, Nye HE, et al：Induction of a long-lasting AP-1 complex composed of altered Fos-like proteins in brain by chronic cocaine and other chronic treatments. Neuron 1994；**13**：1235-1244.
35) Moratalla R, Elibol B, et al：Network-level changes in

expression of inducible Fos-Jun proteins in the striatum during chronic cocaine treatment and withdrawal. Neuron 1996；**17**：147-156.
36) Kelz MB, Nestler EJ：deltaFosB：a molecular switch underlying long-term neural plasticity. Curr Opin Neurol 2000；**13**：715-720.
37) Hiroi N, Brown JR, et al：FosB mutant mice：loss of chronic cocaine induction of Fos-related proteins and heightened sensitivity to cocaine's psychomotor and rewarding effects. Proc Natl Acad Sci U S A 1997；**94**：10397-10402.
38) Brenhouse HC, Stellar JR：c-Fos and deltaFosB expression are differentially altered in distinct subregions of the nucleus accumbens shell in cocaine-sensitized rats. Neuroscience 2006；**137**：773-780.
39) Perrotti LI, Weaver RR, et al：Distinct patterns of DeltaFosB induction in brain by drugs of abuse. Synapse 2008；**62**：358-369.
40) Marttila K, Raattamaa H, et al：Effects of chronic nicotine administration and its withdrawal on striatal FosB/DeltaFosB and c-Fos expression in rats and mice. Neuropharmacology 2006；**51**：44-51.
41) Nestler EJ：Review. Transcriptional mechanisms of addiction：role of DeltaFosB. Philos Trans R Soc Lond B Biol Sci 2008；**363**：3245-3255.
42) Robison AJ, Vialou V, et al：Behavioral and structural responses to chronic cocaine require a feedforward loop involving ΔFosB and calcium/calmodulin-dependent protein kinase II in the nucleus accumbens shell. J Neurosci 2013；**33**：4295-4307.
43) Kelz MB, Chen J, et al：Expression of the transcription factor deltaFosB in the brain controls sensitivity to cocaine. Nature 1999；**401**：272-276.
44) Colby CR, Whisler K, et al：Striatal cell type-specific overexpression of DeltaFosB enhances incentive for cocaine. J Neurosci 2003；**23**：2488-2493.
45) Zachariou V, Bolanos CA, et al：An essential role for DeltaFosB in the nucleus accumbens in morphine action. Nat Neurosci 2006；**9**：205-211.
46) Ehrlich ME, Sommer J, et al：Periadolescent mice show enhanced DeltaFosB upregulation in response to cocaine and amphetamine. J Neurosci 2002；**22**：9155-9159.
47) Levine A, Huang Y, et al：Molecular mechanism for a gateway drug：epigenetic changes initiated by nicotine prime gene expression by cocaine. Sci Transl Med 2011；**3**：107ra109.
48) Renthal W, Carle TL, et al：Delta FosB mediates epigenetic desensitization of the c-fos gene after chronic amphetamine exposure. J Neurosci 2008；**28**：7344-7349.
49) Winstanley CA, LaPlant Q, et al：DeltaFosB induction in orbitofrontal cortex mediates tolerance to cocaine-induced cognitive dysfunction. J Neurosci 2007；**27**：10497-10507.
50) Winstanley CA, Bachtell RK, et al：Increased impulsivity during withdrawal from cocaine self-administration：role for DeltaFosB in the orbitofrontal cortex. Cereb Cortex 2009；**19**：435-444.
51) Meffert MK, Chang JM, et al：NF-kappa B functions in synaptic signaling and behavior. Nat Neurosci 2003；**6**：1072-1078.
52) Oeckinghaus A, Ghosh S：The NF-κB family of transcription factors and its regulation. Cold Spring Harb Perspect Biol 2009；**1**：a000034.
53) Gerondakis S, Fulford TS, et al：NF-kappaB control of T cell development. Nat Immunol 2014；**15**：15-25.
54) Laird MH, Rhee SH, et al：TLR4/MyD88/PI3K interactions regulate TLR4 signaling. J Leukoc Biol 2009；**85**：966-977.
55) Hayden MS, Ghosh S：Signaling to NF-kappaB. Genes Dev 2004；**18**：2195-2224.
56) Ang E, Chen J, et al：Induction of nuclear factor-kappaB in nucleus accumbens by chronic cocaine administration. J Neurochem 2001；**79**：221-224.
57) Russo SJ, Wilkinson MB, et al：Nuclear factor kappa B signaling regulates neuronal morphology and cocaine reward. J Neurosci 2009；**29**：3529-3537.
58) Zhang X, Cui Y, et al：Involvement of p38/NF-κB signaling pathway in the nucleus accumbens in the rewarding effects of morphine in rats. Behav Brain Res 2011；**218**：184-189.
59) Hou YN, Vlaskovska M, et al：A mu-receptor opioid agonist induces AP-1 and NF-kappa B transcription factor activity in primary cultures of rat cortical neurons. Neurosci Lett 1996；**212**：159-162.
60) Wang X, Douglas SD, et al：A non-peptide substance P antagonist (CP-96,345) inhibits morphine-induced NF-kappa B promoter activation in human NT2-N neurons. J Neurosci Res 2004；**75**：544-553.
61) Sawaya BE, Deshmane SL, et al：TNF alpha production in morphine-treated human neural cells is NF-kappaB-dependent. J Neuroimmune Pharmacol 2009；**4**：140-149.
62) Rehni AK, Bhateja P, et al：Nuclear factor-kappa-B inhibitor modulates the development of opioid dependence in a mouse model of naloxone-induced opioid withdrawal syndrome. Behav Pharmacol 2008；**19**：265-269.
63) Sullivan PF, Neale BM, et al：Candidate genes for nicotine dependence via linkage, epistasis, and bioinformatics. Am J Med Genet B Neuropsychiatr Genet 2004；**126B**：23-36.
64) Okvist A, Johansson S, et al：Neuroadaptations in human chronic alcoholics：dysregulation of the NF-kappaB system. PLoS One 2007；**2**：e930.
65) Edenberg HJ, Xuei X, et al：Association of NFKB1, which encodes a subunit of the transcription factor NF-kappaB, with alcohol dependence. Hum Mol Genet 2008；**17**：963-970.
66) Koskela M, Bäck S, et al：Update of neurotrophic factors in neurobiology of addiction and future directions. Neurobiol Dis 2017；**97**：189-200.
67) Kraus J, Börner C, et al：The role of nuclear factor kappaB in tumor necrosis factor-regulated transcription of the human mu-opioid receptor gene. Mol Pharmacol 2003；**64**：876-884.
68) Richard JM, Fields HL：Mu-opioid receptor activation in the medial shell of nucleus accumbens promotes alcohol consumption, self-administration and cue-induced reinstatement. Neuropharmacology 2016；**108**：14-23.
69) Stromberg MF, Casale M, et al：A comparison of the effects of the opioid antagonists naltrexone, naltrindole, and beta-funaltrexamine on ethanol consumption in the rat. Alcohol 1998；**15**：281-289.
70) Simeonidis S, Castagliuolo I, et al：Regulation of the NK-1 receptor gene expression in human macrophage cells via an NF-kappa B site on its promoter. Proc Natl Acad Sci U S A 2003；**100**：2957-2962.
71) Schank JR, King CE, et al：The role of the neurokinin-1

receptor in stress-induced reinstatement of alcohol and cocaine seeking. Neuropsychopharmacology 2014 ; **39** : 1093-1101.
72) Barbier E, Vendruscolo LF, et al : The NK1 receptor antagonist L822429 reduces heroin reinforcement. Neuropsychopharmacology 2013 ; **38** : 976-984.
73) McKinsey TA, Zhang CL, et al : MEF2 : a calcium-dependent regulator of cell division, differentiation and death. Trends Biochem Sci 2002 ; **27** : 40-47.
74) Gong X, Tang X, et al : Cdk5-mediated inhibition of the protective effects of transcription factor MEF2 in neurotoxicity-induced apoptosis. Neuron 2003 ; **38** : 33-46.
75) Mao Z, Wiedmann M : Calcineurin enhances MEF2 DNA binding activity in calcium-dependent survival of cerebellar granule neurons. J Biol Chem 1999 ; **274** : 31102-31107.
76) Pulipparacharuvil S, Renthal W, et al : Cocaine regulates MEF2 to control synaptic and behavioral plasticity. Neuron 2008 ; **59** : 621-633.
77) Bibb JA, Chen J, et al : Effects of chronic exposure to cocaine are regulated by the neuronal protein Cdk5. Nature 2001 ; **410** : 376-380.
78) Taniguchi M, Carreira MB, et al : Histone deacetylase 5 limits cocaine reward through cAMP-induced nuclear import. Neuron 2012 ; **73** : 108-120.
79) Lu J, McKinsey TA, et al : Signal-dependent activation of the MEF2 transcription factor by dissociation from histone deacetylases. Proc Natl Acad Sci U S A 2000 ; **97** : 4070-4075.
80) Renthal W, Maze I, et al : Histone deacetylase 5 epigenetically controls behavioral adaptations to chronic emotional stimuli. Neuron 2007 ; **56** : 517-529.
81) Lin Y, Bloodgood BL, et al : Activity-dependent regulation of inhibitory synapse development by Npas4. Nature 2008 ; **455** : 1198-1204.
82) Bloodgood BL, Sharma N, et al : The activity-dependent transcription factor NPAS4 regulates domain-specific inhibition. Nature 2013 ; **503** : 121-125.
83) Spiegel I, Mardinly AR, et al : Npas4 regulates excitatory-inhibitory balance within neural circuits through cell-type-specific gene programs. Cell 2014 ; **157** : 1216-1229.
84) Taniguchi M, Carreira MB, et al : HDAC5 and its target gene, Npas4, function in the nucleus accumbens to regulate cocaine-conditioned behaviors. Neuron 2017 ; **96** : 130-144. e136.
85) Yoshihara S, Takahashi H, et al : Npas4 regulates Mdm2 and thus Dcx in experience-dependent dendritic spine development of newborn olfactory bulb interneurons. Cell Rep 2014 ; **8** : 843-857.
86) Nestler EJ : Molecular basis of long-term plasticity underlying addiction. Nat Rev Neurosci 2001 ; **2** : 119-128.
87) Ambroggi F, Turiault M, et al : Stress and addiction : glucocorticoid receptor in dopaminoceptive neurons facilitates cocaine seeking. Nat Neurosci 2009 ; **12** : 247-249.
88) Desrivières S, Lourdusamy A, et al : Glucocorticoid receptor (NR3C1) gene polymorphisms and onset of alcohol abuse in adolescents. Addict Biol 2011 ; **16** : 510-513.
89) Kauer JA, Malenka RC : Synaptic plasticity and addiction. Nat Rev Neurosci 2007 ; **8** : 844-858.
90) Thomas MJ, Beurrier C, et al : Long-term depression in the nucleus accumbens : a neural correlate of behavioral sensitization to cocaine. Nat Neurosci 2001 ; **4** : 1217-1223.
91) Kourrich S, Klug JR, et al : AMPAR-independent effect of striatal αCaMKII promotes the sensitization of cocaine reward. J Neurosci 2012 ; **32** : 6578-6586.
92) Wolf ME : The Bermuda Triangle of cocaine-induced neuroadaptations. Trends Neurosci 2010 ; **33** : 391-398.
93) Purgianto A, Scheyer AF, et al : Different adaptations in AMPA receptor transmission in the nucleus accumbens after short vs long access cocaine self-administration regimens. Neuropsychopharmacology 2013 ; **38** : 1789-1797.
94) Anderson SM, Famous KR, et al : CaMKII : a biochemical bridge linking accumbens dopamine and glutamate systems in cocaine seeking. Nat Neurosci 2008 ; **11** : 344-353.
95) Loweth JA, Singer BF, et al : Transient overexpression of alpha-Ca^{2+}/calmodulin-dependent protein kinase II in the nucleus accumbens shell enhances behavioral responding to amphetamine. J Neurosci 2010 ; **30** : 939-949.
96) Lee BR, Dong Y : Cocaine-induced metaplasticity in the nucleus accumbens : silent synapse and beyond. Neuropharmacology 2011 ; **61** : 1060-1069.
97) Brown TE, Lee BR, et al : A silent synapse-based mechanism for cocaine-induced locomotor sensitization. J Neurosci 2011 ; **31** : 8163-8174.
98) Grueter BA, Robison AJ, et al : ΔFosB differentially modulates nucleus accumbens direct and indirect pathway function. Proc Natl Acad Sci U S A 2013 ; **110** : 1923-1928.
99) Maze I, Covington HE 3rd, et al : Essential role of the histone methyltransferase G9a in cocaine-induced plasticity. Science 2010 ; **327** : 213-216.
100) LaPlant Q, Vialou V, et al : Dnmt3a regulates emotional behavior and spine plasticity in the nucleus accumbens. Nat Neurosci 2010 ; **13** : 1137-1143.
101) Dietz DM, Sun H, et al : Rac1 is essential in cocaine-induced structural plasticity of nucleus accumbens neurons. Nat Neurosci 2012 ; **15** : 891-896.
102) Cahill ME, Bagot RC, et al : Bidirectional synaptic structural plasticity after chronic cocaine administration occurs through Rap1 small GTPase signaling. Neuron 2016 ; **89** : 566-582.
103) Kogan JH, Nestler EJ, et al : Elevated basal firing rates and enhanced responses to 8-Br-cAMP in locus coeruleus neurons in brain slices from opiate-dependent rats. Eur J Pharmacol 1992 ; **211** : 47-53.
104) Lane-Ladd SB, Pineda J, et al : CREB (cAMP response element-binding protein) in the locus coeruleus : biochemical, physiological, and behavioral evidence for a role in opiate dependence. J Neurosci 1997 ; **17** : 7890-7901.
105) Han MH, Bolaños CA, et al : Role of cAMP response element-binding protein in the rat locus ceruleus : regulation of neuronal activity and opiate withdrawal behaviors. J Neurosci 2006 ; **26** : 4624-4629.
106) Cao JL, Vialou VF, et al : Essential role of the cAMP-cAMP response-element binding protein pathway in opiate-induced homeostatic adaptations of locus coeruleus neurons. Proc Natl Acad Sci U S A 2010 ; **107** : 17011-17016.
107) Dong Y, Green T, et al : CREB modulates excitability of nucleus accumbens neurons. Nat Neurosci 2006 ; **9** : 475-477.

8 薬物感受性の分子生物学的基礎

8.1 はじめに

　一般に，さまざまな薬物の作用は常に一定ではなく，種々の条件により変化する．年齢や性別，および体重または体型などの要因のみならず，過去のその薬物の使用経験や，プラセボ効果に代表されるような心理的な要因にも影響されると考えられる．なかでも，同様の条件下における薬物に対する応答性の特徴的な個体差は体質的な個人差として認識される．他の多くの体質的な個人差と同様に，薬物の作用に関する体質的な個人差についても，その要因として環境要因と遺伝要因が考えられるが，近年のゲノム科学の進展により，遺伝要因の解析手法は格段に進歩を遂げ，さまざまな知見が新たに得られている．薬物の作用に関する研究は，薬物動態学（pharmacokinetics：PK）および薬力学（pharmacodynamics：PD）の両側面において行われているが，その遺伝要因に関する研究も，主にPKおよびPDのいずれかに関わる分子の遺伝子を対象として行われている．前者は投与された薬物の吸収，分布，代謝，排泄という体内動態を速度論を用いて研究する分野，また後者は薬物受容体などの薬物の作用部位や作用機序などに関する研究分野とされ，薬物感受性とは，狭義では後者に関する作用の差異として理解されているが，本章では，薬物感受性を前者に関わる分子なども含めた形での薬物の効果の度合いすなわち「効きやすさ」または「反応性」の程度として捉え，その個人差に対して遺伝的な影響が知られている分子などについて広く紹介する．また，対象とする薬物は，「依存・嗜癖」に関わる薬物，いわゆる依存性薬物とするが，違法性の薬物などに限定せず，世界中で広く合法的に使用され嗜癖行動の対象とされるアルコールやタバコの主成分，すなわちエタノールやニコチンの作用に関わる分子についても概説する．なお，マウスなど動物を用いた薬物感受性の研究においては，薬物の投与による比較的単純化された行動や生理的測定値の変化の程度を感受性の指標としていることが多いが，ヒトを対象とした研究においては，実験的な困難さのためか，そのような研究は少数である．ヒトに対する依存性薬物感受性に類する研究としては，そのような直接的な指標に代わり，少なくとも部分的には薬物感受性の分子メカニズムと関連が深いと考えられる，薬物依存脆弱性についての研究が多い．本章では，そのような薬物依存または物質依存に対する脆弱性に寄与すると考えられる分子およびそのような脆弱性の体質的な個人差の遺伝要因についても述べる．

8.2 アルコール（エタノール）

　アルコールの摂取はほとんどの国で成年では合法になっており，エタノールは世界中で最も広く利用される依存性物質といえるであろう．嗜好品として身近であるがゆえに，わが国においても飲酒者は多く，個人的なストレス解消などの目的のほか，パーティーなどの席でもアルコールは頻用され，コミュニケーションの円滑化など社会的な役割も果たしていると考えられる．しかしながら，その摂取量，頻度，飲酒習慣，さらにはアルコール依存に対する脆弱性などは個々人により大きく異なり，そこには少なからずアルコール感受性の個人差が影響していることが，今日までのさまざまな研究により示唆されている．

　ヒトは個人個人で遺伝子配列がかなり異なるために，特定の分子における遺伝子の塩基配列の個人差，すなわち遺伝子多型の単独での影響が表出されにくいと考えられる．一方，ヒトとマウスでは多くの遺伝子が共通しているために，ヒトの遺伝子機能に関してマウスを用いて調べることは大変有用である．マウスなどには，C57BL/6やBALB/cなど種々の系統があり，アルコールを好む・好まないなどのアルコールに関連した表現型が異なる．そこで，系統間の表現型の差異に影響する遺伝子の差異

が同定できれば，ヒトの体質的な個人差に寄与する遺伝子を推察することが可能となる．系統差解析により表現型に影響する染色体上の領域を同定する量的形質遺伝子座（quantitative trait loci：QTL）マッピングという手法により，これまでに少なくともマウスの研究で24領域がアルコール感受性関連QTLとして同定され[1]，ラットの研究では4領域が同定されている[2]．また，飲酒量に関するQTLマッピングのメタ解析（複数の研究でのデータを纏めた解析）の結果，マウスにおける2番，3番，4番，9番の染色体領域に関してQTLであることを強固に支持する結果が得られているが，これらの領域のうち，マウスの2番染色体においてはsyntaxin binding protein 1（Stxbp1）[3]，マウスの4番染色体においてはmultiple PDZ domain protein（Mpdz）[4]，マウスの9番染色体においてはドパミンD2受容体（dopamine D2 receptor：Drd2）およびセロトニン1B受容体（5-HT_{1B} receptor）[1]，ラットの2番染色体においてはneuropeptide Y，α-synuclein，および副腎皮質刺激ホルモン放出ホルモン受容体2（corticotrophin-releasing factor receptor 2）[5]，などの分子をコードする遺伝子が含まれ，これらは有力なアルコール感受性関連遺伝子と考えられる．また，QTLマッピングと発現解析を統合した研究において，Gタンパク質活性型内向き整流性カリウム（G protein-activated inwardly-rectifying potassium：GIRK）チャネルのサブユニットの一種GIRK3の遺伝子である*Kcnj9*遺伝子を含む1番染色体の1q領域が，アルコールの退薬症状に関連する座位として同定されている[6]．

ヒトにおけるアルコール感受性関連の研究としては，質問紙などによるアルコールの主観的反応に関する研究やエタノールの自己投与による呼気中のアルコール濃度の個人差を測定した研究なども行われているが[7,8]，その他では，フラッシング反応や飲酒量などを除けば，アルコール依存脆弱性または重症度の個人差に関するものが多い．表8.1に，これまで候補遺伝子解析研究のメタ解析においてアルコール依存症との有意な関連が同定された遺伝子多型のうち，主なものを示す．候補遺伝子解析に関しては，主要な作用点であるγアミノ酪酸（γ-aminobutyric acid：GABA）受容体，モノアミンなどの神経伝達物質の受容体またはトランスポーター，代謝酵素，および炎症性因子などを中心にこれまで報告がなされているが，とりわけ，主要な代謝酵素であるアルコール脱水素酵素（alcohol dehydrogenase：ADH）のサブタイプADH1Bおよびアセトアルデヒド脱水素酵素（aldehyde dehydrogenase：ALDH）のサブタイプALDH2の遺伝子多型についてアルコール依存症との強い関連が認められている．アルコールを摂取すると，体内ではADHの働きによりアセトアルデヒドに変化し，さらにALDHの作用により酢酸を経て，最終的には二酸化炭素と水に代謝されるが，この毒性の高いアセトアルデヒドが体内に多いほど悪酔いの原因になるとされている．ADH1BおよびALDH2のタンパク質

表8.1 これまで物質依存との関連がメタ解析により報告された主な遺伝子多型

関連遺伝子（領域）	関連が報告された多型など	対象物質	参考文献
TTC12/ANKK1/DRD2	rs1800497（Taq1A）	アルコール	Munafò et al. Mol Psychiatry（2007）
SLC6A4	5-HTTLPR	アルコール	McHugh et al. Drug Alcohol Depend（2010）
TNF	rs361525（-238 G/A）	アルコール	Kebir et al. Eur Addict Res（2011）
ADH1B	rs1229984（Arg48His）	アルコール	Li et al. Biol Psychiatr（2011）
ALDH2	rs671（Glu504Lys）	アルコール	Li et al. Hum Genet（2011）
ADH1C	rs698（Ile350Val）	アルコール	Li et al. Hum Genet（2012）
TPH1	rs1800532（A218C）	アルコール	Chen et al. J Affect Disord（2011）
CHRNA5/CHRNA3/CHRNB4	rs16969968	ニコチン	Olfson et al. Mol Psychiatry（2016）
CYP2A6	reduced-activity polymorphisms	ニコチン	Munafò et al. Nicotine Tob Res（2004）
DAT1	3'UTR VNTR	ニコチン	Stapleton et al. Addict Biol（2007）
TTC12/ANKK1/DRD2	rs1800497（Taq1A）	ニコチン	Ma et al. Transl Psychiatry（2015）
SLC6A4	5-HTTLPR	ニコチン	Munafò et al. Nicotine Tob Res（2004）
SLC6A4	5-HTTLPR	覚醒剤／コカイン	Cao et al. Neuropsychopharmacology（2013）
BDNF	rs6265	覚醒剤	Haerian et al. Pharmacogenomics（2013）
CNR1	rs6454674	コカイン	Clarke et al. Addict Biol（2011）
OPRD1	rs678849	コカイン	Crist et al. Drug Alcohol Depend（2013）

をコードするそれぞれ ADH1B および ALDH2 の遺伝子には，それぞれ rs1229984 および rs671 の機能的な多型があり，両多型の A アレル（この多型箇所が A, G, C, T, の遺伝子の配列のうち A の配列となる遺伝子配列）によりそれぞれ高活性型および不活性型のタンパク質が翻訳される[9]。これらのアレルのタイプの酵素によりいずれもアセトアルデヒドの蓄積の促進がもたらされるため，神経，心臓，および肝臓などの毒性につながるものの，さらなるアルコール摂取に対しては抑制的に作用する．実際，ALDH の阻害剤は抗酒剤としてアルコール依存症の治療にも用いられる[10]。ALDH2 の rs671 多型の A アレルはほぼ東アジア人集団のみに高頻度に存在するが，ADH1B の rs1229984 多型の A アレルはアジア人以外の集団にも認められ，アルコール依存症との関連も認められている[11]。その他の候補遺伝子でメタ解析においてもアルコール依存症との関連が見出されているものは，ドパミン D2 受容体，セロトニントランスポーター，トリプトファンヒドロキシラーゼ 1，腫瘍壊死因子などの分子の遺伝子領域上または近傍の遺伝子多型などである（表8.1）．

8.3 タバコ（ニコチン）

タバコの主成分はニコチンであるために，タバコに対する感受性の研究はほぼニコチン感受性の研究として行われている．動物モデルにおいて，ニコチン感受性に関しては，やはり前述のような近交系マウスを用いた研究は多く行われているが，特に，Marks et al.（1989），Marks（2013）がその詳細な検討を行っており[12,13]，ニコチン感受性に関するテストバッテリーにおいて，19 の近交系の系統間でおよそ 2〜6 倍のニコチン感受性（ED_{50} 値：効果を示すニコチンの用量）の差異を見出している[12,14]．これらのテストには，呼吸，心拍，驚愕反応，自発運動量，体温，などに対するニコチンの効果が含まれるが，なかでも自発運動量および体温に対する効果に関しては，神経系における主要なニコチン性アセチルコリン受容体（nAChR）である $α4β2$ 受容体の結合サイトの密度と ED_{50} 値との有意な負の相関を見出しており，ニコチン感受性においてこの受容体サブタイプの重要性が確かめられる結果となっている[13]．その一方，音響の驚愕反応のプレパルス抑制に対しては，別のサブタイプである α7 受容体の発現との相関が見出されている[13]．また，マウスの nAChR においては，その遺伝的多様性に関しても調べられており，特に Chrna7 および Chrna4 の nAChR サブタイプに関して比較的多くの研究がなされている[14]．たとえば，α7 受容体遺伝子 Chrna7 においては C3H と DBA/2 の 2 系統間で 493 の遺伝子多型が確認されている[14]．このうち機能や遺伝子発現などに影響する多型に関しては必ずしも十分な解明が進んでいないが，Chrna7 のプロモーター領域の 2 多型に関して，プロモーター活性および遺伝子発現に影響することが報告されている[15]．また，Chrna7 の多型がニコチンにより引き起こされる痙攣の感受性に影響することを示す報告もある[16]．ほかに，Chrna2, Chrna3, Chrna5, Chrna6, Chrna7, Chrnb2, Chrnb4，などの nAChR 遺伝子に関しても多様性が報告されているが，詳しくは Wilking & Stitzel（2015）および Portugal & Gould（2008）の報告などを参照されたい[14,17]．その他，ニコチン感受性関連の表現型に対しては，前述のような QTL マッピングなども行われており，マウスにおける 2 番，11 番，14 番，16 番，17 番の染色体領域に関してニコチンの自発運動量に対する効果に影響する領域として同定されている[18,19]．一方，マウスにおける 1 番，4 番，7 番，15 番の染色体領域はニコチン経口摂取のおよそ 60％のばらつきを説明する領域として報告されているが[20]，これらの領域はいずれも nAChR の遺伝子領域を含むものではなく，結果の確証を得るためには，さらなる研究が必要とされよう．nAChR 以外では，カンナビノイド受容体[21,22]，NMDA 受容体[23]，ミューオピオイド受容体[24]，デルタオピオイド受容体[25]，ガラニン[26]，プロテインキナーゼ C-ε（protein kinase C-ε：PKC-ε）[27]，サイクリック AMP 応答配列結合タンパク質（cAMP responsive element binding protein：CREB）[28]，などの遺伝子発現もニコチンの条件付け場所嗜好性試験（conditioned place preference：CPP）の結果に影響することが報告されていることから，これらに関してもニコチン感受性の関連分子と考えられる．

ヒトにおけるニコチン感受性関連の研究としては，やはりニコチン依存脆弱性または重症度などに

関するものも多いが，その他では，禁煙治療の有効性などの個人差に関するものもある．表8.1に，これまで候補遺伝子解析研究のメタ解析においてニコチン依存症との有意な関連が同定された主な遺伝子多型を示す．ニコチン依存症または関連する喫煙行動に関しては，主要なニコチンの作用点であるnAChRの遺伝子，すなわち15q25染色体上領域の*CHRNA5-CHRNA3-CHRNB4*の遺伝子群の多型に関して頑健な関連解析結果が報告されている（表8.1）．ただし，nAChRの遺伝子に関する強い関連の報告は，多くは欧米人集団を対象とした研究であり，rs16969968などのニコチン依存と強い関連が示されている多型がアジア人集団では低頻度であることもあり，アジア人集団においては欧米人集団と同程度にニコチン依存症または依存重症度との関連を示す多型はほとんど報告されていない．一方，ニコチンの代謝の大部分に水酸化酵素ファミリーであるシトクロムP450の一種CYP2A6が関与する．CYP2A6はかなりの多型性を示すが，機能的な多型も多く，*CYP2A6*遺伝子の多型がニコチン依存やタバコの消費量に与える影響は小さくないと考えられる．また，特定の候補遺伝子領域の多型のみならず，ヒトゲノム全体に散在する数十万～数百万程度もの遺伝子多型を全ゲノムジェノタイピングアレイなどにより同時に判定し，それらの多型を対象とするゲノムワイド関連解析（genome-wide association study：GWAS）も，近年の関連解析手法としてしばしば用いられる．筆者らは，GWASおよびその後の追加解析を行った結果，ヒポクレチン／オレキシン2受容体（HCRTR2/OX2R）の遺伝子におけるアミノ酸置換を伴うrs2653349非同義多型（1237G＞A；Val308Ile）が，ニコチン依存度の指標として用いられるFagerström Test for Nicotine Dependence（FTND）と関連することを見出した．興味深いことに，この多型はさらに，覚醒剤依存症患者におけるメタンフェタミンの初回使用年齢など，他のさまざまな表現型とも有意な関連を示すことがわかった[29]．

8.4 覚醒剤

覚醒剤（メタンフェタミンとアンフェタミン）は世界中で広く乱用される．わが国でも，違法薬物であるにもかかわらず，比較的多く乱用され，特にメタンフェタミンの方がより多く使用される傾向がある．覚醒剤感受性関連表現型のマウスモデルにおいて，QTLマッピング解析では，自発運動量のほか，覚醒剤により惹起される体温変化およびchewingやclimbingなどの常同行動に対するQTLが報告されている[30]．なかでも自発運動量に関しては，特に詳細な検討がなされており，マウスの15番染色体および11番染色体が有力なQTLとして同定されているが[31,32]，これらはいずれも，メタンフェタミンのみならずオピオイド物質の一種であるフェンタニルの感受性に影響するQTLとして同定されている．15番染色体の方にはカゼインキナーゼ1-ε（casein kinase 1-ε：Ck1-ε）をコードする遺伝子*Csnk1e*が位置しているが，この遺伝子の欠損マウスでは，メタンフェタミン投与後の自発運動量増加の亢進が認められ，またCsnk1eの特異的な阻害剤PF-4800567の投与により，メタンフェタミンおよびフェンタニルにより誘発される自発運動量増加の亢進が認められることが報告されている[33]．一方，11番染色体の方にはRNA結合タンパク質の一種ヘテロ核リボタンパク質H1（heterogeneous nuclear ribonucleoprotein, H1：Hnrnph1）をコードする遺伝子*Hnrnph1*が位置しているが，ゲノム編集技術によりこの遺伝子にフレームシフト変異が導入され遺伝子発現量が低下した遺伝子改変マウスでは，メタンフェタミン感受性も低下することがその後確認されている[34]．その他，遺伝子欠損マウスを用いた研究においては，メラトニン受容体MT_1およびMT_2の欠損マウスでは前述のCPPにおいてメタンフェタミンに対する嗜好性を示さないこと[35]，神経栄養因子プレイオトロフィン（pleiotrophin：PTN）の欠損マウスでは野生型マウスと比較してアンフェタミンによる嗜好性がより持続すること[36,37]，などが示されており，またグリア細胞株由来神経栄養因子（glial cell line-derived neurotrophic factor：GDNF）を線条体で高発現させたマウスではメタンフェタミンの静脈内自己投与が減少することなどが報告されている[38]．詳細なメカニズム解明のためにはさらなる研究が必要であるが，これらはいずれも覚醒剤感受性関連の表現型のなかでも，特に報酬効果に関与する分子と考えられよう．さらに，二瓶法によるメタンフェタミンの自発的な

摂取を指標とする選択的な交配を行うことによりメタンフェタミン嗜好性の高い系統と低い系統のマウスを作製し用いた研究においては[39,40]，10番染色体のQTLが表現型の50%のばらつきを説明することが示された[41]．その10番染色体の領域にはトレースアミン関連受容体1（trace amine-associated receptor 1：Taar1）をコードする*Taar1*遺伝子が含まれているが，この遺伝子の機能欠損アレルの保有系統において高用量のメタンフェタミン摂取が認められ，またこの遺伝子の欠損マウスではメタンフェタミン摂取量の増加に加えてメタンフェタミン誘発性の味覚嫌悪学習（conditioned taste aversion：CTA）および低体温の消失などが確認されるなど[42]，Taar1の報酬効果に対する影響を裏付ける報告が相次いでいる[43]．

ヒトにおける覚醒剤感受性関連の研究としては，健常者を対象としたアンフェタミンに対する主観的な反応性を調べたHart et al.（2012）の報告がある[44]．この研究において，カドヘリン13（cadherin 13：CDH13）およびステロイド5α還元酵素1（steroid 5 alpha-reductase 1：SRD5A1）などの分子をコードする遺伝子領域においてポジティブな反応性と関連するいくつかの候補多型が同定された．なかでも特に強い関連を示した候補である細胞接着分子CDH13の遺伝子（*CDH13*）は，脳において高発現することが知られ[45]，これまでメタンフェタミン依存，アルコール依存，ニコチン依存，禁煙成功，などのさまざまな依存症を含めた精神疾患との関連が報告されているのみならず[44]，ニコチン依存度の代用指標としても用いられる一日本数との強い関連がメタ解析においても示されている[46]．その他のヒトに関する研究では，やはり覚醒剤依存脆弱性または重症度などに関するものが多いが，候補遺伝子解析においては，ドパミンやセロトニンなどの主要な神経伝達物質または神経栄養因子などに関連する遺伝子を対象とする研究など多くの研究がなされている．しかしながら，メタ解析において有意な関連が認められているものは，セロトニントランスポーター遺伝子（*SLC6A4*）の5-HTTLPR多型および脳由来神経栄養因子（brain-derived neurotrophic factor：BDNF）の遺伝子（*BDNF*）のrs6265多型など，比較的少数である（表8.1）．

8.5 その他（オピオイド，コカイン，大麻，カフェイン）

モルヒネやヘロインなどに代表されるオピオイドは，鎮痛作用や報酬効果など，さまざまな作用を示すが，わが国においてもさまざまな疼痛緩和のための鎮痛薬として汎用されている．報酬効果に関しては，遺伝子欠損動物を用いた研究により，オピオイド受容体の直接的なリガンドであるモルヒネやヘロインのみならず，エタノール，コカイン，ニコチンなど，他のさまざまな依存性物質の報酬効果に関与することが明らかになっており，オピオイド系はドパミン系と並び依存性物質の作用発現において重要な役割を果たす．オピオイド感受性に関しても，近交系マウスを用いた研究が行われており，前述のCsnk1eなどはその候補分子である．また，Jimenez et al.（2017）は，129S1/SvlmJ，129X1/SvJ，129S4/SvJaeJ，および129P3/Jのマウス系統においてオピオイドの依存傾向，経口摂取量，および強化作用などを比較し，系統間の差異を見出しており[47]，今後は，これらの原因となる遺伝的な差異を比較することにより，感受性に寄与する遺伝子が同定されると期待される．その他では，筆者らは，オピオイドの一種であるモルヒネの効きめが悪いCXBKマウスを用いることにより，オピオイドの主要な受容体であるミューオピオイド受容体（MOP）の遺伝子配列が異なることがモルヒネの効果の差異の原因となっていることをこれまでの研究により明らかにした[48]．オピオイドは鎮痛薬として広く用いられるために，ヒトにおけるオピオイド感受性の指標としては，オピオイド鎮痛薬の必要量の個人差を用いている研究が多く，他の関連表現型ではオピオイド依存脆弱性や重症度，また依存治療の有効性などである．候補遺伝子解析において対象とされているものは，多くは前述のMOPの遺伝子（*OPRM1*）であるが，*OPRM1*の翻訳領域のアミノ酸置換を伴う非同義多型A118G（rs1799971）は，近年のメタ解析においてもその有意な関連性が確認されている[49,50]．なお，オピオイド依存の表現型に関しても，これまでのGWAS研究において，A118G多型とは異なるものの*OPRM1*遺伝子の上流の領域に有意な関連を示す遺伝子多型が同定されている[51]．一方，筆者らは，オピオイド鎮痛薬の投与を伴う下

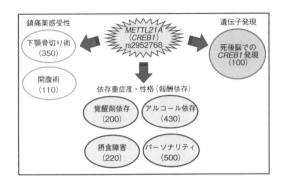

図 8.1 *METTL21A*（*CREB1*）遺伝子領域近傍 rs2952768 多型とさまざまな表現型との関連
括弧内はおよその解析対象症例数を表す．

顎枝矢状分割術（sagittal split ramus osteotomy：SSRO）を受ける患者を対象とした GWAS を行った結果, 2q33.3-2q34 の染色体領域における rs2952768 遺伝子多型と術後 24 時間のフェンタニルの必要量との強い関連を同定し[52]，この多型の C アレルのホモ接合の保有者では鎮痛薬必要量が多く, オピオイド感受性が低下していることが示唆された. また, 別途収集された腹部外科手術患者症例においても同様の関連性が再現された. さらに, この多型の報酬・依存作用に影響を及ぼす可能性を検討したところ, この多型の C アレルの保有者では, 覚醒剤依存症患者において多剤乱用者が少なく, アルコール依存症患者において薬物乱用者が少なく, また摂食障害患者においては, 薬物依存症を合併している患者が少なく, かつアルコール依存症を合併している患者が少ない傾向であるなど, この多型の C アレルは低い物質依存重症度と関連することがわかった（図 8.1）. 一方, 健常者においては, TCI（Temperament and Character Inventory）[53]のパーソナリティ質問紙における報酬依存（Reward Dependence：RD）の次元のスコアに関してこの多型との有意な関連が認められた（図 8.1）. この多型の領域の連鎖不平衡ブロックは *METTL21A*（*FAM119A*）遺伝子領域および *CREB1* 遺伝子領域を含むが, このうち, *CREB1* の mRNA 発現量は rs2952768 多型の C アレルのホモ接合の保有者において非保有者と比較して有意に多いことが死後脳組織サンプルを用いた検討により明らかになった（図 8.1）[54]. 以上から, rs2952768 多型は, ヒトのオピオイド感受性個人差に寄与する有望な多型であると考えられた.

南米諸国などの主要な乱用薬物であるコカインに関しても, 他の依存性薬物と同様に, 近交系マウスなどを用いた動物モデルにおいて, その感受性に関する QTL 解析が行われており, コカインにより惹起される発作については 6 番および 12 番[55], 自発運動量については 7 番, 12 番, および 15 番, などの染色体上領域が同定されている[56-58]. また, 遺伝子改変動物を用いた研究においては, 代謝型グルタミン酸受容体 2（glutamate receptor, metabotropic 2：mGluR2）およびカンナビノイド受容体 1（cannabinoid receptor：CB1）などの分子がコカイン感受性に寄与する分子として同定されている[59,60]. ヒトを対象とした研究としては, やはり依存に関係する研究が多いが, 主要な作用点であるモノアミントランスポーターに関連する分子の遺伝子などを中心とした候補遺伝子解析の報告がなされている. なかでも, CB1 受容体遺伝子（*CNR1*）については, メタ解析において有意な関連が報告されており（表 8.1）, 動物モデルでの研究と整合性のあるような結果となっている. その他では, 前述の *SLC6A4*, ならびにデルタオピオイド受容体遺伝子（*OPRD1*）などの遺伝子多型に関してメタ解析において有意な関連が報告されている（表 8.1）.

大麻の乱用はわが国においても近年社会的な問題となっているが, 他の依存性薬物ほど基礎研究および臨床研究は必ずしも進んでいない. ヒトを対象とした感受性関連の研究においては, 主要な受容体である CNR1 以外に[61], カンナビノイドの一種である Δ^9-テトラヒドロカンナビノール（Δ^9-tetrahydrocannabinol：Δ^9-THC）により活性化される AKT セリン／スレオニンキナーゼ 1（AKT serine/threonine kinase 1：AKT1）, ドパミントランスポーター 1（dopamine transporter 1：DAT1）, 脂肪酸アミド加水分解酵素（fatty acid amide hydrolase：FAAH）などの分子の遺伝子多型が候補として同定されている[62,63]. そのほか, 近年の GWAS および全ゲノムシークエンシングなどの解析により, 大麻の生涯使用や依存などの表現型に対して新たな関連遺伝子多型が次々と同定されているが[64-66], その再現性の検証には, 今後のさらなる研究が必要とされよう.

コーヒーなどの飲料や食品に多く含まれ, 世界中で最も広く使用される精神活性物質と考えられるカ

フェインは，その入眠阻害作用のため，感受性の研究としては睡眠に関連したものが多い．カフェインについてはヒトを対象とした研究が多くなされており，双生児研究によると，カフェインの作用に関連した形質の遺伝率は 0.36〜0.58 程度と推計されている[67]．カフェインの主要な標的分子はアデノシン受容体 A_1 および A_{2A} であるが，そのうち，A_{2A} の受容体遺伝子（ADORA2A）領域上には，睡眠や覚醒に関わる脳波記録[68]，睡眠撹乱[69]，不安[70]，パニック障害[71]，習慣的なカフェイン摂取[72]，などのさまざまな表現型との関連を示す rs5751876（176T>C）多型が報告されている．その他，ドパミン D2 受容体遺伝子（DRD2）の rs1110976 多型とカフェインにより惹起される不安との関連[73]，またアデノシンを脱アミノ化してイノシンを生成するアデノシン脱アミノ酵素（adenosine deaminase：ADA）の遺伝子の rs73598374 多型と睡眠中の徐波活動との関連などが報告されている[67]．なお，習慣的なカフェイン摂取に関しては，近年 GWAS もなされており，カフェインの主要な代謝酵素である CYP1A2，および焙煎したコーヒーなどにも含まれる多環芳香族炭化水素などの生体異物と結合して CYP1A2 の発現誘導を引き起こす芳香族炭化水素受容体（aryl hydrocarbon receptor：AHR）の遺伝子領域近傍の多型に関して有意な関連が同定されているが，これらの関連性はメタ解析においても確認されている[74-76]．

8.6 おわりに

昨今の分子生物学ならびにゲノム科学の急速な進展により，依存性薬物感受性およびその個人差などに関する研究は，ますます発展しつつある．本章では感受性個体差の遺伝要因を中心に述べたが，依存性物質に対する感受性はさまざまな条件の環境要因または遺伝要因と環境要因の相互作用により複雑に変化すると考えられる．そのような変化の一因として，DNA やヒストンのメチル化やアセチル化などのエピジェネティックなメカニズムが関与するケースも報告されている．たとえば，DNA メチル基転移酵素（DNA methyltransferase：DNMT）の阻害剤の投与による DNA メチル化の減少やヒストン脱アセチル化酵素（histone deacetylase：HDAC）の阻害剤の投与によるヒストンのアセチル化の増加により，マウスにおいてアルコールの過度の摂取が抑制され，逆に，過度のアルコールの摂取により DNA メチル基転移酵素 1（DNMT1）の発現レベルの増加およびアセチル化ヒストン H4（AcH4）の発現レベルの減少が引き起こされることが報告されている[77]．今後は，ゲノム解析に加えて，エピゲノム解析などの進展により，薬物感受性個人差の原因およびメカニズムのさらなる解明が進むものと期待される．

[西澤大輔，池田和隆]

文献

1) Crabbe JC, Phillips TJ, et al：Identifying genes for alcohol and drug sensitivity：recent progress and future directions. Trends Neurosci 1999；22：173-179.
2) Saba LM, Bennett B, et al：A systems genetic analysis of alcohol drinking by mice, rats and men：influence of brain GABAergic transmission. Neuropharmacology 2011；60：1269-1280.
3) Fehr C, Shirley RL, et al：The syntaxin binding protein 1 gene（Stxbp1）is a candidate for an ethanol preference drinking locus on mouse chromosome 2. Alcohol Clin Exp Res 2005；29：708-720.
4) Fehr C, Shirley RL, et al：Congenic mapping of alcohol and pentobarbital withdrawal liability loci to a<1 centimorgan interval of murine chromosome 4：identification of Mpdz as a candidate gene. J Neurosci 2002；22：3730-3738.
5) Spence JP, Liang T, et al：From QTL to candidate gene：a genetic approach to alcoholism research. Curr Drug Abuse Rev 2009；2：127-134.
6) Kozell LB, Walter NA, et al：Mapping a barbiturate withdrawal locus to a 0.44 Mb interval and analysis of a novel null mutant identify a role for Kcnj9（GIRK3）in withdrawal from pentobarbital, zolpidem, and ethanol. J Neurosci 2009；29：11662-11673.
7) Otto JM, Gizer IR, et al：A cis-eQTL in OPRM1 is associated with subjective response to alcohol and alcohol use. Alcohol Clin Exp Res 2017；41：929-938.
8) Hendershot CS, Claus ED, et al：Associations of OPRM1 A118G and alcohol sensitivity with intravenous alcohol self-administration in young adults. Addict Biol 2016；21：125-135.
9) Edenberg HJ：The genetics of alcohol metabolism：role of alcohol dehydrogenase and aldehyde dehydrogenase variants. Alcohol Res Health 2007；30：5-13.
10) Wright C, Moore RD：Disulfiram treatment of alcoholism. Am J Med 1990；88：647-655.
11) Li D, Zhao H, et al：Strong association of the alcohol dehydrogenase 1B gene（ADH1B）with alcohol dependence and alcohol-induced medical diseases. Biol Psychiatry 2011；70：504-512.
12) Marks MJ, Stitzel JA, et al：Genetic influences on nicotine responses. Pharmacol Biochem Behav 1989；33：667-678.
13) Marks MJ：Genetic matters：thirty years of progress using mouse models in nicotinic research. Biochem Pharmacol 2013；86：1105-1113.

14) Wilking JA, Stitzel JA: Natural genetic variability of the neuronal nicotinic acetylcholine receptor subunit genes in mice: Consequences and confounds. Neuropharmacology 2015; 96: 205-212.
15) Mexal S, Jenkins PM, et al: $\alpha 7$ nicotinic receptor gene promoter polymorphisms in inbred mice affect expression in a cell type-specific fashion. J Biol Chem 2007; 282: 13220-13227.
16) Stitzel JA, Blanchette JM, et al: Sensitivity to the seizure-inducing effects of nicotine is associated with strain-specific variants of the $\alpha 5$ and $\alpha 7$ nicotinic receptor subunit genes. J Pharmacol Exp Ther 1998; 284: 1104-1111.
17) Portugal GS, Gould TJ: Genetic variability in nicotinic acetylcholine receptors and nicotine addiction: converging evidence from human and animal research. Behav Brain Res 2008; 193: 1-16.
18) Gill KJ, Boyle AE: Genetic basis for the psychostimulant effects of nicotine: a quantitative trait locus analysis in AcB/BcA recombinant congenic mice. Genes Brain Behav 2005; 4: 401-411.
19) Boyle AE, Gill KJ: Genetic analysis of the psychostimulant effects of nicotine in chromosome substitution strains and F_2 crosses derived from A/J and C57BL/6J progenitors. Mamm Genome 2009; 20: 34-42.
20) Li XC, Karadsheh MS, et al: Chromosomal loci that influence oral nicotine consumption in C57BL/6J×C3H/HeJ F_2 intercross mice. Genes Brain Behav 2007; 6: 401-410.
21) Merritt LL, Martin BR, et al: The endogenous cannabinoid system modulates nicotine reward and dependence. J Pharmacol Exp Ther 2008; 326: 483-492.
22) Castañé A, Valjent E, et al: Lack of CB1 cannabinoid receptors modifies nicotine behavioural responses, but not nicotine abstinence. Neuropharmacology 2002; 43: 857-867.
23) Wang LP, Li F, et al: Conditional knockout of NMDA receptors in dopamine neurons prevents nicotine-conditioned place preference. PLoS One 2010; 5: e8616.
24) Berrendero F, Mendizábal V, et al: Nicotine-induced antinociception, rewarding effects, and physical dependence are decreased in mice lacking the preproenkephalin gene. J Neurosci 2005; 25: 1103-1112.
25) Berrendero F, Plaza-Zabala A, et al: Influence of δ-opioid receptors in the behavioral effects of nicotine. Neuropsychopharmacology 2012; 37: 2332-2344.
26) Neugebauer NM, Henehan RM, et al: Mice lacking the galanin gene show decreased sensitivity to nicotine conditioned place preference. Pharmacol Biochem Behav 2011; 98: 87-93.
27) Lee AM, Messing RO: Protein kinase C epsilon modulates nicotine consumption and dopamine reward signals in the nucleus accumbens. Proc Natl Acad Sci U S A 2011; 108: 16080-16085.
28) Brunzell DH, Mineur YS, et al: Nucleus accumbens CREB activity is necessary for nicotine conditioned place preference. Neuropsychopharmacology 2009; 34: 1993-2001.
29) Nishizawa D, Kasai S, et al: Associations between the orexin (hypocretin) receptor 2 gene polymorphism Val308Ile and nicotine dependence in genome-wide and subsequent association studies. Mol Brain 2015; 8: 50.
30) Grisel JE, Belknap JK, et al: Quantitative trait loci affecting methamphetamine responses in BXD recombinant inbred mouse strains. J Neurosci 1997; 17: 745-754.

31) Palmer AA, Verbitsky M, et al: Gene expression differences in mice divergently selected for methamphetamine sensitivity. Mamm Genome 2005; 16: 291-305.
32) Bryant CD, Chang HP, et al: A major QTL on chromosome 11 influences psychostimulant and opioid sensitivity in mice. Genes Brain Behav 2009; 8: 795-805.
33) Bryant CD, Parker CC, et al: *Csnk1e* is a genetic regulator of sensitivity to psychostimulants and opioids. Neuropsychopharmacology 2012; 37: 1026-1035.
34) Yazdani N, Parker CC, et al: *Hnrnph1* is a quantitative trait gene for methamphetamine sensitivity. PLoS Genet 2015; 11: e1005713.
35) Clough SJ, Hutchinson AJ, et al: Genetic deletion of the MT_1 or MT_2 melatonin receptors abrogates methamphetamine-induced reward in C3H/HeN mice. Physiol Behav 2014; 132: 79-86.
36) Gramage E, Putelli A, et al: The neurotrophic factor pleiotrophin modulates amphetamine-seeking behaviour and amphetamine-induced neurotoxic effects: evidence from pleiotrophin knockout mice. Addict Biol 2010; 15: 403-412.
37) Martin YB, Gramage E, et al: Maintenance of amphetamine-induced place preference does not correlate with astrocytosis. Eur J Pharmacol 2013; 699: 258-263.
38) Yan Y, Miyamoto Y, et al: Intrastriatal gene delivery of GDNF persistently attenuates methamphetamine self-administration and relapse in mice. Int J Neuropsychopharmacol 2013; 16: 1559-1567.
39) Wheeler JM, Reed C, et al: Genetically correlated effects of selective breeding for high and low methamphetamine consumption. Genes Brain Behav 2009; 8: 758-771.
40) Shabani S, McKinnon CS, et al: Sensitivity to rewarding or aversive effects of methamphetamine determines methamphetamine intake. Genes Brain Behav 2011; 10: 625-636.
41) Belknap JK, McWeeney S, et al: Genetic factors involved in risk for methamphetamine intake and sensitization. Mamm Genome 2013; 24: 446-458.
42) Harkness JH, Shi X, et al: Trace amine-associated receptor 1 regulation of methamphetamine intake and related traits. Neuropsychopharmacology 2015; 40: 2175-2184.
43) Phillips TJ, Shabani S: An animal model of differential genetic risk for methamphetamine intake. Front Neurosci 2015; 9: 327.
44) Hart AB, Engelhardt BE, et al: Genome-wide association study of *d*-amphetamine response in healthy volunteers identifies putative associations, including cadherin 13 (*CDH13*). PLoS One 2012; 7: e42646.
45) Takeuchi T, Misaki A, et al: Expression of T-cadherin (CDH13, H-Cadherin) in human brain and its characteristics as a negative growth regulator of epidermal growth factor in neuroblastoma cells. J Neurochem 2000; 74: 1489-1497.
46) Thorgeirsson TE, Gudbjartsson DF, et al: Sequence variants at CHRNB3-CHRNA6 and CYP2A6 affect smoking behavior. Nat Genet 2010; 42: 448-453.
47) Jimenez SM, Healy AF, et al: Variability in prescription opioid intake and reinforcement amongst 129 substrains. Genes Brain Behav 2017; 16: 709-724.
48) Ikeda K, Kobayashi T, et al: The untranslated region of (μ)-opioid receptor mRNA contributes to reduced opioid sensitivity in CXBK mice. J Neurosci 2001; 21:

49) Ren ZY, Xu XQ, et al：The impact of genetic variation on sensitivity to opioid analgesics in patients with postoperative pain：a systematic review and meta-analysis. Pain Physician 2015；**18**：131-152.

50) Choi SW, Lam DMH, et al：Effects of single nucleotide polymorphisms on surgical and postsurgical opioid requirements：a systematic review and meta-analysis. Clin J Pain 2017；**33**：1117-1130.

51) Smith AH, Jensen KP, et al：Genome-wide association study of therapeutic opioid dosing identifies a novel locus upstream of OPRM1. Mol Psychiatry 2017；**22**：346-352.

52) Nishizawa D, Fukuda K, et al：Genome-wide association study identifies a potent locus associated with human opioid sensitivity. Mol Psychiatry 2014；**19**：55-62.

53) Cloninger CR, Svrakic DM, et al：A psychobiological model of temperament and character. Arch Gen Psychiatry 1993；**50**：975-990.

54) Torrey EF, Webster M, et al：The stanley foundation brain collection and neuropathology consortium. Schizophr Res 2000；**44**：151-155.

55) Miner LL, Marley RJ：Chromosomal mapping of loci influencing sensitivity to cocaine-induced seizures in BXD recombinant inbred strains of mice. Psychopharmacology（Berl）1995；**117**：62-66.

56) Phillips TJ, Huson MG, et al：Localization of genes mediating acute and sensitized locomotor responses to cocaine in BXD/Ty recombinant inbred mice. J Neurosci 1998；**18**：3023-3034.

57) Boyle AE, Gill K：Sensitivity of AXB/BXA recombinant inbred lines of mice to the locomotor activating effects of cocaine：a quantitative trait loci analysis. Pharmacogenetics 2001；**11**：255-264.

58) MacLaren EJ, Sikela JM：Cerebellar gene expression profiling and eQTL analysis in inbred mouse strains selected for ethanol sensitivity. Alcohol Clin Exp Res 2005；**29**：1568-1579.

59) Yang HJ, Zhang HY, et al：Deletion of type 2 metabotropic glutamate receptor decreases sensitivity to cocaine reward in rats. Cell Rep 2017；**20**：319-332.

60) Martín-García E, Bourgoin L, et al：Differential control of cocaine self-administration by GABAergic and glutamatergic CB1 cannabinoid receptors. Neuropsychopharmacology 2016；**41**：2192-2205.

61) Stadelmann AM, Juckel G, et al：Association between a cannabinoid receptor gene（CNR1）polymorphism and cannabinoid-induced alterations of the auditory event-related P300 potential. Neurosci Lett 2011；**496**：60-64.

62) Bhattacharyya S, Atakan Z, et al：Preliminary report of biological basis of sensitivity to the effects of cannabis on psychosis：AKT1 and DAT1 genotype modulates the effects of δ-9-tetrahydrocannabinol on midbrain and striatal function. Mol Psychiatry 2012；**17**：1152-1155.

63) Schacht JP, Selling RE, et al：Intermediate cannabis dependence phenotypes and the *FAAH* C385A variant：an exploratory analysis. Psychopharmacology（Berl）2009；**203**：511-517.

64) Stringer S, Minică CC, et al：Genome-wide association study of lifetime cannabis use based on a large meta-analytic sample of 32 330 subjects from the International Cannabis Consortium. Transl Psychiatry 2016；**6**：e769.

65) Sherva R, Wang Q, et al：Genome-wide association study of cannabis dependence severity, novel risk variants, and shared genetic risks. JAMA Psychiatry 2016；**73**：472-480.

66) Gizer IR, Bizon C, et al：Whole genome sequence study of cannabis dependence in two independent cohorts. Addict Biol 2018；**23**：461-473.

67) Yang A, Palmer AA, et al：Genetics of caffeine consumption and responses to caffeine. Psychopharmacology（Berl）2010；**211**：245-257.

68) Rétey JV, Adam M, et al：A functional genetic variation of adenosine deaminase affects the duration and intensity of deep sleep in humans. Proc Natl Acad Sci U S A 2005；**102**：15676-15681.

69) Byrne EM, Johnson J, et al：A genome-wide association study of caffeine-related sleep disturbance：confirmation of a role for a common variant in the adenosine receptor. Sleep 2012；**35**：967-975.

70) Alsene K, Deckert J, et al：Association between A_{2a} receptor gene polymorphisms and caffeine-induced anxiety. Neuropsychopharmacology 2003；**28**：1694-1702.

71) Deckert J, Nöthen MM, et al：Systematic mutation screening and association study of the A_1 and A_{2a} adenosine receptor genes in panic disorder suggest a contribution of the A_{2a} gene to the development of disease. Mol Psychiatry 1998；**3**：81-85.

72) Cornelis MC, El-Sohemy A, et al：Genetic polymorphism of the adenosine A_{2A} receptor is associated with habitual caffeine consumption. Am J Clin Nutr 2007；**86**：240-244.

73) Childs E, Hohoff C, et al：Association between ADORA2A and DRD2 polymorphisms and caffeine-induced anxiety. Neuropsychopharmacology 2008；**33**：2791-2800.

74) Sulem P, Gudbjartsson DF, et al：Sequence variants at CYP1A1-CYP1A2 and AHR associate with coffee consumption. Hum Mol Genet 2011；**20**：2071-2077.

75) Cornelis MC, Monda KL, et al：Genome-wide meta-analysis identifies regions on 7p21（*AHR*）and 15q24（*CYP1A2*）as determinants of habitual caffeine consumption. PLoS Genet 2011；**7**：e1002033.

76) Cornelis MC, Byrne EM, et al：Genome-wide meta-analysis identifies six novel loci associated with habitual coffee consumption. Mol Psychiatry 2015；**20**：647-656.

77) Warnault V, Darcq E, et al：Chromatin remodeling—a novel strategy to control excessive alcohol drinking. Transl Psychiatry 2013；**3**：e231.

9 薬物依存と記憶──その神経機構

9.1 はじめに

残念ながら近年わが国においても違法な薬物の使用で著名人が逮捕されたというニュースが時々流れてくる．このようなニュースの感想としては，「どうしてわざわざ捕まるとわかっているものを使用するのだろうか？」，「先日捕まった人のニュースを聞いたばかりだというのになぜか？」といったものが一般的なところかと思われる．それにもかかわらず違法な薬物は使用され続けている．その心理として，過去に違法な薬物を使用した際の体験の記憶があるのだろうと想像できる．日々のストレスかもしれないし，偶然に思い出されたのかもしれない．さまざまなきっかけを想定することができると思われるが，「もう一度あの体験をしたい」という記憶が薬物に向かわせているのではないだろうか．

このように素朴に考えると，薬物依存における記憶研究は非常に重要なテーマだということに賛同してもらえると思う．しかしながら，実はあまり盛んな研究テーマとはいえない．これまでの薬物依存の研究では，薬物が体内に入ることでどのような作用が起こり，脳を含む身体にどのような害が生じるのかというテーマが主流だった．この害の中で長期間にわたって薬物を使用することによる脳形態の変化[1,2]や記憶を含む認知機能の障害が生じることは研究されてきた[3]．しかしながら，記憶がどのように薬物に向かわせているのかという文脈での研究は数少ない．

筆者はこのような研究情勢を問題と考え，薬物依存と記憶との関連に関する研究に取り組んできた．本章ではそれらを紹介し，今後のさらなる研究課題を見出すことを試みたい．その前に本論の議論を理解するのに必須となる心理学における記憶研究と記憶の神経機構について解説しておこう．

9.2 心理学における記憶の考え方

一口に記憶といってもさまざまなものがある．大まかに考えて，記憶の保持時間に着目した分類と記憶内容に着目した分類がある．保持時間から説明すると，保持時間が短いものを短期記憶，長いものを長期記憶と呼ぶ．短いとか長いというのはきわめて主観的な言い方だと感じられるかもしれないが，実験的に切り分けられている．たとえば，実験者が読み上げた30個程度の単語リストを参加者に再生させる認知心理実験がある．実験者の読み上げ直後に再生させると，単語リストの最初と最後の再生率が高くなる．実験者が単語リストを読み上げた後に，30秒程度の簡単な計算課題に取り組ませ，その後に単語リストを再生させると，単語リストの最初の方のみの再生率が高くなる．この実験の解釈として，単語リストの最初の方は短期記憶から長期記憶へ移行中であるため再生率が自動的に高くなるが，単語リストの後半は短期記憶の処理中であり，計算のような妨害課題で再生率が低下していると考えられる．

短期記憶は数十秒の保持時間が過ぎると消えてしまうが，短期記憶の内容の一部は長期記憶に移行されて，記憶内容が繰り返しリハーサルされていくと，その後は内容が曖昧になったり，一部変化したりすることは起こるが，基本的には完全には消えることのないものとなる．このため長期記憶については，記憶される内容ごとに分類することが一般的である．物の名前や知識についての記憶を意味的記憶，「いつ，どこで，誰が，何をしたか」に関するものをエピソード記憶という．さらに，自転車の乗り方のような運動の記憶を手続き的記憶と呼んでいる．

9.3 記憶の神経機構

記憶の神経機構の解明のきっかけとなった有名な症例がある．H.M.という頭文字で知られている患者で，彼はてんかんの治療のためにその発作の発信源と考えられていた脳の中の海馬を摘出する手術を受けたのであった．その結果，てんかん発作は完治したものの，記憶の障害が生じた．H.M.がさまざまな記憶研究や脳科学研究に協力したことで，記憶の神経機構について多くのことがわかった．H.M.の記憶障害の症状は新しい長期記憶の形成にあり，短期記憶には問題がなかった．長期記憶の中でも手術前の事柄についての記憶は保持されていた．この事実から，短期記憶から長期記憶が形成されるためには海馬を中心とした脳神経ネットワークの機能が重要なこと，形成された長期記憶の保持のためには海馬以外の別の脳機能ネットワークが必要であることが示唆された．今日ではその後の基礎研究の蓄積により，時間的に近接する記憶は海馬，遠隔する記憶は前頭前野を中心とした脳神経ネットワークの機能が担っているという作業仮説のもとで研究が進んでいる[4]．

さらにH.M.の研究協力からわかった重要な知見として，手続き記憶の障害が無いことがあげられる．手続き記憶の検査として，鏡文字を書く検査がある．この検査を繰り返すと，H.M.が鏡文字を書く技術は日をおいても保持されていた．興味深いことに，鏡文字を書く検査を受けたというエピソードは保持されないので，毎回初めて検査を受けるという主観報告があったという．このことから，長期記憶の中でも手続き記憶に関しては，海馬以外の脳機能ネットワークが形成されていることが示唆された．手続き記憶の形成に関しては，小脳，基底核，補足運動野を中心とした脳機能ネットワークの役割が研究されている．

9.4 海馬における情報のコード化：空間表象と選好

H.M.の記憶研究への協力もあって記憶の神経科学は海馬中心に進んでいった．脳研究には実験動物の使用が欠かせないが，ラットやマウスのような実験動物は，脳の体積に占める海馬の大きさが大きく，かつ，ヒトと共通する構造を有しているため，海馬の研究は精力的に進められた部分がある．このような事情もあり，げっ歯類の海馬の神経活動記録の研究は膨大にあり，その蓄積によって空間表象のメカニズムの解明も進んだ．自分がいる空間を表現するには，位置，方位，距離間隔といった情報が必要となるが，この中でも場所をコードする種類の神経細胞が海馬にあることがまずはじめにわかった[5]．続いて，海馬周辺の側頭葉のネットワークに方位[6,7]や距離間隔[8]をコードする神経細胞もあることも解明されていった．このように，記憶する中身については，空間表象が先行して解明が進んでいる状況にある．

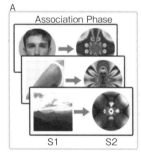 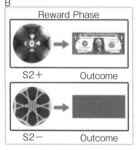 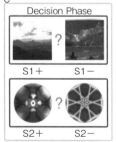

図9.1 海馬の報酬関連情報に対する無意識的なバイアス形成機能を示した認知実験手続き[9]

まずはじめに実験参加者はモニター越しに対となる画像を順々に見せられる．2つの対の最初をS1，2個目をS2と呼ぶことにする（フェーズA）．その後に，S2の半分を見せた後にお札を，残りの半分の後に幾何学図形を見せる．お札とペアとするものをS2+，図形とのペアをS2−と呼ぶことにする（フェーズB）．最後に同時に2つの図形を見せて，どちらが自分にとってラッキーかを回答していくという課題である（フェーズC）．

空間表象のコード化の機能に加えて，海馬では報酬と連合している事柄を無意識的にコードする機能があることが研究されている．Wimmer & Shohamy (2012) は人間の意思決定におけるバイアスは，事前に報酬と無意識的に連合している事柄を脳がコーディングしているのではないかと考えて，次のような実験を行った[9]．参加者は磁気共鳴画像撮影装置 (magnetic resonance imaging：MRI) の中で脳機能画像を撮像されながら，次のような刺激を見せられ (図9.1)，各種の課題をこなす．最初のフェーズでは，参加者はさまざまなペアの画像を見せられ (S1 と S2)，ダミーの認知課題に取り組む．この間に S1 と S2 の連合が形成されると仮定している (図9.1 のフェーズ A)．その後に，先ほど見せられた S2 刺激の半分の画像の次にお札 (紙幣の画像) が，残りの半分の S2 刺激の次に金銭とは関係ない図形が，という順で画面に次々と呈示される (図9.1 のフェーズ B)．そして最後に S1 のペアや S2 のペアを見せて，「あなたにとって『ラッキー』なのはどちらの図形ですか？」という質問に回答させる (図9.1 のフェーズ C)．

S2 ペアの半分は事前にダイレクトにお札と対に見せられており (S2+)，残りの半分はただの図形を見せられているので (S2−)，実験参加者の多くには認知バイアスが形成されるので，フェーズ C では参加者は S2+ を選ぶことが多くなる．S1 については，フェーズ A の時点でダミーの課題をこなした時にその半数はその後に S2+ になるものと，別の半数はその後の S2− になるものと対で見せられている．フェーズ C の時点で個人差はあるものの，参加者によっては S1+ 選択 (すなわち無意識的に S2+ と連合していた図形の選択) の顕著なバイアスが形成されたという．S1 と S2 の連合を形成する時点では (図9.1 の A フェーズ)，実験参加者はどの S2 が後に S2+ になり，どの S2 が S2− になるかということを意識的にも無意識的にも予測することはできない点を注目しておきたい．つまり，フェーズ A の時点で意味がなくても，対で見せられたものは後々の意思決定に備えて，少なくとも一定期間は保持されており，意思決定時にバイアスとして活かされる可能性が示唆される．

機能的 MRI (functional MRI：fMRI) の結果，S2+ と連合し S1 図形を選択するバイアスに海馬の神経活動が寄与しており，さらにそのメカニズムとして海馬と尾状核との機能的な結合があることが示された．この研究は，海馬は脳に情報が入力されてくる段階では特に意味がないとしても，一旦時間的に近接した情報を結び付けておき，後にそれらの中に報酬と関連付けられた段階で，その情報と連合するものへの感度を上げるようなバイアスを形成するという機能があることを示唆している．このような無意識の機能は生体を報酬に向かいやすくしているのかもしれない．

9.5 記憶を形成するために必要な海馬のシータリズム

脳の中には膨大な神経細胞があり，電気的な活動を神経伝達物質を介してコミュニケーションしている．膨大な神経細胞の中にある機能ごとの規則性を解明していく中で，記憶については非常に明確な規則性が発見された．海馬の神経細胞は，1秒間に 7〜8回といったリズム (シータリズム) で電気的活動を生じさせ，これが持続する (図9.2)．この海馬シータリズムの発生が記憶形成に必須であるこ

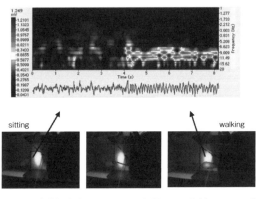

図9.2 自由探索時のラットから記録される海馬シータリズムの例➡口絵

上段におよそ8秒間のラットの海馬の脳波とその周波数解析の結果を示す．赤で描かれている波が海馬脳波の波形で，その上のカラーで示されているのが周波数解析の結果となる．カラーの図の右側の目盛りが周波数を示しており，左にあるカラーの目盛りがその周波数の強度を示している．下段に3枚並んでいる写真がCPP装置において，左の白色コンパートメントにて座っている状態から (左)，立ち上がり (中央)，右の黒色のコンパートメントへと探索に向かって歩いていく (右) というこの8秒間のラットの動作変化を示している．つまり，座っている時には海馬は特定の周波数帯域での脳波活動を示さないが，歩きはじめると9Hz程度のシータリズムでの脳波活動を示すということがこの例からわかる．なお，シータリズムが何Hzで生じるかは探索速度にも関連しており，その都度変化する．

との解明が進んでいる．海馬シータリズムの発生には，脳幹部から視床下部，視床下部から内側中隔へというように，非常に広範囲のネットワークの機能が必要となる[10]．神経伝達物質としては，脳幹部におけるアセチルコリン系の活性化がシータリズム駆動の始まりであるとされてきたが[11]，近年ではドパミン系の活性化でも海馬でシータリズムを駆動できることが発見されている[12]．

海馬のシータリズムは生物種を超えて研究されているが，ラットでの研究が盛んである．ラットでは海馬のシータリズムは探索行動の際によく記録されることから，短期記憶から長期記憶へと情報を記銘符号化するプロセスに関与するという仮説も検討されている[13]．

9.6 薬物依存と記憶を研究するための実験課題

先述したように，薬物依存を研究する実験課題は薬物の脳内作用機序の解明に重点が置かれたため，記憶を取り扱う実験課題がほとんど存在しない．記憶の手続きを含む主要な実験課題は，報酬効果の有無の試験として使用されている条件付け場所嗜好性試験（conditioned place preference：CPP）のみであるといえるだろう．薬物への感作，薬物弁別，薬物自己投与といった実験は基本的には作用機序の研究に適していると思われる．薬物を摂取するモチベーションに関与する記憶を測定するには不向きな実験系かもしれない．薬物自己投与に関しては消去後の再発を対象とすれば，記憶の研究に用いることができないわけではないが，実験が非常に長期間に及んでしまうという短所がある．

CPPでは，報酬効果があるかどうかを調べたい薬物を動物に投与してコンパートメントに数分おき，別の日に生理食塩水を投与して別のコンパートメントに数分置くといった手続きを数回繰り返す．その後に，2つのコンパートメントを行き来できるようにつなぎ，動物に何も投与しない状態（ドラッグフリー）で探索させるというテストを実施する（⇒第4章）．実験条件の工夫は必要であるが，多くの場合，実験の全行程が1週間前後で，比較的簡便であるという長所がある．そして何よりも，テストの際に動物が2つのコンパートメントを行き来する行動はそれまでの投与の経験に基づいた記憶であると考えられる．投与された薬に報酬効果があると，動物は2つのコンパートメントを行き来しつつも，それぞれの合計滞在時間を算出すると，生理食塩水よりも薬物を投与された部屋での時間が長くなる．薬の投与が人為的である点を除けば，ドラッグフリーの状態で，報酬効果を求めて歩き回る状態がモデル化されていると思われる．CPPのこのようなモデル特性を活かして，ラットにおいて海馬の神経活動記録を実施した筆者らの研究を次に紹介する．

9.7 CPPにおける海馬の神経活動記録

この実験では，ラットを対象としてコカインを用いたCPPを実施し，その実験期間を通じて海馬の局所フィールド電位を記録した[14]．装置としては，渡り廊下で2つのコンパートメントを行き来できるようにした装置を用いた．事前テストではラットを自由探索させ，2つのコンパートメントを行き来している時の海馬の神経活動と2つのコンパートメントへの滞在時間の差がないことを調べておいた．動物は半数ずつ，コカイン投与後に一方のコンパートメントに置く群と，生理食塩水投与後に置く群に振り分けた．その翌日から，2つのコンパートメントを行き来できないようにして，コカインまたは生理食塩水を腹腔内投与して30分間コンパートメントに置いた．初回をコカインから始めるか，生理食塩水から始めるかはランダムに振り分け，1日1回の投与として，コカインと生理食塩水を日ごとに交互に投与することを6日間実施した．つまり，動物は3回ずつ各条件に従って投与された後にコンパートメントに置かれ，海馬の神経活動を記録されたことになる．その後，翌日に再度2つのコンパートメントを行き来できるように戻し，動物に自由探索させて（事後テスト），海馬の神経活動を記録した．事前テストでは2つのコンパートメントの合計滞在時間には差がなかったが，事後テストではコカインを投与されたコンパートメントの合計滞在時間が生理食塩水側よりも長くなった．すなわち先行研究どおり，コカインの報酬効果が確認された．

CPPでは報酬効果を求めて歩き回る状態がモデル化されている．そこで，動物が装置内の2つのコンパートメントを行き来する際の海馬の神経活動の変化から，「記憶が薬物に向かわせる」という現象

の背景について検討した．CPP では先述したように 2 つのコンパートメントの合計の滞在時間には差が出てくるが，動物は報酬効果のある薬を投与された側でずっとじっとして動かないわけではない．動物は 2 つのコンパートメントを行き来しつつも，各コンパートメントでの 1 回ごとの滞在時間が報酬効果のある薬を投与された側で少しずつ長くなっていく．その結果，合計滞在時間を指標にすると報酬効果が評価できる．つまり，事前テストであれ，事後テストであれ，渡り廊下から各コンパートメントへ移動する行動は同じように生じている．そこで，両方のコンパートメントへ入る際の海馬の神経活動を比較してみた．

事前テストと事後テストで，両方のコンパートメントに対して同じように探索して入室しているのであれば，海馬の神経活動には差がみられないはずである．しかし，2 つのコンパートメントでの体験の違いに基づいて，片方での報酬効果を想起して探索しているのであれば，もしこのプロセスに海馬の神経活動が関与するとすれば，何らかの違いがみられるであろう．まず各コンパートメントの入室前後 1 秒の海馬の神経活動を切り出し，事前テストまたは事後テスト，コカイン側または生理食塩水側といった条件ごとに分けて，加算平均波を作成した．ラットは合計 8 匹用いているので，その 8 匹の平均を算出した．平均波を分析対象とした理由は，1 匹ごとの違いではなく，全体的傾向が知りたかったことと，動物は 1 回のテストでおよそ 10 回以上は各コンパートメントへ進入するため，その行動に共通する神経活動の傾向が知りたかったことによる．条件ごとに個体内で 10 数か所の該当データがあり，その平均を作成して 1 匹の代表データとし，さらに 8 匹の平均の傾向を検討した．各コンパートメントへの進入に関連した神経活動が存在しなければ，進入前後で何も変化がみられないはずである．特に今回分析した神経活動は局所フィールド電位であり，海馬内の局所神経活動の総和である．動物が探索して動いていると 7~8 Hz 程度の波形となり，動いていない時は不規則な波形として記録される．このような波形で行動と関連する傾向をみる際には，動物の運動に基づいて，ある 1 時点を原点として揃えて平均する．そこで，神経活動を切り出す際に，各コンパートメントへ前足が最初に着地した時点を 0 秒とし，進入前 1 秒から進入後の 1 秒までのラットの足のステップのヒストグラムも算出した．ラットのステップをプロットすることで，海馬の神経活動と対応する運動についても可視化できるからである．

その主な結果を図 9.3 に示す．事前テストと事後テスト，コカイン側と生理食塩水側において，ラットのステップの違いはみられなかったため，運動としてはどの条件でも等しいことがわかった．海馬の神経活動としては，事前テストのデータと事後テストの生理食塩水側の傾向は似ており，コンパートメントに入る際にその 1 歩前から海馬の神経活動はシータ帯域で位相ロックされており，その状況が進入後 2 歩目が始まる前後まで続く．一方で事後テストのコカイン側に進入する際の海馬の神経活動は他の 3 条件とは大きく異なっていた．事後テストでコカイン側に進入する際には海馬の神経活動は入室の 2 歩前からシータ帯域で位相ロックされ，進入に伴いすぐに位相ロックが外れた．

CPP の事後テストにおける動物の行動は基本的には両コンパートメントを往復するものである．つまり，コカイン側に進入したとしても，すぐに出てしまう時もあれば，しばらく滞在する時もある．事後テストでのコカイン側進入に伴う海馬の神経活動の特徴が，報酬効果を想起して，それを期待しての活動であったと仮定すると，1 回ごとの滞在時間で考えればコカイン側への滞在時間が長い時ほどその傾向が強まっていると考えられる．動物は基本的に往復しているので，コカイン側へ進入してもすぐに出て行ったり，生理食塩水側に行ったりする探索行動は，コカイン側へ進入しても期待した効果が得られないことに基づいている可能性がある．そこで，事後テストにおけるコカイン側滞在時間の 1 回の進入あたりの中央値を用いて「短期滞在」と「長期滞在」を分割し，海馬の神経活動を比較した．その結果，進入の 2 歩前からシータ帯域で位相ロックし，入室に伴って位相ロックが解除される傾向は，長期滞在の時に特に顕著であった．こうした結果は，長期記憶形成に関連した探索行動を担う海馬のシータリズムの神経活動が経験に基づいた報酬予期に関連していることを示唆するように思われる．

薬物を報酬とした研究ではないが，餌報酬を獲得した際の海馬神経活動の変化を記録した研究がある．動物は直線走路の先にある餌に向かって走って

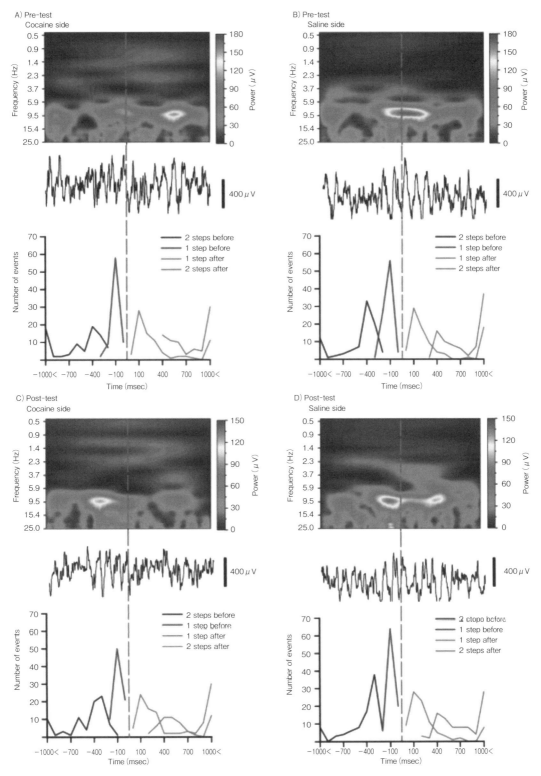

図9.3 コカインによる場所嗜好条件付けによる海馬の報酬探索関連神経活動を示した実験データ例[14] ➡口絵

AとBは事前テストのデータ，CとDはコカインによる条件付け後のデータを示している．それぞれのデータは横軸が各条件におけるコンパートメントへの進入前後1秒となっており，最上段はこのときの海馬脳波の周波数解析結果，中段は総加算平均波形，下段は進入前後2ステップが生じたタイミングのヒストグラムとなっている．条件付け後のコカイン側への進入に関するCとそれ以外で傾向が異なることがみてとれる．

いくが，餌があるかどうかは先端まで走って餌皿の中を見ないとわからない．このような条件で海馬の神経活動を記録すると，餌報酬を獲得する前にシータ帯域での位相ロックが起こり，餌獲得に伴い位相ロックの解除が生じる．その一方，走っていった先端に餌がなかった時は，しばらく位相ロックされた状態が持続する[15]．この研究結果を参考として，コカインCPPと海馬神経活動の研究結果を解釈すると，CPPの事後テストでコカイン側に進入する際に過去の報酬体験が想起されており，「あの部屋に入ると報酬効果が得られる」という「確信度」のようなものが高まっていた可能性が示唆される．または，ドラッグフリーの状態で探索しているため，報酬効果が得られないことはわかっているが，コカイン側の部屋にいる方が「快適である」という可能性があり，いわばそこにいるだけで報酬になっていた可能性もある．コカインCPPにおいて海馬の神経活動を記録することで，なぜ動物は薬物報酬に条件付けられた場所に向かうようになるのかについての仮説は得ることができたが，報酬効果を得ようとしてなのか，過去に報酬効果を得られた場所にいたいだけなのかはわからない．今後，この部分を研究することによって動物の主観体験に迫ることができるのではないかと期待できる．

我々の社会においては，どちらの可能性にしても，たとえば薬物依存から回復中にある人たちの行動にそのような可能性があるとしたら，再度薬物に近づく可能性を高めてしまう危険性がある．たとえば，断酒している人が2つの道で帰宅できるとして，1つの道が住宅地で，もう1つが繁華街で居酒屋がたくさんある道だとすると，断酒しているにもかかわらず繁華街を通る可能性が高いかもしれない．そうすると，かつての飲み仲間に遭遇する可能性もあり，1杯だけ酒を飲もうと誘われる可能性もある．「その道を歩くだけなら」という気持ちさえも，危険な時期があると思われる．別の例でいえば，今でも駅によっては，ホームの端の方に灰皿を囲んだ四角の線があり，この中を喫煙場所とするところがある．このような喫煙所は減る傾向にあり，灰皿が撤去された駅も増えているが，禁煙している人が灰皿がなくなった消えかけの線を見ることだけでも，ここでタバコを吸った記憶を思い出すきっかけになると思われる．さすがにアルコールやニコチンの過去の報酬体験で場所に結びついた無意識的な行動が誘発され，帰宅のために歩くルートや駅で電車を待つ場所まで変わることは想像し難いかもしれないが，動物実験が示していることからはこのように想定することはできる．さらに，近年のCPPの研究では，薬物の効果と他者との社会的な相互作用によって報酬効果が強まることも示されているので，人間社会を考えた時に，過去の報酬効果を想起するきっかけは我々の想像している以上に多いのかもしれない．今後，動物の探索行動に伴って海馬の神経活動の位相がロックするメカニズムと，報酬獲得に伴う探索行動の完了に伴うメカニズムについて，探索行動を始める動物側の動因，探索している報酬の報酬効果，獲得する報酬に関する記憶を操作する条件を設けて探求されることを期待したい．

9.8 CPPにおける海馬のドパミン受容体の変化

先に海馬のシータリズムの発生機序は基本的には脳幹部から視床下部への上行性投射のアセチルコリン系の活性化に基づくと説明したが，ドパミン神経の起始核の腹側被蓋野（ventral tegmental area：VTA）への電気刺激やドパミンアゴニストの微量注入によっても海馬シータリズムが発生することも知られるようになってきた[12]．アセチルコリン系の活性化とドパミン系の活性化による海馬のシータリズムの発生機序は異なるものなのか，同一のネットワークの中にあるものなのかはまだ解明されていない．しかしながら，VTAから海馬へは直接の神経投射経路もあり，報酬系と記憶系のつながりが示唆される．VTAから側坐核に至るドパミン神経は脳内の報酬系として盛んに研究されてきたが，海馬のドパミン活性と報酬探索との関連の研究はまだ研究の歴史が浅い分野である．そこで，筆者らはコカインによるCPPの形成と関連する海馬ドパミン活性を検討することにした．

ドパミン受容体としてはD1R（ドパミンD1受容体，dopamine D1 receptor）に焦点を絞り，CPPの前後で海馬のD1Rの活性化が観察されるかについて検討した[16]．その指標としては，D1Rのタンパク質レベルとそのmRNAレベルを調べた．この研究ではコカインによるCPPを実施したグループ，実施しないグループ（単に事前テストと事後テスト

のみ装置内を探索させる）さらには非対提示グループを用意した．非対提示グループとは，コカインと生理食塩水を投与しないで装置内に動物を入れ，装置から出してホームケージに戻してから数時間後にそれぞれを投与するコントロールグループである．この手続きによって，コカインは同じように投与され，しかも両コンパートメントに置かれた回数や時間もCPP実施群とまったく同じであるが，薬物が特定の文脈に関連付けられていない条件が用意できる．

その結果，コカインによるCPPを実施したグループでは，実施しないグループと非対提示グループよりも，タンパク質レベルもmRNAレベルもともに高くなっていた．D1RのmRNAは主として海馬の歯状回に限局して観察された．このことから，コカインによる特定の文脈における報酬体験に海馬のD1Rの活性化が関与していることが示唆された．

ドパミン受容体は大きくD1ファミリーとD2ファミリーに分かれるので，コカインによる報酬体験の記憶におけるD2ファミリーの役割はまだ未解明である．加えて，海馬は背側と腹側に大きくエリアが分かれ，背側が空間記憶，腹側が情動体験に関連付けられると先行研究からは考えられているが，薬物依存の研究ではまだ詳細な検討がない．さらに，海馬の中は歯状回，CA1，CA3と解剖学的に分けられるので，これらの領域間における機能差の検討も今後の課題であろう．ここではコカインを用いた検討結果を紹介したが，他の薬物でも同じ結果となるかどうかなども検討課題であろう．薬物依存における海馬の関与については，今後の包括的な検討が必要である．

9.9 薬物依存における宣言的記憶ネットワークの変容

海馬は長期記憶における運動以外の物の知識や出来事を新たに記憶するための中枢といえるが，脳の中で海馬が単独で記憶を生成しているわけではなく，海馬を中心とした機能的なネットワークが構成されている．また，記憶のネットワークと報酬のネットワークの相互作用も重要である．つまり海馬の中の詳細な研究も重要であるが，よりマクロな視点で脳全体のネットワークを検討することも重要である．このような問題設定のもとで有効な研究手法として，ヒトを対象としたfMRI研究がある．

Zhai et al.（2014）はヘロイン依存患者を対象としたfMRI研究により，依存と記憶との関係を探っている[17]．この研究には，30人のヘロイン依存患者と年齢などのデモグラフィックデータを統制した20人の健康な成人を対象とした．ヘロイン依存患者はアンケートによる衝動性の調査ではコントロール群よりも高く，MRIの解剖画像においては灰白質が少ないという差があった．その上で，安静時fMRIの実験を実施した．安静時fMRIとは数分間の間に，頭をじっとさせて，目を閉じて，かつ寝ない状態で安静にしている状態を維持してもらい，この間に撮像を実施する手法である．従来のfMRIではこの安静時をベースラインとして，同じ時間だけ認知課題などに従事してもらい，その画像のコントラストを算出して認知課題に関連した脳部位を検討するという方法が主流であった．しかし近年，安静時fMRIの重要性が発見され，安静時の状態の画像から，関心領域間の信号の関連性を分析することによって，機能的なネットワークを検討できるのではないかということで研究が活発となってきた．この研究では海馬との信号のつながりが強い脳領域を算出して，さらに群間において差があったネットワークを特定している．

ヘロイン依存患者およびコントロール群に共通して，エピソード記憶ネットワークの座と考えられている海馬と非宣言的（手続き記憶的）な報酬誘発運動に関連する脳領域（側坐核，眼窩前頭皮質，線条体（尾状核および被殻））の間に信号の関連性が認められた．すなわち，記憶ネットワークと報酬ネットワークとの間に結合があることが示された．このことは，動物実験ではより詳細にシナプス結合レベルで検討されてきたが，それがヒトを対象としてよりマクロなレベルにおいても実証されたわけであり，基礎研究から臨床研究へのつながりを拓く大変意義深い発見といえる．

ヘロイン依存患者のほうがコントロール群よりも海馬との信号の結合が強かったのは尾状核と被殻であった．逆に海馬の信号との結合が弱かったのは，トップダウンの意識的な意思決定に関連するネットワークに含まれる背側前帯状皮質，認知的なエラーの検出や葛藤をモニターする機能を担う背外側前頭前皮質や背内側前頭前皮質であった（図9.4）．こ

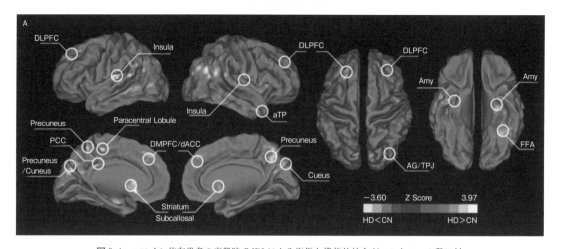

図9.4 ヘロイン依存患者の安静時 fMRI による海馬と機能的結合がコントロール群に対して，強い脳領域および弱い脳領域[17]➡口絵
ヘロイン依存患者において強まっている機能的結合が赤色で示されており，線条体（Striatum）などが含まれている．ヘロイン依存患者において弱まっている機能的結合が青色で示されており，背外側前頭前皮質（DLPFC），背内側前頭前皮質（DMPFC），背側前帯状皮質（dACC）などが含まれている．

のことから，ヘロイン依存患者は健康な状態に比べて，宣言的記憶のネットワークが報酬探索行動を誘発しやすく，かつそれを意思の力で止めるネットワークが弱い状態にあることが示唆される．

9.10 脳機能ネットワークへの介入方法の開発

このようなヒトの MRI の研究の結果を前にすると，脳に萎縮があって機能レベルでも変化が生じており，薬物依存の怖さを目の当たりにするわけであるが，それで科学が立ち止まっていても仕方がない．薬物依存の怖さを知るためだけに動物実験を行ったり，ヒトの参加者を集めたりしてはいられない．どんなに先になるかわからないとはいえ，このような知見を何とか解決策につなげていきたいものである．

現時点で有効な手法は確立されていないが，近年，研究が盛んな手法として経頭蓋直流電気刺激法（transcranial direct current stimulation：tDCS）というものがある．tDCS はヒトのニューロリハビリテーション分野で開発が盛んな技術であり，ヒトの頭皮の上に名刺くらいの大きさのパッド状の電極を2点貼り，2点間に 1 mA 程度の微弱な直流電流を流す手法である．陽極電極の貼ってある頭皮の直下にあたる皮質の神経活動を活性化できると考えられている．その機序の解明も動物モデルの研究で進展している[18]．筆者が取り組んだ動物研究では，ラットの前頭前野の直上に陽極電極を設置し，肩に陰極電極を設置して，刺激前後に fMRI を用いて，頭皮上からの刺激が脳全体に及ぼす影響を検討した．その結果，前頭前野の直上からの陽極刺激によって，前頭前野に加えて，側坐核も活性化されることを発見した[19]．前頭前野と側坐核の間にはさまざまな神経連絡があるとはいえ，頭皮から脳深部の側坐核の活性化を遠隔的に誘導できる可能性を指摘したのはこの知見が初めてである．その後，ヒトを対象とした fMRI 研究において同様の結果が示されたので[20]，臨床応用の道も少しずつ拓けてきたと思われる．tDCS によって薬物依存患者の脳における記憶ネットワーク，報酬ネットワーク，意思決定ネットワークのアンバランスを是正する手法を開発することが期待される．

9.11 薬物依存と記憶研究における今後の課題

薬物依存における記憶とその神経機構に関する研究はまだスタートしたばかりとはいえ，着実に発展している．しかし読者にはそれでもやや物足りないかもしれない．筆者が思うにこのテーマを基礎分野の研究者に難しくさせているボトルネックには，薬物の効果に関する記憶がポジティブな気分なのかネガティブな気分なのかが明確に分離できず，むしろ

薬物探索，薬物摂取とその後と，おのおのの文脈ごとにポジティブとネガティブの気分が目まぐるしく変動することにあると思っている．記憶研究では，ポジティブな気分と結びついた記憶と，ネガティブな気分と結び付いた記憶とを分けて，その心理や神経機構が取り扱われているので，従来の研究手法がうまくマッチしないのではないかという問題があるように思われる．ポジティブな気分とネガティブな気分の変動をうまく実験にデザインすることも今後の研究に求められるだろう．

情動記憶の神経機構について見ても，研究はかなりネガティブな記憶が先行して進んでいる．ポジティブな記憶については，ヒトの認知神経科学の実験室内で誘導できるポジティブな気分の程度が実際の快よりもかなり小さくなるということと，動物では何が快なのかがはっきりしないということがあるかもしれない．ネガティブな記憶については，動物研究ではフットショック，強制水泳，社会的敗北，プレデター（捕食者）との遭遇など，近年ではかなりバリエーションがあり，この恐怖対象ごとの研究が進んでいる．これに習えば，薬物依存にまつわるポジティブな事象とネガティブな事象を詳細にしっかり区別して，行動実験をデザインし直すことが研究をさらに進展させるのではないかと感じている．

［高野裕治］

文献

1) Liu X, Matochik JA, et al：Smaller volume of prefrontal lobe in polysubstance abusers：a magnetic resonance imaging study. Neuropsychopharmacology 1998；**18**：243-252.
2) Crunelle CL, Kaag AM, et al：Reduced frontal brain volume in non-treatment-seeking cocaine-dependent individuals：exploring the role of impulsivity, depression, and smoking. Front Hum Neurosci 2014；**8**：7.
3) Woicik PA, Moeller SJ, et al：The neuropsychology of cocaine addiction：recent cocaine use masks impairment. Neuropsychopharmacology 2009；**34**：1112-1122.
4) Frankland PW, Bontempi B：The organization of recent and remote memories. Nat Rev Neurosci 2005；**6**：119-130.
5) O'Keefe J, Dostrovsky J：The hippocampus as a spatial map. Preliminary evidence from unit activity in the freely-moving rat. Brain Res 1971；**34**：171-175.
6) Taube JS, Muller RU, et al：Head-direction cells recorded from the postsubiculum in freely moving rats. I. Description and quantitative analysis. J Neurosci 1990；**10**：420-435.
7) Taube JS, Muller RU, et al：Head-direction cells recorded from the postsubiculum in freely moving rats. II. Effects of environmental manipulations. J Neurosci 1990；**10**：436-447.
8) Hafting T, Fyhn M, et al：Microstructure of a spatial map in the entorhinal cortex. Nature 2005；**436**：801-806.
9) Wimmer GE, Shohamy D：Preference by association：how memory mechanisms in the hippocampus bias decisions. Science 2012；**338**：270-273.
10) Takano Y, Hanada Y：The driving system for hippocampal theta in the brainstem：an examination by single neuron recording in urethane-anesthetized rats. Neuroscience Lett 2009；**455**：65-69.
11) Vertes RP, Colom LV, et al：Brainstem sites for the carbachol elicitation of the hippocampal theta rhythm in the rat. Exp Brain Res 1993；**96**：419-429.
12) Orzeł-Gryglewska J, Kuśmierczak M, et al：Dopaminergic transmission in the midbrain ventral tegmental area in the induction of hippocampal theta rhythm. Brain Res 2013；**1510**：63-77.
13) Vertes RP：Hippocampal theta rhythm：a tag for short-term memory. Hippocampus 2005；**15**：923-935.
14) Takano Y, Tanaka T, et al：Hippocampal theta rhythm and drug-related reward-seeking behavior：an analysis of cocaine-induced conditioned place preference in rats. Brain Res 2010；**1342**：94-103.
15) Wyble BP, Hyman JM, et al：Analysis of theta power in hippocampal EEG during bar pressing and running behavior in rats during distinct behavioral contexts. Hippocampus 2004；**14**：662-674.
16) Tanaka T, Kai N, et al：Up-regulation of dopamine D_1 receptor in the hippocampus after establishment of conditioned place preference by cocaine. Neuropharmacology 2011；**61**：842-848.
17) Zhai TY, Shao YC, et al：Altered intrinsic hippocmapus declarative memory network and its association with impulsivity in abstinent heroin dependent subjects. Behav Brain Res 2014；**272**：209-217.
18) Tanaka T, Takano Y, et al：Transcranial direct-current stimulation increases extracellular dopamine levels in the rat striatum. Front Syst Neurosci 2013；**7**：6.
19) Takano Y, Yokawa T, et al：A rat model for measuring the effectiveness of transcranial direct current stimulation using fMRI. Neurosci Lett 2011；**491**：40-43.
20) Chib VS, Yun K, et al：Noninvasive remote activation of the ventral midbrain by transcranial direct current stimulation of prefrontal cortex. Transl Psychiatry 2013；**3**：e268.

10 依存症の脳画像解析

10.1 はじめに

　タイトルは依存症の脳画像であるが，すべての脳画像の手法について概説するのは，限られた紙面では焦点が不明確になるため，ここでは，現在，脳機能画像で最も利用されている magnetic resonance imaging（MRI）を利用して，脳構造の異常を検討する structural MRI と脳機能の異常を検討する functional MRI（fMRI）の依存症に関する研究を概説する．次に脳内の分子や神経伝達物質を検討できる positron emission tomography（PET）を利用した依存症に関する研究を紹介するが，ここでも，多くの分子や神経伝達物質に関する PET 研究を網羅的に示すことは避け，報酬系とも呼ばれるドパミン神経伝達に着目した研究に焦点を当てる．最後に，広い意味で脳画像研究に分類される非侵襲的なニューロモデュレーションの1つである経頭蓋磁気刺激法が依存症の治療に応用されている現状についても紹介する．また，対象となり得る依存症の研究を網羅的に紹介するのも同様の理由で控えさせていただき，研究の歴史が長く，知見の蓄積のある中枢刺激薬依存，ニコチン依存，それから最近注目されている行為依存の中でもギャンブル障害を対象とした報酬に対する脳活動や報酬系の反応についての研究を自験例も含めて紹介したい．最初に断りを入れておきたいが，英語にも addiction, dependence, abuse などの言葉が時に混同され，さらにその日本語訳でも嗜癖，依存，乱用が必ずしも対応している訳ではなく，また，診断基準や疾患概念の変遷でその区別が統廃合されてきた．本章では時代背景や考え方の異なる領域の研究を紹介するため，当該研究の用語をそのまま使用すると統一感が失われるという理由から，依存症という言葉をやや広い意味で包括的に使用していることをご了解いただきたい．

10.2 依存症の脳研究の背景となる心理・行動学的仮説

　依存症は他の精神疾患と比べると，比較的妥当な動物モデルが存在し，動物実験の成果とヒトの臨床の知見との比較がされやすい分野といえる．妥当な動物モデルの知見が豊富な依存症であるからこそ，影響力のある仮説がいくつか提唱されているが，それが報酬に対する脳活動や報酬系の反応に関してまったく反対の予測を導くことがある．このことが，なおさら，依存症の脳画像研究において相反する研究結果が報告される一因であると考えられる．一方の仮説や研究結果が正しくて，他方が誤っているということではなく，いずれも多様で複雑な依存症の病態にある側面のみしか検討できていないことに尽きると思われるが，報酬に対する脳活動や報酬系の反応に関する代表的な仮説を3つ紹介する[1]．

　第1の仮説は，報酬欠乏仮説と呼ばれるものである．報酬欠乏仮説においては，報酬系であるドパミン神経系の報酬への感受性の低さが依存症に関連すると予測する．報酬への感受性の低下した状態では，通常の自然な報酬では，ドパミン神経系は不十分な応答しか示さず（低ドパミン神経伝達），行動への十分な動機付けや心理的満足をもたらさない．その結果，個体はより強い刺激を求めようとする．したがって，たとえば報酬に対する線条体の低活動やドパミン放出の低下は報酬欠乏仮説を支持する結果として報告されることになる．

　第2の仮説は incentive salience 仮説である．適切な訳語がみつからなかったので，英語の表記のままとしたが，報酬に対するドパミン神経の応答やその結果の行動への動機付けが亢進している状態であり，高ドパミン神経伝達を想定している．薬物などにより繰り返し大量のドパミンの放出に曝露されるとドパミン神経の応答が感作され，同じ報酬量でもより強い行動への動機付けが誘導されてしまう．したがって，報酬に対する線条体の高い活動やドパミ

ン放出の亢進は incentive salience 仮説を支持する結果として報告される．

第3の仮説は抑制系の欠如仮説である．この仮説の主たる関心脳部位は線条体ではなく前頭前野である．前頭前野からのトップダウンの行動の抑制が不十分となった結果，抑制が効かず衝動的となり，依存対象となる薬物にも手を出しやすくなる．また，全般的に報酬へアプローチしやすくなるので，報酬系の活動もどちらかというと亢進しやすいという立場をとる．

このような何度も繰り返し追試されている妥当性の高い動物モデルの実験からの知見に基づいた仮説でさえ，報酬に対するドパミン神経系の反応性に関して相反する予測を導く．このため，ヒトを対象にした脳画像研究も，それぞれの研究グループが，拠り所にしている仮説に沿った報告をすることになるし，また仮説に整合性のある報告が世の中に報告されやすい出版バイアスも重なり，さまざまな研究結果が混在している状況である．しかし，先ほども述べたように，それらの仮説や研究は多様で複雑な依存症のある側面を見ているに過ぎないと冷静に受け止めれば，一見，矛盾しているかのように思える仮説や知見も将来的には統合可能なものと思われる．たとえば，精神疾患でよく問題になる病気や障害のステージによる病像の違いは依存症でも問題になる．依存症の診断基準を満たす以前には必ず，ある薬物や行為に接近し，使用を開始する時期がある．この時期は報酬欠乏仮説や抑制系の欠如で説明しやすい．他方で，一旦，依存形成が確立すると少量の報酬でも行動への動機付けが強くなり，incentive salience 仮説を支持するような臨床像をとることもある．また，当然，依存対象を利用している時と，それらを絶っている状態では，ドパミン神経伝達の状態も異なる．このような要因を統制したり，さらに継時的にフォローアップしていくことは臨床研究一般の難しさである．特に依存症患者は医療機関に継続的に通院しないことが多く，そのこともありヒトを対象にした依存症の脳画像研究で，結果に影響を与える要因を統制した研究が少ないのが現状である．

10.3 依存症の structural MRI 研究

MRI を用いた脳の構造を検討する研究の中でも最も広く行われているのが灰白質の体積を検討するものである．伝統的な解析方法はある仮説に基づいて関心領域を決めて，その関心領域の体積を徒手的に測定するものである．しかし，この方法は仮説に基づいて関心領域を絞るため，関心領域以外の脳領域については検討をしない問題や，関心領域はある程度の大きさを設定するので，小さな部位の変化は検討できないという問題点がある．さらに，徒手的に測定するため，測定者間の基準や精度にばらつきがある可能性があるため，最近は以下に示す全脳を自動的に検証する方法が主流になりつつある．その中でも，最も広く利用されている方法が，voxel-based morphometry（VBM）である．デジタルカメラのピクセルに相当するように2次元の MRI 画像であればピクセルということになるが，実際には平面の厚みの部分も考慮に入れたボクセルというものが単位となる．解像度にもよるが，1 mm の立方体を考えると，それが1つのボクセルとなり，全脳では数十万単位のボクセル数になる．

VBM のごく簡単な原理は，個人の MRI 画像を標準脳テンプレートに標準化する．MRI の信号値から，灰白質と白質と脳脊髄液に分画化する．標準化した際に個人の脳の形状，大きさは標準のテンプレートと同じ形にはなるが，同一の脳座標空間上のボクセル内の信号値が灰白質の濃度の情報として局所体積の個人差を反映することになる．この後，平滑化という処理を行い，統計検定を行っていくことになる．さまざまな精神・神経疾患に対して VBM が行われ，依存症に対しても数多くの VBM 研究がなされた．メタ解析も報告されているため，ここではそのメタ解析の結果について触れる[2]．そのメタ解析は中枢刺激薬のコカインとメタンフェタミンの依存症に対する16報の VBM 研究に基づいている．メタ解析の結果は，健常者と比べて，中枢刺激薬の依存症患者では島皮質，腹内側前頭前野，下前頭回，前部帯状回膝前部，視床前部において灰白質の体積減少を認めたと報告している．同時に，ドパミン神経伝達が多く報酬系の中心でもあり，繰り返し，動物実験でも異常が指摘されてきた線条体に関

してはその体積異常はこのメタ解析では検出しなかった．この線条体に関するネガティブな結果は，メタ解析の著者らも予想していないことであった．その要因として，もとになった過去の依存症VBM研究では，線条体の体積が健常者と比べて増えているというものと減っているというものがあり，それらがキャンセルし合ったことや，依存対象以外の向精神薬の影響などをあげている．また，このメタ解析では，薬物使用期間が長ければ長いほど，前頭葉の一部の体積が小さいという報告もしている．ここで，このメタ解析でも考慮すべき点として，これらの結果が，神経毒性作用の可能性もある薬物の長期使用によるものか，あるいは依存症になる前から存在する異常で，依存症へのなりやすさを反映したものであるのかという，いわば，鶏が先か卵が先かという問題を指摘している．この問題を直接検討するためには，コホート研究などの縦断研究が必要であるが，前述したように，依存症患者は同一の医療機関に継続して通院することが，あまり多くないために縦断的な研究が少ないのが現状である．メタ解析の著者らのグループは，依存症患者，その患者の同胞で依存症ではない者，それから，同胞と血縁関係のない健常者の3群でVBMを行った[3]．その結果，扁桃体，海馬，淡蒼球は依存症患者とその同胞の両群で，同胞と血縁関係のない健常者よりも体積が上昇していた．そのため，これらの所見は，依存症の発症前から存在する異常と考えられた．一方，眼窩前頭野を中心とする前頭前野や前部島皮質は，依存症患者に特異的に減少しており，かつ薬物の摂取期間が長いほど眼窩前頭野の体積が低下していたため，後者の知見は薬物使用によるものと考えられた．

10.4 依存症のfMRI研究

脳の構造異常を検討するstructural MRIに対して，脳機能の異常を検討するのがfMRIである．fMRIにもさまざまな方法があるが，最も一般的なものは，血液中に存在する常磁性体の脱酸素化ヘモグロビンの濃度を利用するblood oxygenation level dependent（BOLD）法である．神経細胞が活動する際，局所の毛細血管で赤血球のヘモグロビンによって運ばれた酸素が消費される．その結果，一時的には脱酸化ヘモグロビンが増加するが，その効果を上回る血流増加が局所で起こり，結果として酸化ヘモグロビンが増加し脱酸化ヘモグロビンが減少する．この常磁性体である脱酸化ヘモグロビンの減少が，$T2^*$強調画像の信号変化に反映され，間接的に脳活動に伴う脳血流の変化を推定する手法である．特に造影剤の投与や被曝を伴わないため，現在の脳機能画像の主流である．

依存症のfMRI研究に関しては，先に述べたように，依存症に関するさまざまな仮説に基づき，臨床症状や脳機能に着目した認知課題が考案され実施されている．そのため，それらを網羅的に概観することはここでは避ける．むしろ，ここでは物質依存と行為依存との共通点に着目して，依存症のfMRI研究を紹介する．依存症には物質を伴う物質依存と，物質を伴わない行為依存がある．物質依存と行為依存との間には臨床症状に加えて神経生物学的な研究の知見で類似点が指摘されてきた．なかでも，物質依存との類似点を示す知見が集積してきたギャンブル障害（ギャンブル依存）のみが2013年に改訂されたDSM-5において物質依存症とともに「物質関連障害及び嗜癖性障害」として分類されるに至った．それまでのDSM-Ⅳでは病的賭博と呼ばれ，衝動制御障害の1つであると分類されていた．今後の研究の進展次第でインターネット依存症などの他の行為依存も物質依存症と同一の項目に分類される可能性がある．ここでは，ギャンブル障害が依存に分類されるに至った一因であるギャンブル障害と物質依存との共通点をfMRI研究を通して概説する．

10.5 fMRI研究によるギャンブル障害と物質依存との共通点

ここではギャンブル障害のfMRI研究を中心にまとめたvan Holst et al.（2010）の総説をもとに[4]，その後の研究や筆者らの結果とあわせて，物質依存と共通する知見を紹介する．研究テーマを衝動性，報酬と罰への感受性，手がかり刺激への反応（渇望），報酬予測の4項目に分類して説明する．

10.5.1 衝動性

衝動性に関しては抑制の障害，特に前頭前野の機能低下という観点からの研究が多い．ギャンブル障害患者においても，Stroop課題やGo/No-go課題

と呼ばれるお手付きを誘発するような課題を用いて，前頭前野の機能を検討した研究が報告されている．そのお手付きを抑制することが求められる課題を遂行中の脳活動において，物質依存症と同様に，健常者と比べて前頭前野の活動低下が報告されている[4]．

10.5.2 報酬と罰への感受性

報酬への感受性については，金銭報酬獲得時にギャンブル障害患者は健常者と比べて線条体や前頭前野の活動の低下が認められると報告されている．また，反対に金銭損失時には線条体の活動は一般に低下し，健常者ではそのような低下が認められるが，ギャンブル障害患者ではその活動低下の程度も弱いことも示され，罰への感受性も鈍くなっていると考えられる．先に述べたように物質依存の仮説の1つに報酬欠乏仮説がある．依存患者では脳内報酬系の反応が低下しており，通常レベルの報酬では十分に報酬系の活動が惹起されず，その結果，十分な満足が得られない．そのため，より刺激の強い報酬を求めようと，薬物などに手を出し，量も多くなるというものであるが，報酬と罰への感受性の低下は報酬欠乏仮説を支持する所見とも考えられている．

10.5.3 手がかり刺激への反応

一般に依存全般で手がかり刺激は，依存の対象を連想させ，強い渇望を引き起こす．ギャンブルを連想させる手がかり刺激に対して強い渇望を引き起こすことは，ギャンブル障害の主要な兆候である．ギャンブル障害患者においても物質依存の研究と同じように手がかり刺激に対する渇望を反映した辺縁系の活動上昇が報告されている．

10.5.4 報酬予測時の脳活動

ドパミン神経は報酬系とも呼ばれるが，報酬を得た時のみでなく，報酬予測時に強く反応することが知られている．そのため，依存症を対象に報酬予測時の脳活動を検討できる報酬予測課題を用いたfMRI研究が多く報告されている．その中でも，van Holst et al.（2012）は，ギャンブル障害に対しても，同様の報酬予測課題を用いたfMRIを行った[5]．その結果，ギャンブル障害患者は健常者と比べて線条体や前頭前野での活動が上昇していたこと

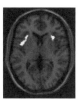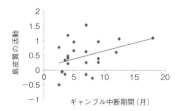

図 10.1 ギャンブル障害患者における報酬予測時の脳活動と臨床指標との相関（文献7を改変）
ギャンブル障害患者における低下した島皮質の脳活動（左）．
島皮質の脳活動とギャンブル中断期間との正の相関（右）．

を報告した．一方，Balodis et al.（2012）は反対にギャンブル障害患者において腹側線条体，前頭前野などで活動が低下していることを報告した[6]．この相反する2つの研究は同じ精神医学の専門誌の同号に並んで掲載され，その誌面上において，この違いに関しては後者の課題は非特異的な金銭報酬であったのに対し，前者の課題は患者が対象とする実際のギャンブルに近かったためではないかと考えられるという意見が交換された．筆者らの研究においても，Balodis et al.（2012）と同様に，ギャンブルとは直接関わりのない非特異的な報酬予測課題を用いてギャンブル障害患者の報酬予測時の脳活動を測定したところ，線条体や島皮質の活動が低下していた．さらに，ギャンブルの中断期間が短い患者ほど島活動の活動低下が著しいという関係も見出された（図10.1）[7]．Sescousse et al.（2013）は，予測される報酬が依存対象に直接関係があるかどうかという報酬の特異性の問題を直接，検証するために，男性のギャンブル障害患者と健常者に報酬として金銭報酬と性的な画像を予測している際の脳活動をfMRIを用いて検討した[8]．健常者では金銭報酬と性的な画像のいずれの予測時にも線条体の活動が認められたのに対して，ギャンブル障害患者では金銭報酬の予測時にのみ反応し，性的な画像の予測時の線条体の活動は低下していた．つまり，依存対象そのものの予測時には報酬系は強く反応するが，対象と直接関わりのない物の場合は，むしろ低反応であった．これは臨床場面でも観察される依存対象以外の物への関心の低下を反映している所見ではないかと考えられている．また，最近のメタ解析では，物質依存もギャンブル障害も報酬予測時の脳活動は低下していると結論付けられている[9]．

10.6 依存症におけるドパミン神経系に関する PET 研究

PET は，脳内の分子の画像化し，定量できる in vivo 分子イメージングを代表する手法である．一般的な手法としては放射性同位元素（^{11}C や ^{18}F がよく使用される）でラベルされたトレーサー（リガンド）を PET 前に注射する．それが脳内に移行し，ターゲットの分子に結合したところで放出されるガンマ線をスキャナーに設置されたガンマ線検出器で検出し，画像に再構成する．

PET 研究ではドパミン受容体（特に D2 受容体）に関しては研究の歴史が長く，多くの研究報告がなされている．最近のメタ解析では，コカインやアンフェタミンなどの中枢刺激薬の依存症患者のドパミン神経系に関する PET 研究ではおおむね報酬欠乏仮説を支持する研究報告が一貫して報告されていると報告している[10]．たとえば，コカイン，アンフェタミンなどの中枢刺激薬の依存症患者を対象にしたドパミン D2 受容体 PET 研究ではおおむね線条体におけるドパミン D2 受容体結合能の減少ということで一致している．しかしながら，ドパミン D2 受容体のリガンドである［^{11}C］raclopride は内在性のドパミンと競合するため，単純にドパミン D2 受容体結合能がドパミン D2 受容体の密度の減少を反映しているとは限らない．ベースラインのドパミンレベルが亢進しているために［^{11}C］raclopride の結合が阻害され，ドパミン D2 受容体結合能の減少に至っている可能性も否定はできない．実際に，健常者を対象とした筆者らの研究では前シナプスのドパミン合成能が高い人ほど，ドパミン D2 受容体結合能は低いということが確認されている[11]．また，仮にドパミン D2 受容体の密度の減少が生じていても，それが依存薬物の使用によって繰り返し大量に放出されるドパミンを受けて，ドパミン D2 受容体にダウンレギュレーションが誘導されたと解釈することも可能である．

structural MRI 研究の項でも述べたが，これらの受容体レベルの異常も，神経毒性作用の可能性もある薬物の長期使用によるものか，あるいは依存症になる前から存在する異常かという，鶏が先か卵が先かという問題が議論されてきた．これにダイレクトに答えるヒトを対象にした研究はまだ報告がないが，ラットやサルを使用した動物実験では，元来，線条体の D2 受容体が低い個体は，高い衝動性を示し，その後に薬物依存に陥りやすい[12-14]．同時に長期間の繰り返しの薬物使用によりさらに D2 受容体の結合能が低下することが確認されている．つまり，薬物使用前からの異常と薬物使用後に悪化した結果の両方を反映した所見といえる．

前述したようにドパミン D2 受容体のリガンドである［^{11}C］raclopride は内在性のドパミンとの競合により結合能が低下する．これを利用して，ベースラインとドパミン放出が想定される薬物負荷や認知負荷の条件と，2 回の［^{11}C］raclopride による PET を実施し，ベースラインと比べて不可条件で［^{11}C］raclopride の結合能の変化（低下）を検出する．こうして，間接的にシナプス間隙に放出されたドパミンの濃度増加の測定に用いられることもある．しかし，ドパミン放出のピークと［^{11}C］raclopride の受容体結合能の低下には時間的な乖離があったり，ドパミン放出量増加と結合能低下量が必ずしも相関しなかったりするなど，結合能の低下が競合によるメカニズムだけで説明がつかない側面もあり，詳細なメカニズムには不明な点も多い．しかし，現在のところ生きた人間で内在性のドパミン放出の程度を間接的に検討できる唯一の方法として広く応用されている．そこでアンフェタミン負荷などによって線条体にドパミン放出されると［^{11}C］raclopride の信号が低下することを利用してドパミン神経系の反応性を調べる研究が行われている．

また，ドパミン神経の発火あるいはドパミンの放出には tonic と phasic という 2 つの状態があることに留意する必要がある．tonic とは安静時に自発的・持続的に，ドパミン神経が発火し，少量のドパミンが放出されている状態なのに対して，phasic とは外的誘因に反応して一過性に多量のドパミンが放出される状態である．

安静時で PET で測定されるドパミン D2 受容体結合能は tonic なドパミン神経伝達の機能を反映した指標と考えることができる．一方，薬物による負荷あるいは報酬や報酬に関連する刺激に反応して多量のドパミンが放出される状況は phasic なドパミン神経伝達の機能を反映した指標とみることになろう．そこで，上述した［^{11}C］raclopride と内在性のドパミンとの競合により結合能が変化することを

利用し，間接的にシナプス間隙のドパミン放出を検討する研究が依存症患者においてもなされて，たとえば，コカイン依存症の患者にドパミンを放出させるメチルフェニデートを投与した際には，健常者に比べるとドパミンの放出が低下していることが報告されている．アンフェタミンによる投与でもコカイン依存症の患者はドパミンの放出が低下していることが確認され，最近のメタ解析でも，コカインやアンフェタミンといった中枢刺激薬依存症の患者ではドパミン放出が低下していると報告され，報酬欠乏仮説を支持するものとして解釈されている[10]．また，前シナプスのドパミン合成能に関してはコカイン依存患者で検討されているが，それによると，やはり，健常者と比べてドパミン合成能が低下していると報告されている[15]．

しかし，中枢刺激薬やアルコールなどは比較的一貫した結果を示すのに対して，ニコチン依存に関しては若干，様相が異なる．まず，線条体におけるドパミンD2受容体結合能は一報のみが喫煙者では非喫煙者に比べて低下していると報告されているが[16]，single photon emission computed tomography（SPECT）の研究も含めると筆者らのPET研究とあわせて複数の研究で，喫煙者と非喫煙者では差はないと報告されている[17,18]．

ニコチンによるドパミン放出が他の依存薬物と同様に非喫煙者に比べて喫煙者において低下しているのか検討した研究は現在のところ筆者らの研究しかない．筆者らは，ニコチン摂取の程度や依存度が，線条体のドパミン放出とどのような関係があるのか，[11C] raclopride を用いた PET による検討を行った．従来の研究では対象が喫煙者のみで，非喫煙者との比較が行われていなかった．そこで非喫煙者にもニコチンを投与する方法としてニコチンガムを利用した．

対象は喫煙者，非喫煙者で，各被験者に2回の [11C] raclopride による PET 検査を実施した．喫煙者はそれぞれの PET 検査の24時間前から禁煙をしてもらった．各 PET 検査の前に二重盲検法でニコチンガムか味が同じプラセボガムを順番もランダム化して投与した．その結果，非喫煙者も喫煙者と同等の普通の紙タバコ喫煙で到達するニコチン血中濃度を得た．喫煙者においてはニコチンガムを投与した PET 検査で得られた線条体のドパミンD2

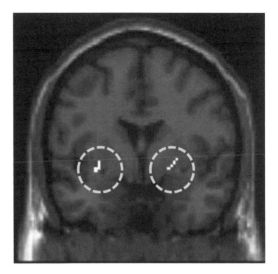

図 10.2 ニコチンガム投与による喫煙者の線条体における [11C] raclopride 受容体結合能の低下（文献18を改変）

同部位において内因性ドパミンの放出が示唆された．一方，非喫煙者においてはそのような低下は認められなかった．ニコチン依存度の高い人ほど，腹側線条体で受容体結合能の低下が大きく，より多くのドパミン放出が引き起こされたと考えられる．

受容体結合能がプラセボガムを投与したときのそれよりも有意に低下していた．しかし，非喫煙者においてはニコチンガムとプラセボガムを投与したときの線条体のドパミンD2受容体結合能には差が認められなかった．このことは，非喫煙者では，ニコチン投与によって PET で検出できるほどのドパミン放出はもたらされず，喫煙者にのみ PET で検出できるレベルのドパミンの放出があったことを示唆する．さらに，喫煙者においては，ニコチン依存度の標準的な尺度である Fagerström test for nicotine dependence（FTND）で依存度が高いと判断される喫煙者（FTND スコアが高い喫煙者）ほど，腹側線条体の [11C] raclopride の受容体結合能の低下が大きいという相関関係が認められ，ニコチン依存の程度が高い喫煙者ほど，同じ量のニコチンを摂取しても同部位におけるドパミンの放出量が亢進していることが示唆された（図10.2）．この結果は，中枢刺激薬の研究結果とは一見，逆にもみえる結果である．アンフェタミンやメチルフェニデートをコカイン依存の患者に投与するのと，筆者らの研究のように依存対象そのもののニコチンをニコチン依存患者に投与するのとではドパミン放出の方法も異なり，依存の対象となる薬物・物質の直接的な神経毒

性の違いなどさまざまな要因が考えられ，今後の知見の蓄積を待ちたい．

次に，行為依存のPET研究についてみておきたい．物質依存でみられる脳の変化には直接的な薬物による毒性の影響も無視できないが，行為依存でみられる脳の変化は，薬物自体の影響はないため，それが依存症の中核となる変化を反映しているのではないかと考えられ，脳科学的な研究が精力的に進められている．

ギャンブル障害の患者に対してもPETによるドパミン神経伝達の異常の有無が検討されている．最近の複数の研究では，ギャンブル障害の患者において線条体のドパミンD2受容体結合能には差が認められなかった[19,20]と報告されている．また，さらにギャンブル障害の患者は健常者と比べて，アンフェタミン投与によって線条体におけるドパミン放出が亢進していたと報告されている[21]．

ギャンブル課題中のドパミン放出を検討した研究では，ギャンブル障害の患者と健常者では線条体におけるドパミン放出に差はなかったが，放出が多い患者ほど，症状が重症であったと報告されている[22]．この研究の著者らは，薬物依存でいわれているような報酬欠乏仮説は支持されなかったと結論付けている．パーキンソン病患者の治療においてドパミン補充療法がなされるが，その副作用として衝動制御障害あるいはギャンブル障害が生じることがある．ギャンブル障害があるパーキンソン病患者はギャンブル依存がない患者と比べると，報酬に関連する写真をみたり，ギャンブル課題をした際のドパミンの放出が亢進していることも報告されている[23,24]．また，最近の研究では前シナプスのドパミン合成能もギャンブル障害の患者では健常者と比べて上昇していると報告されている[25]．このように，ギャンブル障害も，ニコチンと同様に，ドパミンD2受容体結合能は変化がなく，刺激によるphasicなドパミン放出や前シナプスのドパミン合成能は亢進している傾向であり，報酬欠乏説を支持するかのような中枢刺激薬依存の結果とは異なる．行為依存が物質依存と共通点が多いのが事実であるが，一方でこのように脳画像の所見の上では一致しない研究も多い．今後，他の行為依存の画像研究の結果も蓄積してきて，これらの違いの要因が明らかなることを期待したい．

10.7 依存症に対する経頭蓋磁気刺激法

経頭蓋磁気刺激法（transcranial magnetic stimulation：TMS）は，急激な磁場の変化によってファラデーの電磁誘導の法則により弱い電流を組織内に誘起させることで，脳内のニューロンを興奮させる非侵襲的な方法である．反復経頭蓋磁気刺激法はrTMS（repetitive transcranial magnetic stimulation）とも略され，繰り返しのTMSパルスを与えることにより，脳に長期的な変化を与える．fMRIや脳波は，ある脳機能との関連する脳活動を検討することができるが，それは相関関係に過ぎない．TMSは因果関係を示せるという点において，神経科学や認知科学ではfMRIや脳波などの脳画像と組み合わせて相補的に用いられる．脳の情報に操作を加え（ニューロモデュレーション），脳機能（の障害）に介入することで，rTMSはさまざまな精神・神経疾患に治療法として医学応用されている．代表的にはうつ病の治療に応用され，欧米ではすでに認可された治療法である．日本でも近く，認可される可能性が高い．

依存症に対するrTMSは世界でいくつか行われている．最近のシャム刺激を用いたRCTのメタ解析によると薬物依存患者に対して左の背外側前頭前野に高頻度のrTMSを施行すると，薬物に対する渇望が減弱するというのがエビデンスのある知見である[26]．ただし，この刺激プロトコールはうつ病の治療に利用されるものと同様であり，rTMSの効果が，依存症に特異的なものなのか，また特異的でない場合には，依存症のどのような側面に有用なのかは，今後，さらに検討していく必要がある．

背外側前頭前野に対する高頻度のrTMSの依存症に対する効果のメカニズムは不明な点も多いが，動物実験やヒトを対象にしたPET研究で，高頻度のrTMSで背外側前頭前野を刺激すると，線条体でのドパミンの放出が高まることが示されている．背外側前頭前野が刺激されると同部位から線条体や中脳のドパミン神経への投射を介して線条体でのドパミンの放出が高まると考えられている[27]．

10.8 おわりに

物質依存や行動依存の MRI 研究や PET 研究さらには，非侵襲的ニューロモデュレーションの1つである経頭蓋磁気刺激法の治療応用について概説した．依存症は，基礎実験の知見が豊富にあり，また，関わる研究者の研究バックグランドも多岐にわたる．基礎研究者が臨床研究からヒントを得て詳細なメカニズムを明らかにし，臨床研究は基礎研究の知見を検証，ブラッシュアップする双方向性の連携が不可欠である．本章が脳画像の専門家以外の研究者のヒントになれば，幸いである． ［髙橋英彦］

文 献

1) Limbrick-Oldfield EH, van Holst RJ, et al：Fronto-striatal dysregulation in drug addiction and pathological gambling：Consistent inconsistencies? Neuroimage Clin 2013；**2**：385-393.
2) Ersche KD, Williams GB, et al：Meta-analysis of structural brain abnormalities associated with stimulant drug dependence and neuroimaging of addiction vulnerability and resilience. Curr Opin Neurobiol 2013；**23**：615-624.
3) Ersche KD, Jones PS, et al：Abnormal brain structure implicated in stimulant drug addiction. Science 2012；**335**：601-604.
4) van Holst RJ, van den Brink W, et al：Brain imaging studies in pathological gambling. Curr Psychiatry Rep 2010；**12**：418-425.
5) van Holst RJ, Veltman DJ, et al：Distorted expectancy coding in problem gambling：is the addictive in the anticipation? Biol Psychiatry 2012；**71**：741-748.
6) Balodis IM, Kober H, et al：Diminished frontostriatal activity during processing of monetary rewards and losses in pathological gambling. Biol Psychiatry 2012；**71**：749-757.
7) Tsurumi K, Kawada R, et al：Insular activation during reward anticipation reflects duration of illness in abstinent pathological gamblers. Front Psychol 2014；**5**：1013.
8) Sescousse G, Barbalat G, et al：Imbalance in the sensitivity to different types of rewards in pathological gambling. Brain 2013；**136**：2527-2538.
9) Luijten M, Schellekens AF, et al：Disruption of reward processing in addiction：an image-based meta-analysis of functional magnetic resonance imaging studies. JAMA Psychiatry 2017；**74**：387-398.
10) Ashok AH, Mizuno Y, et al：Association of stimulant use with dopaminergic alterations in users of cocaine, amphetamine, or methamphetamine：a systematic review and meta-analysis. JAMA Psychiatry 2017；**74**：511-519.
11) Ito H, Kodaka F, et al：Relation between presynaptic and postsynaptic dopaminergic functions measured by positron emission tomography：implication of dopaminergic tone. J Neurosci 2011；**31**：7886-7890.
12) Morgan D, Grant KA, et al：Social dominance in monkeys：dopamine D_2 receptors and cocaine self-administration. Nat Neurosci 2002；**5**：169-174.
13) Dalley JW, Fryer TD, et al：Nucleus accumbens $D_{2/3}$ receptors predict trait impulsivity and cocaine reinforcement. Science 2007；**315**：1267-1270.
14) Nader MA, Morgan D, et al：PET imaging of dopamine D_2 receptors during chronic cocaine self-administration in monkeys. Nat Neurosci 2006；**9**：1050-1056.
15) Wu JC, Bell K, et al：Decreasing striatal 6-FDOPA uptake with increasing duration of cocaine withdrawal. Neuropsychopharmacology 1997；**17**：402-409.
16) Fehr C, Yakushev I, et al：Association of low striatal dopamine D_2 receptor availability with nicotine dependence similar to that seen with other drugs of abuse. Am J Psychiatry 2008；**165**：507-514.
17) Scott DJ, Domino EF, et al：Smoking modulation of μ-opioid and dopamine D_2 receptor-mediated neurotransmission in humans. Neuropsychopharmacology 2007；**32**：450-457.
18) Takahashi H, Fujimura Y, et al：Enhanced dopamine release by nicotine in cigarette smokers：a double-blind, randomized, placebo-controlled pilot study. Int J Neuropsychopharmacol 2008；**11**：413-417.
19) Clark L, Stokes PR, et al：Striatal dopamine D_2/D_3 receptor binding in pathological gambling is correlated with mood-related impulsivity. Neuroimage 2012；**63**：40-46.
20) Boileau I, Payer D, et al：The $D_{2/3}$ dopamine receptor in pathological gambling：a positron emission tomography study with [^{11}C]-(+)-propyl-hexahydro-naphtho-oxazin and [^{11}C] raclopride. Addiction 2013；**108**：953-963.
21) Boileau I, Payer D, et al：In vivo evidence for greater amphetamine-induced dopamine release in pathological gambling：a positron emission tomography study with [^{11}C]-(+)-PHNO. Mol Psychiatry 2014；**19**：1305-1313.
22) Joutsa J, Johansson J, et al：Mesolimbic dopamine release is linked to symptom severity in pathological gambling. Neuroimage 2012；**60**：1992-1999.
23) Steeves TD, Miyasaki J, et al：Increased striatal dopamine release in Parkinsonian patients with pathological gambling：a [^{11}C] raclopride PET study. Brain 2009；**132**：1376-1385.
24) O'Sullivan SS, Wu K, et al：Cue-induced striatal dopamine release in Parkinson's disease-associated impulsive-compulsive behaviours. Brain 2011；**134**：969-978.
25) van Holst RJ, Sescousse G, et al：Increased striatal dopamine synthesis capacity in gambling addiction. Biol Psychiatry 2018；**83**：1036-1043.
26) Enokibara M, Trevizol A, et al：Establishing an effective TMS protocol for craving in substance addiction：Is it possible? Am J Addict 2016；**25**：28-30.
27) Diana M, Raij T, et al：Rehabilitating the addicted brain with transcranial magnetic stimulation. Nat Rev Neurosci 2017；**18**：685-693.

第3部
依存・嗜癖問題の諸相

物質依存から行動まで，アディクション問題の多様性と課題

薬物依存とは何かについては，いくつかの章で記載されているが，WHOの「説明」によれば，これは「個人がよい気分になるため，あるいは悪い気分から逃れるために，その薬物を繰り返し摂取する必要がある状態」であり[1]，精神依存と身体依存の両面を有する．すなわち，「悪い気分」というのは，身体依存に基づく離脱症状を含み，この苦しみから逃れるということが，薬物摂取がますます強迫的になっていく大きな要因の1つと考えられている．しかし一方，米国においては，このような意味での依存（dependence）という用語は受け入れにくい部分があるようであり，事実，この分野の権威の著作でも，「『依存』という用語は，伝統的に『身体依存』の意味で用いられてきた．身体依存とは，アルコールやヘロインなどの薬物が使用できなくなったとき，退薬（離脱）症候が引き起こされる順応状態である．身体依存は，抗うつ薬やβブロッカーなどでもみられる．しかし，薬物退薬に伴う順応は嗜癖にいたる順応とは明らかに異なる．嗜癖とは，悪い結果が伴うとしても，薬物を摂取したいという強烈な衝動により，統制が失われた状態を指す．」[2]と述べられている．

addiction（嗜癖，アディクション）という用語は，米国を含む英語圏においては日常用語として頻繁に用いられている一方，科学用語として，広く受容されている明確な定義が存在しないという難点があった．しかし，この用語が用いられる行動は，薬物依存を含め，①反復行動であること，②統制不能が示唆されること，③悪い結果（たとえば社会生活の破綻）を伴う，という，3種の特性を持つと考えられる．②は，③の存在にもかかわらず繰り返される，という側面を含む．つまり，反復頻度が異常に高ければそれだけで悪い結果（たとえば仕事に支障を来す）を伴うであろうし，自己統制が不能であることも明らかに示唆されるが，反復の頻度はあまり問題とならない．つまり，週1回，月1回，あるいは数か月に1回であっても，上記の3要素が含まれる場合，アディクションの範疇に組み入れられているように思われる．このような行動特性は，いわゆる「問題行動」（DV，ネグレクト，リストカット）や，強迫性障害など精神疾患においてもみられ，したがって「諸相」はきわめて多岐にわたるといえる．

第3部では，薬物としては，まず嗜好品であるアルコールとタバコ（ニコチン）を取り上げ，次いで鎮静・睡眠・抗不安薬，さらに危険ドラッグについて解説する（⇒第11〜14章）．アルコールについては，コントロール障害のない，軽症・早期の患者では断酒ではなく，節酒の容認も視野に入れるべき点を含め，治療の実際などを紹介する．タバコについては，障害（使用障害，誘発性障害）や，純粋なニコチンを含む薬物治療や認知行動療法などの実際，使用を維持・促進する要因の分析などについて述べる．これら嗜好品は，人類の長い歴史の中で使用され続けてきたものであり，毒作用（身体的毒性；アルコールについては精神毒性も含まれる）や依存性が周知されているにもかかわらず，法的規制はゆるく，たとえばアルコール飲料はテレビなどでも活発に宣伝され，購買を煽っているのが現状である．毒性はさておき，「嗜好品レベル」の使用がどのような機序によって「障害」へと変化していくのかは，他の依存性薬物や，行動のアディクションにも共通する部分であり，非常に興味のあるところである．

鎮静・睡眠・抗不安薬については，主としてベンゾジアゼピン受容体を第一次作用点とする薬物を取り上げ（ベンゾジアゼピン系薬物と，名前がZではじまる非ベンゾジアゼピン系薬物，いわゆるZdrugも含む).これら薬物に対する依存については離脱が中心である点を指摘し,症状の種類や治療,予防についても紹介する.危険ドラッグについては,精神を変容させる物質は,「世界一の薬物非汚染国」である日本でも,規制されなければ(規制がゆるければ)ここまで乱用される,ということを如実に示した点,また,規制を変えることによりただちに終息に向かった点できわめて興味深いといえるが,これらの点について詳述する.

最後に,「行動のアディクション」として,ギャンブル障害とインターネット嗜癖を取り上げる(⇒第15, 16章).わが国におけるギャンブル障害は,これまで「遊戯」に分類されているパチンコ・パチスロが中心であったが,いわゆる「カジノ法案」の成立により,ますますの広がりが懸念されるところである.インターネット嗜癖については,米国のDSM-5では検討中の課題とされているが,2018年6月に公開されたICD-11最終版では,addictive disorderとして,gambling disorderとともにgaming disorderが組み込まれた[3].これは,インターネットのカバーする領域が多岐にわたり,ゲーム,SNS,ポルノ,動画,ショッピングなどさまざまなアプリの過剰使用とそれに関係した問題があるが,現時点で疾病化を支持するエビデンスが蓄積されているのはゲーム(オンライン,オフライン)のみである,という結論となったためという[4].

先に述べた3種の行動特性を有し,「アディクション」という用語でくくられる行動は,上記のほか,摂食行動(過食・拒食)を含め,日常的にさまざまに観察されるものであり,いずれもが何らかのきっかけで病的レベルに達する場合がある.このきっかけとなる要因やメカニズムがすべて共通するとも思えないが,薬物や行動の種類にとらわれず,広く考えていくべきものであろう.ただし,強迫性障害など,形成過程に正の強化(報酬的側面)が見えにくい行動については,形成メカニズムが異なるようにも思われる.

[高田孝二]

文 献

1) World Health Organization：WHO Expert Committee on Drug Dependence：Thirty-third Report. WHO Tech Rep Ser 915. 2003；Retrieved from https://apps.who.int/iris/bitstream/handle/10665/42655/WHO_TRS_915.pdf?sequence=1
2) O'Brien CP, Volkow N, et al：What's in a word? Addiction versus dependence in DSM-V. Am J Psychiat 2006；**163**：764-765.
3) World Health Organization. International Classification of Diseases 11th Revision. 2018；https://icd.who.int/ (2019年2月閲覧)
4) 樋口 進.「ゲーム依存の実態と課題」2018；Retrieved from http://www.nhk.or.jp/kaisetsu-blog/400/289702.html (2019年2月閲覧)

11 アルコール

11.1 アルコール依存とは

アルコール依存症とは，お酒の飲み方（飲む量，飲むタイミング，飲む状況）を自分でコントロールできなくなった状態のことを示す．飲酒がコントロールできないことから，肝臓や膵臓，食道，認知機能など身体的な障害が生じるほどまで飲酒を続けてしまい，よくないことだとわかっていても，飲酒量を自制することができない．脳の機能障害が起きて，結果として飲酒をやめられなくなる．アルコールは麻薬や覚醒剤と同様に「精神作用物質（psychoactive substance use）」と定義され，広義の薬物依存性に包括される．

薬物依存の概念は主に薬理学領域から提唱されてきたものであり，精神依存，耐性の獲得，身体依存という3つの要素から成り立っている．最初に精神依存とは，精神作用物質に対する強い欲求が生じるため，あたかも「それなしには生きていけない」と強く思い込み，異常な欲求を持つ状態である．次に耐性の獲得とは，長期の飲酒により精神作用物質の効果が減弱してしまったため，初期の効果を得るにはより多くの飲酒を必要とする状態である．いわゆる「酒に強くなる」ことを意味する．そして身体依存とは，精神作用物質が長期間体内で効果を発現し続けることで，結果，生体はその効果が発現している状態に馴化してしまい，その効果が減弱あるいは消失することによって，身体機能のバランスが崩れ適応失調の状態となり，病的症候である離脱症候群を呈するような状態である．アルコール依存の患者において，連続して飲酒を繰り返すと，体内に常にアルコールが入っている状態となる．そのような状態の中，お酒をやめたりして，体内のアルコール濃度が下がってくると，さまざまな自律神経症状や情緒障害，手の震え，幻覚などの症状がみられるようになる．これをアルコール離脱症候群と呼ぶ．離脱症候群は，最終飲酒の数時間以内に出現し，24〜48時間以内でピークを迎える．初期症状は振戦，不安感，発汗，嘔気嘔吐，不眠などから始まり，自律神経活動亢進（頻脈，高血圧，発汗，発熱），不眠，不安焦燥感，興奮，小動物を呈する幻視，振戦せん妄に移行することもある．この離脱症候群により生じるさまざまな症状を軽減するために，さらに飲酒を継続してしまうという悪循環が生じる．

厚生労働省による国民健康・栄養調査，総務省統計局によると，平成25年の日本人口において，習慣性飲酒者（週に3日以上，1日に清酒1合，またはビール500 ml以上の飲酒）は3,582万人，飲酒者（過去1年以内に1回以上の飲酒）は5,645万人と推定された．この中でICD-10のアルコール依存症に該当するものが109万人，そして，アルコールの危険な使用（純アルコールを男性40 g，女性20 g以上摂取）に該当する者が1,039万人と見積もられている．しかしながら，アルコール依存症者の中で専門医療機関を受診しているものはわずか3万7000人に過ぎないと報告されており，早期の介入が必要[1]といわざるをえない．

11.2 合併症

アルコール依存症は精神・身体両面からさまざまな合併症を示す．精神的な合併症では，うつ病が精神障害の中でも最も高率に併存する．齋藤らの報告ではアルコール依存患者の約50％に抑うつ状態を認め，一方うつ病患者の20％にアルコールの問題が認められており，アルコール依存症とうつ病の間には深い関連性が示されている[2]．また，近年の高齢化社会を反映してアルコール依存症者に認知機能低下が多く認められる．松下らの報告では，全国の専門治療施設において，入院治療を受けているアルコール依存症者に占める認知機能障害の割合は，60歳の依存症者の40％以上に物忘れ以上の認知機能障害が認められるとし，非常に高い割合を示している[3]．これら高齢アルコール依存症にみられる認知

機能障害の原因は，1．大量飲酒に伴う栄養障害，特にビタミンB（チアミン）の欠乏によるウェルニッケ脳症やその後遺症としてのコルサコフ症候群，2．多発性脳梗塞や微小出血など脳血管障害，3．肝障害に基づく精神・神経症状（肝性脳症），4．橋中心髄鞘崩壊症（CPM），5．外傷（硬膜下血腫，脳挫傷など）などの疾患，状態が合併して認知機能に影響を及ぼすことが知られている．

アルコール依存症の身体合併症では肝臓への影響（脂肪肝，肝炎，肝硬変）が最も有名である．2011年に行われた全国調査によるとアルコール性肝硬変はウイルス性の次に多く14.3％を占める．アルコール性肝硬変はウイルス性とは異なり肝腫大する傾向があり，腹水，脾腫，クモ状血管腫や手掌紅斑などの皮膚所見を呈する．肝硬変に伴い食道静脈瘤破裂による吐血にて死に至るケースが多いため食道病変の評価が必須である．膵臓は胃の後ろにある臓器であり，食物を消化し，ホルモンによって血糖の量を調整する重要な役割を担っている．急性膵炎とは，膵臓に炎症が生じ強烈な腹痛と発熱，腹腔内壊死を引き起こす重篤な状態である．急性膵炎の原因としてはアルコールと胆石が2大成因とされてきたが，近年のアルコール患者の増加に伴い，2011年の全国調査においてアルコール性急性膵炎が成因の1位となった．数日の経過ののち致死性の重篤な転機に至ることから早期に集中的な加療が必要である．頭頸部がん・食道がんは喫煙とともに飲酒が2大危険因子である．2007年に発表されたコホート研究では，1日日本酒3合以上の飲酒者において食道がんのリスクは4.6倍であった．

11.3 アルコール依存と生物学

脳内報酬系とは，ヒト・動物の脳において，欲求が満たされることがわかったときに活性化し，その個体に快の感覚を与える神経系のことである．これらは腹側被蓋野から側坐核・前頭前皮質に至るドパミン神経路を示し，アルコールは側坐核の細胞外ドパミンレベルを上昇させ薬物報酬効果の発現を増強すると考えられている．またエタノールはアセトアルデヒドに代謝されるが，アセトアルデヒドは他の化合物との反応性に富んでおり，ドパミンと縮合することによってサルソリノールが形成される．これは麻薬に似た薬効を持っており，精神依存形成に促進的に働くとされる．また，アセトアルデヒドと脳内セロトニンが縮合するとβカルボリンが生成されるが，この物質は内因性不安惹起物質であり，長期間の飲酒による精神依存の獲得に関与している[4]と考えられている．また近年，神経細胞新生が生体内において神経回路網の改変を担っていることが明らかとなっている．しかしながらアルコール投与によって神経幹細胞の分化が変化し，本来の神経細胞への分化が抑制され，一方でグリア細胞への分化が促進されること，その機序に転写抑制因子 NRSF/REST（neuron-restrictive silencer factor/repressor edlement-1 silencing transcription factor）の活性変化が関与することが明らかとなった[5]．これらによりアルコールによる影響は，細胞内情報伝達系を中心とした成熟神経細胞の機能変化のみならず，神経細胞新生にも影響を与え，脳の基本構造・形態変化を誘導している可能性が推測されている．またこれらに対して神経幹細胞移植を用いて神経ネットワークの再生を目指す基礎研究[6]も試みられている．

11.4 アルコール依存の診断基準

世界保健機関（WHO）の診断基準（ICD-10）で，依存症候群（F10.2）と診断するには以下の6項目のうち，過去1年間のある期間に以下の3項目を満たすことが必要である．①飲酒に対する渇望，②飲酒行動の抑制喪失，③離脱症状，④耐性の増大，⑤飲酒中心の生活，⑥有害な飲酒に対する抑制の喪失．

これらの診断基準では耐性と離脱症状は診断の必須項目ではないこと，つまり①飲酒に対する渇望，②飲酒行動の抑制喪失，⑥有害な飲酒に対する抑制の喪失，これら3つの精神依存の症状を満たせば，これだけで，アルコール依存の診断が下せることに留意すべきである．これは，依存の中心は精神依存であり，身体依存，耐性の変化だけで依存とはしない点が重要である．2013年に発表されたDSM-5における新たな概念では，長くアルコール関連問題の中心であった"依存"の診断概念を放棄し，依存に乱用の診断をも包含する形で"アルコール使用障害"の診断概念を新たに提起している．つまり，

DSM-5の"アルコール使用障害"の診断項目には，DSM-Ⅳに示されていた"依存"の項目がすべて，DSM-5では"乱用"の診断項目4項目中3項目に入っている．また，かつてはICD-10のみの診断項目であった"飲酒への渇望"がDSM-5では診断項目に入っている．これら11項目のうち2～3項目が該当すれば軽症，4～5項目が該当すれば中等症，6項目以上が該当すれば重症と判定される．このDSM-5における新たな概念による"アルコール使用障害"という診断基準はICD-10のアルコール依存症の診断基準よりも診断閾値が明らかに下がっている．つまりはこれまで見逃されていたアルコール依存症患者を改めてみつけ出す可能性を持つということである[7]．うつ病や不安障害の患者の約20%にアルコール問題[2]がみられるが，その多くはこれまでアルコール依存症と診断されてこなかった現実と考えあわせると，今後この診断基準がどう使われ，どう普及していくか注目である．

11.5　アルコール依存の現状と課題

前述による平成25年に行われた全国調査において，日本のアルコール依存症患者は109万人と推定されている一方，患者調査によるアルコール依存症の治療を受けている患者は3万7000人程度ときわめて少ない[1]．多くの患者は依存症専門医療機関を受診することなく，内科や外科，救急部などの身体診療科で治療を受けていると指摘されている．結果として，アルコール依存症患者は，早期介入をはかられることなく，専門医療機関での断酒治療がなされないまま経過し，ようやく専門医療による介入がなされたときには身体疾患は重症化し，社会生活や家庭，家族関係が破綻していることも多く，結果として患者の生命予後からみた治療成績は上がらず，十分とはいい難い状況におかれていた[1]．アルコール依存症患者の早期の治療導入が必要とされる状況が明らかである一方で，実際にはなかなか早期介入は進んでいない．その背景には旧来のアルコール依存症治療に対する，「治療の方法は断酒のみであり，もし未だ断酒を決意していないならば，患者本人が身体的，社会的に困窮して問題に直面せざるをえず，ついにアルコール依存症と自覚するまで，なにも介入しない」という，いわゆる"底つきを待つ"ことが治療にとって効果的であるという考え方が医療業界に根深く残っていることも影響している．

また，「アルコール依存症の治療」といえば，これまでほとんどが精神科病院などの医療施設で治療を受けるのが当たり前であった．精神科は以前に比べ，敷居が低くなってきたとはいえ，たいていの一般市民の認識ではまだ「精神科を受診する」ことに強い抵抗感を持つ者が多い．このため精神科病院受診を嫌がり回避した結果，専門的な依存症治療を患者が受けられないままでいる．もしくは症状が重篤になってからようやく「精神科」で診療を受けるケースが多く見受けられる．さらに専門医療施設では「断酒」が治療目標とされるが，アルコール依存症患者にとって「断酒」という目標はハードルが高く，専門治療が継続されていても長期完全断酒率は20%程度にとどまっている．今までの依存症治療では，「断酒」のみを治療目標としていることで，なかなか断酒に至らない多くの依存症患者が，治療や通院につながることができなかった．適切な治療につながることができなかった結果，フォローがされないまま，生命予後を悪化させてしまうことが原因の1つとも考えられた．そこで近年，上記現状に対する効果的な介入方法の1つとして，コントロール障害のない，軽症あるいは比較的早期の依存症患者を対象に，断酒に至る段階的な治療目標として節酒を容認するという試みが始められている[8]．「節酒」を容認することは，症状が軽症のうちに早期介入を可能にし，また，治療導入のための良好な信頼関係を患者と構築し，最終的には断酒という治療目標へつなげていく可能性も生まれることとなる．さらに，介入の場としてこれまでの精神科病院だけではなく，総合病院内の精神保健科，メンタルヘルス科などが同病院内の内科，救急科，整形外科などと連携することにより，患者の精神科受診に対する抵抗感を弱め，より一層スムーズな早期介入を行うことにつながる．総合病院内の「精神科リエゾンチーム」「お酒の問題相談外来」など，チーム医療を行うことにより節酒を含めた早期介入から断酒を目指す依存症治療へとつなぐことができるようになり，アルコール依存症の未受診患者の掘り起こしから専門治療導入へと一定の効果をあげてきている[9]．

11.6 アルコール依存治療の実際

アルコール依存症の治療に際して，我々医療者は具体的にどのような関わりができるであろうか？これに関してはいわばマニュアルのような画一的な関わり方を提示し，論述することは大変難しい．なぜならば，読者の中には自身の勤務先が大規模な精神科病院であって，そこにはアルコール治療プログラムがあり，院内断酒会があり，入院施設を備えているという者もいるだろうし，あるいは一方で自身の勤務先は総合病院内の精神科であり，入院施設もなく，自前のアルコール治療プログラムもなく，外来診察とコンサルテーションリエゾン活動のみ行っているところもあるであろう，つまり，どのようなアルコール依存治療を行うかは，おのおのが現在勤務している環境や条件によって左右されることが多いからである．しかしながらどのような環境や条件であっても，医療者としてアルコール依存治療に必要とされる基本的な関わり方や治療の方法は普遍のものであり，誰にとっても共通のものである．

a. 治療関係づくり

他の身体・精神疾患と同様に，依存症治療においても，信頼に裏付けられた良好な治療関係の構築が最も大切である．アルコール依存治療においては，患者と医療者の間でどうしても「飲んだ」「飲まない」という会話が繰り広げられ，飲酒の是非を問うばかりのパワーゲームに陥りやすい傾向がある．飲酒をすればペナルティを課される，入院をさせられる，といった懲罰的な関わりでは患者は，たとえば飲酒を隠したり飲酒量を過小に報告したりと，正直に飲酒してしまった事実や本音を語ることはない．医療者は「飲んでも決して怒らない，そして診察場面は飲酒したい気持ちや飲酒した事実，飲酒による失敗など何を語っても許される，安全な場所であることを示す」，また「飲酒に至るきっかけとなった悩みやストレス原因を支持的に聞いて共感をする」，「飲酒はしたが，そこに至るまでに苦悩や工夫などが少しでもあれば，頑張った姿勢や努力をポジティブに評価する」など1つひとつを丁寧に取り上げ，支持的に評価することが患者との信頼関係の構築には有効である．

b. 治療の動機付け

上記関係づくりを行うと同時に，患者へ治療の動機付けをすることは治療者の重要な役割である．この際には動機付け面接法（motivational interviewing）などの方法が積極的に用いられる．これは臨床心理士であるウィリアム・R・ミラーとステファン・ロルニックが主になって開発したカウンセリングアプローチである．具体的な方法は他誌に譲るが，治療者が一方的な解決方法を押し付けるのではなく患者と協力することを重視し，治療者は自身の考える治療方針を説得したい衝動にかられたとしてもまず患者の考えや意見に耳を傾け，患者の回復を第1に考えて，患者本来の持っている前向きな考えや価値観を引き出すことによって問題解決にあたるものである．また近年，アルコール摂取に伴う認知機能低下，脳血流量の低下が指摘されている．脳血流 SPECT（single photon emission computed tomography）などの検査を用いて，具体的な脳機能障害を可視化することで治療への動機付けを行い，画像所見の改善という共通目標をもって，断酒に取り組みながら通院継続を行う，新しい試みも行われている[10]．

c. アルコール依存症の薬物療法

①依存に対する薬物療法，②アルコール離脱の薬物療法，③精神症状の合併に対する薬物療法，④身体症状の合併に対する薬物療法と大きく4種類の状況に応じた治療を行う．詳細についてはアルコール依存の薬物治療において後述する．

d. プログラムブックと集団療法

依存症に関する講義やミーティング，ワークブックの利用を行う．米国マトリックス研究所（https://www.matrixinstitute.org/）が依存症を対象として開発し実践しているマトリックスモデルでは，①依存症患者は治療に対する疑念や両価的な思いを抱いていることを理解する，②最初の問いあわせ電話に迅速に対応する，③初診の予約は期間をおかずできるだけ早くに設定する，④治療プログラムについての明確なオリエンテーションを提供する，⑤患者に選択肢を与えて患者自身の考えを尊重し選択させる，⑥治療者は共感と支持を持って接する，⑦否定はせず，対立の構造にならない，と基本的な姿勢を示している．またマトリックスモデルのテキストに関しては SAMHSA（Substance Abuse and Mental

Health Administration）（https://www.samhsa.gov/）のホームページ上で入手が可能である．これを範として，日本では「せりがや覚せい剤再乱用防止プログラム」（SMARPP：Serigaya Methamphetamine Relapse Prevention Program）が開発された[11]．勉強会形式で参加しやすく，経験の浅い治療スタッフでも一緒に学ぶことで一定の成果を期待できる．

e．自助グループとの連携

アルコール依存症に関する自助グループは，日本には「断酒会」と「アルコホーリクス・アノニマス®（Alcoholics Anonymous®：AA）」が存在する．断酒会とは，同じ悩みを持つ人たちが互いに理解し合い，支え合うことによって問題を解決していく自助グループである．主な活動は地域ごとに開催されている断酒例会に出席して，会員1人ひとりがアルコール依存によって引き起こされた苦悩や挫折などの「酒害体験」を振り返り，それらを率直に語り参加者はそれを聴くだけである．断酒例会では「言いっぱなし聴きっぱなし」を原則として，他の参加者に意見を求めることや，助言をもらうことはない．しかしながら，参加者おのおのの抱えるアルコール問題や人生について真摯に語られる体験談を聴くことにより，自分と酒の関係の何が問題なのかがはっきりと見えてくる．それにより共通の悩みを持った者同士，苦悩を分かち合い信頼関係が生まれるのである．今まで周囲の人や社会から非難され孤立していた当事者たちを，断酒会では同じアルコール問題を持つメンバーとして温かく迎え入れ，そしてメンバー同士のつながりを支えに，ようやく断酒に踏み切り，断酒を継続する努力を始める．また，先に断酒を成功させアルコール依存症から回復をしているメンバーに出会うことで「自分も回復ができる」という希望を持ち，断酒に向けた具体的な行動や目標を学んでいる．このように断酒例会における自己開示と自己洞察を深める過程は，アルコール依存症からの回復というだけではなく，一個人をしても大きな精神的成長の機会であり，新しい人生を創り，力強く生きていくのだという自覚と自信[12]を与える．

上記a〜eを基本としてアルコール依存治療が行われている．さらに，近年ではより軽症のアルコール使用障害に対しても，節酒を含めた健康管理推進が提唱されているため，その基本的な関わりについても述べたい．軽症例に関しては節度ある適切な飲酒量，1日純アルコール20g程度の飲酒を目安に提案し，「飲酒カレンダー」を使用しながら毎日の飲酒量を記録して診察の際に振り返り，飲酒日（もしくは休肝日）や飲酒時間の設定をするなど行動療法的な関わりを行う．しかしながら軽症からより重症化し，飲酒量のコントロールができなくなり，飲酒が原因で重篤な身体疾患を発症したり，欠勤など社会活動に影響を及ぼしたりするような際には断酒の可能性を検討する．

11.7　関わり方のコツ

アルコール依存症から回復するための最終的な目標は，「断酒」つまり一滴もお酒を飲まないことである．しかしながら，アルコール依存により飲酒を続けている最中に，断酒することはとても受け入れられることではない．そして多くの依存症者は断酒を試みることすら避ける傾向がある．その原因の1つが，「否認」という心の働きにある．否認とは，文字どおり飲酒の問題があることを認めないことであり，アルコール依存症者は「2つの否認」を行う．この「否認」を克服することが回復への第一歩であり，これら2つの否認の打破がない限り，通院，回復に至らない．

第1の否認とは「私はアルコール依存症ではない」と考えることである．実際の診察場面で患者が「自分には飲酒の問題がない」とまったく認めない，あるいは「問題はあるけど軽い方だ」「いざとなれば酒なんていつでもやめられる」と自分のアルコール問題を軽く考え，過小評価することも含まれる．なぜ認めないのであろうか？「私はアルコール依存症である」と認めるのは，患者にとって不都合なことが多いからである．具体的には「アル中」とレッテルを貼られる嫌悪感，世間から阻害される孤独感，酒を飲めなくなる恐怖感，依存症と認めると酒をやめなければいけないという怯えが根底にある．「否認」は自分を脅かすものから身を守ろうとする心の構えであり，認めないのではなく認めたくないという心の働きと考えられている．「私はアルコール依存症ではない」と否認し続けると，断酒する理由がないので，飲酒を続けることになる．結果

として問題がさらに深刻化し、仕事を失い、体調を崩し、家庭環境が破綻し、ついにはアルコール依存症と患者自身が認めざるを得ない状態になる日まで、飲み続けることとなる。では否認を打破するとはどういったことになろうか？　それは、本当に心から飲酒をやめたいと思って、実際にやめようと試みても「酒をコントロールできない」と認めることである。単に「私はアルコール依存症という病である」と認めるだけではなく、「飲まないと決めていてもついつい飲んでしまう。量を決めて飲もうとしても、どうしても決められた量でやめられなかった」というような、酒に対して自分はどうにも抗えなかったという苦悩を認めることである。それらは「これ以上飲むと死ぬぞ」といった周囲からの強要で認めさせるものではなく、自ら節酒や一時の禁酒ではなく、「断酒」が必要であると決意し、自分一人では「断酒」は不可能であると納得して認めることが大切である。これらの苦悩を理解し、同じつらさを経験した人との共通体験や信頼関係をきっかけにようやく理解が得られることが多く、第1の否認の打破には断酒会、AAなどの自助グループに参加することがとても重要である。

この第1の否認の打破の先に第2の否認が存在する。第2の否認とは「お酒を飲まなければ、私は何の問題もない」と考えることである。これまで「職を失い、家族を失い、健康を損なった」のはすべて酒のせいだと考え、「諸悪の根源は酒で、その酒を絶ったのだから私には何の問題もなくなった」と考えることである。しかしながら、酒を飲んでいないだけで考え方や行動は酒を飲んでいたときと何ら変わっていない。「つらいことに向き合えず、何かにすがる依存的な性格」はそのままであり、酒を飲んでいるとき同様に自身の抱える悩みは解決されていないにもかかわらず、酒にすがることもできないという「ガマンの断酒」を強いられる。それらは精神的に苦しい断酒であるから長続きせず、たとえ断酒を継続していても代わりにパチンコ、薬物、買い物、セックスなど他のものにすがろうとする。この第2の否認を乗り越えるとは、どういったことであろうか？　それは、「酒」ではなく「自分」に問題があると認めることである。酒が好きなだけで依存症になるわけではない。第2の否認の打破には飲酒に駆り立てた自分自身の心の悩みをまっすぐに見つ

め直すことが求められる。生まれ育ちの問題、家族関係の問題などさまざまな背景を抱え、「飲み過ぎて依存症になった」のではなく「依存症になるまで飲まなければ心の安定を保てず、今まで生きてこられなかった」という事実を認め、自分と真摯に向き合わなければならない。心の悩みを見つめることは、つらい作業となるが、自らの問題を受け入れたときに初めて、本当の意味で酒を必要としない生き方を模索し、みつけ歩むこととなる。このような気づきや第1、第2の否認の打破の大きな手助けとなるのが、前述のAAや断酒会といった自助グループに参加することである[13]。

11.8 アルコール依存の薬物治療

アルコール依存症に関する薬物療法はその目的によって次の4つのグループに分けることができる。
① 依存に対する薬物療法
② アルコール離脱の薬物療法
③ 精神症状の合併に対する薬物療法
④ 身体症状の合併に対する薬物療法

アルコール依存治療の基本は心理社会的アプローチであり、現在のところ有効、かつ特異的な薬物療法は確立されていない。また上記①～③に対する薬物療法も治療者によって異なっており、議論の多いところである。

今回は米国精神医学会（American Psychiatric Association：APA）[14]、英国精神医学会（The Royal College of Psychiatrists）らのガイドライン[15]に基づいた、かつ日本国内で適応のある（または近日日本導入が予定されている）薬物療法を紹介する。

11.8.1 依存に対する薬物療法

APAでは第1選択薬としてナルトレキソン（naltrexone）とアカンプロサート（acamprosate）を推奨している。現在国内で使用できるのはアカンプロサートである。

a. アカンプロサート（acamprosate）：レグテクト®

アカンプロサートはメラム社で合成されたホモタウリン誘導体である。作用機序は未だ不明な点も多いが中枢神経系に作用し、アルコール依存で亢進したグルタミン酸作動性神経活動を抑制することで、

アルコール依存患者の飲酒欲求を抑えると考えられている．国内第1選択のアルコール依存症者の断酒維持を目的とする薬剤として認可されており，穏やかな効果が認められている．また効能効果に関連する使用上の注意として，①アルコール依存症の診断は国際分類などの適切な診断基準に基づき実施し，基準を満たす場合のみ使用すること．②心理社会的治療と併用すること．③断酒の意志がある患者にのみ使用すること．④離脱症状がみられる患者では，離脱症状に対する治療を終了してから使用すること．とあり，十分な実績のある施設で，治療経験がある医師のもと，断酒を治療目的とする患者に投与することが基本となる．

用法用量：1錠（333 mg）であり1回2錠1日3回で内服を行う．腎機能低下や60 kg以下の体重，少量で効果を認めた場合は減量を検討する．

b. ジスルフィラム（disulfiram）：ノックビン®

ジスルフィラムは直接飲酒欲求の抑制に効果を示す薬剤ではない．肝臓のアルデヒド脱炭酸化酵素を阻害する．ジスルフィラムを内服したまま飲酒すると体内にアセトアルデヒドが蓄積され，発汗，頭痛，動悸，嘔気嘔吐など不快な症状が出現する．その症状により内服時の飲酒を抑制する効果を持つ．内服開始に際しては飲酒をすると身体に危険が及ぶ可能性を説明した上での使用が推奨される．治療方針が守られる状況であれば，外来投与開始をしてもよいが，不可能であれば，入院し飲酒試験を行い退院後の抗酒薬へとつなぐ．

用法用量：1日0.1～0.5 gを1～3回に分服し1週間後に通常実施する飲酒試験で発現する症状により用量を調整し維持量を決める．

c. シアナミド（cyanamide）：シアナマイド

シアナミドもジスルフィラム同様，アルデヒド脱炭酸酵素を阻害することで飲酒により体内のアセトアルデヒドが蓄積され，発汗，頭痛，動悸，嘔気・嘔吐など不快な症状を出現させる．作用は投与5～10分に始まり12時間ほど持続する．

用法用量：断酒には1日50～200 mgを1～2回に分服する．投与1週間後の飲酒試験は平常量の10分の1以下を用いる．飲酒試験での症状によって維持量を決める．

d. ナルメフェン（nalmefene）：セリンクロ®

ナルメフェンは第1選択薬としてあげたnaltrexone（日本未発売）の改良型である．2014年10月に英国医療技術評価機構により英国民保健サービス（NHS）における使用が推奨された．内因性のオピオイドはアルコールの飲酒欲求を増強する効果がある．ナルメフェンはオピオイド作動薬およびオピオイド系に由来する内因性作動薬の両方の薬理作用を阻害し，飲酒量を低減する効果が示されている．ナルメフェンはオピオイドを阻害するため，疼痛治療にて医療用麻薬を用いる際には，慎重な検討が必要である．2019年1月，日本において製造販売承認がなされ，2019年3月に販売開始された．

用法用量：1回10 mgを飲酒の1～2時間前に経口投与する．ただし1日1回までとする．症状により適宜増量することができるが，1日量20 mgを超えないこと．

11.8.2 アルコール離脱の薬物療法

a. アルコール離脱とは

アルコール依存症患者は，身体の中に常にアルコールが存在し，その状態に脳内が適応している状態にある．断酒をすることによって急激に血中アルコール濃度が低下すると，急激な変化に脳が適応できなくなり，脳内が過剰に興奮し，離脱症候群が引き起こされる．初期症状（小離脱発作）は振戦，不安感，発汗，嘔気・嘔吐，不眠などである．最終飲酒の数時間以内に出現し，24～48時間以内でピークとなる．ほとんどのアルコール依存症患者の離脱症状は最終飲酒から7日以内で軽快することが多いが，アルコール離脱症候群の5%ほどの患者がより重篤な振戦せん妄に至ることがある．これらは大離脱発作と称されており臨床症状は自律神経活動亢進（頻脈，高血圧，発汗，発熱），不眠，不安焦燥感，興奮，小動物に代表される幻視，幻聴，見当識障害など多彩な症状を認める．症状のピークは最終飲酒後72～96時間といわれており，死亡率も5%ほどと比較的高く，速やかに専門施設，身体管理が可能な施設への紹介が望ましい．振戦せん妄の危険因子として，振戦せん妄の既往，重度のアルコール依存症，高齢者，身体疾患の合併などが指摘されており，このような患者の場合は注意深い観察を要する．

b. アルコール離脱の評価

アルコールからの離脱管理において，海外でのメ

表 11.1 CIWA-Ar

①嘔気・嘔吐:「胃の調子が悪いですか? 吐きましたか?」と尋ねる,視診
　0　嘔気・嘔吐なし　　　　　　　　1　嘔吐を伴わない軽度の嘔気
　4　むかつきを伴った間欠的嘔気　　　7　持続的嘔吐,頻繁なむかつき・嘔吐

②振戦:上肢を前方に伸展させ,手指を開いた状態で観察
　0　振戦なし
　1　軽度振戦:視診で確認できないが,指先どうしを触れると感じる
　4　中等度振戦:上肢を伸展させると確認できる　　7　高度振戦:上肢を伸展させなくても確認できる

③発作性の発汗:視診
　0　視診にて発汗なし　　　　　　　　1　わずかに発汗が確認できる,手掌が湿っている
　4　前額部に明らかな滴状の発汗あり　　7　全身の大量発汗あり

④不安:「神経質になっていますか?」と尋ねる,視診
　0　不安なし　1　軽度の不安あり　4　中等度の不安あり,または警戒しており,不安ありと推察できる
　7　重篤なせん妄や統合失調症の急性期にみられるような急性のパニック状態と同程度の不安あり

⑤焦燥感:視診
　0　活動量の増加なし　　　　　　　　1　活動量は通常よりやや増加している
　4　落ち着きなくそわそわしている　　7　面談中,ほとんどの時間うろうろしている,あるいは絶えず激しく動いている

⑥触覚障害:「かゆかったり,ピンや針でつつかれたり,焼けつくような,あるいはしびれるような感じがする,あるいは皮膚の上や中で虫が這っているような感じがしますか?」と尋ねる,視診
　0　なし
　1　非常に軽度のかゆみ,ピンや針でつつかれる感じ,灼熱感,しびれあり
　2　軽度のかゆみ,ピンや針でつつかれる感じ,灼熱感,しびれあり
　3　中等度のかゆみ,ピンや針でつつかれる感じ,灼熱感,しびれあり
　4　やや重い体感幻覚あり　5　重度の体感幻覚あり　6　非常に重度の体感幻覚あり　7　持続性の体感幻覚あり

⑦聴覚障害:「周りの音が気になりますか? それは耳障りですか? そのせいで怖くなることがありますか? 不安になるような物音は聞こえますか? ここにないはずのものの音が聞こえますか?」と尋ねる,視診
　0　なし　　　　　　　　　　　　　　1　非常に軽度の耳障りな音,あるいは怖くなることあり
　2　軽度の耳障りな音,あるいは怖くなることあり　3　中等度の耳障りな音,あるいは怖くなることあり
　4　やや重い幻聴あり　　　　　　　　5　重度の幻聴あり
　6　非常に重度の幻聴あり　　　　　　7　持続性の幻聴あり

⑧視覚障害:「光がまぶしすぎますか? 光の色が違って見えますか? 光で目が痛むような感じがしますか? 不安になるようなものが見えますか? ここにないはずのものが見えますか?」と尋ねる,視診
　0　なし　　1　非常に軽度に過敏　　2　軽度に過敏　　3　中等度に過敏
　4　やや重い軽度の幻視あり　5　重度の幻視あり　6　非常に重度の幻視あり　7　持続性の幻視あり

⑨頭痛・頭重感:「頭に違和感がありますか? バンドで締めつけられるような感じがしますか?」と尋ねる(めまい・ふらつきは評価しない)
　0　なし　1　ごく軽度　2　軽度　3　中等度　4　やや重度　5　重度　6　非常に重度　7　きわめて重度

⑩見当識・意識障害:「今日は何日ですか? ここはどこですか? 私は誰ですか?」と尋ねる
　0　見当識は保たれており,3つの質問に連続して答えることができる
　1　3つの質問に連続して答えることができないか日付があいまい　　2　日付の2日以内の間違い
　3　日付の3日以上の間違い　　　　　　　　　　　　4　場所あるいは人に対する見当識障害あり

各選択肢の先頭に示されている数字の合計点を算出し,重症度を判断する.
0~9点:軽度,10~15点:中等度,16点以上:重度

タ解析に基づくガイドラインに従えば,離脱症状の評価尺度である臨床アルコール離脱評価スケール改訂版(Clinical Institute Withdrawal Assessment for Alcohol Scale, revised:CIWA-Ar)[16](表 11.1)の評価点数に基づいてベンゾジアゼピンを投薬するか否か,また投与量を決定する.これは10項目からなる客観的評価スケールであり,比較的短時間で容易に評価を行うことができる.10点未満は軽度の離脱,10~15点は中等度の離脱,16点以上は重度の離脱と評価される.

c. アルコール離脱のベンゾジアゼピン使用例

　ベンゾジアゼピンはアルコールと交差耐性を持

表 11.2 中等度のアルコール離脱症候群に対するクロルジアゼポキシドを用いた固定用療法

時間	用量（1回量，1日4回）
1日目	20 mg
2日目	15 mg
3日目	10 mg
4日目	5 mg
5日目	5 mg，1日2回

ち，抗けいれん作用も併せ持つことから離脱治療の第1選択として用いられる．海外のガイドラインではジアゼパム（diazepam），クロルジアゼポキシド（chlordiazepoxide）などのベンゾジアゼピン使用が推奨されている．アルコール離脱を呈した依存症の患者には，しばしば重症の肝機能障害，肝不全を有することがある．その際には代謝物の残存や過鎮静を避けるため，短時間作用型のオキサゼパム（oxazepam），日本国内ではロラゼパム（lorazepam）が用いられることが多い．アルコール離脱におけるベンゾジアゼピンの使用には複数のレジュメが存在するが，ここではシンプルな固定用量を用いたレジュメ[14]を紹介する．

1) 軽度アルコール離脱（CIWA-Ar：10点未満の場合）：非常に少量のクロルジアゼポキシドか，薬剤投与をせずに慎重に経過観察，対症療法を行う．
2) 中等度アルコール離脱（CIWA-Ar：10～15点の場合）：離脱抑制のために大量のクロルジアゼポキシドが必要である．典型的なレジュメは1回10～20 mg，1日4回（1日量40～80 mg）を5～7日かけて徐々に減量していく（表11.2）．7日間以上のベンゾジアゼピン投与は交差耐性の点から有効性はなく，速やかに中止することが望ましい．
3) 重度アルコール離脱（CIWA-Ar：16点以上もしくは10点以上で重度の身体合併症を有する場合）：最重症であり，さらに高用量のクロルジアゼポキシドや特別な身体的加療が必要である．精神科医へのコンサルテーションや身体管理ができる体制での離脱治療が望ましい．

11.8.3 アルコール離脱の症状別の薬物療法

アルコール離脱時にはさまざまな身体的不具合が生じている．離脱症状の軽減を目的にそれらに対する対症療法も必要である．

アルコール乱用によるウェルニッケ-コルサコフ症候群の予防，ビタミンB1の補充は必須の対応である．古典的三徴は眼筋麻痺，運動失調，意識混濁であるが，これらが認められるのはまれであり，経過中に運動失調，低体温，意識混濁，記憶障害などが生じた場合には速やかにビタミンB1の投与を行う．また栄養失調，非代償性肝障害などはウェルニッケ脳症のハイリスク群であるため，ビタミンB1の予防的投与を行う．高濃度ビタミンB製剤Pabrinex 1回4アンプルを1日3回2日間（予防的投与の場合は1回2アンプルを1日1回5日間）投与を行う（日本においてはビタメジン®を1日1～3アンプル，静脈投与を行うことが多い）．

11.8.4 精神症状の合併に対する薬物療法

アルコール依存に合併する精神障害としては気分障害，不安障害などがみられる．それぞれの病態に応じて薬物療法が行われるが，それらは断酒が前提にあることに留意する．

11.8.5 身体症状の合併に対する薬物療法

アルコール性身体合併症にはアルコール性肝障害，膵障害，消化管障害などがある．それぞれの疾患についての適切な治療を行う．

11.9 アルコール依存と地域連携

アルコール依存に対する治療は，心理的社会的治療が大きな役割を果たすことが多い．アルコール依存症患者が治療に訪れる際，多くの場合，患者本人の自発的受診や患者単独の受診ではない．家族や市町村の保健師，ソーシャルワーカー，ケアマネジャーやヘルパーなど，患者のアルコール問題に困った周囲の人たちが，ようやく患者本人を説得して医療機関を訪れる．アルコール依存症の治療というと，以前はアルコールに関連した社会的問題や家族問題を隠すため，アルコール依存症患者を精神科病院の中に閉じ込めて蓋をすることが一般的であった．それゆえに，アルコール依存症患者は入院生活が長期化し，なかなか退院できずにいた．また，入院治療により断酒に成功していたにもかかわらず，退院し，もともと暮らしていた地域生活に戻ると適

切なサポートを得られず，再び飲酒を繰り返し，また入院生活へと戻るケースも多くみられる．入院生活と地域生活にはサポートの面で大きなギャップが存在していた．現在，アルコール依存症患者の治療は，精神科病院での入院治療から，患者の生活する地域での治療が主体となってきている．患者自身がいかに健康的に，地域でその人らしい生活を送れるかどうかは，地域で支えるスタッフ（保健師，ソーシャルワーカー，ヘルパー，ケアマネジャーなど）の援助により大きく左右される．しかし，地域でアルコール依存症患者を支援するスタッフは少数であり，連携も乏しく，それぞれが独自のやり方で支援を展開している場合が多いため，援助に偏りがみられる．このような問題を解消するには，地域の保健所や役場など，地域で活動するさまざまな職種のスタッフが集まれる場を設け，事例検討などを行い，現在関わっているアルコール依存症患者への対応や対策について具体的，かつ実践的な意見交換を行い，支援者側の力量を底上げしていくことが大切[17]である．また，さまざまな現場で活動するスタッフ同士が顔を合わせることにより，連携を深め互いに連絡をとりやすいよう日頃からつながりをつくっておくことも重要であり，「顔の見えるネットワーク」を地域でつくり上げることが求められている．そして，アルコール依存症患者の早期発見のためには，精神科以外の病院・施設へアルコール依存症に関する専門知識の提供や啓発のための教育や，専門治療へつなげるための連携も必要である．

11.10 最後に

平成25年12月にアルコール健康障害対策基本法が制定され，都道府県ごとにアルコール健康障害対策推進計画が制定されようとしている．アルコール依存に関する治療も重症例からより軽症例に対する早期介入，断酒のみではない幅広い治療目標の設定など，大きな転換期を迎えようとしている．アルコール依存症による酒害体験に悩むより多くの人たちが救われ，健康的な日々を送れるように，医療者1人ひとりの意識変化と最新の知見のアップデートがより重要になっている．

[白坂知彦，常田深雪，相澤加奈，木村永一，齋藤利和]

文　献

1) 宮田久嗣：DSM-5における診断の変化とその意義．精神経誌 2017；119：238-244．
2) 田山真矢，齋藤利和：アルコール依存症とうつ病．Frontiers in Alcoholism 2016；4：20-24．
3) 松下幸生，松井敏史，ほか：アルコール依存症に併存する認知症．精神経誌 2010；112：774-779．
4) 齋藤利和：アルコール性障害．精神経誌 2006；108：1339-1343．
5) Tateno M, Ukai W, et al：Implication of increased NRSF/REST binding activity in the mechanism of ethanol inhibition of neuronal differentiation. J Neural Transm (Vienna) 2006；113：283-293．
6) Gupta KK, Gupta VK, et al：An update on fetal alcohol syndrome-pathogenesis, risks, and treatment. Alcohol Clin Exp Res 2016；40：1594-1602．
7) 齋藤利和：わが国におけるアルコール依存症の診断・治療の変遷．精神経誌 2017；119：784-790．
8) 杠　岳文：物質使用障害治療の最前線（第6回）アルコール使用障害の早期介入プログラム―HAPPY．精神療法 2016；42：865-873．
9) 白坂知彦：総合病院勤務医からみたアルコール依存症治療．Frontiers in Alcoholism 2015；3：151-153．
10) 白坂知彦，常田深雪，ほか：身体合併症を抱えたアルコール依存症治療における連携　総合病院における院内連携　認知機能低下に着目した動機づけと早期介入について　実践方法の共有．日アルコール・薬物医会誌 2018；53：154．
11) 松本俊彦，今村扶美．SMARPP-24―物質使用障害治療プログラム．金剛出版；2015．
12) 大槻　元：自助グループ①断酒会―断酒会の活動―その歴史的および社会的活動．作業療法ジャーナル 2017；51：1189-1190．
13) 加藤　隆：自助グループはなぜ「効く」のか？．松本俊彦編：やさしいみんなのアディクション（臨床心理学増刊第8号）．金剛出版；2016．108-110．
14) American Psychiatric Association. American Psychiatric Association Practice Guidelines for the treatment of psychiatric disorders：compendium 2006. Amer Psychiatric Pub；2006．
15) Taylor D, Paton C, et al. The Maudsley Prescribing Guidelines in Psychiatry. John Wiley & Sons；2015．
16) Sullivan JT, Sykora K, et al：Assessment of alcohol withdrawal：the revised clinical institute withdrawal assessment for alcohol scale（CIWA-Ar）. Br J Addict 1989；84：1353-1357．
17) 白坂知信：地域連携―ネットワーク活動の重要性―．Frontiers in Alcoholism 2015；3：31-34．

12 タバコ

12.1 タバコに関連する障害

2018年現在,最新の精神疾患の診断基準として,米国精神医学会が発行する,「精神疾患の診断・統計マニュアル」(Diagnostic and Statistical Manual of Mental Disorders Fifth Edition:DSM-5)[1]がある.DSM-5において,タバコに関連する障害は,「タバコ関連障害群(tobacco-related disorders)」としてまとめられている.タバコ関連障害群は大きく分けて,タバコ使用障害(tobacco use disorder),タバコ離脱(tobacco withdrawal),他のタバコ誘発性障害(other tobacco-induced disorders)の3つに分けられている.

12.1.1 タバコ使用障害

タバコ使用障害とは,タバコの使用様式に問題があり,臨床的に意味のある障害や苦痛が生じ,意図していたよりも大量・長期使用することや,減量および制限の不成功などをはじめとする,11の症状のうち2つ以上が,過去12か月を振り返って自分自身に当てはまることである[1].タバコの大量または長期の使用や,タバコを制限することの困難以外にも,社会生活において支障を来しているにもかかわらず,タバコの使用を中断できないこともタバコ使用障害の症状に含まれる.たとえば,タバコを使用するために長時間または頻繁に,職務を離脱することによって,業務上の支障が生じている場合などがこれに該当するといえる.さらに,身体的に危険が生じる可能性のある状況において,タバコの使用を継続することも,タバコ使用障害の症状の1つである.たとえば,布団で横になりながらタバコを使用する習慣を続けてしまうことや,タバコの使用が現在有している疾病を悪化させる恐れがあるにもかかわらず,タバコの使用を続けることなども含まれる.その他,依存と大きく関わる,耐性や離脱に関することも,タバコ使用障害の症状として規定されている.期待される効果を得るために,タバコの量をこれまで以上に増大させる必要があることや,これまでと同じ量のタバコを使用しても期待した効果が得られない(著しく減弱する)こと,さらに離脱症状を軽減したり回避したりするためにタバコを使用することなどが,これらに当てはまる.

タバコ使用障害については,回復ではなく,寛解という基準が設けられている.タバコ使用障害の基準を満たした後,3か月以上12か月未満の間,タバコ使用障害の基準を満たさなければ寛解早期,12か月以上タバコ使用障害の基準を満たさなければ寛解持続とされる.ただし例外として,いずれの場合においても,タバコ使用への強い欲求や衝動が基準を満たしていても,寛解として判断される.

12.1.2 タバコ離脱

タバコ離脱とは,少なくとも数週間にかけてタバコの日常的使用があり,さらにタバコを急に中止または減量した後24時間以内に,易怒性・欲求不満または怒り,不安,集中困難,食欲増進,落ち着きのなさ,抑うつ気分,不眠のうち4つの状態が発現すること,そしてその状態が社会的・職業的な問題を引き起こすこと,さらにその状態は他の医学的疾患によるものではないことと定義されている[1].タバコ離脱はタバコ使用障害に併存するものとして扱われる.中等度または重度のタバコ使用障害の併存が認められる一方,軽度のタバコ使用障害にはタバコ離脱の併存は認められない[1].

12.1.3 他のタバコ誘発性障害

タバコ使用障害やタバコ離脱のほか,タバコの使用によって誘発され得る障害が該当する.たとえば,物質・医薬品誘発性睡眠障害があげられる.物質・医薬品誘発性睡眠障害は,摂取した物質が睡眠障害の症状を生じさせる可能性があり,物質中毒中またはその直後,または離脱・曝露の後に生じる,顕著で重篤な睡眠の障害を指す.つまり,タバコ離

脱によって重篤な不眠が生じている場合などは、他のタバコ誘発性障害に該当する可能性がある。

12.2 タバコ使用障害に対する治療

12.2.1 医学的治療

わが国では、2006年に「ニコチン依存症管理料」が認められ、タバコ使用障害の治療の一部は保険診療の適用となり、禁煙外来での保険治療がスタートしている。禁煙外来における保険治療は主として2つであり、「ニコチン置換療法」（nicotine replacement therapies：NRT）と、非ニコチン製剤による治療である。NRTとしては、2006年にニコチンパッチが保険適用されており、非ニコチン製剤による治療としては、2008年にバレニクリン（varenicline）が保険適用されている。以下にそれぞれの詳細について述べる。

a. NRT

NRTとは、ニコチン製剤を用いて外部からニコチンを補うことで、生理学的および精神運動性の離脱症状、ならびにタバコ使用に対する動機付けを減弱し、禁煙を補助する治療法である。ニコチンガムやニコチンパッチなどがあり、市販されているものもある。それぞれの商品には主な副作用として、むかつき、皮膚のかゆみやかぶれ、不眠などが示されている。

NRTは有効性に限らず、副作用を含めて数多くの臨床試験が実施されている。Stead et al.（2012）は、約5万人の対象者からなる150件のNRTの臨床試験について、システマティックレビューを実施している[2]。その結果、NRTを実施した対象者はそうでない対象者と比較して、5〜7割の者が禁煙に成功しており、NRTに有効性が認められている。同様の傾向は青年期を対象としたNRTのシステマティックレビューにおいても認められている[3]。一方、副作用については、Stead et al.（2012）がニコチンパッチでは皮膚の炎症、ニコチンガムでは口腔内の炎症が認められることを報告している[2]。さらに、NRTの副作用に関して、Mills et al.（2010）は、約18万人の対象者からなる120件の臨床試験について、システマティックレビューを実施している[4]。その結果、動悸、胸痛、吐き気、胃腸症状、皮膚の炎症、口腔内の炎症、咳、不眠が副作用として認められている。さらに、妊婦がNRTを実施した場合には、症例報告数が少ないことから十分に信頼に足る結果ではないものの、胎児の呼吸器系の先天的異常や死亡などといった重篤な副作用も報告されている[5]。

以上のように、NRTはタバコ依存の治療として一定の効果が認められる。しかしながら、複数の副作用が報告されていることから、適切な条件に基づいて実施することが重要であるといえる。

b. 非ニコチン製剤による治療

非ニコチン製剤として、2017年現在わが国では、バレニクリンが導入されている。バレニクリンは、ニコチンを含まない経口薬であり、$\alpha_4\beta_2$ニコチン受容体に結合することで、タバコ使用によるニコチンの結合を遮断する。つまり、タバコを使用しても満足感を得ることができないようにする薬である。非ニコチン製剤による治療は、NRTよりも優れた治療成績を示すという報告[6]などから、NRTに代わり得る治療として注目されてきた。

石井ほか（2017）は、約7年の間でバレニクリンを用いた治療を実施した190人について報告している[7]。その結果、禁煙に成功した者が134人であったのに対し、禁煙に失敗した者が56人であり、副作用（悪心・嘔吐、不眠など）の有無が治療成績に有意に関連していることを示している。Aubin et al.（2008）は、無作為化比較試験によってバレニクリンを用いた治療とNRTの効果の比較を行っている[6]。その結果、バレニクリンを用いた治療の方が、NRTよりも禁煙に対して有効であることを報告している。Chang et al.（2015）は、バレニクリンを用いた治療と、バレニクリンとNRTを併用した治療の効果について、システマティックレビューを実施している[8]。その結果、バレニクリンを用いた治療よりも、バレニクリンとNRTを併用した治療の方が、禁煙に対して有効であることを報告している。一方、バレニクリンは副作用として、不眠や悪夢[9]、精神症状の悪化および自殺リスクの上昇[10]が、それぞれシステマティックレビューを用いた研究によって報告されている。

以上のように、非ニコチン製剤による治療としてのバレニクリンの使用は、NRTよりも有効である可能性がある一方、特に精神神経系の重篤な副作用が生じる恐れがある。

また，タバコ使用障害に対する医学的治療は2000年以降，大きな進展が認められる．禁煙ガイドラインにおいても，NRTおよび非ニコチン製剤は，禁煙の薬物療法における第1選択薬とされている[11]．

12.2.2 心理学的介入

NRTは禁煙率を高めるが，タバコ使用の再発予防には適さないという指摘や[12]，NRTはタバコ使用に対する渇望を抑制することができるものの，その効果には個人差があるという指摘[13]がある一方，行動療法は禁煙率を高めることなどから[11]，タバコ依存に対する心理学的介入は，薬物療法に加えて有効な手段として期待されている．タバコ依存にかかわらず，ヒトの依存・嗜癖行動によって生じる機能障害に対する心理学的介入としては，動機付け面接（motivational interviewing）や認知行動療法（cognitive behavioral therapy）の有効性を示す報告が多い．以下に，それぞれの詳細について述べる．

a．動機付け面接

動機付け面接とは，クライエント中心療法のスタイルで，クライエントが両価性を探求・解決することで行動変容を起こすことを支援する技法である[14]．動機付け面接は主として短期的な心理療法であり，自身に害を及ぼし得る行動の変容を試みる．したがって，ヒトの依存・嗜癖行動の変容に対して適用されることが多い．過食，問題飲酒，物質使用などといった健康被害の大きい行動に対して，その効果が認められている[15]．同様に，禁煙に対する有効性も認められている．Lindson-Hawley et al.（2015）は，1997年から2014年までの間で，禁煙を目指して実施された28件の動機付けの無作為化比較試験について，システマティックレビューを実施している[16]．その結果，動機付け面接は一般的な禁煙指導と比較して，禁煙成功率を高めることが示されている．さらに，禁煙に対する動機付け面接は，看護師やカウンセラーが行うよりも，医師が行った場合の方が有効であること，1回20分以下といった短時間のセッションの方が，長時間のセッションよりも有効であること，セッション回数は単回の方が，複数回よりも有効であることが報告されている．

動機付け面接で重要となる要素の1つとして，Miller（1983）が述べているとおり，やめたいという気持ちとやめたくないという気持ちが同時に起きているというような，両価性の状態がある[14]．動機付け面接では，このような両価性の状態によって生じている矛盾に気づき，矛盾を拡大することによって，変化に向けた行動を起こしていくことをサポートする．やめたいという気持ちを理解したり，強めたりするために，一般的な禁煙指導や情報提供が行われることがしばしば認められる．しかしながら，動機付け面接の観点からいえば，矛盾を拡大する前の段階でそのような方法を用いることで，かえって抵抗が生じて，禁煙に対する動機付けが向上しないまたは損なわれる可能性がある．動機付け面接では，思いやりを持って，当人のやめたくないという気持ちに対して，「正しい知識を提供したい，禁煙することが正しい」といったような価値観を押し付けることをせずに，やめることが当人が大切にしていること（たとえば仕事で業績を残す，家族を大切にする，など）にどのようにつながるかということを言語化し，共有できる目標の模索を行い，当人の選択を尊重するように面接を維持する．そのようなやりとりの中で，動機付けが十分に高まった時点で初めて，一般的な禁煙指導や情報提供を行う．つまり，支援者は禁煙の正当性に関する知識だけでなく，当人にやめたくないという気持ちが生じているということを十分に理解する必要がある．このように，タバコ使用によって当事者に生じているポジティブな出来事（またはネガティブな出来事の回避）について知ることも，動機付け面接を実施する上で重要な要素となるといえる．

b．認知行動療法

認知行動療法とは，行動療法と認知療法の総称を指すものである[17]．一般的に，行動療法とは学習理論に基づく行動変容法を，認知療法とは非機能的な信念や誤った情報プロセスの修正を行う心理療法であるとされている[18,19]．タバコ依存に対する認知行動療法は，自身の思考，気分，日々の活動，対人関係を客観視するスキルを身につけることを目指して実施される．タバコ依存に対する認知行動療法は主に，タバコ使用をやめることのメリットとその問題の整理，タバコ使用を引き起こす状況やきっかけ（たとえば仕事が終わって家に到着したとき，など）の同定，タバコを使用したくなったときに生じ

る思考の内容の同定と妥当性の検証，健康行動計画の立案と欲求が生じた際の認知的・行動的対処の検討，などの内容からなる[20]．米国心理学会第12部会における Society of Clinical Psychology[21] は，心理学的治療の評価を行っている．そのうち，タバコ依存に対する心理学的治療として，体重増加の予防を含めた認知行動療法（smoking cessation with weight gain prevention）は，中程度に支持される治療方法（modest research support）であると報告されている．Stead & Lancaster（2005）はグループで行う行動療法のタバコ依存に対する効果について，システマティックレビューを実施している．その結果，グループで行う行動療法は，タバコ依存に対して有効であることが報告されている[22]．

一方，タバコ依存に対する認知行動療法には，限界点も指摘されている．認知行動療法と NRT の併用は，禁煙に対して短期的には有効である一方，長期的には有効であるとはいえず，治療12か月後に禁煙を継続している者は14％程度であることが示されている[23]．したがって，タバコ依存に対する認知行動療法は改善の余地があると考えられている．特に女性において，禁煙に伴う体重の増加に関する悩みは，タバコ依存の治療に対する阻害要因であると考えられている．たとえば，Perkins et al.（2001）は，女性のタバコ使用者に対して，通常のタバコ依存に対する認知行動療法に加えて，体重増加に関する悩みに対する認知行動療法を加える群，体重管理指導を加える群，ソーシャルサポートの助言を加える群の3条件に割り付け，禁煙率および体重増加率を比較している[24]．その結果，体重増加に関する悩みに対する認知行動療法を加えた群は，禁煙率が最も高く，体重増加率が最も低いことが報告されている．Levine et al.（2010）は，女性のタバコ使用者に対して，体重増加の予防を含めた認知行動療法，通常の認知行動療法，さらに認知行動療法と併用して禁煙補助薬（ブプロピオン）の服薬またはプラセボの計4水準の治療に割り付け，禁煙率および体重の増減を比較している[25]．その結果，体重増加の予防を含めた認知行動療法に禁煙補助薬を併用した群が最も禁煙率が高く，次いで通常の認知行動療法と禁煙補助薬の併用が，禁煙率が高かったことを報告している．体重の増減については群間で差がなかったことを報告している．

このように，タバコ依存に対する認知行動療法は有効であると考えられる一方，一般的な認知行動療法のみでは長期的にタバコの使用をやめることが難しい場合がある．その要因として，タバコの使用をやめることによって，本人がメリットの消失またはデメリットの出現を認識している可能性がある．女性において，禁煙によって体重が増加することも，出現するデメリットの1つであるといえる．学習心理学の分野において，ある行動を減らしたい場合に，その行動と同じような意味を持つ行動に置き換えていく，代替行動の強化という手続きがある．たとえば，子どもが母親から注目を得たいがために床や机を叩くといった行動がある場合に，注目を得るための他の行動（たとえば，母親に「一緒に遊びたい」と声をかけるなど）を練習・指導して置き換えることなどがある．置き換えた行動が本人にとって役に立った場合（母親が応じてくれた場合），以前の行動（床や机を叩くなど）の頻度は自然と減少していく．タバコの使用に関しても，単にタバコの使用という行動を減らすことを目指すのではなく，本人がタバコの使用によって得ているメリットを，別の行動に置き換えることを検討する必要があるといえる．たとえば，タバコを使用することで気分転換をしている人に対して，タバコの使用をやめることを勧めていくだけでは，その人は気分の晴れない毎日を送ることになりかねない．そうではなく，まずはタバコの使用以外で気分転換につながる行動を獲得することを目指し，その後で獲得された気分転換につながる行動を，タバコを使用したくなる場面に置き換えていく．そうすることで，タバコ使用の頻度は自然と減少していく可能性がある．つまり皮肉にも，タバコの使用に嫌気がさして禁煙したいと思う，または禁煙させたいと思うのであれば，反対にタバコ使用の良い面も見つめ直すことから始める方が，近道となることもあるといえよう．

12.3 タバコ使用を維持・促進する要因

わが国における喫煙者数は年々減少傾向にある．厚生労働省の平成27年の国民健康・栄養調査の報告では，タバコを毎日吸っていると回答した人の割合は，男性で28.4％，女性で7.2％であり，喫煙者全体の割合は17.0％であった[26]．喫煙者の割合が

減少していることには，禁煙に対する医学的治療の進展や，心理社会的サポートの充実をはじめ，社会的状況の変化などが影響していると考えられる．しかしながら，未だに喫煙者の割合は男性では3割程度存在していることや，女性は1割未満ではあるものの，平成26年の同調査では女性の喫煙率は7.7%であり，横ばい状態であることがわかる．喫煙による健康被害に関する情報の周知や，禁煙に対するサポート情報の周知は精力的に行われている一方，一定数の人々はタバコの使用を継続している．つまり，タバコを使用する人々の中には，タバコの使用による健康被害や禁煙の手段に関する知識がないということ以外の理由で，タバコの使用を継続している人がいると考えられる．

タバコの使用は健康に害を及ぼすリスクがあるということは多数の研究によって支持され，周知の事実として捉えられつつある一方，タバコの使用がなぜ維持されるのかということについては，包括的な検討が十分になされていないのが現状である．仮に，人々がタバコの使用によって何かしらのメリットを得ているのであれば，単に禁煙を開始しても本人はタバコの使用によって得ていたメリットを失うこととなるため，禁煙に対する動機付けが損なわれ，再びタバコを使用する可能性がある．実際にJuliano et al. (2011) は，タバコの使用は，ニコチンの成分由来の薬理学的効果以外に，薬理学的には本来得ることができない非薬理学的な効果を生じさせることを報告している[27]．したがって，包括的に禁煙をサポートするためには，タバコを使用する人々がタバコ使用を含む喫煙に関連する行動によって得ているメリットを代替する手段について，理解する必要があるといえる．

以上のことから，タバコ依存である人々をサポートするためには，タバコ使用によるネガティブな効果だけではなく，本人が得ているポジティブな効果についても知る必要がある．以下に，タバコ使用を維持・促進し得る要因について，生理・心理・社会的要因の観点からこれまでの知見を概観する．

12.3.1 生理的要因

タバコ使用を維持・促進し得る生理的要因の効果は，ポジティブな効果というよりも，タバコ使用によって生じる離脱症状をはじめとするネガティブな状態の改善効果にあると考えられる．たとえば，タバコ離脱に伴う渇望の解消を目的としてタバコを使用する場合があげられる．その他，タバコの使用によって，認知機能が向上することを報告する研究もある．Kassel & Shiffman (1997) は，タバコを使用することで，選択的注意に関する課題の得点が高くなることを報告している[28]．しかしながら，タバコを使用することによって得られる認知機能の向上は，タバコ離脱によって生じる集中困難といったネガティブの状態からの回復である可能性もある．実際に，日常的にタバコを使用している者がタバコを使用した場合，使用後の選択的注意に関する課題成績は向上するものの，向上した課題成績は，日常的にタバコを使用しない者と比較すると差がないことを報告する研究もある[29]．つまり，タバコを使用することで認知機能が向上するという現象は，平均以上に向上しているのか，平均以下から回復しているのかということが不明瞭である．しかしながら，いずれにせよ日常的にタバコを使用する者にとっては，タバコを使用することは課題へのパフォーマンスを向上させる効果がある．したがって，仕事や学業といった，認知機能に関わる課題に対するパフォーマンスの向上を期待することおよび実際にパフォーマンスが向上または回復することが，タバコ使用の維持・促進要因となる可能性がある．

12.3.2 心理学的要因
a. ストレス緩和効果

タバコ使用を含む物質使用は，ネガティブな気分や感情を回避するための対処（コーピング）として用いられる場合がある．Nichter et al. (2007) は，タバコを使用する者は，タバコ使用によって，主観的なストレス状態が緩和されていると感じていることを報告している[30]．しかしながら，ストレス状態の緩和は短期的な効果であり，長期的効果は認められないとする指摘や，タバコを使用すること自体にはストレス状態を強める働きがあるといった指摘があり，ストレスとタバコ使用の関係は一貫していない[31]．以上のことから，タバコを使用することはストレスへの対処法として役立っている場合があるものの，すべての人に当てはまる効果ではないといえる．

b. リラックス効果

横光ほか（2015）は，一般成人を対象として，タバコをはじめとする嗜好品を使用することで獲得できる心理学的効果について調査を行っている[32]．その結果，タバコを使用することで獲得できる心理学的効果として，主観的なリラックス反応を体験する者が最も多かったことを報告している．さらに，Leung et al.（2011）は，タバコ使用，禁煙，ディストレスの関係について探索的に検討を行っている[33]．その結果，タバコを使用する者のうち，禁煙するつもりがない者および過去に禁煙に失敗した者は，リラックス効果を得るためにタバコを使用しているということを報告している．この他にも，リラックス効果を実際に得るまたは得ることを期待して，タバコが使用されていると指摘する研究報告は多数存在している[34-36]．このように，タバコを使用する人々は，リラックス効果を期待または体験している場合が多く，リラックス効果を得続けるために，タバコの使用を継続している場合があるといえる．したがって，タバコの使用に伴うリラックス効果は，タバコ使用を維持・促進し得る要因の1つであるといえる．

c. 気分の転換

Piasecki et al.（2007）は，大学生を対象としてタバコ使用に対する動機付けを調査している[35]．その結果，ネガティブな感情に対処することや，ポジティブな感情を強めることといった動機付けのほかに，仕事や勉強の休憩といった効果がタバコの使用を動機付けていることを報告している．横光ほか（2015）は，タバコの使用によって獲得できる心理学的効果として，集中・覚醒の効果がリラックス反応に次いで多く，その次に休憩が多いことを報告している[32]．このように，タバコを使用することは，状況を転換したり，休憩のきっかけとしたりするなど，気分転換をするためのツールとして機能している場合があるといえる．

12.3.3 社会的要因
a. 関係性の維持・強化

人は他者とのつながりを確立するために，行動様式を調整しながら生活している．特に，自分と自分が所属するコミュニティを構成する他者との間には，類似する行動パターンが生じやすい．このように，類似する行動パターンを持つ者同士は接触機会が増えるという傾向を，同質性（homophily）という．同質性は，他者とのつながりなどといった社会的ネットワーク（social network）を強める働きがあると考えられている．

「タバコを使用する」という行動様式は，他者とのつながりを強める可能性が指摘されている．Christakis & Fowler（2008）は，対人関係とタバコの使用の関係について検討している[37]．その結果，タバコを使用する者の社会的ネットワークには，タバコを使用する者が多く，タバコを使用しない者のネットワークには，タバコを使用しない者が多いことが示されている．すなわち，タバコの使用は社会的にみると，同質性が影響していると考えられる．しかしながら，タバコを使用する者が，タバコを使用する他者と関係性を築こうとする傾向があるのか，関係性を築いた他者がタバコを使用しており，その関係性を強めるためにタバコの使用を開始する傾向があるのかは不明瞭である．いずれにせよ，タバコを使用する者にとって，タバコの使用は今現在自分自身が所属している社会的ネットワークの関係を維持または強化する効果があると考えられる．小林・津田（2008）は，喫煙所内でタバコを使用する者の行動パターンとして，親密ではない他者との交流が活発化する傾向があることを報告している[38]．このように，タバコの使用またはそれを含む喫煙に関連する行動は，他者との相互作用を生じさせる役割を持つ可能性があるといえる．

b. 社会生活の満足感の向上

タバコの使用は社会生活における満足感の向上に影響を及ぼしていることが示唆されている．瀬在・宗像（2011）は，小さい効果ではあるもののタバコの使用は生活満足感の悪化を抑制することを報告している[39]．また，入江（2016）は，タバコの使用は，社会的ネットワークの一部を強化する効果があり，それに伴って生活の満足感を二次的に向上させる効果があることを報告している[40]．さらに，入江・坂野（2017）は，タバコの使用は，友人関係が良好である場合においては，生活満足感を向上させる効果があることを報告している[41]．このように，タバコの使用そのものが，または社会的ネットワークの強化を媒介して，個人の生活の満足感を高めている可能性があるといえる．

12.4 タバコの多様化

紙巻きタバコは，最もポピュラーなタバコの形態であるといえるが，タバコの形態は多様である．葉巻きタバコや水タバコ，さらには無煙の嚙みタバコなどがある．そのほかにもさまざまなタバコの形態がある中，近年注目されているものの1つに，加熱式タバコ（heat-not-burn tobacco）がある．わが国では 2018 年現在において，複数社によって加熱式タバコが販売されている．加熱式タバコは直接的にタバコを燃焼させないことから，煙が少なく，副流煙被害の軽減という点で期待されている．実際に，未だ例は少ないものの，レストランやタクシーなど，禁煙を推奨する場面において，加熱式タバコの使用については認めている事例がある．このように，加熱式タバコは紙巻きタバコと異なる扱われ方をする場面が認められる一方，上述してきたような心身などへの影響についても異なるのであろうか．

結論からいえば，加熱式タバコの有害性の程度については，2018 年現在において，一貫した見解はなく，議論がなされている状況である．Auer et al. (2017) は，フィリップモリス社が販売している加熱式タバコについて，一部の有害物質に関しては，一般的な紙巻きタバコと変わらない程度またはそれ以上に多く含まれていることを報告している[42]．それを受け，日本禁煙学会は，緊急警告として，加熱式タバコの喫煙および受動喫煙による有害性について指摘をしている[43]．加熱式タバコを販売しているフィリップモリス社は，Auer et al. (2017)[42] についてコメントを発表している．知見の蓄積が重要であるとした上で，Auer et al. (2017) では一般的な試験および測定手続きが用いられていないことなどから，研究結果の妥当性に問題があると指摘している[44]．このように，加熱式タバコはわが国においても普及し始めている一方，加熱式タバコが有するメリットやデメリットについては一貫した知見はなく，今後の知見の蓄積が期待されるところである．

12.5 おわりに

人々は暮らしの中で，そして生きる上で必ずしも必要ではないオプションとなるような娯楽を楽しみ，生活をより充実させている．その1つとして，嗜好品があげられる．嗜好品とは，栄養摂取を目的としない，香味や刺激を得るための飲食物を指す．たとえば，チョコレートなどといった一般的な菓子類はこれに当てはまる．さらには茶や酒などといった飲料も，これに当てはまる．嗜好品となるものは，時代の流れに伴って変化しており，多様化している．たとえば高田（2008）は，現代においては水（ミネラルウォーター）すら嗜好品として成立しつつあることを指摘している[45]．わが国において飲用水はミネラルウォーターに限らず，必ずしもミネラルウォーターを購入せずとも，生活は成り立つものである．つまり，人々は水分補給のみを目的とするわけではなく，時にはその味や香りを求めて，一般的な水道水よりも数千倍に高価ともなるミネラルウォーターを購入しているわけである．このように，水は時代の流れとともに，嗜好品として役割を変えた飲食物の1つであるといえる．

タバコは，古くから嗜好品として人々に嗜まれてきた．タバコは当然，生きる上で必ずしも必要ではないものである．そして，これまでに述べてきたとおり，タバコの使用は身体に悪影響を及ぼすことが知られている．一方，タバコは嗜好品でもあり，人々の，特に心理社会的な側面においては，ポジティブな効果を及ぼす場合もある．そして，タバコ使用に対するより効果的な介入を実施するためには，禁煙を支援する者は，禁煙を目指す手段として，当人がタバコ使用によって得ているポジティブな効果を共有する必要がある．

本章は，タバコ使用の是非や善悪について問うものではなく，現在までに示されている客観的事実に基づいて記したものである．タバコの使用が人々に及ぼす影響について，特定の側面にとらわれず，包括的に理解することは，当人にとってより良い形でのタバコの使用の選択につながる．禁煙推進は時代の流れである．しかしながら，前述したとおり，実際に喫煙者人口は減少過程にあるものの，その割合は横ばいとなりつつある．一方，喫煙者のうち，年齢にかかわらず，25〜30％の者がタバコの使用をやめたいと考えていることも明らかになっている[26]．

本章では，タバコが人々に及ぼす影響について，明らかにされている事実に基づいて包括的に展望を

行った．以上のことから，タバコを使用する者は，タバコ使用行動が自分自身が大切にしていることに対してどのような意味を持つかということを振り返る意味で，そして禁煙を推進する者は，新たな禁煙推進手段として，タバコ使用によるネガティブな側面のみに注目するのではなく，タバコの使用がもたらすポジティブな側面について注目する必要がある段階にきていると考えられる．そのためにも，今後さらに，タバコが人々に及ぼすネガティブな影響とポジティブな影響の両側面に関して，生理，心理，社会的な客観的知見が蓄積されていくことが期待される． [入江智也]

文献

1) 高橋三郎，大野　裕（監訳）．DSM-5 精神疾患の診断・統計マニュアル．医学書院；2014. p.564-570.
2) Stead LF, Perera R, et al：Nicotine replacement therapy for smoking cessation. Cochrane Database Syst Rev 2012；**11**：CD000146.
3) King JL, Pomeranz JL, et al：A systematic review and meta-evaluation of adolescent smoking cessation interventions that utilized nicotine replacement therapy. Addict Behav 2016；**52**：39-45.
4) Mills EJ, Wu P, et al：Adverse events associated with nicotine replacement therapy (NRT) for smoking cessation. A systematic review and meta-analysis of one hundred and twenty studies involving 177,390 individuals. Tob Induc Dis 2010；**8**：8.
5) Lee PN, Fariss MW：A systematic review of possible serious adverse health effects of nicotine replacement therapy. Arch Toxicol 2017；**91**：1565-1594.
6) Aubin HJ, Bobak A, et al：Varenicline versus transdermal nicotine patch for smoking cessation：results from a randomised open-label trial. Thorax 2008；**63**：717-724.
7) 石井正和，大西　司，ほか：禁煙補助薬であるバレニクリンの治療反応性．日禁煙会誌 2017；**12**：58-63.
8) Chang PH, Chiang CH, et al：Combination therapy of varenicline with nicotine replacement therapy is better than varenicline alone：a systematic review and meta-analysis of randomized controlled trials. BMC Public Health 2015；**15**：689.
9) Thomas KH, Martin RM, et al：Risk of neuropsychiatric adverse events associated with varenicline：systematic review and meta-analysis. BMJ 2015；**350**：h1109.
10) Ahmed AI, Ali AN, et al：Neuropsychiatric adverse events of varenicline：a systematic review of published reports. J Clin Psychopharmacol 2013；**33**：55-62.
11) 禁煙推進学術ネットワーク：禁煙ガイドライン（2010 年改訂版）．2010；Retrieved from http://tobacco-control-research-net.jp/data/guideline.html（2017 年 12 月閲覧）
12) Hughes JR, Shiffman S, et al：A meta-analysis of the efficacy of over-the-counter nicotine replacement. Tob Control 2003；**12**：21-27.
13) Wetter DW, Fiore MC, et al：Gender differences in response to nicotine replacement therapy：objective and subjective indexes of tobacco withdrawal. Exp Clin Psychopharmacol 1999；**7**：135-144.
14) Miller WR：Motivational interviewing with problem drinkers. Behav Cogn Psychother 1983；**11**：147-172.
15) Smedslund G, Berg RC, et al：Motivational interviewing for substance abuse. Cochrane Database Syst Rev 2011；**11**：CD008063 より．
16) Lindson-Hawley N, Thompson TP, et al：Motivational interviewing for smoking cessation. Cochrane Database Syst Rev 2015；(3)：CD006936.
17) 内山喜久雄，坂野雄二．認知行動療法の技法と臨床．日本評論社；2008. p.2.
18) Eysenck HJ：Behavior therapy and its critics. J Behav Ther Exp Psychiatry 1970；**1**：5-15.
19) Beck AT：Cognitive therapy：past, present, and future. J Consult Clin Psychol 1993；**61**：194-198.
20) Hill KP, Toto LH, et al：Cognitive behavioral therapy and the nicotine transdermal patch for dual nicotine and cannabis dependence：a pilot study. Am J Addict 2013；**22**：233-238.
21) Society of Clinical Psychology：Psychological Treatment：Division 12 of the American Psychological Association. 2016；Retrieved from http://www.div12.org/psychological-treatments/（2017 年 12 月閲覧）
22) Stead LF, Lancaster T：Group behaviour therapy programmes for smoking cessation. Cochrane Database Syst Rev 2005；**2**：CD001007.
23) Stead LF, Hartmann-Boyce J, et al：Telephone counselling for smoking cessation. Cochrane Database Syst Rev 2013；**8**：CD002850.
24) Perkins KA, Marcus MD, et al：Cognitive-behavioral therapy to reduce weight concerns improves smoking cessation outcome in weight-concerned woman. J Consult Clin Psychol 2001；**69**：604-613.
25) Levine MD, Perkins KA, et al：Bupropion and cognitive behavioral therapy for weight-concerned women smokers. Arch Intern Med 2010；**170**：543-550.
26) 厚生労働省：平成 27 年「国民健康・栄養調査」の結果．2016；Retrieved from http://www.mhlw.go.jp/stf/houdou/0000142359.html（2017 年 12 月閲覧）
27) Juliano LM, Fucito LM, et al：The influence of nicotine dose and nicotine dose expectancy on the cognitive and subjective effects of cigarette smoking. Exp Clin Psychopharmacol 2011；**19**：105-115.
28) Kassel JD, Shiffman S：Attentional mediation of cigarette smoking's effect on anxiety. Health Psychol 1997；**16**：359-368.
29) Domier CP, Monterosso JR, et al：Effects of cigarette smoking and abstinence on Stroop task performance. Psychopharmacology (Berl) 2007；**195**：1-9.
30) Nichter M, Nichter M, et al：Reconsidering stress and smoking：a qualitative study among college students. Tob Control 2007；**16**：211-214.
31) Kassel JD, Stroud LR, et al：Smoking, stress, and negative affect：correlation, causation, and context across stages of smoking. Psychol Bull 2003；**129**：270-304.
32) 横光健吾，金井嘉宏，ほか：嗜好品摂取によって獲得できる心理学的効果の探索的検討．心理学研究 2015；**86**：354-360.
33) Leung J, Gartner C, et al：Psychological distress is associated with tobacco smoking and quitting behaviour in the Australian population：evidence from national cross-sectional surveys. Aust N Z J Psychiatry 2011；**45**：170-178.

34) Dalton MA, Sargent JD, et al：Positive and negative outcome expectations of smoking：implications for prevention. Prev Med 1999；**29**：460-465.

35) Piasecki TM, Richardson AE, et al：Self-monitored motives for smoking among college students. Psychol Addict Behav 2007；**21**：328-337.

36) Shadel WG, Martino SC, et al：Smoking motives in movies are important for understanding adolescent smoking：a preliminary investigation. Nicotine Tob Res 2010；**12**：850-854.

37) Christakis NA, Fowler JH：The collective dynamics of smoking in a large social network. N Engl J Med 2008；**358**：2249-2258.

38) 小林茂雄，津田智史：喫煙所における見知らぬ他者への声のかけやすさ．日本建築学会計画系論文集 2008；**73**：93-99.

39) 瀬在 泉，宗像恒次：大学生の喫煙行動と自己否定感・ストレス気質及び精神健康度との関連．日禁煙会誌 2011；**6**：24-33.

40) 入江智也．大学生の喫煙・飲酒が気分状態に与える影響の解明―対人関係を媒介要因として―．平成27年度公益財団法人たばこ総合研究センター助成研究報告 2016；p.92-107

41) 入江智也，坂野雄二：大学生における飲酒および喫煙と対人関係が気分状態に与える影響．北海道医療大学心理科学部研究紀要 2017；**12**：11-19.

42) Auer R, Concha-Lozano N, et al：Heat-not-burn tobacco cigarettes：smoke by any other name. JAMA Intern Med 2017；**177**：1050-1052.

43) 日本禁煙学会：緊急警告！！ 2017；Retrieved from http://www.jstc.or.jp/modules/information/index.php?content_id=119（2017年12月閲覧）

44) Maeder S, Peitsch MC：Comments on the article entitled "Heat-not-burn tobacco cigarettes：Smoke by any other name" by Auer R, 2017. 2017；Retrieved from https://www.pmiscience.com/news/comments-on-the-article-entitled-heat-not-burn-tobacco-cigarettes-smoke-any-other-name（2017年12月閲覧）

45) 高田公理：嗜好品とその市場性―ミネラルウォーターの価格と楽しみの価値．食品・食品添加物研究誌 2008；**213**：71-77.

13 鎮静・睡眠・抗不安薬

13.1 鎮静・睡眠・抗不安薬とは

鎮静・睡眠・抗不安薬とは，鎮静作用を生じる薬全般を指す．広くは麻酔薬から抗精神病薬のほか，アルコールのような医薬品以外のものを含めることもできる．本章において扱うのは，日本において催眠鎮静薬あるいは抗不安薬と認可されている薬で，さらに依存性関連の副作用が添付文書に記載されているものとする．

2017年4月に厚生労働省から発出された医薬品・医療機器等安全性情報において示された，依存性関連の副作用が添付文書に記載されている催眠鎮静薬，抗不安薬および抗てんかん薬は表13.1のとおりである．表13.1をみてわかるとおり，現在の日本で使用され依存性が問題とされている鎮静・睡眠・抗不安薬は，ベンゾジアゼピン受容体作動薬（benzodiazepine receptor agonists：BZ-RAs），バルビツール酸系薬，非バルビツール酸系薬となる．BZ-RAs には，古典的なベンゾジアゼピン系薬と化学構造式として BZ 骨格を持たないものの BZ 受容体に作用するいわゆる Z-drug（zolpidem, zopiclone, es-zopiclone）が含まれるが，作用機序は同様であり，副作用も同一であるから，BZ-RAs とまとめられている．

バルビツール酸系薬は，GABA（γ-aminobutyric acid）-BZ（benzodiazepine）-CL（chloride）受容体複合体のバルビツール酸結合部位に，BZ-RAs は BZ 結合部位に結合して，作動薬として作用する．GABA-BZ-CL 受容体複合体は，扁桃体や皮質-線条体-視床-皮質（cortico-striato-thalamo-cortical：CSTC）回路中などに存在し，GABA 神経系受容体の作用を増強する．GABA 神経系は，抑制性の神経機構であるため，GABA の作用が増強されると，抑制性の神経伝達をもたらし，抗不安や鎮静作用といった薬理作用を示す．

バルビツール酸系薬と BZ-RAs の違いとしては，バルビツール酸系薬が Cl イオン流入を，直接に増加させるのに対して，BZ-RAs は GABA と BZ の両方が存在したときに Cl イオンの流入を増加させ

表13.1 依存性関連の副作用が添付文書に記載されている催眠鎮静薬，抗不安薬および抗てんかん薬

(1) ベンゾジアゼピン受容体作動薬（催眠鎮静薬・抗不安薬）	ロラゼパム	セコバルビタールナトリウム
	フルトプラゼパム	ペントバルビタールカルシウム
ゾピクロン	ブロマゼパム（経口剤）	フェノバルビタール（経口剤）
エスゾピクロン	メキサゾラム	フェノバルビタールナトリウム（坐剤）
ゾルピデム酒石酸塩	ロフラゼプ酸エチル	(4) バルビツール酸系薬（抗てんかん薬）
オキサゾラム	フルニトラゼパム（経口剤）	
クロラゼプ酸二カリウム	フルラゼパム塩酸塩	フェノバルビタール（注射剤）
クロルジアゼポキシド	ブロチゾラム	フェノバルビタールナトリウム（注射剤）
ジアゼパム（経口剤，注射剤）	リルマザホン塩酸塩水和物	
アルプラゾラム	ロルメタゼパム	プリミドン
クロキサゾラム	ニトラゼパム[2]	フェニトイン・フェノバルビタール
クロチアゼパム	(2) ベンゾジアゼピン受容体作動薬（抗てんかん薬）	フェニトイン・フェノバルビタール・安息香酸ナトリウムカフェイン
フルジアゼパム		
エチゾラム	ジアゼパム（坐剤）	(5) 非バルビツール酸系薬（催眠鎮静薬・抗不安薬）
エスタゾラム	クロナゼパム	
クアゼパム	クロバザム	トリクロホスナトリウム
トリアゾラム	ミダゾラム（てんかん重積状態の効能を有する製剤）	ブロモバレリル尿素
ニメタゼパム		(6) 非バルビツール酸系薬（抗てんかん薬）
ハロキサゾラム	(3) バルビツール酸系薬（催眠鎮静薬・抗不安薬）	
フルタゾラム		抱水クロラール
メダゼパム	アモバルビタール	

医薬品・医療機器等安全性情報 No.342 平成29年（2017年）4月厚生労働省医薬・生活衛生局

るアロステリック調整作用である点にある．このことはバルビツール酸系薬が用量依存的に，強力に中枢神経系を抑制することに対し，BZ-RAs は，一定の用量で効果がプラトーとなる．臨床における効果としては，バルビツール酸系薬では，過量服薬時には呼吸抑制から死亡に至る可能性があるのに対して，BZ-RAs では用量を漸増しても，死亡に至るほどの呼吸抑制には達しにくいという効果と関係する．

安全性の面では，BZ-RAs はバルビツール系薬よりも安全であると考えられている．それでも，これまでの使用経験から，BZ-RAs の長期使用や高用量使用においてさまざまな問題を生じることが明らかとなっている．たとえば，転倒リスクの増大[1,2]，認知機能の低下や健忘の発生[3,4]，交通事故リスクの増大[5-8]，依存性[9-13] などが知られており，個人の生活上の問題から社会的な問題へもつながることが指摘されている．

しかしながら，安全性を考慮する点からは，今後，バルビツール酸系薬を積極的に使用する臨床場面は少ないと考えられる．このため，本章では使用される頻度の多い BZ-RAs の依存性について記述する．

13.2 依存一般

BZ-RAs に限らず，依存性物質を継続使用すると，精神依存と身体依存を生じる．精神依存は薬物

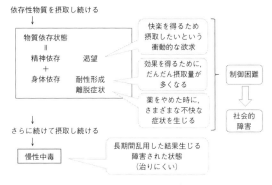

図 13.1 依存の概念[14]

を摂取したいという渇望感により，身体依存は，耐性形成と離脱症状の発現により定義される．これらの精神依存と身体依存によって，社会生活上の機能障害を生じるものが物質依存状態である（図 13.1）[14]．

米国精神医学会の診断基準 DSM-5[15] における，BZ-RAs の依存は，「鎮静薬，睡眠薬，または抗不安薬使用障害」に含まれる．診断基準は他の物質使用障害と同様に，4 群 11 項目（表 13.2）からなり，2 つ以上を満たすことから診断され，項目数によって重症度が特定される．この診断基準においては，上記した物質依存概念で必須とされた渇望や耐性形成，離脱症状は必須ではなく，他の項目と並列に検討されている．DSM-5 においては，精神障害を幅広くスペクトラムで捉えるという基本姿勢をとっており，従来の狭義の物質依存状態になくとも，いくつかの項目を満たし，社会機能障害か苦痛を生じて

表 13.2 鎮静薬，睡眠薬，または抗不安薬使用障害の診断基準（DSM-5）[15]

以下のうち少なくとも 2 つが 12 か月以内に起こることにより示される
制御障害
　（1）はじめ意図していたよりも，大量，長期間にわたり使用
　（2）減量しようという欲求がある，努力が不成功に終わる
　（3）物質を得るために多くの時間が費やされる
　（4）物質使用への強い欲求（渇望），衝動
社会的障害
　（5）物質の反復的な使用により職場や家庭で役割を果たせない
　（6）物質の作用により，社会的，対人的問題が生じているが使用を続ける
　（7）物質の使用により，社会的，職業的活動を放棄している
危険な使用
　（8）身体的に危険な状況においても物質の使用を反復する（運転など）
　（9）身体的または精神的問題が生じているのに使用を続ける
薬理学的特徴
　（10）耐性　（a）期待する効果を得るために多量の物質が必要
　　　　　　（b）同じ量の物質の持続使用で効果が著しく減弱
　（11）離脱　（a）特徴的な物質離脱症候群がある
　　　　　　（b）離脱症状を回避するために物質（またはアルコールなど）を摂取

13.3 BZ-RAs 依存の特徴

BZ-RAs には依存性が存在する．その特徴は，①渇望，耐性形成，離脱症状のうち，離脱症状が中心であること，②本来医薬品であり，治療上の必要から使用を開始し，使用すること自体は違法ではないことなどである．

13.3.1 BZ-RAs の渇望

渇望（craving）とは，「その物質を使用したいという制御困難なほどの強烈な欲求や衝動」[15]により特徴付けられる．

渇望についての基礎医学的な研究では，行動実験の手法として，明暗箱試験のような条件付け試験を用いて評価される．たとえば，メタンフェタミン，アルコール，モルヒネなどを用いた実験では，トレーニング箱内において反復した薬物投与を行った後に，条件付け箱と意味付けのない箱を自由に選べる状況に置くと，動物は条件付け箱での滞在時間が延長する（図 13.2）．

BZ-RAs について，動物実験によって条件付け行動を示した実験結果はない．おそらく，他の依存性薬物に比べると，かなりの高用量であるとか，長期間にわたって投与を継続する必要があると考えられるが，そのような実験を行えば，他の交絡因子の関与が多くなり，解釈は困難となる．

BZ-RAs は他の薬物の報酬効果を抑制するような実験結果が示されている．たとえば，ジアゼパムの前投与では，モルヒネの報酬効果が抑制されること[17]や，ジアゼパムやゾルピデムによる前処置は，アンフェタミンやコカインによる報酬効果を抑制すること[18]，オキサゼパムによる前処置はアンフェタミンの報酬効果を抑制すること[19]などが示されている．

また，脳内の神経伝達機構としては，嗜好性が確認されるような依存性物質の反復投与を行うと，腹側被蓋野から側坐核に投射するドパミン A10 神経系の活性化，ドパミン遊離の促進が生じる[20,21]．BZ-RAs も腹側被蓋野において隣接する介在ニューロンの GABA$_A$ 受容体に作用し，ドパミン神経系を活性化するとの報告もある[22]．一方で，ジアゼパムの前投与[23]やミダゾラムの急性あるいは慢性の投与[24]では側坐核のドパミン遊離が低下することが示されており，BZ-RAs の側坐核ドパミン神経系に対する効果は，一般の依存性薬物の逆のパターンを示している．

臨床において，BZ-RAs を渇望する症例は存在するであろうか．BZ-RAs の処方を執拗に求め，複数の医療機関を掛け持ちする者[25]や処方箋を書き換える者もあり，渇望は存在する．一方で，このような症例は決して多数ではない．これは BZ-RAs の薬効が快楽を生じるものではなく，苦痛を軽減するものであることと関連するようである．

日本の医療機関において，薬物依存症治療を行った者に対してアンケート調査を行い，薬物を使用した理由（きっかけ）を調査した研究[26]の結果は興味深い．覚醒剤依存症者では，刺激を求めて，といった快楽を目的とした使用理由であったが，鎮静睡眠薬は「治療のため」といった苦痛の緩和が目的であった．苦痛が緩和される際にどのような脳内神経系の変化を生じているのかは明らかではない．しかし，苦痛の緩和が，BZ-RAs の使用を望み，渇望することと関連するのではないかと想像される．苦痛の緩和に配慮することが，BZ-RAs の依存への対応にもカギとなる．

13.3.2 BZ-RAs の耐性

耐性形成（tolerance）は，物質の反復使用により，物質に対して生理的な慣れが生じ，同量を使用しても効果が減弱してしまう現象である．耐性のため物質の使用量は徐々に増し，さらなる乱用へつながるという悪循環を生む．

動物実験において，BZ-RAs の反復投与を行う

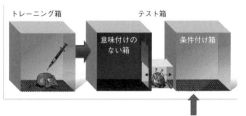

図 13.2 渇望と関連する古典的条件付け実験[16]

と，筋弛緩作用の減少，運動失調の減少，運動量の減少，抗けいれん作用の減少が認められる[27]．また，受容体数は変化し，これが耐性形成を反映すると考えられている[21]．一方でBZ-RAsについては，慢性投与を行っても受容体数は変化しないとの報告[28]もあり，結果は一定しない．

BZ-RAsの耐性形成は，健常人においての実験的条件では示されている．入床してから入眠するまでに要する時間である入眠潜時を指標として，ベンゾジアゼピン系睡眠薬の効果を検討した研究では，試験期間が進むにしたがって，入眠潜時は延長していく．連日の服用では，入眠に要する時間が長くなるので，薬物の効果は減弱していると解釈できる．入眠潜時が徐々に延長していく効果はフルラゼパムよりもトリアゾラムのほうが生じやすいため，短時間作用型のものほど生じやすい[29]とされる．

この結果を，そのまま解釈すれば，初回投与日に得られた入眠潜時の短縮効果を維持するためには，BZ系睡眠薬の用量は徐々に増加していくはずである．実際の臨床では，睡眠に影響する要素は多様で，同様の入眠潜時を得るのに要するBZ系薬の用量は増加しない．Z-drugに分類されるBZ-RAsであるエスゾピクロンもしくはプラセボによって，6か月間の治療期間ののち，実薬に切り替えた試験では，12か月間にわたって入眠潜時の短縮効果は変わらず，同等の効果を維持した[30]．

オランダの大規模診療報酬データを用いてBZ-RAsの処方用量を経年観察した研究では，BZ-RAsの処方用量は経年的に増加しなかった[31]．同様の研究は米国のデータベースを用いた研究[32]でも示されている．

2つの研究はいずれも，BZ-RAsの処方用量が経年的に増加していく，との仮説に基づいて行われたが，いずれもが仮説を棄却している．実臨床では，不眠や不安に関する要素は多様であり，BZ-RAsの処方用量が増加しないためには，医療者の注意が必要と結論付けられている．

13.3.3　BZ-RAsの離脱症状

離脱症状（withdrawal symptoms）とは，精神作用物質が長期間にわたり体内に存在した結果として生体が適応した状態になり，精神作用物質の効果減弱や，消失によって身体の恒常性が喪失するために

表13.3　BZ-RAsの離脱症状[35]

多い ←	出現頻度	→ 少ない
不安	運動感覚の異常	てんかん発作
不眠	抑うつ気分	意識混濁
焦燥	離人症状	
筋緊張		精神病症状
イライラ		（幻覚，錯乱，せん妄など）
悪心		
頭痛		
発汗		
傾眠		
知覚の異常		
感覚過敏		

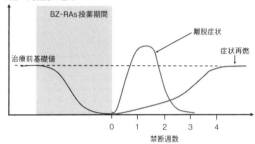

図13.3　ベンゾジアゼピン離脱後経過模式図[33]

出現する神経・精神・身体症状をいう[33]．

離脱症状は，物質使用開始前よりも症状数が多くなる狭義の離脱症状と，使用開始前よりは少ない症状数で生じる反跳症状，使用開始前よりも軽い程度で少ない症状数で生じるrelative reboundなどに細分される．

BZ-RAsの離脱症状は動物実験において，体重減少を指標に確認されている．ジアゼパムをラットの餌に混ぜて投与し，7日後に投与を中止すると，体重は減少する[34]．

臨床的に観察される，BZ-RAsの離脱症状として頻度の多いものは，表13.3のようなものが知られている[35]．離脱症状として知られる症状の多くは，BZ-RAsを必要とする患者が，服薬前から有している症状である．このため，減薬・断薬時に生じる症状が，離脱症状であるのか，原疾患の増悪であるのかの判断は困難となる．

これらは，BZ-RAsを服用する疾患群の症状と類似しており，離脱症状と原疾患を症状の内容から区別することは困難である．区別のためには，症状数と時間経過の両者を考える必要がある．すなわち，減薬あるいは断薬後に新たな症状が生じ，しか

も短期間（数日〜1週間前後）で改善すれば離脱症状と考える．症状数は服用開始前と変わらず，持続がより長期にわたる場合には原疾患の症状と判断する（図13.3）．

13.4 DSM-5におけるBZ-RAs離脱の診断基準

DSM-5においては，BZ-RAsの離脱について「鎮静薬，睡眠薬，または抗不安薬離脱」の診断基準を提唱している．薬物を長期間使用したのちに減量または中止した時に，表13.4に示す症状が出現し，苦痛や社会的な障害を生じているものが離脱である．

さらに，DSM-5においては，「処方された医薬品による適切な医学的治療が行われている間に出現した耐性と離脱の症状は，物質使用障害を診断する際には，特別には考慮に入れない」としている．これは，たとえば自己免疫疾患に対して，ステロイド療法を行った後，ステロイドの減量や中止時に不快感を生じたからといって，ステロイド依存とは考えないという医学会の状況に合わせたものである．臨床においては，BZ-RAsに対する渇望感は伴わないものの，離脱症状のために中止困難となり，長期服用を続けている症例が多くある．これらは日本において常用量依存[33,36]あるいは臨床用量依存[37]として知られてきた．常用量依存は，渇望を伴わない点から古典的な依存概念には一致しないのであるが，BZ-RAsを必要とする患者が，依存という用語のためにBZ-RAsの服用に対して罪悪感を持つことになる．DSM-5において，適切な医学的治療に出現した離脱症状を考慮しなくなったことは，罪悪感を軽減させる．

症状再燃と離脱症状の区別が必要であるのは，中止方法と関連する．BZ-RAsの離脱について考慮しなければ，患者は，減薬・中止時に不調を感じたときに，離脱症状を病状の再燃と考えてしまうかもしれない．再燃であるのか離脱症候であるのかを見極めることは臨床医にとって重要である．

13.5 離脱症状の出現頻度

ゾピクロンまたはゾルピデムを3か月以上服用して不眠症を治療したのちに，漸減群と継続群で離脱症状を比較した研究[38]では，ゾピクロンで治療後，

表13.4 DSM-5における，鎮静薬，睡眠薬，または抗不安薬離脱に示される症状

1. 自律神経の過活動
2. 手指振戦
3. 不眠
4. 嘔気または嘔吐
5. 一過性の幻視，体感幻覚，または幻聴，または錯覚
6. 精神運動興奮
7. 不安
8. けいれん大発作

漸減中止した群では38%，ゾルピデムでは41%に何らかの有害事象を生じた．一方で，実薬を継続した群においても，ゾピクロンでは27%，ゾルピデムでは36%にも有害事象を生じている．

有害事象＝離脱症状ではないのであるが，患者の報告した何らかの不快な症状を離脱症状と解釈するのであれば，離脱症状の発現頻度を考えられる．注目すべき点は，プラセボ群においても，30%台もの高頻度に有害事象が生じているという点であろう．

BZ-RAsを必要とする患者の多くは，服用していることによる安心感と服用を中断することに対する不安を抱えており，本日からプラセボを投与されているかもしれないとの説明を受けただけで，副作用の自覚が強まるといえるだろう．

臨床研究において，BZ-RAsの離脱症状は，the Benzodiazepine Dependence Self-Report Questionnaire (Bendep-SRQ)[39]などの自記式評価尺度で評価されることが多い．

13.6 BZ-RAs依存に関連する危険因子

BZ-RAsの依存形成経過と，その危険因子を図13.4にまとめた．

依存形成の最大の要因は長期使用である．長期使用すると，依存が形成され，依存が形成されると，薬剤の減量・中止時に離脱症状を生じる．離脱症状は不快感であるため，不快感の回避のために，物質使用を再開し，使用がさらに長期化する．どの程度の期間で依存形成されるのかについては，個体差が大きいが，Rickels et al. (1983)の報告はBZ-RAsの内服期間が8か月未満の場合は5%，8か月以上では43%に中断時の離脱症状が出現し，身体依存の形成には時間経過が関与することを明らかにしている[41]．

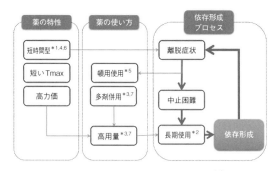

図 13.4 BZ-RAs のリスクファクター[14]
[*1]Rickels et al.(1986), [*2]Rickels et al.(1983), [*3]O'Connor et al.(2004), [*4]Morgan & Oswald(1982), [*5]Westra et al.(2002)[40], [*6]Hallfors et al.(1993), [*7]稲田(2012).

長期使用の要因としては，高用量使用，多剤併用があげられる[42]．多剤併用は必然的に高用量になり[43]，高用量からの中止は離脱症状を生じやすいことから，長期使用となりやすい．さらに，BZ-RAs の頓用使用も多剤併用，高用量，長期使用の要因となる．医師の提示する「どうしても必要なときに服用するもの」という頓用指示は，「いつでも好きなときに服用してよいもの」と解釈されることがあり，服用量が増加することがある．

薬剤の特性としては，短時間作用型のもの，最高血中濃度到達時間の短いもの，高力価のものなどが，依存形成リスクが高いことが知られている[44]．短時間作用型のものは，離脱症状を生じやすく（自覚しやすく），時には，継続内服中であっても，血中濃度の変動に伴い，日中の不安症状を生じることがある[45]．最高血中濃度到達時間の短いものは，不安に対して効果を自覚しやすいため，服用者は繰り返し内服することを望みやすく，高用量，長期間の内服となりがちである．

13.7 BZ-RAs による社会機能の障害

BZ-RAs の中止困難，長期使用は社会機能に影響を与える．DSM-5 診断基準においては，職場，学校，家庭での役割を果たせない，対人関係上の問題がある，重要な社会的，職業的活動の放棄があげられている．このほか，転倒リスクの増大[1,2]，交通事故リスクの増大[5-8]なども指摘されている．日本の精神科医療施設における薬物関連精神疾患の実態調査[46]では，BZ-RAs は，「入院通院の原因となった薬物」としても，「使用歴のある薬物」としても，覚醒剤，有機溶剤に次いで多い．また，経時的にみて覚醒剤，有機溶剤の使用割合が減少傾向にあるのに対して，鎮静薬の使用割合が漸増していることには注意が必要と思われる．

BZ-RAs の使用によって神経病理学的な不可逆性の変化を生じるのかは，明らかではない．一例として，認知症のリスクについて考えると，その結果は一貫しない．カナダのケベック州健康保険データベースを用いて，アルツハイマー病の診断と，BZ-RAs 服用の関連を分析した研究では，BZ-RAs の使用は，アルツハイマー病のリスク増大と関連していた[47]．他方，米国シアトルの保険データベースを用いて，経年的に認知機能検査を行い，認知症の発症と BZ-RAs の関連を解析した研究では，BZ-RAs の服用は，認知症発症のリスク増大と関連ないと結論付けられている[48]．

13.8 BZ-RAs 依存の予防・治療

13.8.1 BZ-RAs の予防

BZ-RAs 依存を予防するためには，BZ-RAs 依存の危険因子を回避することになる．長期服用，高用量，多剤併用を避けることが基本方針である．BZ-RAs に限らず，薬は最少用量を，最短期間，単剤で用いることは，領域を問わない薬物療法の基本である．

日本における処方の実態調査では，BZ-RAs を処方されている者は，複数の医療機関から処方を受けていることが明らかとなっている[25]．この状況を医療者も服用者も自覚する必要があるし，複数の医療機関を重複受診している可能性をチェックする薬剤師や保険機構など多職種・多方面からの関与が必要かもしれない．

13.8.2 BZ-RAs 依存の治療

BZ-RAs 依存の治療についても，薬物離脱の動機付けを行うこと，離脱症状に対処し，中止を継続することを目指すことに相違はない．しかし，BZ-RAs はそもそもが，苦痛を軽減する手段であるから，BZ-RAs を中止することに対して，患者が強い不安を抱いていることに配慮する必要がある．また，BZ-RAs 依存の治療は，対象者が多様で，渇望を伴わないものが多い．すなわち，依存と呼ぶに

はそぐわず，使用障害と呼称すべきものがほとんどである．そこで，いくつかの類型に分けて対応方法を検討する．

13.8.3 BZ-RAsを必要とした病態の治療が不十分である場合

BZ-RAsは治療薬であり，治療を目的として服薬を開始しているのであるから，BZ-RAsを必要とした病態が改善していることがまずは重要である．

BZ-RAsを必要とする病態は，不眠症，統合失調症，うつ病，不安障害，双極性障害などほぼすべての精神障害が適応となる．一方で，いずれの疾患においても，寛解を目指す治療においては，他の薬物や環境療法，精神療法が組み合わせられる．

うつ病や不安障害においては，抗うつ薬，双極性障害では気分安定薬，統合失調症では抗精神病薬が適応である．また，不眠症においては睡眠習慣の改善，うつ病においては認知行動療法による認知の修正も寛解には有効である．これらの治療を並行して行い，寛解に至らしめることがBZ-RAs中止のためには必要であろう．

一部の患者においては，身体症状症と考えられる症例がある．これらは，苦痛である身体症状があるものの，十分な医学的検索を行っても，説明し得る所見が得られないものである．説明のつかない症状について，BZ-RAsの副作用であるとの説明はときに安心感を与え，BZ-RAsの中止を希望し，同時に中止はできないという両価的な心理状態となる．身体症状症に対する治療と同様に，症状へのとらわれから離脱することが望ましいが，この指摘に対して，同意し治療を進められる患者は少ない．

13.8.4 BZ-RAsに対して渇望を抱いている場合

BZ-RAs依存のなかでごく一部には渇望を伴う者がいる．多くは，日々の苦痛からの解放がBZ-RAsの報酬効果となっているようである．ただし，これらについての疫学的な研究データは知られていない．渇望を伴う患者群に対しては，問題行動も多く生じるために，医療モデルのみでの治療は困難である．日々の苦痛に対する包括的な援助が必要となり，自助グループ，福祉的援助を含めた薬物依存治療モデルによる治療が必要となる．

13.8.5 離脱症状のために中止が困難となっている場合

BZ-RAsを服用しており，現在は寛解状態にあり，社会的に良好なQOLを維持している．一方で，自らの希望や失念により服薬を中断すると，離脱症状を生じるために中止が困難となっている群である．

離脱症状の存在を知らないために，症状の再燃や離脱症状に対する不安感があり，離脱困難となっている．したがって，離脱症状を回避しながら，中止することが望ましい．

離脱症状を回避するための方法の検討は数々行われており，研究を総括した，システマティックレビューが報告されている．Parrらのシステマティックレビューにおいては，減薬のための介入は，小さいながらも明らかな効果があり，具体的な介入方法としては①時間をかけたゆっくりとした漸減，②手紙や冊子の配布による情報提供，③BZ-RAsの離脱症状への理解と対処，BZ-RAsを必要とした原疾患症状の理解と対処についての情報提供を中心とした心理教育，④リラクゼーション法の指導，⑤認知行動療法の活用，⑥代替薬物療法などがあげられている[49]．

時間をかけたゆっくりとした漸減は，離脱症状は，体内からBZ-RAsが消失することにより生体バランスの破綻を来して起きるため，消失をゆっくりとさせることを目指すと考えると，理解しやすい．

漸減の速度については，たとえば，1日の服用量がジアゼパム換算で30 mgを超えるならば，4〜6週間かける．あるいは，2週間ごとに総量の10〜25%を漸減するといった方法が目安とされる[50]．この目安は，漸減研究のプロトコールがこのようなものであったということであり，この速度が適切かどうかは症例ごとに検討が必要となる．実際の臨床では，離脱症状の発現の頻度も程度も症例ごとに異なり，数年〜数十年単位での長期服用後には，よりゆっくりとした漸減が必要であり，中止までには数年を要することもある．一方で漸減が長期化すると，漸減中に依存が形成されてしまうため，数か月以上の長期にわたる減量は避けるべきとの意見もある[51]．実際の減薬のイメージを図13.5に示した．

冊子を用いた情報提供は，BZ-RAsの適正使用

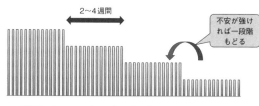

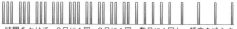

図13.5 薬剤の漸減・中止方法
「睡眠薬や抗不安薬を飲んでいる方にご注意いただきたいこと」（東京女子医科大学神経精神科ホームページより引用）

表13.5 BZ-RAs 減量を促す冊子の要素[53]

・BZ-RAs 系薬剤（睡眠薬，薬の名称）の長期使用に関する懸念を説明する
・長期使用において生じる可能性のある副作用
・薬剤減量についての意向を尋ねる
・ゆっくりと減量・中止することが，離脱症状を減らし，減量・中止を成功させる
・担当医と今後も話し合うことができる

のために有用である．東京女子医科大学病院では，BZ-RAs についての冊子を作成，配布し，薬剤師が中心となって，情報提供を行った．この結果，BZ-RAs の処方患者数は約17％減少した[52]．冊子を用いて提供すべき情報は表13.5のようなものとされている[53]．

代替薬物療法については，離脱症状の軽減を目的としたものがあげられる．離脱を円滑に行うためには，離脱症状を軽減しているのか，原疾患を治療しているのかの判断が難しいこともある．また，離脱症状を軽減することを目的とした処方は，対症療法であり，経験的に見出された適応外処方である．

検討されているものとしては，次のようなものがある[54]．カルバマゼピン，プレガバリン，ガバペンチンといった抗てんかん薬は，GABA 神経系への作用を持つため，離脱症状を軽減する可能性がある．β遮断薬は動悸などの離脱症状を軽減する可能性がある．慢性的な睡眠障害を併存する場合には，鎮静系抗うつ薬であるトラゾドン，ミルタザピン，トリミプラミンが不眠の改善作用とあわせて奏功する可能性がある．不眠に対しては，メラトニン受容体の作動薬やオレキシン受容体拮抗薬が有効である可能性があるが，エビデンスはない．

13.9 おわりに

BZ-RAs を含め，医薬品は適切に使用することが重要である．依存性に注意し，かつ，BZ-RAs を使用することのリスクとベネフィットを検討して，処方を行うと良いだろう．　　　　［稲田　健］

文　献

1) Sorock GS, Shimkin EE：Benzodiazepine sedatives and the risk of falling in a community-dwelling elderly cohort. Arch Intern Med 1988；**148**：2441-2444.
2) Woolcott JC, Richardson KJ, et al：Meta-analysis of the impact of 9 medication classes on falls in elderly persons. Arch Intern Med 2009；**169**：1952-1960.
3) Hindmarch I：Cognitive toxicity of pharmacotherapeutic agents used in social anxiety disorder. Int J Clin Pract 2009；**63**：1085-1094.
4) Stewart SA：The effects of benzodiazepines on cognition. J Clin Psychiatry 2005；**66**：S9-S13.
5) Longo MC, Hunter CE, et al：The prevalence of alcohol, cannabinoids, benzodiazepines and stimulants amongst injured drivers and their role in driver culpability：part ii：the relationship between drug prevalence and drug concentration, and driver culpability. Accid Anal Prev 2000；**32**：623-632.
6) Movig KL, Mathijssen MP, et al：Psychoactive substance use and the risk of motor vehicle accidents. Accid Anal Prev 2004；**36**：631-636.
7) Are benzodiazepines a risk factor for road accidents? 'Benzodiazepine/Driving' Collaborative Group. Drug Alcohol Depend 1993；**33**：19-22.
8) Thomas RE：Benzodiazepine use and motor vehicle accidents. Systematic review of reported association. Can Fam Physician 1998；**44**：799-808.
9) Tyrer P：Risks of dependence on benzodiazepine drugs：the importance of patient selection. BMJ 1989；**298**：102, 104-105.
10) van Hulten R, Teeuw KB, et al：Initial 3-month usage characteristics predict long-term use of benzodiazepines：an 8-year follow-up. Eur J Clin Pharmacol 2003；**58**：689-694.
11) Ishigooka J, Sugiyama T, et al：Survival analytic approach to long-term prescription of benzodiazepine hypnotics. Psychiatry Clin Neurosci 1998；**52**：541-545.
12) Marriott S, Tyrer P：Benzodiazepine dependence. Avoidance and withdrawal. Drug Saf 1993；**9**：93-103.
13) Asnis GM, Chakraburtty A, et al：Zolpidem for persistent insomnia in SSRI-treated depressed patients. J Clin Psychiatry 1999；**60**：668-676.
14) 稲田　健．本当にわかる精神科の薬はじめの一歩．羊土社；2013.
15) 日本精神神経学会監修．DSM-5 精神疾患の診断・統計マニュアル．医学書院；2014.
16) NIDA Notes：Animal Experiments in Addiction Science. 2006；Retrieved from https://archives.drugabuse.gov/news-events/nida-notes/2006/04/animal-experiments-in-addiction-science.
17) Suzuki T, Tsuda M, et al：Blockade of morphine-induced place preference by diazepam in mice. Eur J Pharmacol 1995；**280**：327-330.

18) Meririnne E, Kankaanpää A, et al：The effects of diazepam and zolpidem on cocaine- and amphetamine-induced place preference. Pharmacol Biochem Behav 1999；**62**：159-164.
19) Goeders JE, Goeders NE：Effects of oxazepam on methamphetamine-induced conditioned place preference. Pharmacol Biochem Behav 2004；**78**：185-188.
20) Saal D, Dong Y, et al：Drugs of abuse and stress trigger a common synaptic adaptation in dopamine neurons. Neuron 2003；**37**：577-582.
21) 芝﨑真裕，黒川和宏，ほか．ベンゾジアゼピン依存の基礎．福居顯二編・日野原重明，宮岡 等監修．脳と心のプライマリケア8 依存．シナジー；2011. p.223
22) Tan KR, Brown M, et al：Neural bases for addictive properties of benzodiazepines. Nature 2010；**463**：769-774.
23) Invernizzi R, Pozzi L, et al：Release of dopamine is reduced by diazepam more in the nucleus accumbens than in the caudate nucleus of conscious rats. Neuropharmacology 1991；**30**：575-578.
24) Finlay JM, Damsma G, et al：Benzodiazepine-induced decreases in extracellular concentrations of dopamine in the nucleus accumbens after acute and repeated administration. Psychopharmacology（Berl）1992；**106**：202-208.
25) Okumura Y, Shimizu S, et al：Prevalence, prescribed quantities, and trajectory of multiple prescriber episodes for benzodiazepines：A 2-year cohort study. Drug Alcohol Depend 2016；**158**：118-125.
26) 松本俊彦：薬物依存臨床から見えてくる精神科薬物療法の課題―「全国の精神科医療施設における薬物関連精神疾患の実態調査」の結果より―．精神科治療学 2012；**27**：71-79.
27) Hutchinson MA, Smith PF, et al：The behavioural and neuronal effects of the chronic administration of benzodiazepine anxiolytic and hypnotic drugs. Prog Neurobiol 1996；**49**：73-97.
28) Gallager DW, Lakoski JM, et al：Chronic benzodiazepine treatment decreases postsynaptic GABA sensitivity. Nature 1984；**308**：74-77.
29) Kales A, Kales JD：Sleep laboratory studies of hypnotic drugs：efficacy and withdrawal effects. J Clin Psychopharmacol 1983；**3**：140-150.
30) Roth T, Walsh JK, et al：An evaluation of the efficacy and safety of eszopiclone over 12 months in patients with chronic primary insomnia. Sleep Med 2005；**6**：487-495.
31) Willems IA, Gorgels WJ, et al：Tolerance to benzodiazepines among long-term users in primary care. Fam Pract 2013；**30**：404-410.
32) Soumerai SB, Simoni-Wastila L, et al：Lack of relationship between long-term use of benzodiazepines and escalation to high dosages. Psychiatr Serv 2003；**54**：1006-1011.
33) 石郷岡 純：ベンゾジアゼピンと常用量依存．治療学 1994；**28**：1005-1008.
34) Yanaura S, Tagashira E, et al：Physical dependence on morphine, phenobarbital and diazepam in rats by drug-admixed food ingestion. Jpn J Pharmacol 1975；**25**：453-463.
35) 辻 敬一郎，田島 治：ベンゾジアゼピンの依存と離脱症状．臨床精神医学 2006；**35**：1669-1674.
36) 稲田 健：ベンゾジアゼピン常用量依存の治療．精神科治療学 2013；**28**（増刊号）：232-236.
37) 村崎光邦：抗不安薬の臨床用量依存．精神経誌 1996；**98**：612-621.
38) Lemoine P, Allain H, et al：Gradual withdrawal of zopiclone（7.5 mg）and zolpidem（10 mg）in insomniacs treated for at least 3 months. Eur Psychiatry 1995；**10**：S161-S165.
39) Oude Voshaar RC, Mol AJ, et al：Cross-validation, predictive validity, and time course of the Benzodiazepine Dependence Self-Report Questionnaire in a benzodiazepine discontinuation trial. Compr Psychiatry 2003；**40**：247-255.
40) Wastra HA, Stewart SH：Ai-needed use of benzodiazepines in managing clinical anxiety Current Poharm. Des. 2002；**8**：59-74.
41) Rickels K, Case WG, et al：Long-term diazepam therapy and clinical outcome. JAMA 1983；**250**：767-771.
42) O'Connor KP, Marchand A, et al：Psychological distress and adaptational problems associated with benzodiazepine withdrawal and outcome：a replication. Addict Behav 2004；**29**：583-593.
43) 中川敦夫．向精神薬の処方実態に関する国内外の比較研究．厚生労働科学研究費補助金 行政政策研究分野 厚生労働科学特別研究事業．平成22年度総括・分担研究報告書．2011.
44) Hallfors DD, Saxe L：The dependence potential of short half-life benzodiazepines：a meta-analysis. Am J Public Health 1993；**83**：1300-1304.
45) Morgan K, Oswald I：Anxiety caused by a short-life hypnotic. Br Med J（Clin Res Ed）1982；**284**：942.
46) 尾崎 茂：各国におけるベンゾジアゼピンの使用動向とわが国の問題点．臨床精神薬理 2013；**16**：813-820.
47) Billioti de Gage S, Moride Y, et al：Benzodiazepine use and risk of Alzheimer's disease：case-control study. BMJ 2014；**349**：g5205.
48) Gray SL, Dublin S, et al：Benzodiazepine use and risk of incident dementia or cognitive decline：prospective population based study. BMJ 2016；**352**：i90.
49) Parr JM, Kavanagh DJ, et al：Effectiveness of current treatment approaches for benzodiazeping disccntinuation：a meta-analysis Addiction 2009；**104**：13-24.
50) Department of Health（England），the Scottish Government, Welsh Assembly Government and Northern Ireland Executive：Drug misuse and dependence：UK guidelines on clinical management. 2007；Retrieved from http://wwwntanhsuk/uploads/clinical_guidelines_2007 pdf
51) Lader M, Tylee A, et al：Withdrawing benzodiazepines in primary care. CNS drugs 2009；**23**：19-34.
52) 髙橋結花，稲田 健，ほか：ベンゾジアゼピン系薬の適正使用に向けた東京女子医大学病院での取り組み．総病精医 2015；**27**：27-35.
53) Mugunthan K, McGuire T, et al：Minimal interventions to decrease long-term use of benzodiazepines in primary care：a systematic review and meta-analysis. Br J Gen Pract 2011；**61**：e573-8.
54) Soyka M：Treatment of benzodiazepine dependence. N Engl J Med 2017；**376**：2399-2400.

14 覚醒剤・大麻

14.1 化学物質使用障害と社会

本章では違法な化学物質使用障害の代表例として覚醒剤と大麻を取り上げる.

社会の規範を逸脱して化学物質を使用する行為を「乱用」と考えると，化学物質乱用の様態は時代や地域によって変わる.

たとえば今日の日本ではヘロインの乱用はほとんど問題にならない. しかし第二次世界大戦後の一時期にはそうではなかった. ある書物にはこのように書かれている.

「現在，確認されている密売所だけでも約500カ所，1ヶ所に群がる中毒者を四十人として，全国で二十万人も常習者がおり，その八十％はヘロインによるものである」[1]

また，かつては有機溶剤（シンナー）の乱用が大きな問題であり，1982年には3万6000人を超える検挙者があった[2].

しかし，徹底的な取り締まりと薬物乱用防止教育の成果によって，今日ではこれらの乱用は激減した. とはいえ今日でもその問題を無視してよいわけではない. かつてコデインを含む風邪薬が乱用されたこともある. 化学物質乱用の背景にどのような生物学的，心理・社会的問題があるかを詳細に検討しなければ，乱用の「根」が今後どのような形で噴出するかわからない.

本書では違法な化学物質乱用については，これを網羅的に取り上げるよりも，現在のわが国にとって重要な課題を示していると思われる覚醒剤と大麻に対象を絞った.

覚醒剤については，犯罪化した事犯の検挙件数は漸減しつつある. ところが最近の押収量は著しく増加している. このことはわが国が「狙われている」状況にあることを示しているように思われる. また大麻については医療上の有用性が研究されつつある一方で，欧米の一部では「娯楽的」な使用を制限つきで認める方向も出ている. このような情勢がわが国の今後にどのような影響を与えるかを考えておかなければならないであろう.

14.2 覚醒剤

14.2.1 覚醒剤の薬理

a. 歴史

覚醒剤とは「覚せい剤取締法」で定義された法律用語である. 薬理学的には「中枢興奮薬」に分類される.

法では覚醒剤をフェニルアミノプロパン，フェニルメチルアミノプロパン，またはこれらと同様の覚醒作用を有するとして政令で定められたもの，またはこれらを含有するものと定めている（第二条）. なお，「醒」の字は長らく常用漢字ではなかったために，法その他においては「覚せい剤」と表記されてきた. しかし2010年の内閣告示で「醒」が常用漢字とされたため，本書では原則として「覚醒剤」と表記する. 政令ではいくつかの化学物質が「覚醒剤原料」として指定されている.

フェニルアミノプロパンはいわゆるアンフェタミン，フェニルメチルアミノプロパンはメタンフェタミンである. 化学名<u>ア</u>ルファ<u>メ</u>チル<u>フェ</u>ニルエチル<u>ア</u>ラ<u>ミン</u>を略してアンフェタミンと称している.

アンフェタミンは1887年にルーマニアの化学者ラザール・エデレアーヌ（Lazăr Edeleanu）によって合成された. 光学異性体（D体とL体）があり，中枢神経系興奮作用を示すのは主にD体である. 米国では1933年にラセミ体（D体とL体の両者を含むもの）が「ベンゼドリン」の商品名で充血緩和剤として市販された. メタンフェタミンは1893年に日本の薬理学の父といえる長井長義によってエフェドリンから合成された. エフェドリンは漢方医学で用いられるマオウ（麻黄）に由来する. マオウ

を含む漢方の風邪薬を服用したスポーツ選手がドーピング検査で陽性となった背景はここにある.

ほどなくアンフェタミン類の覚醒効果, 疲労感軽減効果が注目されるようになり, 第二次世界大戦中には各国で兵士や軍需産業の勤労者などの士気を高めるために使用された. その弊害, すなわち大量急性投与による死亡例や精神異常発現などが知られるようになったのは戦後のことである.

なお, メタンフェタミン (商品名ヒロポン®) は医薬品である. 現在では類似の薬理作用を持つ安全な医薬品が開発されたために臨床で用いられることはまずないと思われるが, ナルコレプシー, 各種の昏睡, 嗜眠, もうろう状態, インシュリンショック, うつ病・うつ状態, 統合失調症の遅鈍症に適用が認められている[3].

b. 薬理効果

メタンフェタミンを小動物に投与すると少量で自発運動量の増加がみられ, 大量 (おおむね 4 mg/kg 以上) では首を振り続ける, 嗅ぎまわりを続ける, 1 点でくるくる旋回するといった常同行動がみられる. 反復投与すると自発運動量の増加は徐々に亢進する (増感現象) (⇒第 5 章). 増感現象には環境刺激に対する条件付けが関与しており, 増感を示した動物は生理食塩水を投与した後でも一過性の自発運動量増加を示す[4]. メタンフェタミンをサルに 2 ないし 3 か月にわたって連続投与すると, 毛づくろいを何十分も続ける, 空を見つめる, 見慣れているはずのケージや仲間を覗きこむといった異様な行動がみられるようになる. 休薬後数か月を経ても再投与によって短時間でこのような行動が再現される[5].

ヒトにおける覚醒剤の急性薬理効果としては表 14.1 のような症状が知られている[2].

表 14.1 覚醒剤の急性薬理効果 (ヒト) (文献 2 による)

身体症状	顔面紅潮または蒼白, 頻脈, 血圧上昇, 不整脈, ときに循環性虚脱 口渇, 食欲低下, 便秘, 悪心, 嘔吐 瞳孔散大, 発汗, 悪寒, 発熱, 呼吸困難 頭痛, 知覚過敏, 四肢振戦, 反射亢進, 筋力低下, 不随意運動, 眼振, 運動失調, ときに痙攣
精神症状	不眠, 不安, 多幸感, 恍惚, 気分の高揚 不穏, 敵意, 不機嫌 早口, 多弁, 多動, 常同行動 緊張, 恐慌, 錯乱

c. 作用機序

アンフェタミン類には顕著な強化効果 (⇒第 1 章) および報酬効果 (⇒第 4 章) が認められる. 弁別刺激効果 (⇒第 2 章) はコカインやメチルフェニデートなどの中枢興奮薬に類似する. こうした効果の背景には脳の報酬系 (⇒第 6 章) におけるドパミン遊離の増強がある. すなわち, ラットに自発運動量を増加させる程度の d-アンフェタミン (2 mg/kg) を腹腔内投与すると, 側坐核におけるドパミン遊離量は基線値の 10 倍程度にも増加する[6]. その背景となる機序として, (1) シナプス間隙に放出されたドパミンをシナプス前神経細胞に取り込むドパミントランスポーターの阻害, (2) 再取り込みされたドパミンをシナプス小胞に取り込む「シナプス小胞モノアミントランスポーター (VMAT2)」の阻害, (3) シナプス間隙におけるドパミンやノルアドレナリンの分解酵素の阻害が知られている. しかし, 詳細な分子薬理学的機構にはまだ不明のところがあり, 現在でも研究が進んでいる[7].

14.2.2 覚醒剤の乱用問題

a. 歴史的変遷と現状

わが国には第二次世界大戦後 3 回の覚醒剤乱用の波があった.

第 1 次は終戦直後から 1950 年代なかばまでで, 主に軍需目的で生産された覚醒剤が市場に出回ったのがきっかけである. 乱用された主な剤型は錠剤であり, 作家, 芸能人, 学生など夜業を余儀なくされる人々の間で乱用が広まった. この時期の乱用の背景には戦後の混乱と復興に向けての過酷な労働があったのではないかと思う. 1948 年に映画会社の従業員を対象として行われた調査では, 88 人の対象者中覚醒剤使用者が半数の 44 人, 慢性中毒者は 11 人にのぼった[8]. 1951 年に覚せい剤取締法が施行され, 1954 年の検挙人員は 5 万人を超えた. しかしこの第 1 次ブームはほどなく鎮静する.

第 2 次は 1970 年代後半から 80 年代後半にかけてであり, このときは密造された覚醒剤が密輸入され, 暴力団の資金源となったために社会的に流行した. その乱用の背景としては, 高度経済成長による急激な社会の変化と, その変化の波に乗り損ねた人々の疎外感があったように思う. 柳町光男監督の映画『さらば愛しき大地』(1982) はこの様子を見

表14.2 覚醒剤事犯検挙件数および覚醒剤押収量

	2006	2007	2008	2009	2010	2011	2012	2013	2014	2015	2016
検挙件数（件）	17,480	17,169	16,043	16,468	17,163	17,109	16,689	15,472	15,571	16,168	15,374
検挙人員（人）	11,821	12,211	11,231	11,873	12,200	12,083	11,842	11,127	11,148	11,200	10,607
押収量（kg）	144.0	359.0	402.6	369.5	310.7	350.9	466.6	846.5	570.2	431.8	1521.4

警察庁，財務省，厚生労働省，海上保安庁の統計を厚生労働省が集計

事に活写している．剤型は静脈内注射が主で，「深川通り魔殺人事件」（1981）のような重大な犯罪事件も起こった．ピークは1984年で2万数千人の検挙者があったが，その後減少した．

これで乱用の波が収まったかと思われたが，1990年代に入ると覚醒剤乱用は再び流行し，政府は1998年に「現在は第3次乱用期である」と宣言した．この乱用のきっかけとなったのは「変造テレホンカード」というものである．外国人によるその密売ルートに大麻が乗り，大麻に手を出した人が覚醒剤に行きつくという流れがあった[2]．主な剤型は「あぶり」と呼ばれる加熱蒸気の吸引になり，青少年や女性にも乱用が拡大した．

現在でもこの第3次乱用期が終結したという正式な宣言は出されていない．最近10年間の覚せい剤取締法違反による検挙件数，検挙人員をみると表14.2のようになっており，ほぼ横ばいか漸減傾向にある．ところが，表下段に示したように押収量は2016年に激増した．報道によると密輸の大型化がこの背景にある．すなわちその手口は，外国人組織がペーパーカンパニーの貿易会社を設立し，貨物船を使って密輸したものを郊外の空き家に隠したり，格安団体ツアーの外国人客を運び屋にしたり，婚活サイトで知り合った日本人女性を恋人に偽装して受け取り役をさせたり（ラブコネクション方式という）しているという（NHKクローズアップ現代，2018年4月3日）．

b. 診断

覚醒剤の乱用はDSM-5にいう「精神刺激薬使用障害」である[9]．精神刺激薬とは「アンフェタミン型物質，コカイン，またはその他の精神刺激薬」の総称である．「その他」にはメチルフェニデートとアフリカやアラビア半島で嗜好品として使用されるカートが含まれる．使用障害の徴候は他の化学物質使用障害と共通であり，抜粋して表14.3に示す．DSM-5にはまた，表14.1に示した急性薬理効果とほぼ重なる精神・身体徴候が「精神刺激薬中毒」

表14.3 精神刺激薬使用障害（DSM-5による）

以下のうち少なくとも2つが12か月以内に起こる
1　意図していたよりもしばしば大量に，長期間にわたって使用
2　減量または制限に対する持続的欲求または努力の不成功
3　薬物獲得のための活動，使用，作用からの回復に多くの時間
4　渇望すなわち強い欲求または衝動
5　反復的使用の結果，職場，学校，家庭における重要な役割の責任不能
6　持続的，反復的な社会的，対人的問題，その問題の悪化にもかかわらず使用継続
7　薬物使用のために重要な社会的，職業的，娯楽的活動を放棄または縮小
8　身体的に危険な状況でも使用を反復
9　身体的または精神的問題が持続的・反復的に起こり，悪化を知っているにもかかわらず使用を継続
10　耐性
11　離脱

として記載されている．DSM-5ではさらに「精神刺激薬離脱」として不快気分，疲労感，鮮明で不快な夢，不眠または睡眠過剰，食欲の亢進，精神運動制止または興奮が記載されている．

これらに加えて「精神刺激薬誘発性障害群」が重要である．これについては「覚醒剤精神病」の項で述べる．

c. 覚醒剤乱用の背景

精神医学的に「精神刺激薬使用障害」とされている徴候は，覚醒剤をかなり反復使用した後に発現する．しかしながら覚醒剤を医療外の目的で使用することはそもそも違法であり，社会規範を逸脱する行為である．そこで，あえてそのような行為に至る背景に何があるのかを考えてみなければならない．

薬物乱用の実態と臨床的特徴を調査した研究によれば，覚醒剤はもっぱら密売日本人，知人，友人から入手している．その主な動機は「誘われた」，「好奇心・興味」，「刺激を求めた」，「断りきれなかった」，「ストレス解消になると思った」というようなことであり，対人関係の問題が大きいようである[10]．

過去に覚醒剤乱用経験を持つ37歳の男性はこのように語っている[11]．

「覚醒剤は地元の先輩（暴走族）のところに遊びに行ったとき，初めてやった．でも，自分から進んでやったわけじゃない．先輩のところに俺の昔の彼女がいて，『何でやらないの？』と勧められた．女の前だから断るわけにはいかない．カッコつけて，やった」

しかし，覚醒剤の強烈な自覚効果が次のように感じられた．

「打ったとたん，この世の感覚では味わえない不思議な感覚が全身を駆けめぐり，それまであった体のだるさがなくなった．見える景色が鮮明になり，五感は敏感になった．いままで感じていたマイナス要因が吹っ飛んだ．でもセックスしたいとは，そのころは思わなかった．このときの最初の感覚が忘れられなくて，それをもう一度味わいたいと思って，ずっとやるはめになった．おかしくなったのは大学生の頃だ．結局，19年使い続けた」

彼が「最初の感覚が忘れられない」と語っているのが強化効果と関連する効果であり，「おかしくなった」と語っているのが後述する覚醒剤精神病に近い状態である．

この例からは対人的に誘われ，勧められる状況であったこととともに，身体に倦怠感があったこと，精神的にも「マイナス要因」と自覚されるつらさのあったことがうかがえる．

とはいえ，倦怠感や精神的な「マイナス」は誰しも感じることである．そこで心身が覚醒剤に特異的に反応する背景には，何らかの生物学的素因があるのではないかと考えられる．覚醒剤乱用者にみられる遺伝子の変異を検討した研究によれば，セロトニン 1_A 受容体遺伝子，エストロゲン α 受容体遺伝子，ドパミン D_2 受容体の転写や発現に関わる AKT1 遺伝子，D_2 受容体の細胞内情報伝達機構に関わる β アレスチン 2 遺伝子，$GABA_A$ 受容体の $\gamma 2$ サブユニット遺伝子などに覚醒剤乱用との関連がみられたという[12]．このような変異はうつ状態や精神病的な状態，好奇心や衝動性といった気質にも関わっているのではないかと考えられるが，その詳細な検討は今後の課題である．

d．乱用の影響

覚醒剤を使用すると，脳のドパミン系は過剰に活動した状態になる．乱用を継続すると生体はその状態を代償しようとする．そのためドパミン系の機能は低下する[13]．このような機能低下は社会的の低下[14]，抑うつ気分や攻撃性[15]，前頭葉が関与する認知や実行機能の低下[16]といったさまざまな精神的問題を引き起こす．こうした認知機能の低下は脳の諸領域の神経連絡の不全と相まって，依存状態にあることに対する否認（無自覚）にも関係している[17]．

14.2.3 覚醒剤精神病

覚醒剤を慢性的に使用すると，幻覚・妄想を主とする精神病状態を呈するようになる．幻覚としては幻聴・幻視が主であり，妄想の内容には関係・被害・追跡・注察・嫉妬などがある．「深川通り魔殺人」のような重大な犯罪事件の誘因となったのもこのような幻覚，妄想であったとされる．こうした精神病状態の一部は慢性化し，患者は次第に無気力，無関心な状態となる．これはわが国では「覚醒剤精神病」として第1次覚醒剤乱用期から注目され，東京大学，松沢病院，熊本大学などに勤務した立津政順によって初期の詳細な研究が行われた．その研究の端緒となった最初の患者が東大病院に入院したのが1946年9月，次いで松沢病院に1947年7月に最初の入院例があった[8]．すなわち覚醒剤乱用による精神病状態は第1次乱用ブームの頃から精神科医に認識されており，これは国際的にはユニークなことであった．

覚醒剤精神病が注目を集めたのは，統合失調症との類似点が多かったからである．このため，統合失調症の病因解明と治療法の検討のために，覚醒剤を慢性投与した動物モデル研究が行われた．前述した臺らによるサルの実験もその一環である．この研究は東京大学医学部の臺弘（精神医学）と文学部の八木冕（心理学）の共同で行われ，同大学心理学教室に行動薬理学が根付く契機となった．

DSM-5にも「精神刺激薬誘発性障害群」として統合失調症スペクトラム障害の記述がある．しかしDSM-5にいう誘発性障害群にはそれ以外にも抑う

つ，不安，強迫などさまざまなものが含まれる．また，DSM-5では「薬物からの急速な離脱あるいは重篤な中毒が終了した後もかなりの期間（1か月程度）持続する」症状は物質・医薬品誘発性障害とは診断されないのであるが，動物実験からも明らかなように，異常行動が発現しやすい状態は少なくとも数か月は持続する．ヒトでは30年後に「フラッシュバック」が起こった例も報告されている[18]．したがってこの背景には脳の器質的変化を含む何らかの永続的機能変化があると考えられる．このように，覚醒剤精神病の概念をめぐっては日本と欧米の考え方に異なるところがある．しかしながら海外でも覚醒剤精神病に相当する病像が知られていないわけではない．乱用者の約40%に焦燥感や暴力行為を伴う精神病状態がみられるという報告もある[19]．

覚醒剤精神病の症状は統合失調症と類似しているが，異なる点も多い[20]．覚醒剤精神病では幻覚や妄想の内容が生活歴，環境，薬物使用に関連したものなど，「状況規定性」とされる特徴を持つ．また，症状の発現は覚醒剤の摂取と時間的な関係があり，再発と消退を繰り返す動揺がみられる．全人格が影響を受けることは少なく，現実との交流が可能な場合が多い．激しい症状が消退した後には意欲が著しく減退するが，対人接触は良好で，疎通性が保たれている．このような特徴を「打てば響くような特徴を持っている」と表現する精神科医もいる．

覚醒剤精神病の詳細なメカニズムには不明なところも多いが，図14.1のように，何らかの「再燃準備性」が覚醒剤使用によって高まりつつ，再燃と治療を繰り返すと考えられている[2]．完全に治癒するとは考えられておらず，この「準備性」はおそらく何年もの単位で高まったままであると思われる．再燃のきっかけとなるのは少量の覚醒剤使用，心的ストレス，疲労や飲酒などであり，再燃するごとに準備性は亢進すると考えられる．実にこのことが，覚醒剤依存の治療における最大のポイントが再発防止であることの根拠である．

14.3 大麻

14.3.1 大麻の薬理

a. 歴史

大麻使用には長い過去と短い歴史がある．いまその過去を文献に依拠して振り返ってみると，このようなものである[21]．

大麻草とされる植物をカンナビス・サティバ・エル（*Cannabis Sativa* L.）という．「カンナ」はギリシャ語の「kanna」に由来し，管のことである．大麻草の茎が中空で管状であることからこの名前がついたという．「サティバ」は「有用なもの」，「栽培されるもの」という意味である．たとえば米をとるイネは「オリザ・サティバ」という．「エル」は植物分類の祖リンネ（Linné）のイニシャルで，リンネが命名した植物には必ずつく．以前はカンナビス・インディカ，カンナビス・ルデラリスという別種もあるという説があったが，現在では大麻草はカンナビス・サティバの1属1種とされている．

大麻草は歴史上最も古い栽培植物の1つで，その陶酔作用も古くから知られていた．紀元前1400〜900年のインドの古書や，紀元前7〜6世紀のゾロアスター教の聖典「ゼンド・アヴェスタ」に大麻の記載がある．わが国には縄文時代に伝来したと考えられ，繊維をとるための有用な植物として利用されてきた．神社の注連縄や鈴縄，下駄の鼻緒，麻縄，凧揚げの糸，和弓の弦などには麻が使われた．ただし，わが国には吸煙の歴史はなかった．

1925年にジュネーブで開かれた第2回国際アヘン会議で，エジプト代表が自国の大麻乱用による社会問題を提起した．この会議で制定された「国際アヘン条約」が大麻規制の端緒である．これを受けてわが国では1930年の内務省令でインド大麻草の輸出入が許可制となり，1943年成立の薬事法で麻薬

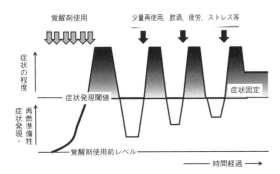

図14.1 覚醒剤精神病の発症と再発の模式図（文献2に基づいて作成）
覚醒剤反復使用によって幻覚・妄想症状の発現準備性が高まる．治療によって症状は消失するが再燃準備性は持続しており，各種の要因による再燃をきっかけとしてその準備性は高まっていく．

と同様に規制された．しかし，繊維をとるための大麻の栽培や販売は自由であった．大麻栽培の全面禁止を求めたのは第二次世界大戦後にわが国の占領政策を実施した連合国軍最高司令官総司令部（GHQ）である．ところが全面禁止では大麻繊維の利用に支障が生じるので，GHQと再三交渉した結果全面禁止は解除され，当時の厚生省と農林省の省令をもって「大麻栽培取締規則」が制定された．これが1948年の「大麻取締法」に至る．

ところでその精神作用を求める吸煙が欧米，特に米国の青年の間で広まった歴史は非常に新しい．これが「短い歴史」である．

行動薬理学の泰斗で自らは大麻容認論者であるレスリー・アイヴァーセン（Leslie Iversen）によれば，それは1960年代のことで，ベトナム戦争でアジアの精神文化に触れた若者たちが吸煙を始めたのがきっかけだという[22]．当時の厭戦気分やヒッピー文化なども大麻吸引に影響を与えたであろう．雌花の樹脂を集めたものを「ハシッシュ」，未熟な果穂や葉を集めたものを「ガンジャ」，葉を乾燥させたものを「マリファナ」と称することはよく知られている．

カンナビス・サティバの中には500種以上の活性成分があり，そのうち「カンナビノイド」と称せられるものが104種類ある．この活性成分を精力的に単離・研究したのがイスラエルの薬学者ラファエル・メコーラム（Raphael Mechoulam）であった．メコーラムによれば，1960年頃に乱用が問題になっていた三大薬物（モルヒネ，コカイン，大麻）のうち，大麻の基礎研究だけはまったくの空白といってよいほど未着手の状況であった．メコーラムがガスクロマトグラフィを駆使した研究によって，Δ^9-テトラヒドロカンナビノール（以下Δ^9-THC）を単離したのは1964年のことである[23]．メコーラムの研究はその後カンナビノイド受容体の発見へ，さらにその受容体に結合する内因性物質の発見へとつながっていく．

実際にヒトが吸煙するのはマリファナやハシッシュであるが，マリファナの自覚効果はΔ^9-THCの自覚効果とまったく等しい[24]．そこで本章では特に断らない限り基礎薬理に関してはΔ^9-THCについて述べる．

b．薬理効果

現在，わが国では研究用でもΔ^9-THCの入手は非常に難しい．そこでカンナビノイド受容体（CB_1受容体）のアゴニストで弁別刺激効果がΔ^9-THCとほぼ一致するCP 55,940[25]を用いてラットで症状観察を行ったが，かなり高用量を投与してもほとんど何の行動変化も観察されなかった．用量を設定できなかったので我々としてはこれ以上の行動実験は断念した．

しかし，Δ^9-THCを用いた研究では，ラットに6 mg/kgを腹腔内投与すると放射状迷路などで認知障害を示すことが報告されている[26]．近年の研究では3 mg/kgの腹腔内投与でラットが「餌獲得に要する労力の大きいレバー」を選択する率が低下することが示されており[27]，抑うつとまではいかないものの動機付けを低下させる可能性が指摘されている．また，慢性投与によってラットに後ずさり，ピボッティング，カタレプシー様不動状態，攻撃行動など数々の異常行動がみられる[28]．

ヒトでは大麻吸引によって陶酔感，リラクゼーション，社交性の亢進，知覚の鋭敏化，食欲増進などが起こる[29]．ただし「バッド・トリップ」といわれる不快気分，不安発作などが起こることもある．ヒトに実験的にマリファナを吸引させると意思決定に偏倚が起こり，図14.2のような実験で「堅調な」選択をする率が減り，「大胆な」選択が増え

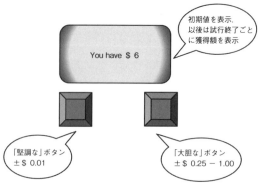

図14.2　意思決定の偏好を調べる実験の模式図（文献30に基づいて作成）

被験者の前にはディスプレイと2個のボタンがあり，ディスプレイには試行ごとに獲得した金額が表示される．ボタンのうち一方は「堅調な」ボタンで，小幅な金銭の損得が起こるように設定され，他方は「大胆な」ボタンで，損得の幅が大きく設定されている．どちらかを平均25回押すと損得が勘定され，獲得金額が表示される．このような試行を10秒の間隔をあけて112回行う．

る[30]．また，大麻吸引がミュージシャンなどの間で流行した一因として，大麻による知覚の鋭敏化や意思決定の変容などが創造性を向上させるという俗説があるように思われるが，心理学的な実験によれば，大麻吸引によって思考の柔軟性が損なわれ，創造性はむしろ低下する[31]．また，1,136 名のサンプルを用いた長期研究によれば，10 週ごとの 5 回の追跡調査で大麻使用者は徐々に暴力傾向が亢進する[32]．大麻の長期使用によって学習能や記憶の衰えなど認知機能への悪影響が生じることはよく知られている[33]．この背景として，カンナビノイド受容体が豊富に存在する脳部位の萎縮が報告されているが，同じく大麻の成分であっても精神作用のないカンナビジオールにはこのような変化を抑制する可能性があるという[34]．

c．作用機序

1988 年，CP 55,940 の結合部位に関する研究から，ラットの脳シナプトゾームにカンナビノイド受容体が存在することが示された．カンナビノイド受容体には中枢神経系に存在する CB_1 受容体と，末梢神経に存在する CB_2 受容体の 2 種のサブタイプがある．いずれも GTP 結合タンパク質共役型の受容体で，両者のアミノ酸配列の相同性は 48％ である．CB_1 受容体は海馬，大脳皮質，線条体，黒質，前脳基底部，嗅脳および小脳に豊富に存在する．この受容体はグルタミン酸，GABA，アセチルコリンなどの神経シナプス前膜に存在し，後膜から遊離される内因性カンナビノイドを介して各種の神経伝達物質遊離を抑制している．内因性カンナビノイドとしてこれまでにアナンダミド，2-アラキドニルグリセロール（2-AG），内因性アンタゴニストとしてビロダミンが知られている[35]．

CB_1 受容体を介する神経機構は，摂食，痛覚，認知機能，痙攣抑制などさまざまな生理機能に関与することが知られており，現在その研究が活発に進められている．また，内因性カンナビノイドがシナプス伝達を調節する機構も解明されつつある[36]．

その一方で，Δ^9-THC そのものの作用機序に関する基礎研究はやや下火になった感があるが，アディクションに関わる主な知見を述べておく．第 1 章に述べられているように Δ^9-THC の強化効果はサルでは検出が難しいが，ラットでは検出される．そのメカニズムをさらに検討した実験によれば，脳内報酬系の起始核である腹側被蓋野（VTA）や終末である側坐核に Δ^9-THC を微量注入した場合，VTA 尾側および側坐核外殻領域（shell）への微量注入では強化効果がみられるが，VTA 吻側および側坐核中心領域（core）への注入では強化効果がみられない[37]．この知見は，CB_1 受容体を介する神経回路が報酬系の機能を微細に調節している可能性を示しているようである．また，Δ^9-THC の強化効果に覚醒剤や麻薬とは異なる特徴があることを示唆しているようにも思われる．一方，ラットやマウスの薬物弁別実験によって捉えられる Δ^9-THC の弁別刺激効果には独特の特性があるようで，アルコールやニコチンには般化しない．リモナバンで拮抗されることから CB_1 受容体を介していることは明らかである．Δ^9-THC の弁別刺激効果が般化するのはこの受容体に作用するアミノアルキルインドール類（WIN55,212-2 および AM678）や JWH202,204,205 といった物質のみである．内因性リガンドであるアナンダミドにも代謝を抑制するフッ化フェニルメチルスルホニルを併用しない限り般化しない[38,39]．

14.3.2 大麻の乱用問題

a．歴史的変遷と現状

わが国の大麻取締法違反による検挙者数は 1970 年代前半には年間 700 人程度で推移したが，1970 年代後半から増加し始め，1993 年には 2,000 人台を超えた．その後の変遷は表 14.4 に示すとおりであり，急増しているとも激減しているともいえず，このところ毎年 2 千数百件前後で推移している．こ

表 14.4　大麻事犯検挙者数および押収量

	2006	2007	2008	2009	2010	2011	2012	2013	2014	2015	2016
検挙人員（人）	2,423	2,375	2,867	3,087	2,367	1,759	1,692	1,616	1,813	2,167	2,722
うち少年および 20 歳代（人）	1,613	1,614	1,776	1,884	1,396	926	809	712	745	1,049	1,237
その比率（％）	66.6	68.0	61.9	61.0	59.0	52.6	47.8	44.1	41.1	48.4	45.4
押収量：乾燥大麻（kg）	233.8	503.6	382.3	207.4	181.7	141.1	332.8	198.0	166.6	104.6	159.7
押収量：大麻樹脂（kg）	98.7	56.9	33.4	17.4	13.9	28.4	42.5	1.2	36.7	3.9	1.0

警察庁，財務省，厚生労働省，海上保安庁の統計を厚生労働省が集計

のうち少年および20歳代が約半数を占めている．押収量についてみると，大麻樹脂いわゆるハシッシュの押収量は2013年以後激減しているが，乾燥大麻は100〜200 kg程度押収されている．しかし，事件化しない「隠れた乱用」があると思われ，2002年頃から拡大したとみられる[40]．

b. 診断

現状では大麻の乱用はDSM-5にいう「大麻関連障害群」である[9]．その内容は大麻使用障害，大麻中毒，大麻離脱，および他の大麻誘発性障害群からなる．

大麻使用障害の特徴は表14.3に示した精神刺激薬使用障害と同等である．

大麻中毒には，「臨床的に意味のある不適応性の行動または心理学的変化」として，協調運動障害，多幸症，不安，時間延長の感覚，判断低下，社会的引きこもりがあげられている．これらに加えて，身体症状として結膜充血，食欲亢進，口腔乾燥，頻脈のうち2つ以上が大麻使用後2時間以内に発症することが診断の要件である．すなわち，多幸感や時間感覚の変容があっても，それだけで問題とは考えられない．それが不適応的な行動や心理であるときに問題となる．

大麻離脱の特徴は表14.5のようにまとめられている．

他の大麻誘発性障害群としては，精神病性障害，不安症，睡眠障害がある．

実際にわが国でどの程度の精神科受診件数があるかをみると，2016年の時点では全国の症例件数2,262例のうち大麻の生涯使用経験数は648例（28.6％），最近1年の使用経験数は320例（27.5％）であった．この生涯使用経験率は覚醒剤（64.5％），揮発性（有機）溶剤（37.1％），睡眠薬・抗不安薬（29.3％）に次いで第4位，最近1年使用率は覚醒剤（68.0％），揮発性（有機）溶剤（9.3％），睡眠薬・抗不安薬（6.7％），危険ドラッグ（6.4％），多剤（4.0％），市販薬（2.4％）に次いで第7位である[41]．

c. 大麻乱用の背景

依存性薬物は「心の弱み」に忍び寄ってくる．

大麻乱用経験を持つ28歳の男性の言葉に耳を傾けよう．

「自分は幼稚園のときからいじめられていて，小学生になると，いじめられるばかりじゃなくていじめもした．中学校でもいじめ，いじめられて過ごし，高校になると，いじめられるばかりで，1学期通学しただけで中退した」

「家庭は奇妙な感じだったと思う．何しろ両親は離婚していたにもかかわらず，一緒の家に住んでいたからだ．自分を挟んで争っているのがいやだった」

「高校を中退した後米国に留学した．家に居場所がなかったから，ずっと家にとどまっているわけにいかなかったというのが現実です」

「親父の仕事は通訳で，自分は親父からはかわいがられていた．『パパみたいになりなさい』とよく言われたし，自分でもそうなりたいと思っていた」

「だけど経済的に無理があって，家計は火の車，お金がなく，つらかった．ついに留学先の先生に呼ばれて『帰ってください』と言われた」

「日本に帰ってくると，家族6人がみんなバラバラになっていた．帰ってきてもだれもいないのはつらかった」

「留学先で知り合った友人に，日本にいるときに勧められて初めて大麻を吸った．何回か使用しているうちに，こんないいものが世の中にあったんだ．いままで親の離婚やイジメ，高校退学などで経験した苦しみや人生の敗北感は，この薬物と出会うためだったんだと思うようになった」[11]

筆者は臨床の現場を知るものではないが，当事者の言葉を聞いたり，その体験記を目にしたりする貴重な機会がないわけではない．そのようなときしばしば気づくのは，当事者が化学物質との出会いを「長い間求めていたものにようやくめぐりあった」というように表現することである．

通常ならばこのような出会いは幸福なものであろ

表14.5 大麻離脱の症状（DSM-5による）

以下のうち3つ以上が大量かつ長期の大麻使用中止後約1週間以内に発現

1	易怒性，怒り，または攻撃性
2	神経質または不安
3	睡眠困難
4	食欲低下または体重減少
5	落ち着きのなさ
6	抑うつ気分
7	以下の身体症状のうち少なくとも1つ以上 腹痛，震え/振戦，発汗，発熱，悪寒または頭痛

表 14.6 大麻などの違法薬物に対する意識（％）

	全体[*1]	喫煙経験者	薬物使用を見たり聞いたりしたことがある	薬物使用を誘われたことがある
かっこいい，ファッションである	0.5	1.5	2.8	4.3
気持ち良くなれる気がする	5.3	12.4	15.7	17.4
ダイエットに効果がある	0.8	2.4	3.2	6.5
眠気ざましに効果がある	0.8	2.1	2.8	4.3
1回ぐらいであれば，心や体に害はない	0.6	1.3	2.8	4.3

[*1]：男女別の数値から集計

う．薬物使用者にとってもそれは「幸福」の一種なのかも知れない．ただしこの「幸福」には陥穽がある．

では，一般的な若者は大麻をどのように捉えているのだろうか．大学生5,121人を対象とした調査からそれを探ってみる[42]．

この調査は「大麻などの薬物」に対する意識を尋ねているので，大麻に特化した調査ではないが，大麻を念頭に置いた回答が多いものと推察される．まず，大麻の違法性は75.8％の学生が認識している．また，有害性に関しては「自分の意思でやめるのが難しくなる」という依存性の認識が81.7％，「使い続けると脳の神経がおかされ，精神に障害を起こしやすい」という有害性の認識が68.8％と，それぞれかなりの高率である．その一方，表14.6に示すように「かっこいい，ファッションである」，「気持ち良くなれる気がする」といった回答も少数ながらみられた．注目すべきは，喫煙経験があったり，薬物使用を見聞したり，誘われたりした経験があると，この数値がはねあがることである．

これを要するに，薬物乱用防止教育の成果として違法性や有害性はよく認識されている．しかしそれは若者の「たてまえ」の意見を形づくり，潜在的には好奇心や認容的な態度が存在しているのではないだろうか．薬物が身近に感じられると，その潜在的態度が活性化される可能性がある．ここに「心の居場所感」[43]の喪失が加わると，若者が大麻と「幸福に」出会ってしまうおそれがあるように思われる．

d. 乱用の影響

大麻使用の帰結として，受動性，非生産的傾向，内向性，能率の低下，葛藤状況に耐える力の低下，集中持続の困難などからなる人格の変化が現れる．これが動因喪失症候群，もしくは無動機症候群と命名されたのは1968年のことであった[44]．しかしこの問題はその後長らく，大麻使用の結果としてそのような変化が起こるのか，もともとそのような傾向のあった人が大麻使用に親和的であったのかという議論が続いた[45]．近年では，人口統計学的特徴，パーソナリティ，他の薬物使用歴，自己効力感などを統制した疫学研究により，大麻使用の結果として無動機症候群が起こることが明らかになっている[46]．

また，長期にわたる大麻使用によって無動機症候群に加えて不安状態，パニック発作，抑うつ症状，妄想（パラノイア），せん妄，認知障害などが起こる[47]．わが国でも大麻乱用後に幻覚妄想状態を呈した症例がいくつか報告されている．ある報告によれば急性の幻覚妄想状態は統合失調症に類似しているが，大麻誘発性の精神病の場合は幻覚妄想状態に対して恐怖や緊張を伴わず，妄想内容が了解可能であった．その経過をみると意欲の減退によって社会機能が低下したが，対人関係の障害や認知機能の障害はなく，治療によって社会機能は病前の状態まで回復したという[48]．Δ^9-THCが精神病状態発症の契機になることは，ヒトにΔ^9-THCを静脈内投与した実験的研究からも明らかになっている．この実験の被験者は妄想思考傾向を示すマリファナ使用経験者121名であったが，Δ^9-THC 1.5 mgの静脈内投与によって妄想状態，ネガティブな情動（不安，抑うつなど），各種の異常体験およびワーキングメモリの低下が認められた[49]．

14.3.3 大麻をめぐる議論

以上のように，大麻乱用に対する脆弱性を抱えた人は存在する．また，大麻成分には依存形成能がある．さらに，大麻使用には心身への悪影響がある．このようなところが共通認識と思われるが，一方には大麻容認論もある．大麻といかに向き合うかは今後も議論が続いていくであろう．筆者としては大麻問題を「違法，逸脱行為」として処断するのではな

く，科学的な議論を歓迎したいところである．しめくくりにこのような観点からいくつかの論題を提起したい．

まず，医療用大麻の有用性に関する議論がある．各種の疾患症状に対して大麻が有用性を示すのは確かである．現在，エビデンスの確実なものには難治性の嘔気・嘔吐，食思不振，HIV/AIDS・ガン末期の悪液質症候群（cachexia）があり，弱いエビデンスのあるものとして脊髄損傷による痙縮，多発性硬化症，神経因性疼痛，トゥレット症候群などによる運動障害，緑内障などがある[50]．現在，ドロナビノール，ナビロン，ナビキシモルスが欧米，カナダで承認されている．以上のことから，大麻に含まれる成分の化学構造を修飾したものが医薬品として開発される可能性は十分にある．しかし，そのためには剤型の検討をはじめ，薬物動態や安全性，有効性の試験資料，推奨される使用法ガイドラインなどが完備されなければならない．また，医療上の有用性が娯楽目的の使用を正当化するわけではないことは当然である．

次に，米国やオランダの政策として知られているように，「ハームリダクション」の一環としての大麻使用容認がある．この政策はコカインやヘロインなどの「ハード・ドラッグ」乱用の低減策として考案されたものである．「ハームリダクション」については今後議論を進めるべきではあるものの，もともと欧米に比べて「ハード・ドラッグ」の使用率が非常に低いわが国では大麻を導入する蓋然性は低いであろう．しかもこのような「ハード」，「ソフト」という議論は科学的にはあまり意味がない．同一の薬理作用を持つ化合物同士でなければ，薬理学的に「強さ」を比較することはできないからである．

その一方で，いわゆる「危険ドラッグ」（⇒第15章）に合成カンナビノイドが含まれていることには十分な注意を払っておかなければならない．事実，代表的な合成カンナビノイドの自覚効果（弁別刺激効果）には Δ^9-THC からの般化がみられる[51]．すなわち大麻から「危険ドラッグ」へといった移行は十分に起こり得る．

大麻は，他の多くの化学物質と同様に，有用でもあり有害でもある．数千年の歴史を持つこの植物また関連化学物質とどのように対峙するか，我々の叡智が問われている．

なお，本章で述べた覚醒剤，大麻など違法薬物使用の予防と治療，社会復帰支援などについては，他章（⇒第18章，第24章）を参照されたい．

[廣中直行]

文　献

1) 保刈成男．毒薬．雪華社；1963. p.121-124.
2) 和田　清．依存性薬物と乱用・依存・中毒—時代の狭間を見つめて．星和書店；2000. p.19-23.
3) 大日本住友製薬株式会社．ヒロポン添付文書．第7版. 2015.
4) Ando K, Hironaka N, et al：Psychotic manifestations in amphetamine abuse--experimental study on the mechanism of psychotic recurrence. Psychopharmacol Bull 1986；22：763-767.
5) 臺　弘：心の病の病態モデル．ファルマシアレビュー 1983；10：45-56.
6) Badiani A, Oates MM, et al：Amphetamine-induced behavior, dopamine release, and c-fos mRNA expression：modulation by environmental novelty. J Neurosci 1998；18：10579-10593.
7) Faraone SV：The pharmacology of amphetamine and methylphenidate：relevance to the neurobiology of attention-deficit/hyperactivity disorder and other psychiatric comorbidities. Neurosci Biobehav Rev 2018；87：255-270.
8) 田村雅幸：覚せい剤の流行と法規制．犯罪社会学研究 1982；7：4-32.
9) American Psychiatric Association：Desk Reference to the Diagnostic Criteria from DSM-5. American Psychiatric Publication；2013.（日本精神神経学会監修・高橋三郎，大野　裕監訳．DSM-5 精神疾患の分類と診断の手引．医学書院；2014. p.252-258）
10) 松本俊彦，尾崎　茂，ほか：わが国における最近の鎮静剤（主としてベンゾジアゼピン系薬剤）関連障害の実態と臨床的特徴—覚醒剤関連障害との比較—．精神経誌 2011；113：1184-1198.
11) 西田隆男編．回復していくとき：薬物依存症者たちの物語．東京ダルク支援センター；2002.
12) 岸　太郎，岩田仲生：覚醒剤使用障害の遺伝学的研究．日本生物学的精神医学会誌 2010；21：47-51.
13) Ashok AH, Mizuno Y, et al：Association of stimulant use with dopaminergic alterations in users of cocaine, amphetamine, or methamphetamine：a systematic review and meta-analysis. JAMA Psychiatry 2017；74：511-519.
14) Homer BD, Solomon TM, et al：Methamphetamine abuse and impairment of social functioning：a review of the underlying neurophysiological causes and behavioral implications. Psychol Bull 2008；134：301-310.
15) Payer DE, Lieberman MD, et al：Neural correlates of affect processing and aggression in methamphetamine dependence. Arch Gen Psychiatry 2011；68：271-282.
16) Casaletto KB, Obermeit L, et al：Depression and executive dysfunction contribute to a metamemory deficit among individuals with methamphetamine use disorders. Addict Behav 2015；40：45-50.
17) Dean AC, Kohno M, et al：Denial in methamphetamine users：Associations with cognition and functional connectivity in brain. Drug Alcohol Depend 2015；151：84-91.

18) 宮里勝政：約30年後にフラッシュバック現象を呈した覚醒剤依存症の1例. 臨床精神医学 1983；**12**：1439-1445.

19) Glasner-Edwards S, Mooney LJ：Methamphetamine psychosis：epidemiology and management. CNS Drugs 2014；**28**：1115-1126.

20) 小沼杏坪. 覚せい剤関連精神障害. 和田 清編. 精神医学レビュー34 薬物依存. ライフ・サイエンス；2000.

21) 船山信次：アサと麻と大麻：有用植物から危険ドラッグまで. ファルマシア 2016；**52**：827-831.

22) Iversen LL：Drugs：A Very Short Introduction. Oxford Univ Press；2001.（廣中直行訳.〈1冊でわかる〉シリーズ 薬. 岩波書店；2003.）

23) Mechoulam R：Conversation with Raphael Mechoulam. Addiction 2007；**102**：887-893.

24) Wachtel SR, ElSohly MA, et al：Comparison of the subjective effects of Δ^9-tetrahydrocannabinol and marijuana in humans. Psychopharmacology (Berl) 2002；**161**：331-339.

25) Gold LH, Balster RL, et al：A comparison of the discriminative stimulus properties of Δ^9-tetrahydrocannabinol and CP 55,940 in rats and rhesus monkeys. J Pharmacol Exp Ther 1992；**262**：479-486.

26) Mishima K, Egashira N, et al：Characteristics of learning and memory impairment induced by Δ^9-tetrahydrocannabinol in rats. Jpn J Pharmacol 2001；**87**：297-308.

27) Silveira MM, Adams WK, et al：Δ^9-Tetrahydrocannabinol decreases willingness to exert cognitive effort in male rats. J Psychiatry Neurosci 2017；**42**：131-138.

28) 藤原道弘：大麻による薬物依存と異常行動. 日薬理誌 2001；**117**：35-41.

29) Division of Mental Health and Prevention of Substance Abuse, World Health Organization. Cannabis：a health perspective and research agenda. WHO；1997.

30) Lane SD, Cherek DR, et al：Acute marijuana effects on human risk taking. Neuropsychopharmacology 2005；**30**：800-809.

31) Kowal MA, Hazekamp A, et al：Cannabis and creativity：highly potent cannabis impairs divergent thinking in regular cannabis users. Psychopharmacology (Berl) 2015；**232**：1123-1134.

32) Dugré JR, Dellazizzo L, et al：Persistency of cannabis use predicts violence following acute psychiatric discharge. Front Psychiatry 2017；**8**：176.

33) Lovell ME, Bruno R, et al：Cognitive, physical, and mental health outcomes between long-term cannabis and tobacco users. Addict Behav 2018；**79**：178-188.

34) Lorenzetti V, Solowij N, et al：The role of cannabinoids in neuroanatomic alterations in cannabis users. Biol Psychiatry 2016；**79**：e17-31.

35) 山本経之：カンナビノイド受容体—中枢神経系における役割. 日薬理誌 2007；**130**：135-140.

36) 菅谷佑樹, 狩野方伸：内因性カンナビノイドとシナプス伝達調節. ファルマシア 2016；**52**：840-844.

37) Zangen A, Solinas M, et al：Two brain sites for cannabinoid reward. J Neurosci 2006；**26**：4901-4907.

38) Vann RE, Warner JA, et al：Discriminative stimulus properties of Δ^9-tetrahydrocannabinol (THC) in C57Bl/6J mice. Eur J Pharmacol 2009；**615**：102-107.

39) Järbe TU, Li C, et al：Discriminative stimulus functions of methanandamide and Δ^9-THC in rats：tests with aminoalkylindoles (WIN55,212-2 and AM678) and ethanol. Psychopharmacology (Berl) 2010；**208**：87-98.

40) 和田 清：精神作用物質使用障害の今日的実態. 精神経誌 2010；**112**：651-660.

41) 松本俊彦, 伊藤 翼, ほか. 全国の精神科医療施設における薬物関連精神疾患の実態調査. 平成28年度厚生労働科学研究費補助金（医薬品・医療機器等レギュラトリーサイエンス政策研究事業）危険ドラッグを含む薬物乱用・依存状況の実態把握と薬物依存者の社会復帰に向けた支援に関する研究（研究代表者：嶋根卓也）分担研究報告書. 2017.

42) 中野智美, 竹下誠一郎, ほか：大学生における大麻などの違法薬物に対する意識に関する研究. 学校保健研 2012；**54**：218-226.

43) 石本雄真：青年期の居場所感が心理的適応, 学校適応に与える影響. 発達心理研 2010；**21**：278-286.

44) 尾崎 茂, 和田 清：有機溶剤乱用による動因喪失症候群とその治療. 日薬理誌 2001；**117**：42-48.

45) Lynskey M, Hall W：The effects of adolescent cannabis use on educational attainment：a review. Addiction 2000；**95**：1621-1630.

46) Lac A, Luk JW：Testing the amotivational syndrome：marijuana use longitudinally predicts lower self-efficacy even after controlling for demographics, personality, and alcohol and cigarette use. Prev Sci 2018；**19**：117-126.

47) Curran HV, Haney M, et al. Cannabis. In：Saunders JB, Conigrave KM, et al, ed. Addiction Medicine 2nd ed. Oxford University Press；2016. p.235-248.

48) 新川祐利, 梅津 寛, ほか：大麻精神病と大麻乱用後に発症した統合失調症の違い. 精神医学 2012；**54**：881-888.

49) Freeman D, Dunn G, et al：How cannabis causes paranoia：using the intravenous administration of Δ^9-tetrahydrocannabinol (THC) to identify key cognitive mechanisms leading to paranoia. Schizophr Bull 2015；**41**：391-399.

50) Koob GF, Le Moal M. Neurobiology of Addiction. Elsevier Academic Press；2006.

51) Wiley JL, Marusich JA, et al：AB-CHMINACA, AB-PINACA, and FUBIMINA：affinity and potency of novel synthetic cannabinoids in producing Δ^9-tetrahydrocannabinol-like effects in mice. J Pharmacol Exp Ther 2015；**354**：328-339.

15 「危険ドラッグ」の過去・現在・未来

15.1 はじめに

「危険ドラッグ」とは，一大社会問題化したいわゆる「脱法ドラッグ」に対して，厚生労働省，警察庁が「危険な薬物であるという内容にふさわしい呼称」を募集し，2014年7月22日に選定した新呼称名である[1]．

したがって，本章では「危険ドラッグ」の源流となった「脱法ドラッグ」について，わが国での乱用状況とそれに対する対策の変遷を紹介したい．

15.2 いわゆる「脱法ドラッグ」とは何か

「脱法ドラッグ」という単一薬物（単一物質）は存在しない．世の中にはさまざまな薬物が存在する（図15.1）．覚せい剤は「覚せい剤取締法」第二条により覚せい剤として指定された薬物であり，法律では「フェニルアミノプロパン，フェニルメチルアミノプロパン及び各その塩類」のことであると規定されている．同様に，麻薬および向精神薬も薬物ごとの化学構造式に基づく命名で，「麻薬及び向精神薬取締法」により個別に規制されている（「個別指定」）．逆にいえば，規制の原則が「個別指定」であるため，「規制薬物」の化学構造式の一部を変えることによって，法の網を逃れることができるということである．まさに「脱法」であり，「脱法ドラッグ」と呼ばれる由縁である．一方，大麻やあへんは，該当する植物およびその植物に含まれる，あるいは，派生する形態・形状を指定することによって，それぞれ「大麻取締法」，「あへん法」にて規制されている．ちなみに，以上のように，麻薬，向精神薬，大麻，あへん（けしがらも含む），覚せい剤はそれぞれ個別の法律で規制されているが，これらの薬物は「国際的な協力の下に規制薬物に係る不正行為を助長する行為等の防止を図るための麻薬及び向精神薬取締法等の特例等に関する法律」（麻薬特例法）第二条で，「規制薬物」として定義付けられている．

そういう意味では，有機溶剤は「規制薬物」ではないが，その乱用については「毒物劇物取締法」により規制されており，本章では本来の「規制薬物」に有機溶剤を加えて，それら全体を「違法薬物」と表記した．

ところで，世の中には，法律で規制されている「規制薬物」には該当しないものの，依存性や中枢神経作用において，「規制薬物」とは遜色がないか，勝るとも劣らないものが存在するのも事実である[2]．そのような薬物が事実上の「乱用」目的で販売され，乱用されると，「脱法ドラッグ」ということになる．

そもそも，「脱法ドラッグ」は医薬品としてつくられたわけではないため，個別の薬物ごとに，有害作用を含めて，どのような薬理作用があるのかについての客観的データがほとんどない．そのため，その乱用が社会問題化しても，法規制すべきかどうかの審議自体が困難を極めるという本質的困難性を有する薬物でもある．

15.3 いわゆる「脱法ドラッグ」乱用の変遷

実は，一大社会問題化した「脱法ドラッグ」とい

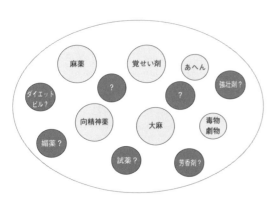

図15.1 いわゆる「脱法ドラッグ」とは？

う捉え方をした場合，わが国における「脱法ドラッグ」問題は，3回の流行期を経験している.

15.3.1 1回目：「マジックマッシュルーム」問題

1998年頃より，「マジックマッシュルーム」（摂取することによって，幻覚を引き起こす作用のあるキノコの総称）使用による各種事故が続発した．

この「マジックマッシュルーム」には，サイロシビン（psilocybin），イボテン酸とその脱炭酸物が含まれており，これらが催幻覚作用を持ち，各種知覚異常を誘発することはすでに知られていた．サイロシビン自体は「麻薬及び向精神薬取締法」により規制されてはいたが，キノコ自体に対する法的規制はなかった．同時に，「観賞用植物には成分表示せよ」という法律はない．そういう意味で「脱法ドラッグ」であった．この問題は，2002年5月，この種のキノコ自体を「麻薬及び向精神薬取締法」上の「麻薬原料植物」に指定することによって終息し，今日に至っている．

15.3.2 2回目：ラッシュ，5-MeO-DIPTを中心とする新規精神活性物質乱用問題

「マジックマッシュルーム」問題が解決する以前の1990年代後半から，薬理作用的には麻薬や覚せい剤と類似の効果を持ちながらも，麻薬や覚せい剤などの既存の「規制薬物」の化学構造式の一部を変更することによって，法の網を逃れる「脱法ドラッグ」が出回りはじめていた．しかも，薬物として売られていたのではなく，「植物栄養剤」，「クリーナー」，「研究用化学物質」，「お香」，「ハーブ」，「アロマ」などと称して売られていた．これらの「脱法」の手法はその後起こる3回目の流行と同じである．

その多くは，図15.2に示したように，セロトニンの骨格から派生した「トリプタミン系」のもの，ピペラジン骨格から派生した「ピペラジン系」のもの，骨格的にはMDMA類縁誘導体に近いが，作用的にはセロトニン系に近い2Cシリーズと呼ばれる「フェネチルアミン系」のものがほとんどであった．この時期，名を馳せた薬物がラッシュ（Rush；亜硝酸エステル類を含有する「脱法ドラッグ」）や5-MeO-DIPT（5-methoxy-N, N-diisopropiltrypt-

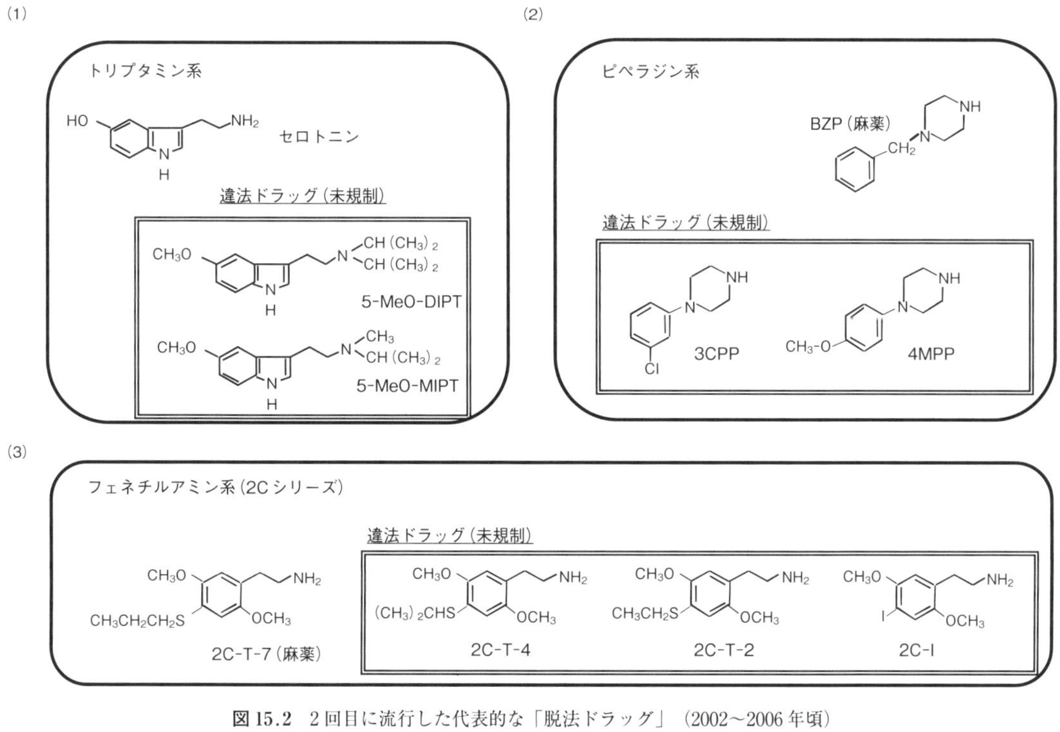

図15.2 2回目に流行した代表的な「脱法ドラッグ」（2002～2006年頃）
作成：和田清，舩田正彦（国立精神・神経医療研究センター精神保健研究所薬物依存研究部）

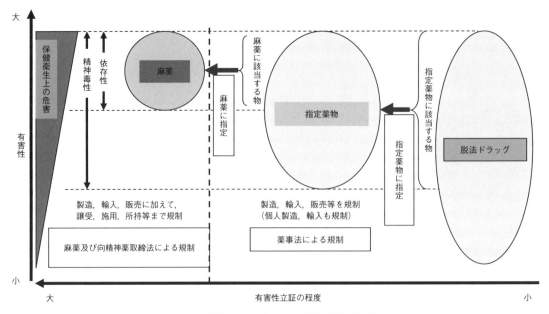

図15.3 危険ドラッグに対する規制（厚生労働省）

amine）である[3]．

わが国に限らず，国際的にも，薬物を法規制する際の原則は「個別指定」である．その結果，2C-T-7（2-［2,5-Dimethoxy-4-（propylsulfanyl）phenethy］ethan-1-amine）がすでに麻薬指定されていても，その側鎖を変えた 2C-T-4（2-［4-（Isopropylthio）-2,5-dimethoxyphenyl］ethanamine）などに対しては，それを規制する法律がないということになり，取り締まることができなかったのである．同時に，これらの薬物の薬理作用についてのデータがほとんどないために，規制すべきかどうかの審議も不可能であった．

そこで，東京都では独自にデータづくりに着手し，2005年に「東京都薬物の濫用防止に関する条例」を制定し，データのそろった「脱法ドラッグ」を順次審議し，新設した「知事指定薬物」に指定することによって，その製造（栽培），販売，授与，販売・授与の目的での所持，販売・授与の目的での広告，使用，使用目的での所持，使用場所の提供・斡旋を禁止する措置を講じたのである．

これに動かされて，国も，「脱法ドラッグ」と麻薬との間を埋めるべく（図15.3），「指定薬物」という新しい概念とその規制制度を導入し（表15.1．2006年の旧薬事法（2014年11月に薬事法は「医薬品，医療機器等の品質，有効性及び安全性の確保等

表15.1 「指定薬物」とは（「指定薬物」制度導入時）

- 中枢神経系の興奮若しくは抑制又は幻覚の作用（当該作用の維持又は強化の作用を含む．）を有する蓋然性が高く，かつ，人の身体に使用された場合に保健衛生上の危害が発生するおそれがあるもの．
- 厚生労働大臣が薬事・食品衛生審議会指定薬物部会の意見を聴いて指定するものである．
- 2007年4月に31物質，1植物が指定薬物として最初に規制された．
- 製造，輸入，販売，授与，又は販売若しくは授与の目的での貯蔵，若しくは陳列は禁止されており，これらについては，業として行った場合，同法に基づき5年以下の懲役若しくは500万円以下の罰金，又はこれを併科する．
- （医療や研究目的以外での）所持，使用，購入，譲り受けに対する禁止・罰則がない．

に関する法律」や，通称「医薬品医療機器等法」に改称された．本章では旧薬事法と記載）改正），2007年4月に，31種の「脱法ドラッグ」と1植物を「指定薬物」に指定し，その製造，輸入，販売，授与，販売・授与目的の貯蔵・陳列を禁止した．これを契機に，この「脱法ドラッグ」問題は急激になりをひそめ，終息したかに思えた．

15.3.3 3回目：「脱法ハーブ」を中心とする新規精神活性物質乱用問題

ところが，「指定薬物」制度には所持，使用に対する禁止・罰則規定がなかったためか，2011年下半期頃から，「脱法ハーブ」と称する「脱法ドラッ

表 15.2 2012 年春の「脱法ドラッグ」乱用によると推定される事故・事件の一部

- 2012 年 2 月　名古屋で 20 代男性死亡？
- 2012 年 4 月　横浜で 20 代男性死亡？
- 2012 年 5 月 6 日　大阪のアーケードで暴走, 6 件事故.
- 2012 年 5 月 11 日　恵比寿で 30 代男性, 裸で暴れていたが, 病院で死亡. 脱法ハーブか？
- 2012 年 5 月 13, 14 日　渋谷で 4 人搬送.
- 2012 年 5 月 27 日　渋谷で女性 2 人病院搬送.
- 2012 年 5 月 29, 30 日　中野区, 渋谷区で男女 3 人搬送.
- 2012 年 6 月 1 日　大阪・心斎橋で車暴走.
- 2012 年 6 月 17 日　山梨で医師・看護師, 意識を失い搬送.

- 「合成カンナビノイド」である.
- カンナビノイド受容体に作用する.
　⇒　大麻に類似した効果を得られる？
- 大麻より安価で容易に入手できる.
- 薬物スクリーニング検査では検出されない
　⇒　捕まらない！

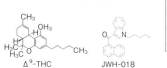

薬理作用・毒性は不明！
大麻と「合成カンナビノイド」は「似て非なるもの」

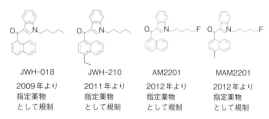

Δ^9-THC
・CB_1 部分作動薬

JWH-018
・CB_1 完全作動薬
　CB_1 受容体への親和性 4 倍

図 15.5 「ハーブ系」の特徴

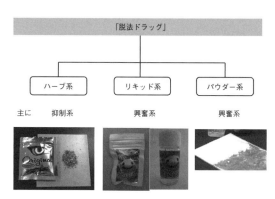

図 15.4 形態による代表的な「脱法ドラッグ」の種類と中枢神経系への作用
作成：和田清, 舩田正彦（国立精神・神経医療研究センター精神保健研究所薬物依存研究部）

JWH-018	JWH-210	AM2201	MAM2201
2009 年より指定薬物として規制	2011 年より指定薬物として規制	2012 年より指定薬物として規制	2012 年より指定薬物として規制

図 15.6 脱法ハーブより検出された合成カンナビノイドの例
作成：和田清, 舩田正彦（国立精神・神経医療研究センター精神保健研究所薬物依存研究部）

グ」の乱用とその結果としての各種事故, 救急搬送, 精神科受診例が報告されはじめ, 2012 年に入るとその種の報告が激増した（表 15.2）.「脱法」の手口は, 2 回目の流行期と同じである. この「脱法ハーブ」を中心とする「脱法ドラッグ」乱用の激増ぶりは, 東京都における「脱法ドラッグ」販売店数の激増にみることができる. そのような店舗は 2009 年度には 2 店舗であったものが, 2010 年度には 17 店舗に増加し, 2011 年度には一気に 74 店舗にまで増加し, 2012 年 2 月初旬時点では 93 店舗を数えたという（朝日新聞 2012 年 2 月 7 日夕刊）.

同時に, この種の薬物使用による 2011 年の年間救急搬送は 11 人前後であったものが, 2012 年 1～5 月には 99 人の救急搬送要請があったという（毎日新聞 2012 年 6 月 20 日）. 神奈川県, 愛知県, 宮城県, 岐阜県には,「脱法ドラッグ」用の自動販売機までもが登場した.

そもそも, それ以前から出回っていた「脱法ドラッグ」は, その形態上の違いから, ハーブ系, リキッド系, パウダー系が存在した（図 15.4）. ハーブ系とはいわゆる「脱法ハーブ」であり, 乾燥植物片に「脱法ドラッグ」を混ぜ込んだもので, その「脱法ドラッグ」はもともとは中枢神経抑制系である合成カンナビノイドであったと推定されている. それに対して, リキッド系, パウダー系では, 作用的には覚せい剤に類似した中枢神経興奮系のカチノン系が主であった.

合成カンナビノイド（図 15.5）とは, 大麻成分の Δ^9-THC（tetrahydrocannabinol）が作用するカンナビノイド受容体（CB 受容体）に作用する薬物の総称である[4]. 一方, 合成カンナビノイドの代表格である JWH-018（Naphthalen-1-yl-(1-pentylindol-3-yl)methanone；2012 年 8 月 3 日に麻薬指定された）の化学構造式は Δ^9-THC のそれとはまったく異なっており, 同時に, その化学構造式の一部を変えた数多くの薬物が存在する（図 15.6）. しかも, Δ^9-THC が CB_1 受容体の部分作用薬であるのに対して, JWH-018 は CB_1 受容体の完全作用薬であり, CB_1 受容体への親和性も Δ^9-THC の 4～5 倍も高い[4].

乱用者は, 化学構造式が異なるために大麻（Δ^9-THC）の検出検査では検出されないことをいいことに, 大麻に類似した薬理作用を期待して合成カン

ナビノイドを使用するのであろうが，CB₁受容体に対する両薬物の作用の違いからも，予想した作用とは異なる体験をする可能性が推定できる．大麻と合成カンナビノイドは「似て非なる物」と考えるべきである．

ところが，2011年下半期頃から出回りはじめたハーブ系では，乾燥植物片に単一の合成カンナビノイドが混ぜ込まれていることはむしろまれであり，2～3種類の合成カンナビノイドと本来リキッド系，パウダー系の中身である中枢神経興奮系のカチノン系（図15.7）が同時に混ぜ込まれてパッケージ化されていたのである．しかも，同一銘柄でも，パッケージごとに中身の成分の均一性が保たれていないこともあれば，製造時期（ハーブへの混ぜ込みの時期）によって中身の成分自体が異なっているものもあった．したがって，ある銘柄の脱法ハーブを使用しても，どのような臨床体験をするかは不明としか言いようがない．言い換えれば，何が起きるのかは誰にもわからないと同時に，何が起きても不思議ではないということになる．このことこそが，「脱法ドラッグ」の危険性の本質である．

15.4 「脱法ハーブ」乱用の劇的拡大

3回目の「脱法ドラッグ」問題が社会に与えたインパクトは計り知れないが，その乱用の広がり方の急激さも未だかつて経験のしたことのないものであった．警察庁によれば，自ら使用したことが原因とみられる死者は2014年の1年間で112人（前年9人），乱用者が起こした交通事故による死者は4人，重軽傷者は131人であり，当該薬物使用後に事故を起こすなどした交通関係法令違反は160人（前年の4倍）にのぼったという（読売新聞2015年3月5日）．

この「脱法ドラッグ」乱用の急拡大ぶりは，全国

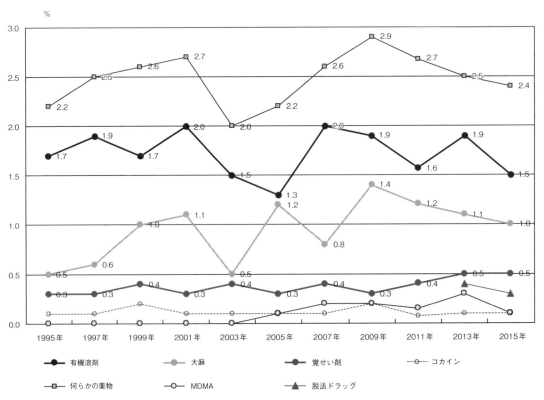

図15.7 代表的リキッド系：カチノン誘導体
作成：和田清，舩田正彦（国立精神・神経医療研究センター精神保健研究所薬物依存研究部）

図15.8 「全国住民調査」による生涯経験率[6]

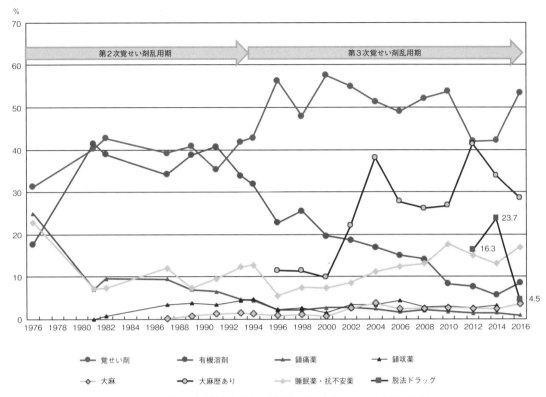

図15.9 薬物関連精神疾患患者の薬物別内訳（文献7, 8, 14を基に作成）

レベルの疫学調査でも明らかである．

「薬物使用に関する全国住民調査」[5,6]（15〜64歳の一般住民における薬物乱用状況を把握する調査．図15.8）で，「脱法ドラッグ」を初めて調査対象に加えたのは2013年調査[5]であるが，その生涯経験率（これまでに1回でも乱用したことのある者の割合）は，有機溶剤1.9％，大麻1.1％，覚せい剤0.5％に次ぐ0.4％（生涯経験者数の推計値：399,773人（上限630,774人，下限168,771人））であった．この値はMDMAの0.3％よりも高く，初調査でいきなり有意な数値となった薬物は，一連の調査では初めてのことであった．

また，「全国精神科病院調査」（全国の有床精神科病院に入院，通院している薬物関連精神障害患者の調査）[7]で「脱法ドラッグ」を調査対象薬物に加えたのは2012年調査が最初であるが，初調査で睡眠薬・抗不安薬の割合（15.1％）をわずかに上まわり，突如として第2位（16.3％）となった（図15.9）．ちなみに，1位は覚せい剤の42％である．しかも，池袋での自動車運転死傷事故（後述）に象徴される2014年の調査[8]では，23.7％とその割合を激増させている．

また，「全国中学生意識・実態調査」[9]（中学生における薬物乱用状況を把握するための調査）の調査項目に「脱法ドラッグ」を初めて加えたのは2012年調査であるが，この調査でも2012年調査で生涯経験率は大麻，覚せい剤と同率の0.2％であり（1位は有機溶剤の0.5％），中学生にまで乱用が広がっている事実が明らかになった．

15.5 「脱法ドラッグ」乱用の劇的拡大理由

筆者は，前述した各種実態把握調査などの結果の推移から，今日のわが国の薬物乱用・依存の特徴は「（使うと）「捕まる薬物」から（使っても）「捕まらない薬物」へのシフトである」[10]と論じてきたが，「脱法ドラッグ」問題はまさにその象徴であろう．

しかし，それにしても，「脱法ドラッグ」乱用拡大の爆発ぶりはすさまじい．その理由を考えるには，わが国の薬物乱用状況を世界的視点からみる必要がある（表15.3）．わが国の違法薬物生涯経験率は2.4％であり，大麻乱用の生涯経験率は1.0％[11]

表15.3 各国の違法薬物の生涯経験率（％）[11]

	対象年齢	何らかの違法薬物	大麻	アンフェタミン類	コカイン	MDMA	ヘロイン	調査年	出典
英国（England+Wales）	16-59	34.7	29.2	10.3	9.8	9.2		2014	EMCDDA
オランダ	15-64		24.1	4.4	5.1	7.4		2014	EMCDDA
ドイツ	18-64	23.9	23.1	3.1	3.4	2.7		2012	EMCDDA
フランス	15-64	41.1	40.9	2.2	5.4	4.2		2014	EMCDDA
デンマーク	16-64	36.0	35.6	6.6	5.2	2.3		2013	EMCDDA
イタリア	15-64	32.7	31.9	2.8	7.6	3.1		2014	EMCDDA
スペイン	15-64	31.3	30.4	3.8	10.3	4.3		2013	EMCDDA
米国	12歳以上	49.2	44.2	4.9	14.8	6.6	1.8	2014	NSDUH
カナダ	15歳以上	43.2	41.5	4.8	7.3	4.4	0.5	2012	CADUMS
オーストラリア	14歳以上	41.8	34.8	7.0	8.1	10.9	1.2	2013	1)
タイ	12-65	16.4	12.1	7.8	0.1	0.8	2.1	2001	2)
日本	15-64	2.4	1.0	0.5	*	0.1	*	2015	3)

＊：誤差範囲内
EMCDDA：Europian Monitoring Center for Drug and Drug Addiction　1) 2013 National Drug Strategy Household Survey
NSDUH：National Survey on Drug Use and Health　2) 2001 National Household Survey
CADUMS：Canadian Alcohol and Drug Use Monitoring Survey　3) 薬物使用に関する全国住民調査（2015年）

である．一方，米国でのそれらは，それぞれ49.2％，44.2％[12]，英国では34.7％，29.2％であり，そのほかの欧州諸国での大麻乱用生涯経験率も軒並み20数％から30％台である[13]．わが国は薬物汚染という視点からは，世界に誇るべき奇跡の非汚染国なのであり，「無菌状態」なのである．

実は生涯経験率というものは，薬物の入手可能性の反映でもある．生涯経験率の高い国では薬物の入手可能性も高い．入手可能性の高い国では，何も「脱法ハーブ」など買う必要はない．大麻そのものが手に入りやすいのである．しかし，わが国ではそうはいかない．入手自体が容易でない上に，入手できたとしても，逮捕される可能性がきわめて高い．そこでヒットしたのが「脱法ドラッグ」であり，特に「脱法ハーブ」であったと推定される．しかも，「指定薬物」制度には，使用，所持に対する禁止，罰則がなかったのである．これまで大麻を使いながらも捕まらないかと心配していた乱用者も，興味はあったが捕まることを心配していた若者も，こぞって，「脱法ハーブ」に手を出したと推測できる．

15.6　事の顛末

これほどまでに世間に広まった「脱法ドラッグ」はその後どうなったか？

薬物に対する法規制の原則は「個別指定」である．しかし，第2回，第3回の「脱法ドラッグ」乱用の流行は，その方法では法規制が追いつかないことがあるという一面を露呈させた．図15.6，図15.7に示したように，ある薬物を「指定薬物」に指定すると，側鎖の一部を変えた新たな「脱法ドラッグ」が登場し，法規制と「脱法ドラッグ」との「いたちごっこ」が繰り返されたのである．

そこで考え出された規制方式が「指定薬物」指定に関する「包括指定」制度である．まず第1弾として包括指定されたのが，2013年3月22日に施行された合成カンナビノイド対策である．JWH-018をその代表格とするナフトイルインドール骨格に特定の置換基を有する物質群に対して，図15.10に示す3か所のいずれかを変更したものも「指定薬物」とみなすという「包括指定」である．これにより約770物質が「包括指定」されることになった．次に，2014年1月12日に施行された，図15.11の3か所のいずれかを変更しても「指定薬物」とみなすというカチノン系に対する「包括指定」である．これにより約500物質が「包括指定」されることになった．さらに，2015年5月11日からは新たに827物質も追加規制されることになった．

また，2013年10月1日には，「麻薬取締官および麻薬取締員に旧薬事法上の指定薬物に対する取締

「包括指定」第1号は，JWH-018 の基本骨格を適用．

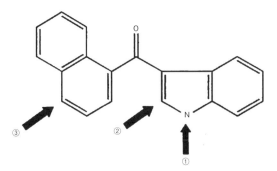

基本骨格：(1H-indole-3-yl)(naphthalene-1-yl)methanone
これにより，772物質（麻薬に指定済みの3物質を除いた数）を規制．

図 15.10 ナフトイルインドール骨格に対する「包括指定」のイメージ（施行 2013.3.22）

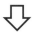

2013年12月13日公布，2014年1月12日施行．
麻薬，向精神薬，指定薬物に指定済のもの30物質を除き，474物質を指定薬物に指定．

2015年5月1日公布，2015年5月11日施行．
新規物質827物質を指定薬物に指定．

図 15.11 カチノン系の「包括指定」のイメージ

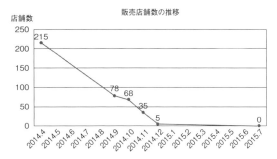

図 15.12 「危険ドラッグ」販売店舗数の推移（厚生労働省）

権限を付与する法改止」がなされるとともに，かねてから問題であった「指定薬物」の所持，使用，購入，譲り受けが，2014年4月1日から医療などの用途以外，禁止，罰則化された．違反した場合には，3年以下の懲役または300万円以下の罰金またはこれらが併科されることになった．

これら「包括指定」制度の導入と「指定薬物」の所持，使用，購入，譲り受けの禁止と罰則化は，最終的には効力を発揮するが，そのようになる直前まで，「脱法ドラッグ」の流通，乱用は止まらず，2014年6月，東京・池袋で，「脱法ハーブ」吸引者による8人の死傷者を出す自動車運転死傷事故が起きてしまい，世間を震撼させた．この事故の原因物質は「脱法ドラッグ」である AB-CHMINACA, 5-Fluoro-AMB だと考えられている．この事故以降，2014年の秋まで，「脱法ドラッグ」関連のニュースが報じられない日はないほどであった．厚生労働省と警察庁が「脱法ドラッグ」に対して，「危険な薬物であるという内容にふさわしい呼称」を募集したのもこの時期であり，2014年7月22日に選定された新呼称名が「危険ドラッグ」である[1]．

2014年12月17日からは，「改正医薬品医療機器法（旧薬事法）」が施行された．その内容は，①「指定薬物と疑われる物品」に加えて，「指定薬物と同等以上の毒性を持つ疑いがある物品」も検査命令・販売停止命令の対象にする，②対象となった物品についての広告中止命令を行える，③販売停止命令を出した物品を官報告示し，全国一律で販売・公告を禁止する，④ネット上の「指定薬物」などについては，プロバイダーは損害賠償責任を負わずに削除することができるというものである．同時に，それに先だって，徹底した取り締まりがなされ，脱法ドラッグの販売ルートは激減した．2014年3月末で全国に215店あった「危険ドラッグ」販売店は同年11月末には35店にまで激減し，2015年7月には全国の販売店舗は消滅した（図15.12）．また，2015年4月1日からは，関税法上，「指定薬物」の輸入を禁止した．

以上のような矢継ぎ早の対策により，「脱法ドラッグ」の乱用は2014年の秋から年末にかけて激減し，2015年には，社会問題としては事実上の終息を迎えることとなった．その激減ぶりは「全国精神科病院調査」[14]（図15.9）で明らかである．

ちなみに，平成29年9月末現在で2,361物質が「指定薬物」に指定されている．

15.7 「脱法ドラッグ」問題からの教訓と今後の課題

急速にその乱用が拡大し，対策により劇的に終息した「脱法ドラッグ」問題からの教訓を以下に記した．

① 「捕まる薬物」から「捕まらない薬物」への傾向が著明で，「危険ドラッグ」はその象徴である．
② 薬物使用の需要は潜在的にそれなりにあり，「捕まらない」となると，その使用者は増加する．
③ 「指定薬物」制度の導入により，迅速規制が可能になった．
④ 「包括指定」制度の導入により，「いたちごっこ」に歯止めをかけることができた．
⑤ 結果的に「入手できない環境づくり」が著効を奏した．

違法薬物の生涯経験率に関しては，わが国は世界に誇れる非汚染国である（表15.3）．しかし，3回目の「脱法ドラッグ」問題は，「使っても捕まらない」事態となると，いかに使う人が増えるかという潜在的需要の高さを露呈させることになった．このことは，違法薬物の生涯経験率の低さに慢心することなく，薬物乱用防止教育を含めた薬物乱用防止対策策定の際には，「脱法ドラッグ」問題の教訓を忘れてはならないことを示唆している．

また，「指定薬物」制度の導入，「包括指定」制度の導入は，薬物の供給サイドに対する有効な政策であることが明らかになった．逆にいえば，3回目の流行は，「個別指定」だけでは法的対応が「追いつかない」現実を露呈させた．しかし，「包括指定」は，いざというときには「個別指定」できる体制があってこその「包括指定」である必要がある[15]と筆者は考えている．

「個別指定」には手順がある．まず，その薬物の化学構造式を明らかにする必要がある（検出・特定）．次に，その薬物の標準品（純粋なその薬物）を合成し，この標準品を用いた各種実験によって，その有害性を証明する必要がある．そのデータを用いて，初めて，法規制すべきかどうかの審議に入ることができるのである．さらに，取り締まるためには，この標準品を末端の検査機関に供給する必要がある．末端の検査機関では，押収した薬物と提供された標準品との照らし合わせをすることによって，初めて押収薬物の同定が可能となるのである．これら一連の作業には，それなりの労力と費用を要する．ところが，わが国では，それ以前に，この一連の作業を行う体制自体がきわめて脆弱なのであり，2回目，3回目の「脱法ドラッグ」乱用の大流行を経験した現在でも，未だにその体制づくりが始められる気配さえない．この体制が整わない限り，4度目の脱法ドラッグ問題が起きても不思議ではない[15]．世界に誇れる薬物非汚染国を維持するためには，この体制づくりこそが不可欠であろう．安全はただで手にすることはできない[16]．

そして，この一連の「脱法ドラッグ」問題に対して，最終的な決定打となったのが，「入手できない環境づくり」であった．ただし，販売店舗こそなくなったものの，現在でもインターネットでの入手は可能である．インターネットの世界は，わが国だけのものではない．したがって，今後もインターネット上の監視を継続するとともに，多面的に国際協力を推し進める必要がある．

15.8 おわりに

2014年6月の東京・池袋での「脱法ハーブ」吸引者による自動車運転死傷事故は「脱法ドラッグ」の恐ろしさを世間に知らしめた象徴的な出来事である．依存性薬物問題は，「事件」が起きないと衆目を集めない．日本は先進諸国では世界一の薬物非汚染国である．そのような「無菌状態」の中にいると，依存性薬物問題の重要性が実感できない．

しかし，この「無菌状態」の陰には先人たちの努力と苦労があるのであり，ただで手に入れたわけではない．世界に誇れる「無菌状態」を維持するためにも，いざというときには「個別指定」できる体制づくりと，不幸にして薬物依存症に陥った際には「回復」に向けてのチャンスが与えられる体制づくりに着手する必要がある．

［和田　清］

文献

1) 厚生労働省：「脱法ドラッグ」に代わる新呼称名を選定しました．2014；Retrieved from https://www.mhlw.go.jp/stf/houdou/0000051607.html
2) 谷渕由布子，松本俊彦：危険ドラッグをめぐる諸問題．精神医学 2015；57：105-117．
3) 和田　清，松原　新．MDMAおよび5-MeO-DIPT使用経験者に対する聞き取り調査．舩田正彦編．平成15

年度厚生科学研究費補助金（厚生労働科学特別研究事業）MDMA及び脱法ドラッグの神経毒性ならびに精神依存発現メカニズムの解明研究報告書. 2004. p.25-46.
4) 舩田正彦：合成カンナビノイド誘導体の薬理学的特性とその乱用について. 日本アルコール・薬物医会誌 2010；45：167-174.
5) 和田　清, 邱　冬梅, ほか. 薬物使用に関する全国住民調査（2013年）. 平成25年度厚生労働科学研究費補助金（医薬品・医療機器等レギュラトリーサイエンス総合研究事業）「脱法ドラッグ」を含む薬物乱用・依存状況の実態把握と薬物依存症者の「回復」とその家族に対する支援に関する研究（研究代表者：和田　清）分担研究報告書. 2014. p.17-94.
6) 嶋根卓也, 大曲めぐみ, ほか：薬物使用に関する全国住民調査（2015年）. 平成27年度厚生労働科学研究費補助金（医薬品・医療機器等レギュラトリーサイエンス政策研究事業）危険ドラッグを含む薬物乱用・依存状況の実態把握と薬物依存症者の社会復帰に向けた支援に関する研究（研究代表者：嶋根卓也）分担研究報告書. 2016. p.7-166.
7) 松本俊彦, 谷渕由布子, ほか. 全国の精神科医療施設における薬物関連精神疾患の実態調査. 平成24年度厚生労働科学研究費補助金（医薬品・医療機器等レギュラトリーサイエンス総合研究事業）薬物乱用・依存等の実態把握と薬物依存症者に関する制度的社会資源の現状と課題に関する研究（研究代表者：和田　清）分担研究報告書. 2013. p.111-144.
8) 松本俊彦, 髙野　歩, ほか. 全国の精神科医療施設における薬物関連精神疾患の実態調査. 平成26年度厚生労働科学研究費補助金（医薬品・医療機器等レギュラトリーサイエンス政策研究事業）「脱法ドラッグ」を含む薬物乱用・依存状況の実態把握と薬物依存症者の「回復」とその家族に対する支援に関する研究（研究代表者：和田　清）総括・分担研究報告書. 2015. p.95-128.
9) 和田　清, 水野菜津美, ほか. 飲酒・喫煙・薬物乱用についての全国中学生意識・実態調査（2012年）. 和田清編. 平成24年度厚生労働科学研究費補助金（医薬品・医療機器等レギュラトリーサイエンス総合研究事業）薬物乱用・依存等の実態把握と薬物依存症者に関する制度的社会資源の現状と課題に関する研究（研究代表者：和田　清）研究報告書. 2013. p.17-83.
10) 和田　清, 尾崎　茂, ほか：薬物乱用・依存の今日的状況と政策的課題. 日本アルコール・薬物医会誌 2008；43：120-131.
11) 和田　清, 嶋根卓也：「危険ドラッグ」を含む薬物乱用・依存に関する国際比較研究. 平成28年度厚生労働科学研究費補助金（医薬品・医療機器等レギュラトリーサイエンス政策研究事業）危険ドラッグを含む薬物乱用・依存状況の実態把握と薬物依存症者の社会復帰に向けた支援に関する研究（研究代表者：嶋根卓也）. 総括・分担研究報告書. 2017. p.137-149.
12) National Survey on Drug Use and Health.; Retrieved from https://nsduhweb.rti.org/respweb/homepage.cfm
13) European Monitoring Center for Drug and Drug Addiction.; Retrieved from http://www.emcdda.europa.eu/emcdda-home-page_en
14) 松本俊彦, 伊藤　翼, ほか. 全国の精神科医療施設における薬物関連精神疾患の実態調査. 平成28年度厚生労働科学研究費補助金（医薬品・医療機器等レギュラトリーサイエンス政策研究事業）危険ドラッグを含む薬物乱用・依存状況の実態把握と薬物依存症者の社会復帰に向けた支援に関する研究（研究代表者：嶋根卓也）分担研究報告書. 2017. p.101-136.
15) 和田　清：危険ドラッグ問題の変遷と課題. 医学のあゆみ 2015；254：131-137.
16) 和田　清. 「脱法ドラッグ」なぜ日本は規制できないのか. 文藝春秋オピニオン2015年の論点100. 文藝春秋；2015. p.238-239.

16 ギャンブル

2017年の日本の余暇市場は69兆9,310億円と報告されている[1]．この余暇市場の中で賭博産業の年商は6兆980億円であり，パチンコ・パチスロ産業の年商は21兆6,260億円にのぼる．このように日本にはすでに巨額の年商のギャンブル産業が存在しているにもかかわらず，さらなる経済的効果を見込んだ「カジノを含む統合型リゾート（integrate resort：IR）」誘致の動きが活発になってきている．しかし，このようなプラスの経済的効果の裏側にはギャンブルへの過度の耽溺によりもたらされる「ギャンブル障害（gambling disorder）」という否定的影響があり，IR誘致の動きに伴いギャンブル障害への対策の必要性が高まってきている．

そこで，本章ではギャンブルとはどのようなものであるのか，その定義や分類について述べ，次に日本のギャンブル産業の実態と現状を示した後に，ギャンブル障害について説明を行い国内外で実施されているギャンブル障害への対策について説明する．

16.1 ギャンブル（gamble）とは

ギャンブル障害に関して研究を行う際には，対象であるギャンブル行動とはどのようなものであるのかが明確に定義されている必要性がある．また，ギャンブルの形態にはどのようなものがあり，どこからが問題であるのか体系立てられている必要性がある．ここではギャンブル行動についての定義を行い，問題のないギャンブルからギャンブル障害がどのように体系立てられるのか説明を行う．

16.1.1 ギャンブル行動（gambling）の定義

ギャンブルを日本語で訳すと「賭博」になる．賭博という単語を辞書で調べてみると，その意味として「金銭・品物を賭けて勝負を争う遊戯．かけごと．ばくち．博奕」[2]と記されている．そして，金品を賭けて争う賭博については，「賭博罪」として日本の刑法185条から187条にその条文が記されている．185条の条文では「賭博をした者は，五十万円以下の罰金又は科料に処する．ただし，一時の娯楽に供する物を賭けたにとどまるときは，この限りでない．」とあり，186条では「常習として賭博をした者は，三年以下の懲役に処する」と記されており，日本において賭博を常習的にした者は刑罰に処せられるのである．この内容を踏まえた上で「ギャンブル＝賭博」と解釈してしまうと，ギャンブルへの耽溺の結果ギャンブル障害になってしまった人々が刑法により処罰されてしまうことから，賭博という訳語はふさわしくないと考えられている[3]．そこで，ギャンブル障害について述べるにあたり，本章では賭博という言葉を用いず「ギャンブル」という言葉を使用することとする．次にギャンブルをすることである「ギャンブル行動」について説明を行う．

ギャンブル行動については「試合や出来事に価値のあるものを賭けること，結果が予測できないものに賭けること．その結果は偶然の可能性によって決められる」と定義されている[4]．また，「ギャンブルとは，多かれ少なかれ，偶然が結果を左右するようなゲームや競技，その他の催事において，金銭や所有財産の損害リスクをはらんでいるような行為」という定義もある[4]．これらの定義から，ギャンブル行動とは「結果が予測できず，偶然によって決定されるもの」に対し「金銭や品物などの財物」を賭け，「その結果によって賭けた財物のやり取りを行う」行動と定義できよう．このようにギャンブル行動の定義を行いギャンブル障害の対象を明確化することは，たとえば証券取引や外国為替証拠金取引，そしてスマートフォン向けのゲームへの課金行為をギャンブル障害の対象として扱うべきか否かという疑問に対する手がかりとなり，ギャンブル障害の研究を体系立てて進めていく上で非常に重要であると考える．

16.1.2 ギャンブル行動の分類

ギャンブル行動にどの程度の量の時間や金額を消費するのかは人によって異なり，余暇として気晴らしにするものから，病的に耽溺するものまでその形態はさまざまである．ギャンブル行動の形態については，社交的なもの（social），問題のあるもの（problem），リスクのあるもの（at-risk），移行段階にあるもの（in-transition），病的なもの（pathological）などさまざまな用語が選択され使用されている[6]．また，同じ形態であっても，研究者によって使用する用語が異なる場合が多い．現在ギャンブル障害の研究では，ギャンブルに関連する弊害は「ギャンブルをまったくしない」から「ギャンブル障害」に至るまでの連続体の上に存在すると考えられている[5]．このように連続体として捉えられているギャンブルの形態について，「レベル1：ギャンブル行動に問題を経験したことがないもの」，「レベル2：ギャンブル行動が病的になるリスクがあるもの」，「レベル3：ギャンブル行動に深刻な問題があるもの」という分類が提唱されている[7]．また，この3段階に分類された形態について「レベル1」をさらに「レベル0：まったくギャンブルをしないもの」と「レベル1：つき合いや暇つぶし程度にするが問題がないもの」に分類し，「レベル2」と「レベル3」を加えた4段階の分類もある[8]．「レベル0」を設定した理由としては，なぜギャンブルをしないのかといった分析をする際に研究対象としての価値があると考えられている[8]からである．このことから，ギャンブル行動についてはこの4段階の分類を採用し，この分類をもとに体系立てた研究が行われる必要があろう．

16.2 日本のギャンブル産業の現状

2016年12月に「特定複合観光施設区域の整備の推進に関する法律（IR推進法）」が成立し，さまざまな自治体においてIR誘致に向けた動きが本格化してきている．たとえば大阪では「大阪府市IR推進局」が発足し，IRの基本構想をまとめIR誘致に伴う懸念事項への取り組みを進めている．IR誘致にはさまざまな経済的効果が期待されているが，日本にはすでに競馬や競輪などの公営競技を含む賭博産業や法律的には賭博とみなされていないパチンコ・パチスロ産業が存在し，その年商規模は非常に巨大なものになっている．ここでは，現在日本に存在するギャンブル産業の実態を述べるとともに，日本のギャンブル産業の今後としてIR誘致についてその現状を説明する．

16.2.1 日本のギャンブル産業の市場規模と参加実態

2017年の日本の余暇市場の年商は総計69兆9,310億円と報告されており，前年度は69兆7,860億円で前年比0.2%プラスとなっているが，1996年の90兆9,140億円をピークに減少傾向にある[1]．この余暇市場には「スポーツ部門」，「趣味・創作部門」，「娯楽部門」，「観光・行楽部門」の4部門があり，「賭博産業」が含まれる「娯楽部門」の年商合計は47兆2,340億円で余暇市場総計の半分以上の規模になる．この「娯楽部門」の年商には公営賭博である公営競技と公営くじと賭博的な要素を持つ遊技であるパチンコ・パチスロ産業が含まれる．公営賭博の年商合計は6兆980億円であり，その内訳は公営競技の年商合計5兆2,010億円と公営くじの年商合計8,970億円である（表16.1）．次にパチンコ・パチスロ産業が含まれる遊技・ゲームの年商合計は21兆6,670億円であり，その中でパチンコ・パチスロ産業の年商は19兆5,400億円である（表16.1）．海外のカジノ産業の年商と比較すると，米国のカジノにおける1年間の消費額が約3兆4,600億円であり[9]，日本にはすでに海外のカジノ産業を遥かに凌駕する規模のギャンブル産業が存在してい

表16.1　2017年度のギャンブル産業市場規模（文献1を改変）

		市場規模
遊技・ゲーム	合計	21兆6,670億円
パチンコ・パチスロ		19兆5,400億円
麻雀ゲーム料		500億円
ゲームセンター・ゲームコーナー		4,420億円
テレビゲーム・ゲームソフト		3,900億円
オンライン・ソーシャルゲーム		1兆2,450億円
公営賭博	合計	6兆980億円
中央競馬		2兆7,480億円
地方競馬		5,410億円
競輪		6,400億円
競艇		1兆2,060億円
オートレース		660億円
宝くじ		7,870億円
スポーツ振興くじ（toto）		1,100億円

表 16.2　2017 年度の参加実態（文献 1 を改変）

	2017 年度の参加人数	年間平均費用
パチンコ・パチスロ	900 万人	8 万 5,100 円
公営賭博		
中央競馬	760 万人	5 万 8,900 円
地方競馬	280 万人	4 万 9,700 円
競輪	130 万人	4 万 8,900 円
競艇	160 万人	5 万 8,600 円
オートレース	60 万人	2 万 4,300 円
宝くじ	2,410 万人	2 万 900 円
スポーツ振興くじ（toto）	660 万人	2 万 8,200 円

ることがわかる．

　次に表 16.2 には日本の各ギャンブル産業に 1 年間に何人が参加し，どの程度の金額を消費しているのかその参加実態が示されている．参加人数は 1 年に 1 回以上参加したことがある者の合計人数を示しており，宝くじなどの公営くじの参加人数が多い傾向がうかがえる．1 回の賭博に必要な時間を考えるとその形態から公営くじの参加人数が多くなることは理解できよう．しかし，パチンコ・パチスロの参加人数の多さは，1 回の参加に必要な時間を踏まえて考えてみると幾分高い数値であることがうかがえる．また，各ギャンブル産業における年間平均費用の数値を比較してみると，パチンコ・パチスロに使用する金額が群を抜いて多く，どの公営賭博よりも多くのお金を使用していることがわかる．これら参加人数と平均費用の数値から，多くの人がいかに高額のお金を日本のギャンブル産業に使用しているか，その参加実態の特徴が示されたと思われる．ギャンブルが気軽に利用できるという接近性の高さとギャンブル行動の問題化には関連があると考えられており[5]，日本のギャンブル産業の現状を考えると早急な対策が必要であると考えられる．

　ここまで述べてきたように，各ギャンブル産業の年商の特徴や参加実態の特徴からも日本には海外のカジノ産業を凌駕する規模のギャンブル産業が存在する．日本ではこのような現状において，さまざまな自治体においてさらなる経済的効果を期待した IR 誘致に向けた動きが本格化してきている．次節では日本のギャンブル産業の今後として IR 誘致についてその概要を述べる．

16.2.2　日本のギャンブル産業の今後

　IR とはカジノ施設以外にホテル，ショッピングモール，映画館，レストラン，コンベンションホール，娯楽施設などで構成された大型コンプレックスのことをいう[10]．2016 年 12 月に IR 推進法が成立，2017 年 3 月には IR 推進本部が設立され IR の基本構想や誘致に伴う懸念事項への取り組みが進められてきた．その後 2018 年 7 月に IR 整備法が成立し，今後は 2024 年の開業を目指し IR 誘致に意向を示している地方自治体において IR の事業者の公募および選定が行われる．現在なぜ IR の誘致が進められているのかというと，これは新しいレジャー産業のモデルとして IR が観光客を呼び，その収入から地域や国家の経済活性化に貢献することがラスベガスやシンガポールの IR の実績ですでに証明されているからである[10]．このように税収の増加，雇用の創出，外国人観光客の誘致を含む経済効果を見込み，大阪府をはじめ北海道や和歌山県，長崎県などの地方自治体は IR 誘致の可能性について検討している．確かに IR は観光資源の 1 つとして国際観光客を自国に呼び入れる効果は高く，経済活性化に貢献するという肯定的な影響は多くあろう．しかし，「1. 犯罪が増え，街の風紀が乱れる．」，「2. ギャンブル障害の患者が増える」，「3. 青少年に悪影響を与える」，「4. 労働意欲を減退させる」，「5. 犯罪組織の資金源となる」という 5 つの否定的影響もあると考えられている[11]．これらの否定的影響については，海外でカジノ推進派と反対派の立場から以下のように述べられている．まず，「1. 犯罪が増え，街の風紀が乱れる」という影響についてだが，カジノ推進派の調査ではカジノ開設と犯罪の発生率との関係はないとされ，むしろ経済活性化と失業率の低下により犯罪発生率が減少したと報告されている．しかし，反対派の調査では反対の事実が報告されており，カジノ開設と犯罪の増減の関連については結論が得られていない．次に「2. ギャンブル障害の患者が増える」ことについてだが，カジノを誘致した場合，開設されて半年間はギャンブル障害の患者が急増することは事実であり，これは社会的コストとして認識される必要があると考えられている．そして「3. 青少年に悪影響を与える」ことについて，たとえばラスベガスではカジノは未成年者に対して身分証明書の提示を求め入場させないようにする義務があり，違反したカジノは罰金を払うなど厳しく罰せられる．このように未成年者の入場が厳格に取

り締まられていることから，カジノ開設による未成年者の非行化はありえないと考えられている．「4. 労働意欲を減退させる」ことに関しては，「わずかな時間で巨額の収入を手にするのを見て，労働意欲を減退させる」という主張がある一方，「カジノはストレス解消の一助になり明日の労働意欲を増す」という主張もあり，どちらも決定的な証拠を示されていない．最後に「5. 犯罪組織の資金源になる」ということに関しては，合法化されていないことから違法カジノなど犯罪組織が介入し資金源になってしまうと考えられている．そこで，カジノを合法化し国や地方自治体が運営することで，収益を国民のためになるよう還元し，犯罪組織の排除や裏取引の排除につなげていくことが重要であると考えられている．

以上のことからIR誘致に伴う否定的影響として明白なものは，ギャンブル障害の患者の増加のみであると考えられる．そこで次節では，ギャンブル障害についてその症状や悪影響など診断基準をもとに説明を行い，ギャンブル障害の患者はどの程度の割合存在しているのか，その有病率に関するデータやギャンブル障害への対策について述べる．

16.3　ギャンブル障害（gambling disorder）とは

ギャンブルへの過度の耽溺は，非合法薬物の摂取や過度の飲酒，喫煙と同じくアディクションと考えられており，人間の社会生活や健康状態に悪影響を及ぼす[11]．そして，ギャンブルへの過度の耽溺が原因で自分自身の社会生活や健康状態に悪影響を及ぼしている状態は，「病的賭博（pathological gambling）」という診断名で1980年に「精神疾患の診断・統計マニュアル」の第3版であるDSM-Ⅲ（APA，1980）からその診断基準が設けられ，治療と介入が必要な精神疾患として扱われてきた[12]．その後改訂を経て，現在では「ギャンブル障害」という診断名でDSM-5[13]に診断基準が設けられている．

16.3.1　ギャンブル障害の診断基準の変遷と診断基準の内容

DSM-Ⅲでは「病的賭博」という診断名で，その診断基準が「衝動性コントロールの障害」のカテゴリーに掲載されていた[12]．この診断基準は，当時の米国の精神科医らの臨床経験と知見から作成されたものであり，3つの基準A，B，Cに分けられていた．基準Aは「賭博」に対する衝動性に関する内容であった．基準Bは「賭博」によって家族や伴侶などの身近な人物に与えた損害や被害に関する内容で，さらに細かく7項目の診断基準が設けられていた．最後に基準Cは反社会的人格障害との関連についての内容であった[14]．その後DSM-Ⅲ-R，DSM-Ⅳと改訂を経て，DSM-Ⅳ-TR[15]では「その他どこにも分類されない衝動制御の障害」のカテゴリーに病的賭博の診断基準が掲載された．DSM-Ⅳ-TRでは，まず「病的賭博の基本的特徴は，本人，家族，または職業上の遂行を破滅させる，持続的で反復的な不適応的賭博行為である」と説明されていた．病的賭博の診断基準はその症状に関する基準Aと躁病エピソードとの関連に関する基準Bに大別され，基準Aではさらに細かく10項目の診断基準が設けられていた．そして，これら10項目のうち5項目以上当てはまり，これらの症状が過去1年間において存在していれば病的賭博の診断が下され

表16.3　DSM-5におけるギャンブル障害の診断基準[13]

A．臨床的に意味のある機能障害または苦痛を引き起こすに至る持続的かつ反復性の問題賭博行動で，その人が過去12か月に以下のうち4つ（またはそれ以上）を示している．
　（1）興奮を得たいがために，掛け金の額を増やして賭博をする欲求．
　（2）賭博をするのを中断したり，または中止したりすると落ち着かなくなる，またはいらだつ．
　（3）賭博をするのを制限する，減らす，または中止するなどの努力を繰り返し成功しなかったことがある．
　（4）しばしば賭博に心を奪われている（例：過去の賭博体験を再体験すること，ハンディをつけること，または次の賭けの計画を立てること，賭博をするための金銭を得る方法を考えること，を絶えず考えている）．
　（5）苦痛の気分（例：無気力，罪悪感，不安，抑うつ）のときに，賭博をすることが多い．
　（6）賭博で金をすった後，別の日にそれを取り戻しに帰ってくることが多い（失った金を"深追いする"）．
　（7）賭博へののめり込みを隠すために，嘘をつく．
　（8）賭博のために，重要な人間関係，仕事，教育，または職業上の機会を危険にさらし，または失ったことがある．
　（9）賭博によって引き起こされた絶望的な経済状態を免れるために，他人に金を出してくれるよう頼む．
B．その賭博行動は，躁病エピソードではうまく説明されない．

表 16.4 SOGS-J のスクリーニング項目（文献 17 を改変）

1. 負けた分を取り返そうとして同じギャンブルをしたことがありましたか？
2. 本当は負けたのに勝ったと吹聴したことがありましたか？
3. 自分自身のギャンブルに関して問題を感じたことがありますか？
4. 最初に考えていた以上にギャンブルにのめり込んだことはありますか？
5. あなたのギャンブルについて，まわりの人々に非難されたことはありますか？
6. 自分のギャンブルのやり方やギャンブルによって生じたことについて罪悪感を感じたことはありますか？
7. ギャンブルをやめたいのだが，やめられないと感じたことがありますか？
8. 今まで馬券などのギャンブルの証拠を妻や子供など，周りの大事な人の目に触れないように隠したことがありますか？
9. 今までにお金のことで，同居している人や家族と口論になったことがありますか？
10. 9の口論があなたのギャンブルをめぐって起こったことがありますか？
11. 今までに人からお金を借りて，ギャンブルのために返せなくなったことがありますか？
12. 今までにギャンブルのせいで仕事やバイトや学校の時間を犠牲にしたことがありますか？
13. 今までにギャンブルをするためや，ギャンブルの借金のために人からお金を借りたことのある人にお聞きします．誰から借りましたか？

るようになっていた．

現在，DSM-5 では病的賭博は「ギャンブル障害」という診断名で，「物質関連障害および嗜癖性障害群」のカテゴリーに診断基準が設けられている（表 16.3）．病的賭博からギャンブル障害に診断名を変更した理由は「病的」という語句が軽蔑的であると考えられたからである[12]．また，診断基準の項目数にも変更があり，DSM-Ⅳ-TR の診断基準にあった「(8) 賭博の資金を得るために，偽造，詐欺，窃盗，横領などの非合法的行為に手を染めたことがある」が削除され 10 項目から 9 項目に減っている．この理由としては，病的賭博の患者の中でこの項目に当てはまる者があまり存在していなかったからである[12]．そして，診断する基準（cut off）も 5 項目から 4 項目に変更されており，4～5 項目だと軽度，6～7 項目だと中等度，8～9 項目だと重度というように症状の重症度についても判断できる基準となっている．また，症状を示した時間枠として「過去 12 か月」という期間が設定されている．それでは，日本や海外においてどのくらいの割合の人々がギャンブル障害に陥っているのであろうか．次項ではギャンブル障害の有病率について説明する．

16.3.2 ギャンブル障害の有病率

DSM-5 では，この 1 年間のギャンブル障害の時点有病率が一般人口の約 0.2～0.3％であり，生涯有病率は一般人口において約 0.4～1.0％であるというデータが示されている．また，男性の生涯有病率が約 0.6％，女性では約 0.2％でギャンブル障害の生涯有病率には性差があるようであるが，この性差は小さくなってきていると考えられている．海外

表 16.5 海外におけるギャンブル障害の生涯有病率（文献 18 を改変）

国	調査対象数（人）	年齢	生涯有病率（％）
米国	1,000	18 歳以上	1.4
カナダ	3,120	18 歳以上	1.3
英国	7,770	16 歳以上	0.8
スペイン	1,615	18 歳以上	1.7
スイス	2,526	18 歳以上	0.8
スウェーデン	7,139	15～74 歳	1.2
ノルウェー	5,235	─	0.3
フィンランド	5,013	15 歳以上	1.5
オーストラリア	10,600	18 歳以上	2.1
ニュージーランド	6,452	18 歳以上	1.0

ではギャンブル障害の有病率について訪問調査や電話調査などさまざまな方法による疫学的調査が実施されている．それらの調査の中で世界的に最も広く使用されている質問紙は，South Oaks Gambling Screen（SOGS）[16]であり，日本でも邦訳版（SOGS-J）が作成されている（表 16.4）[17]．SOGS は 16 項目（プロフィール項目 3 項目とスクリーニング項目 13 項目）からなる自己記入式の質問紙であり，13 項目のスクリーニング項目の中で項目 12 を除く 12 項目のスクリーニング項目について 5 項目以上当てはまるとギャンブル障害の可能性があるとされる．そして，海外では SOGS を使用した調査によって，ギャンブル障害の生涯有病率についてのデータが得られている（表 16.5）[18]．また，日本では 2017 年に SOGS を用いた全国調査が実施され[19]，生涯有病率は 3.6％で時点有病率は 0.8％であるというデータが示されている．日本の生涯有病率は，海外のどの国よりも高い数値であり，ギャンブル障害であると考えられた調査対象者の多くは主にパチンコ・パチスロをする者であった．次に調査対象の年

齢層を成人・大学生に限定すると，米国の大学生を対象にした調査では，男子大学生では5.0〜9.0%，女子大学生では1.0〜2.0%がギャンブル障害の可能性があるという報告がある[20]．また，日本の大学生を対象に「ギャンブラーズ・アノニマス（Gamblers Anonymous：GA）の20の質問（GA20）」を使用した調査では，全体の2.8%がギャンブル障害の可能性があるという結果が得られている[21]．これらの結果に関しては，大学生は自由な時間が多いのでギャンブル行動をしやすく，ギャンブルの問題を持つリスクが非常に高いからであると考えられている[22]．

ここまで述べてきたように，ギャンブル障害の実態について日本は諸外国と比べ深刻な状況であることがうかがえる．このような現状において今後IRを誘致することも踏まえると，ギャンブル障害の患者に対する効果的な治療や，未成年や大学生をはじめとした予防教育などの対策が必要となってくるであろう．そこで，次節ではギャンブル障害に対する対策について日本の現状を踏まえた上で説明を行う．

16.4 ギャンブル障害への対策

16.4.1 海外におけるギャンブル障害への対策

海外でのギャンブル障害への対策として，米国では行政機関とカジノ産業とが協力し，地域や市民団体も一体となってギャンブル障害への対策を行っている[11]．たとえば米国政府は，「カジノ従業員を対象としたギャンブル障害に関する教育の機会を設ける」，「ギャンブル障害のヘルプライン・相談窓口の情報をギャンブルをする人たちの目につくところに設置，掲示することの義務付け」，「ギャンブル障害の予防のため，青少年を対象にした防止教育の機会を設ける」という内容の対策を実施している[11]．

カジノ産業の対応策としては，代表的なものとして，ギャンブル障害である人が自分自身でカジノの出入りを禁止する「Self-Exclusion Program」と呼ばれる対策プログラムがある[11]．このプログラムは2001年に米国のニュージャージー州にて「自分の名前を"Self-Exclusion List"に載せることで，自分自身をカジノから締め出すことができる」という規制が定められたときに開始された．このプログラムに登録をすることで，まず，カジノからの宣伝などギャンブルに関する情報に触れる機会を少なくすることができる．次に，カジノ場への出入りが制限され，ギャンブル行動をすることができなくなる．そして，仮にカジノ場に入ってギャンブルに勝ったとしてもそのお金は受けとることができずにギャンブル障害の対策費用に充てられる．この「Self-Exclusion Program」は米国のみならず，カナダ，オーストラリア，韓国などでも実施されており，その高い効果が期待されている．またカジノ産業は，ギャンブル障害からの救済を目的とした団体の設立や運営に対する資金援助を行い，ギャンブル障害に陥った人々の社会復帰の支援も行っている[11]．このように行政機関と産業が連携することがギャンブル障害への対策として効果的であり，日本においても同様に対策をしていく必要性があろう．しかしながら，海外で実施された対策には逆効果だったものも存在する．たとえば，オーストラリアのカジノでは，「使用金額が多くならないように勝ち負け額をギャンブルの機械に表示させる」，「長時間のギャンブル行動をいったん停止させるため，カジノの営業時間を制限する」といった取り組みがなされた[11]．しかし，実際の効果としては，負け額がわかることで取り戻そうとする行動が助長される，営業時間が制限されることで閉店間際に一気に多額のお金を賭けてしまう行動が増えるというという逆の効果をもたらしている．営業時間の制限に関しては，日本のギャンブル産業の営業形態にも関連するので，海外の成功例だけでなくこれらの失敗例も踏まえ対策を練ることが望まれよう．

16.4.2 日本におけるギャンブル障害への対策

これまで日本では，海外のような行政機関と企業が協力し一体となった対策はあまりされてこなかった．しかし，IR推進法附帯決議第十項に「ギャンブル等依存症患者への対策を抜本的に強化すること．我が国におけるギャンブル等依存症の実態把握のための体制を整備し，その原因を把握・分析するとともに，ギャンブル等依存症患者の相談体制や臨床医療体制を強化すること．加えて，ギャンブル等依存症に関する教育上の取組を整備すること．また，カジノにとどまらず，他のギャンブル・遊技等に起因する依存症を含め，ギャンブル等依存症対策

に関する国の取組を抜本的に強化するため、ギャンブル等依存症に総合的に対処するための仕組・体制を設けるとともに、関係省庁が十分連携して包括的な取組を構築し、強化すること。また、このために十分な予算を確保すること」と定められ、ギャンブル障害の対策の強化を求められたことから「ギャンブル等依存症対策推進関係閣僚会議」が開催され、関係行政機関の連携のもとギャンブル障害への対策強化が進められてきた[23]。そして、2018年10月にギャンブル等依存症対策基本法が施行され、現在ギャンブル障害を含めさまざまな依存症に対して「1. 教育の振興等」、「2. ギャンブル等依存症の予防等」、「3. 医療提供体制の整備」、「4. 相談支援等」、「5. 社会復帰の支援」、「6. 民間団体の活動に対する支援」、「7. 連携協力体制の整備」、「8. 人材の確保等」、「9. 調査研究の推進等」、「10. 実態調査」の基本的施策が進められている。

具体的な取り組みとして、現在公営競技やパチンコ産業では、ギャンブル障害の相談窓口の設置や相談機関の情報の呈示、従業員教育など対応体制の充実、「Self-Exclusion Program」をもとにしたギャンブル場へのアクセス制限、インターネット投票での購入限度額の設定やアクセス制限、ギャンブル障害の啓発や注意喚起、ATMでのキャッシング機能の廃止やATMの撤去など資金調達の制限、未成年の入場制限や投票券購入禁止などが具体的な対策として進められている。これらの対策については、今後日本におけるカジノでの対策も念頭に置いた上で進められているが、前節で述べた海外で実施されている対策の内容も踏まえた上で、その効果について検討していく必要があろう。

次に、ギャンブル等依存症対策基本法にもあるように行政機関の取り組みとしてギャンブル障害の実態把握と調査研究、ギャンブル障害の治療・回復支援のための医療体制と相談体制の整備、自助グループとの連携が課題としてあげられている。また、ギャンブル障害の予防・防止教育や多重債務などへの対応を含む消費者教育についても対応が進められている。実態把握と調査研究については「16.3.2 ギャンブル障害の有病率」で示したとおり全国的な規模の実態調査がこれまで実施されてきたが、今後日本において取り組まれる対策の効果検討のためにも縦断的に実態調査を実施していく必要があろう。

そして、この実態調査も全国的な規模での実態調査のみならず、IRが誘致された地方自治体による独自の実態調査の実施も望まれる。医療体制と相談体制の整備、自助グループとの連携については、日本の医療・相談施設や自助グループの実態が、ギャンブル障害の治療を行っている病院や診療所の合計数が全国で81施設、相談室が15施設、回復施設が5施設となっており、自助グループの合計数は当事者グループが181団体、家族のグループが128団体となっている[24]。自助グループはほぼ全国に団体が存在しているので、今後規模が縮小しないよう団体の運営や資金について、海外のカジノ産業と同様に公営競技やパチンコ産業を含む日本のギャンブル産業側からの援助が必要になろう。医療・相談施設については、日本のギャンブル障害の実態を踏まえるとさらなる規模拡大が必要であると考えられる。ギャンブル障害の予防・防止教育や多重債務などへの対応を含む消費者教育については、中・高・大学生向けの啓発資料の内容の検討や多重債務者などへの相談窓口の設置や貸金業・銀行業における貸付自粛制度の整備など対応が進められている。このような現状において、IR誘致に積極的な地方自治体である大阪府では、精神医療センターや保健所、弁護士会や司法書士会、矯正施設や自助グループの連携を推進する大阪アディクションセンター（OAC）という依存症の相談・治療・回復ネットワークの拡充を独自に行っており、ギャンブル障害の最小化への取り組みを進めている[25]。

このように、現在日本ではギャンブル障害に関して行政機関と産業が協力し一体となった対策が進められている。今後は行政機関と産業だけでなく大阪府のようにギャンブル障害に関わる医療・相談施設、自助グループ、司法機関を含めたさまざまな機関の連携を強め、ギャンブル障害の予防・治療・回復のためのネットワークを日本全国にて構築する必要があろう。

本章では、ギャンブルとギャンブル行動の定義や分類の説明、日本のギャンブル産業の実態と現状、ギャンブル障害の診断基準や有病率についての説明、最後にギャンブル障害の治療や予防などの対策について説明を行った。経済的効果を期待してIRを誘致することは、ギャンブル障害に陥る人が多くなる危険性をはらんでいると考えられる。また、こ

れまで日本では行政機関によるギャンブル障害の対策はあまりなされてこず，現存するギャンブル産業の規模を考えると，非常に深刻な状態であったと考えられる．しかし，IR 推進法と IR 整備法，ギャンブル等依存症対策基本法が成立し，行政機関や産業が共同でギャンブル障害への対策を進めるようになったことは非常に大きな進歩である．今後は，日本に存在している社会資源を効率的かつ有効に活用し，日本のギャンブル産業の現状に即した対策を考え実施していくことが重要である．そして，その効果を検討した上で，新たな対策につなげていく必要があろう．

　ギャンブル行動とは「結果が予測できず，偶然によって決定されるものに対し金銭や品物などの財物を賭け，その結果によって賭けた財物のやり取りを行う行動」であるわけだが，ギャンブル障害をはじめさまざまなリスクへの対策を怠り，IR の経済効果にばかり着目し莫大な公的資金を投入するようなことがあれば，それこそ危険な「賭け」であろう．

[木戸盛年]

文　献

1) 公益社団法人日本生産性本部．レジャー白書 2018 —余暇の現状と産業・市場の動向—．日本生産性本部；2018. p.120-123.
2) 新村　出編．広辞苑第七版．岩波書店；2017.
3) 蒲生裕司．よくわかるギャンブル障害—本人のせいにしない回復・支援—．星和書店；2017. p.8-9.
4) Bolen DW, Boyd WH：Gambling and the gambler. A review and preliminary findings. Arch Gen Psychiatry 1968；18：617-630.
5) Whelan JP, Steenbergh TA, et al. Problem And Pathological Gambling (Advances in Psychotherapy-Evidence-Based Practice). Hogrefe & Huber Pub；2007．(貝谷久宣，久保木富房，ほか監修・福居顯二，土田英人訳．ギャンブル依存．金剛出版；2015. p.13.)
6) Blaszczynski A, Nower L：A pathways model of problem and pathological gambling. Addiction 2002；97：487-499.
7) Shaffer HJ, Hall MN, et al. Estimating the prevalence of disordered gambling behavior in the United States and Canada：a meta-analysis. Division of Addictions, Harvard Medical School；1997. p.21-22.
8) 谷岡一郎，美原　融．カジノ導入をめぐる諸問題 3 ギャンブル依存症の実態とその予防．大阪商業大学アミューズメント産業研究所；2014. p.8-10.
9) 木曽　崇．日本版カジノのすべて．日本実業出版社；2014. p.80-85.
10) 梁　亨恩：ギャンブル行動理論と責任ギャンブリング戦略— IR カジノ訪問客の行動を中心に．大阪商業大学アミューズメント産業研究所紀要 2013；15：159-182.
11) 福本康治：ギャンブル依存症とその対策についての概要報告(第 3 編　観光地におけるゲーミング・ビジネスとマーケティング戦略の研究(1 年次))．産業総合研究調査報告書 2006；14：127-147.
12) Reilly C, Smith N. The Evolving Definition of Pathological Gambling in the DSM-5. National Center for Responsible Gaming；2013. p.1-5.
13) American Psychiatric Association. Diagnostic and Statistical Manual of Mental Disorders (DSM-5). (高橋三郎，大野　裕監訳．DSM-5 精神疾患の診断・統計マニュアル．医学書院；2014. p.578-582.)
14) Lesieur HR：Altering the DSM-Ⅲ criteria for pathological gambling. J Gambl Stud 1988；4：38-47.
15) American Psychiatric Association. Diagnostic and Statistical Manual of Mental Disorders (DSM-Ⅳ-TR). (高橋三郎，大野　裕，ほか訳．DSM-Ⅳ-TR 精神疾患の診断・統計マニュアル．医学書院；2002. p.638-641.)
16) Lesieur HR, Blume SB：The South Oaks Gambling Screen (SOGS)：a new instrument for the identification of pathological gamblers. Am J Psychiatry 1987；144：1184-1188.
17) 木戸盛年，嶋崎恒雄：修正日本語版 South Oaks Gambling Screen (SOGS) の信頼性・妥当性の検討．心理学研究 2007；77：547-552.
18) 佐藤　拓：いわゆるギャンブル依存．こころの科学 2008；139：36-40.
19) 樋口　進，松下幸生．国内のギャンブル等依存に関する疫学調査(全国調査結果の中間とりまとめ)．2017；Retrieved from http://www.kurihama-med.jp/news/20171004_tyousa.pdf
20) Stinchfield R, Hanson WE, et al：Problem and pathological gambling among college students. New Directions for Student Services 2006；113：63-72.
21) 柳沢直恵，朝倉真理，ほか：一大学におけるギャンブリングに関する実態調査．信州公衛誌 2011；6：64-65.
22) Jacobs DF：Juvenile gambling in North America：an analysis of long term trends and future prospects. J Gambl Stud 2000；16：119-152.
23) ギャンブル等依存症対策推進関係閣僚会議：ギャンブル等依存症対策の強化について．2017；Retrieved from https://www.kantei.go.jp/jp/singi/gambling_addiction/pdf/gambling_addiction_honbun.pdf
24) 宮岡　等．病的ギャンブリング(いわゆるギャンブル依存)の概念の検討と各関連機関の適切な連携に関する研究．厚生労働科学研究費補助金(障害者対策総合研究事業)様々な依存症における医療・福祉の回復プログラムの策定に関する研究(研究代表者：宮岡　等)平成 22 〜 24 年度総合分担研究報告書．2013. p.131-202.

17　インターネット

17.1　はじめに

わが国におけるインターネット（以下，ネットとする）の急速な普及はめざましく，総務省発表の平成28年通信利用動向調査（総務省，2017）によると，平成28年の1年間に最低1回，ネットを利用したことのある6歳以上の国民の割合は人口の約83.5％にのぼるとのことである[1]．また，世帯ごとの情報通信機器の保有状況を機器別にみると，近年ではスマートフォンの伸び率が高く，世帯のスマートフォンの保有状況は2010年には9.7％であったものが，2016年時点では71.8％にも及んでいる．かつてはすえ置き型のパソコンでしか利用できなかったネットが，いつでもどこでも手軽に使用できる，身近なものになってきていることがうかがわれる．

このようにネットが身近なものになる中で，その使用時間も，年々，上昇傾向にあることが報告されている．総務省情報通信政策研究所が発表した「平成28年情報通信メディアの利用時間と情報行動に関する調査」によると，ネットの平均使用時間は，平成24年度では71.6分（平日）であったものが，平成28年度には平日で99.8分，休日では120.7分と，年々増加傾向にあることが示されている[2]．

さらに，低年齢からのネット使用も増えている傾向が見受けられる．内閣府の「低年齢層の子供のインターネット利用環境実態調査」によると，0歳児の3.1％，1歳児の9.1％，3歳児の28.2％がネットを使用した経験があることが報告されている[3]．

このように，昨今のわが国におけるネットの使用状況としては，スマートフォンの急速な普及による身近な利用，長時間化，低年齢からの使用開始といった傾向が見受けられる．他の依存症では，ターゲットとなる物質の使用開始年齢が低いことは依存の危険因子であるとされている[4]．さらに，ネット嗜癖においても，早期にネットに触れることがその危険因子の1つであることが明らかにされてきている[5]．今後，わが国においても，ネット嗜癖問題はますます深刻なものとなることが予測され，早急な対策が求められている．

17.2　ネット嗜癖のわが国の現状

このような急速なネットの普及があるわけであるが，わが国におけるネット嗜癖問題の現状はどのようなものであろうか．

わが国におけるネット嗜癖の実態を把握するために，筆者が所属する研究チームは厚生労働科学研究の一環として以下の3つの調査を行った．

第1の調査は，全国の中高生約10万人を対象とした調査である[6]．この調査では，全国の中学校および高等学校から無作為に，前者を140校，後者を124校抽出し調査を行った．ネット嗜癖の同定には，Diagnostic Questionnaire（DQ）の邦訳版を使

表17.1 Diagnostic Questionnaireの邦訳版

1. あなたはインターネットに夢中になっていると感じていますか？（たとえば，前回にネットでしたことを考えたり，次回ネットをすることを待ち望んでいたり，など）
2. あなたは，満足をえるために，ネットを使う時間をだんだん長くしていかねばならないと感じていますか？
3. あなたは，ネット使用を制限したり，時間を減らしたり，完全にやめようとしたが，うまくいかなかったことがたびたびありましたか？
4. ネットの使用時間を短くしたり，完全にやめようとした時，落ち着かなかったり，不機嫌や落ち込み，またはイライラなどを感じますか？
5. あなたは，使いはじめに意図したよりも長い時間オンラインの状態でいますか？
6. あなたは，ネットのために大切な人間関係，学校のことや，部活のことを台無しにしたり，あやうくするようなことがありましたか？
7. あなたは，ネットへの熱中のしすぎをかくすために，家族，学校の先生やその他の人たちにうそをついたことがありますか？
8. あなたは，問題から逃げるために，または，絶望的な気持ち，罪悪感，不安，落ち込みなどといったいやな気持ちから逃げるために，ネットを使いますか？

評価方法：5項目以上該当すれば「インターネット嗜癖の疑い」とする．

表 17.2 Internet Addiction Test[10]の邦訳版

1. 気がつくと思っていたより，長い間インターネットをしていることがありますか．
2. インターネットをする時間を増やすために，家庭での仕事や役割を，おろそかにすることがありますか．
3. 配偶者や友人と過ごすよりも，インターネットを選ぶことがありますか．
4. インターネットで，新しい仲間を作ることがありますか．
5. インターネットをしている時間が長いと周りの人から文句を言われることがありますか．
6. インターネットをしている時間が長くて，学校の成績や学業に支障をきたすことがありますか．
7. 他にやらなければならないことがあっても，まず先に電子メールをチェックすることがありますか．
8. インターネットのために，仕事の能率や成果が下がったことがありますか．
9. インターネットをしているときに，誰かに何をしているのかを聞かれたとき，隠そうとすることがありますか．
10. 日々の生活の心配事を考えないようにするために，インターネットで心を静めることがありますか．
11. 次にインターネットをするときのことを考えている自分に，気がつくことがありますか．
12. インターネットの無い生活は，退屈でもなしく，つまらないものだろうと，恐ろしく思うことがありますか．
13. インターネットをしている最中に誰かに邪魔されると，いらいらしたり，怒ったり，大声を出したりすることがありますか．
14. 睡眠時間をけずって，深夜までインターネットをすることがありますか．
15. インターネットをしていないときでもインターネットのことばかり考えていたり，インターネットをしているところを空想したりすることがありますか．
16. インターネットをしているとき，「あと数分だけ」と言っている自分に気がつくことがありますか．
17. インターネットをする時間を減らそうとしても，できないことがありますか．
18. インターネットをしていた時間の長さを隠そうとすることがありますか．
19. 誰かと外出するより，インターネットを選ぶことがありますか
20. インターネットをしていないと憂うつになったり，いらいらしたりしても，再開すると嫌な気持ちが消えてしまうことがありますか．

評価方法：
それぞれの質問に対して，1) 全くない，2) まれにある，3) ときどきある，4) よくある，5) いつもある，の5項目から1つ回答してもらい，それぞれの項目についた数字を合計する．最低20点，最高100点となる．40点以上をネット嗜癖傾向，70点以上をネット嗜癖の疑い，とする．

用した（表17.1）．DQはネット嗜癖の先駆的な研究者の一人であるYoungが1998年に診断ガイドライン作成の試案として作成した自記式質問紙である[7]．評価に関してはYoungの方法を踏襲し，8項目のうち5項目以上当てはまるものをネット嗜癖が強く疑われるものと評価した．その結果，ネット嗜癖が強く疑われる中高生は52万人にのぼると推計された．

他の2つの研究は，2008年と2013年にほぼ同じ方法で行われた[8,9]．対象は，層化2段無作為抽出方法により抽出した20歳以上の男女7,500人（2008年調査）と7,052人（2013年調査）であった．自宅訪問による調査の結果，それぞれ，4,123人（回答率55%），4,153人（59%）から回答を得た．ネット嗜癖の同定には，Internet Addiction Test (IAT)[10]の邦訳版を用いた（表17.2）．IATは20項目5件法で，最低点が20点，最高点が100点で評価される質問紙である．その結果，ネット嗜癖傾向にある成人（IAT≧40点）は2008年には275万人，2013年には421万人と推計され，この5年間で約1.5倍に増加していることが推察された．

17.3 ネット嗜癖の各国の現状

わが国ばかりでなく，ネット嗜癖は各国で深刻な問題となりつつある．各国の有病率は調査方法や地域によって差がみられるが，0.7%から特に高い地域では27.5%にのぼっている[11]．

ネット嗜癖の有病率について，多くの疫学研究結果が発表されているが，一般人口を代表するサンプルを対象とした研究は限られている．筆者の知る限り，ノルウェー[12]と米国の2研究があるだけで，ネット嗜癖の割合はそれぞれ1.0%と0.7%であった．ある地域やある国の学生を代表するサンプルを対象にした研究もそれほど多くない．Durkee et al. (2012) は，YoungのDQを用いて，欧州11か国それぞれの国の学生を代表する青少年1万2000人（平均年齢15歳）を対象として調査を実施した[13]．その結果，ネット嗜癖の有病率は，男性5.2%，女性3.8%，全体で4.4%であった．

17.4 ネット嗜癖は依存なのか？

ネットおよびゲームに関する依存症・行動嗜癖に

関しては，脳画像研究を中心に，嗜癖者においてネット関連刺激提示時の欲求を司る部位の賦活が著しく，ネット使用行動に関して渇望が生じやすいことが報告されている[14,15]．

Ko et al.（2009）は，10人のネット嗜癖者と，10人の健常者に，オンラインゲームの画像を見せたときに，ネット嗜癖者のほうが，眼窩前頭皮質や内側前頭皮質，背外側前頭全皮質の賦活がより活発にみられたことから，薬物依存者と同じように，ネット嗜癖者も，視覚的にゲーム画像を見ただけでもゲームをしたいという渇望が生じていることを示した[14]．

Han et al.（2011）も，ネット嗜癖患者の脳では，健常者に比べ，ゲーム画像を見たときの背外側前頭前野，海馬傍回，後頭葉の賦活がより活発にみられたことから，使用していたときの視覚的な記憶が呼び起こされ，薬物依存やギャンブル障害と同じように，渇望が起きていることを示した．つまり，快情動を生じるネット使用行為を繰り返し行った結果，これを求める耐え難い欲求が生じ，これらを追い求め，これらがないと不快な症状を生じてしまう状態になっていることを示している．

Meng, et al.（2015）は，ネット嗜癖者の前頭葉に関する10編の論文をメタ解析し，ネット嗜癖者においては，薬物依存者と同じように，前頭葉の自己統制や衝動のコントロール，報酬系に関わる機能に機能不全が起きていることを示した[16]．

これらの脳画像研究からは，ネット嗜癖者においても，他の薬物依存やギャンブル障害と同じように，たとえ本人は問題を認識していても，報酬渇望症候群に陥っており，この不快な状況を避けるためにゲームをすることを渇望しており，この衝動をコントロールし難いことを示している．

一方，ネット嗜癖に陥った者を治療せず，そのままにした場合の自然経過についてであるが，Mihara & Higuchi（2017）のレビューによると，ゲーム障害の継続性については多様な報告がある[11]．Gentile & Stone（2005）は，ベースラインで病的なゲーマーであった人の84％が2年後も病的ゲーマーであったという[17]．オランダの中高生を対象とした別の調査では，ベースライン調査でオンラインゲーム嗜癖であった者の50％が1年後も嗜癖していたという[17]．一方で，Scharkow et al.（2014）によると，ベースラインで問題のあるゲーム使用をしていた者の26.5％のみが2年後も問題使用していたという[18]．Konkolÿ et al.（2015）はゲーム嗜癖を含むさまざまな行動嗜癖がどのような自然経過をたどるのか明らかにするために，5年間の縦断研究を行った[19]．この結果によれば，調査期間中の5年間で一度でもゲームの過剰使用があった人で，調査期間を通じて症状を保っていた人は誰もいなかったという．加えて，他の行動嗜癖も同様であったと述べている．しかし，ゲーム障害を継続させる1つの要因がある．大人を対象とした研究よりも，思春期を対象とした研究の方が，ゲーム障害が継続しているのである．つまり，とりわけ若者において，ゲーム障害は自然寛解しづらく，積極的な介入や治療が必要であることが示された．

17.5 診断基準収載への動き

このような各国におけるネット嗜癖問題の拡大に応じ，診断に関しても，ゲーム障害に焦点化されたガイドラインが作成されつつある[20]．現在，用いられている診断基準によると，ネット嗜癖は，DSM-5では「312.89 他の特定される秩序破壊的，衝動制御，素行症」，ICD-10では「F63.9習慣および衝動の障害，特定不能のもの」に便宜的に分類されている．

2013年，ジュネーブで行われたアルコール疫学に関するWHO会議の席で，draft ICD-11ではネット嗜癖は名前すらないことが明らかにされた．久里浜医療センターでは，2011年からネット嗜癖の専門診療を始めており，ネット嗜癖がいかに重症であるか，また治療を必要としているネット嗜癖患者が非常に多いかについて理解していた．また，研究の進展や治療向上のために，ICD-11にネット嗜癖の収載が必須であると考えていた．さらに，今回のICD-11でネット嗜癖の収載を見送れば，次のICD-12まで，長期間待たねばならず，急速に拡大するIT技術の弊害にとても対応できないという事情もあった．このため，久里浜医療センターが一定の資金を拠出してプロジェクトを進めることになった．2014年には，東京で第1回のWHO会議を開催した．会議では，1）インターネット嗜癖の疾病概念化の必要性，2）研究推進の必要性，3）対策の

評価および文書化の必要性が確認された[21]．2015年には韓国で，第2回のWHO会議が開催された．当初，インターネット全般に関わる嗜癖を疾患単位として議論が進められたが，既存の医学的エビデンスの質と量から，ゲーム（オンラインとオフライン）に焦点を絞るべきであると結論された．その結果，それまでの議論に基づいて「gaming disorder」の臨床記述および診断ガイドラインの草稿および新しい依存セクションの分類の草稿が作成された．その後，2016年にICD-11の新しいベータ草稿が発表された．その中に，「gaming disorder」のdefinitionが「predominantly offline, predominantly online」という2つのspecifierを伴って，初めて収載された[22-24]．

発表されたgaming disorderの定義に対して，Aarseth et al.（2016）の研究者グループが反論を出し，定義の削減を求めた[25]．その主張としては，研究が不十分であり，早まった診断基準への収載は，ゲームの害へのパニックが起き，たくさんの擬陽性のケースにおいて，間違った診断や治療を施されてしまう危険性があること，ICD-11に診断が収載されることによって，多くの健康的なゲーム使用者たちが烙印を押されることになる懸念があるというものであった．しかし，これに対して日本も含めたWHOの議論に関わった多くの学者から反論論文が出版された[26-28]．Billieux et al.（2017）は，ICD-11の診断基準では，ゲーム障害によって機能的な障害が起きていることが中核的な基準とされており，多くの正常なゲーム使用者が過剰診断されたり，害が及ぶとの批判には賛成できないこと，明確な診断基準をつくることが，むしろ正常なゲーム使用者への誤解を解くのではないかと述べている[26]．また，Saunders et al.（2017）は，ゲーム障害は，アジアの若者における有病率が10〜15％，西欧では1〜10％に上っていること，ゲームの過剰使用に関する病気がいくつかみられていること，ゲームは精神に影響を及ぼす薬物や，ギャンブルと多くの特徴を共有しており，脳の似たような部位が賦活されることが明らかになっていること，各国の政府がゲーム障害への効果的な治療と予防法を探していることをあげ，これらの解決の糸口はICD-11の診断基準がこの問題の特徴を描き出すことであると述べている[27]．さらに，Higuchi et al.（2017）は，日本におけるネット嗜癖専門治療外来のデータから，治療を求めてくる人の症状は非常に深刻なものであること，治療を求める人が多くいることを示した[28]．加えて，日本においてはICD-10に診断基準が収載されていないことで，医療システムが出来上がらず，必要とする人に適切な治療が行き届かない現状にあることを述べた．このため今後，「ゲーム使用障害」を行動嗜癖の1つとして，診断基準に収載するために，さらに議論を重ねてゆくことになっている．

そこで，ここから先は，久里浜医療センターの「インターネット依存症治療部門」を受診している，ゲーム以外のサービスに依存している人も含めた状態を表す際には「ネット嗜癖」，draft ICD-11の基準に該当する状態を指す場合には「ゲーム障害」として議論を進めてゆくこととする．

17.6 ネット嗜癖者の状態像

諸外国と同じように，わが国でもこの問題が深刻になってきていることを受け，我々，久里浜医療センターは，長年の依存症治療の経験がわが国におけるこの問題の対策にいくばくか貢献できるのではないかと考え，2011年7月，「インターネット依存症治療部門（Treatment of Internet Addiction and Research：TIAR）」を立ち上げた．現在までに，日本全国から1,200例以上のケースが受診された．

TIARの患者のおよそ8割が，中学生，高校生，大学生である．性別では男性が約9割を占めている．

初診時に，ネット嗜癖に関連して起きている問題としては，成績低下や遅刻，欠席といった学校に関連する問題がほとんどの受診者に起きている．さらに，不規則な食事や昼夜逆転，家族への暴言・暴力，ひきこもりといった，体の健康や本人の将来，家族関係に関わる深刻な問題も半数以上のケースに起きている（表17.3）．

17.7 ネット嗜癖の合併精神障害

ネット嗜癖には，他の精神障害が合併しやすいことが報告されている．たとえば，Carli et al.（2013）の総説によると，レビューした文献のすべてで注意欠如・多動症（ADHD）傾向，75％に抑うつ状態，

表17.3 ネット嗜癖に伴う問題

身体	視力低下，運動不足，体力低下，腰痛，骨密度低下，栄養の偏り，低栄養状態，肥満，エコノミークラス症候群など
精神	昼夜逆転，睡眠障害，ひきこもり，意欲低下，うつ状態，希死念慮，自殺企図など
学業・仕事	授業/勤務中の居眠り，勤務中の過剰なネット使用，成績低下，遅刻，欠席，留年，退学，解雇など
経済	浪費，多額の借金など
家族・対人関係	友人関係の悪化，友人の喪失，家庭内の暴言・暴力，親子の関係悪化，子どもへの悪影響，浮気，離婚，育児放棄など

57％に不安障害，66％に敵意や攻撃傾向との合併が言及されていたと述べている[29]．また，韓国のHa et al.（2006）らは，ネット嗜癖者の75％が合併精神障害を有しており，ADHDと気分障害の割合が特に高かったと報告している[30]．

さらにShapira et al.（2000）らは，ネット嗜癖のある患者20名を面接調査したところ，ほとんどすべての患者において少なくとも5つの精神医学的問題が認められ，最低1つの精神医学的病名が付いたと述べている[31]．このため，研究者の中には，ネット嗜癖は1つの独立した疾患ではなく，他の精神疾患の症状の1つの表現型に過ぎないとする者もいるくらいである．

ところで，このようにネット嗜癖と合併精神障害が高い割合で併存するのはなぜだろうか．嗜癖と合併精神障害との関連について，Ko et al.（2012）は，次の4つの場合があると仮説を立てている[32]．第1に，合併精神障害が嗜癖を引き起こしたり，症状を悪化させている場合．第2に，嗜癖が，他の精神障害を引き起こしたり，症状を悪化させている場合．第3に，嗜癖と合併精神障害で共通した生物学的，心理学的，社会学的なメカニズムが存在する場合．第4に方法論上の問題から，誤って合併精神障害の有病率が本来の数値より高く推計されている場合．この4つのメカニズムを解明するためには，非常に複雑でかつ包括的な研究が必要であるが，他の精神障害との合併メカニズムの解明は，ネット嗜癖のメカニズム理解，ひいてはその治療への活用に寄与することができると指摘している．

実際，当院の外来を受診する患者の中にも，ネット嗜癖のベースに，ADHDや広汎性発達障害などの発達障害を有していたり，合併精神障害が存在するケースが見受けられる．ADHD傾向のある子どもたちは，衝動のコントロールが不得手で自分が興味を持ったものにはのめり込みやすい一方で，興味が持てないことには努力のいかんに関わらず注意が向かない傾向がある．学校生活の中で，向けるべきところに注意が向けられず聞いていないように思われたり，忘れ物や物をなくしてしまうことを繰り返し，周囲からからかわれたり，「怠惰だ」と誤解されたりして自信をなくしている子どもも多い．ネットの世界はいくつもの作業を同時に行うことができ，反応もすぐに返ってくるなど，ADHD傾向のある子どもたちの注意をひきつけ，飽きさせない要素がたくさん含まれている．

また，広汎性発達障害のある子どもたちは，友達が欲しいと思っていても，不器用で現実の中でうまく友達をつくることができないことも多いのだが，ネットの世界では，複雑で直接的な人間関係にわずらわされることなく，豊富な知識を活用して居場所ができるなど，のめり込んでしまいやすい要素がたくさんある．

ネットの使用時間を減らしていくには，他のことに興味が向き，そちらの活動が増えていくことが望ましいのだが，発達的な課題のあるネット嗜癖の子どもたちのコミュニケーションの苦手さからくる社会適応の困難さが，回復をさらに難しくしている．

17.8 ネット嗜癖の治療の実態

ネット嗜癖の治療に関しては，その方法や有効性に関する研究の蓄積も未だ世界的に乏しい状況にある．治療に関するメタ解析結果によると，心理社会的治療の有効性は認められたが，解析の対象とした研究は全般的に研究対象者数も少なく方法論も稚拙なものが多かったという[33]．有効な予防教育の方法や，必要とされる地域対策に関しても，まだ手探りの段階である．しかしネットの過剰使用は，各国において大きな健康・社会問題になっており，既存の依存症治療の方法論などを参考にしながら各国においてさまざまな取り組みがなされはじめている．

17.9 韓国におけるネット嗜癖問題への取り組みと合宿治療

韓国では金大中大統領が提唱した，IT産業振興

を経済再生の中核政策に掲げる「サイバーコリア21」計画のもと，1990年代後期から2000年代初期にかけての短い期間に，一気にインターネットの普及が進み，日本や米国を凌ぐブロードバンド先進国となった．これを背景に，1999年からネット嗜癖が社会問題化し，政府が対策に乗り出したという，特色ある歴史を持つ．「PCバン（房）」と呼ばれる24時間営業のネットカフェが町中に急激に普及し，そこに入り浸ってオンラインゲームに没頭する青少年たちの存在が大きな問題となった．さらに，2004年から2005年にかけて，ネット嗜癖に陥った青年がエコノミークラス症候群で亡くなったり，課金を親にとがめられた少女が自殺を図ったりするなど，ネット嗜癖関連の問題で10件の死亡事故が起き，深刻な社会問題となった．このため，2004年頃より，政府がネット嗜癖に対するさまざまな取り組みを開始した．まず，各大学病院が重複障害への治療方針や治療法の作成に入った．2008年には小学4年生，中学1年生，高校1年生を対象に韓国独自のネット嗜癖質問票であるK-scaleを用いた全国調査を開始している．ここでネット嗜癖傾向があるとされた生徒のうち，保護者から介入の承諾を得られた者には，嗜癖リスク度別の分類がなされ，カウンセリングや通所による相談や，医療機関での治療が行われるシステムができている．

相談機関としては，韓国国内に128のYouth Counseling Center（青少年相談センター）やI WILL CENTER（ソウル市ネット嗜癖相談センター），政府が行う24時間対応のホットライン「1388」などが開設されている．

また，2011年から，午前0時から翌朝6時まで16歳未満の青少年がネットにアクセスできないシステムである「シャットダウン制度」が施行されている．ネットにアクセスするためにはIDが必要であるが，16歳未満の青少年にはこのIDが付与されないというものである．

さらに，2007年からは，Rescue Schoolというネット嗜癖治療のためのキャンプも実施されている[34]．Rescue Schoolは，全国16か所で開催されており，中学生男子・高校1年生男子・女子の3種類の合宿が設定されている．中央省庁（青少年福祉院）が運営しており，個人負担は10万ウォンほどで，これは実際にかかる費用の10%未満の額とのことであった．合宿は1か所30人規模で，夏休みや冬休みの時期に実施される．内容は，通常のキャンプに加え，認知行動療法などの治療プログラムが取り入れられたものである．昨今では，常設のキャンプ施設も登場し，参加者数も増えている．

韓国のRescue Schoolのスタッフに，この合宿の治療目的を質問したところ，「困ったときに周囲の人に相談できる対社会力をはぐくむことであり，それは主に合宿中のメンターとの信頼関係によって生み出される」とのことであった．このキャンプは子どもたちに楽しいと人気で，もう一度キャンプに参加したいために，意図的にスクリーニングテストに引っかかる子どももいるというのである．

プログラム終了1年後の転帰は，7割回復するとのことである．ここでいう回復とは，ネット使用が対象者の社会的機能を阻害していない状況を指す．

Rescue Schoolは，このように介入効果を発揮しており，今後，さらに規模を増やして継続されるとのことであった．

17.10 わが国におけるネット嗜癖の対策

すでに肥大化しているネット嗜癖問題に対するわが国の対応はきわめて遅れている．国レベルでの予防対策としては，文科省が2013年と2015年に，ネット嗜癖の予防教育も含む教材を作成しているが，わが国におけるネット嗜癖予防対策は途につきはじめたばかりである．ネット嗜癖に関する医療対応も進んでいない．実際，ネット嗜癖を専門的に治療している医療施設の数もきわめて限られている．

地域で行われている対策としては，いくつかの地域でネットの使用時間を制限するルールをつくる取り組みが行われている．たとえば愛知県刈谷市では2014年4月，小中学校21校で，「夜9時以降は子どもの携帯電話・スマートフォンを保護者が預かる」など，保護者が子どものスマートフォンの利用を制限するよう呼びかけを行った．1か月後の生徒への調査では，「勉強に集中できるようになった」「睡眠時間が増えた」といった効果を指摘する意見が得られたという．また，兵庫県は，2016年4月，学校や保護者らにネットの利用時間などのルールづくりの支援を義務付ける青少年愛護条例改定を行った．

また，関西地域では「スマホサミット」と称し，青少年自身が，スマートフォンを介したトラブルやリスクの部分を減らして適切に使うための方策を議論するという取り組みが行われている．

今後も，地域ごとにさまざまな形でネット嗜癖の予防啓発を行っていく必要があるだろう．

17.11 久里浜医療センターでの治療

さきにも述べたが，久里浜医療センターは，長年の依存症治療の経験を活かし，2011年に「インターネット依存症治療部門」を立ち上げた．受診する方の約60%は家族とともに本人が来院する．しかし残る40%のケースでは，本人は来院せず，家族のみが来院する．

当院では，患者の治療への動機付けのレベルや合併精神障害の有無にあわせて治療方法を選択していく．現在，外来での通院治療のほか，週2回「New Identity Program（NIP）」と呼ばれる，運動，ミーティング，認知行動療法，SSTなどをセットにしたデイケアを行っている．また，約2か月程度の入院治療や，家族会も実施している．さらに，2014年からは，文部科学省の委託事業として国立青少年教育振興機構とともに，セルフディスカバリーキャンプという，8泊9日の合宿治療も行っている．

ネット嗜癖の治療目標は，「節ネット」である．そのためには，勉強や部活，アルバイトなど，ネット以外の活動が楽しくなり，時間が延びてくるようにすることが重要になる．

17.12 合宿治療プログラム

わが国でも，2014年から文科省の委託事業として，国立青少年教育振興機構が受託し，久里浜医療センターが協力してネット嗜癖治療キャンプを開催している．

場所は，関東甲信越内の国立青少年自然の家にて実施した．本キャンプを8月に8泊9日で行い，その約3か月後にフォローアップキャンプを実施した．参加したのは久里浜医療センターに相談のあった14歳から23歳の主に中高生男子10人から17人であった．実際には，メンターと呼ばれるボランティアの大学生たちとともに集団生活を行いながら，基本的な生活習慣を整え，キャンプやトレッキングといったネット以外の楽しみを見つけるプログラムを実施した．これに加えて，集団・個人認知行動療法，個人カウンセリング，家族会などといった治療的介入を織り交ぜたプログラムが実施された（表17.4）．

実施した感想として，キャンプ前に比べて子どもたちがよく話すようになったと強く感じた．キャンプ中，このキャンプがネット嗜癖治療を目的としたものであることを忘れてしまうほど，子どもたちとメンターたちは，これまでの生活，生き方を振り返り，これからの生き方について，よく話し合う様子がみられる．キャンプの終わりの会では，多くの参加者が皆の前で「メンターと色々な話ができてよかった」「人と関わるって楽しいことだと思い出した」と語る．このキャンプはネット嗜癖治療の入り口に過ぎず，その本質は，自分が集団の中で受け入れられ，自分も他のメンバーを受け入れ，信頼できる人間関係を築くことで，これからの人生について自信を取り戻してゆくことにある．そしてこれからの人生について自信を取り戻すことこそ，現実から目をそらしてネットの世界に没入してしまっている，ネット嗜癖の子どもたちの回復に必要なことではないだろうか．

本プロジェクトの有効性検証のためには，長期的な追跡調査が必要であると思われる．しかし，短期的には，本キャンプの前後で参加者のネットの使用時間の減少がみられている．また，食事を1日3回とるようになったとか，家で手伝いをするようになった，合宿前に不登校であったが，合宿後に新しい学校を見つけて通いだしたといった参加者も何人かみられている[35]．

17.13 ネット嗜癖の症例

ここで，久里浜医療センターで実際に治療を行った，3症例について，経過を報告したい．なお，症例は個人が特定されないよう，細部に変更を加えてある．

症例1：17歳　高校2年生　男性
主訴：ゲームが気になって学校に行けない．
生活歴：小・中学校では，サッカーが好きで，友達

表17.4 ネット嗜癖治療キャンププログラム内容

日目	日付	曜日	6:00	7:00	8:00	9:00	10:00	11:00	12:00	13:00	14:00	15:00	16:00	17:00	18:00	19:00	20:00	21:00	22:00	23:00
1	8/16	土							受付	オリエンテーション 家族会		アイスブレイク			夕食	休憩	入浴準備・洗濯	入浴 / 日誌記入	部屋の整理整頓・一日のまとめ・就寝	消灯・スタッフミーティング
2	8/17	日	起床・清掃	朝の集い	認知行動療法(集団)		仲間づくりの活動(チャレンジ・ザ・ゲーム)		昼食	ウォークラリー		講義	カウンセリング		夕食	富士山講和	入浴	日誌記入		
3	8/18	月	起床・清掃	朝の集い	認知行動療法(集団)		富士山トレッキング(洞窟探検)									認知行動療法(個人)	入浴準備・洗濯	日誌記入 / テント泊準備		
4	8/19	火	起床・清掃	朝の集い	認知行動療法(集団)	講義		野外炊事(流しそうめん)			オリジナル料理考案・食材買い出し・調理			野外炊事(カレー)			入浴	日誌記入		
5	8/20	水	起床・清掃	朝の集い	認知行動療法(集団)			野外炊事(ピザ)			オリジナルプログラム			カウンセリング	夕食					
6	8/21	木	起床・清掃	朝の集い	認知行動療法(集団)	講義			富士山トレッキング(富士宮口〜御殿場口)					休憩・洗濯・入浴			日誌記入			
7	8/22	金	起床・清掃	朝の集い		創作活動(フォトフレーム作り)/カウンセリング			昼食	アスレチック				ワークショップ			日誌記入			
8	8/23	土	起床・清掃	朝の集い					会食	キャンプまとめ/メンターからのメッセージ					野外炊事(バーベキュー)		花火	日誌記入 / 入浴		
9	8/24	日	起床・清掃	朝の集い	荷物まとめ 清掃	終わりの会準備 家族会				終わりの会										

も多く，成績も良く，クラスのリーダー的存在であった．中2からクラスの友だちに誘われてオンラインゲームを始める．だがこの頃にはリビングにある，家族共有のパソコンを使用しており，家族が寝る23時にはやめることができていた．高校に入学．サッカーを頑張ろうと思っていたが，先輩との関係が原因で，高1の冬休みを前に部活をやめる．その後，今までためていた小遣いで自分専用のパソコンを購入してからオンラインゲームがエスカレートした．高2の夏休みには，昼夜逆転した生活を送る．高2の2学期以降は学校へ行けなくなった．出席日数が足りなくなり，全日制高校を退学．当院を受診した．

通信制高校に転校後も，毎日12〜14時間，オンラインゲームをする生活を続けた．本人は，「ネット使用時間を何とか5時間に減らしたい」と言っていたが，できない状態が数か月続いた．ネット使用時間を減らすためにアルバイトをしはじめる．すると，アルバイトで周囲から頼られる存在となる．高3の夏，1か月間，海外にホームステイをする．その間は一度もオンラインゲームはできなかった．帰国後，すぐにオンラインゲームをする生活に戻る．9月，ホームステイ先で知り合った日本人の友達から連絡が入り，一緒に大学に行こうと誘われる．すると「絶対に大学に行きたい」とオンラインゲームをやめ，猛勉強を始めた．しかし勉強が間に合わず大学に不合格．専門学校へ行くことにした．専門学校では引き続きオンラインゲームを封印して猛勉強し，法律関係の資格を取得した．

症例2：14才　中学2年生　男子
主訴：学校に行かずオンラインゲームをし続けている．
生活歴：本人幼少時より，ゲームが大好きだった．幼稚園から小学校にかけて，落ち着きがないことを指摘されることがあった．周りの子とよくケンカになっていた．本人が小1時に両親が離婚．母方祖父母と暮らしはじめた．もともとあまり成績が良くなかったが，猛勉強し，中高一貫校に合格．

中学では厳しいと有名だったレスリング部にあえて入部．頑張っていたが，中1の3月に骨折してしまい，気持ちが折れてしまったという．このことをきっかけに学校を休むことが多くなり，勉強もついていけなくなり，中2の4月以降，まったく学校に行かなくなってしまった．

家でやることもないのでスマホのゲームを始めたところ，ランキングが上昇していくことが面白く，ゲームにのめり込んでいった．ランキングを上げるために課金をはじめ，祖父母や母のクレジットカードを使用するなどして3か月で120万課金した．ランキングが世界最年少記録を樹立し，ネット上でちやほやされるようになる．体重が20kg減った．母親がスマホを取り上げると，「スマホを返してくれないなら死ぬ」と大量服薬し，救急搬送されることがあった．そのため，母親も自殺を恐れてスマホを取り上げることもできなくなった．中2の7月に当院を受診した．「大人の人で同じゲームをやっている人の代わりにプレイして，レベルを上げてあげるとお金をくれる」と話していた．8月，ネット嗜癖治療合宿に参加．合宿中，はじめの頃は，同学年の子と意見が合わず，喧嘩になったり，帰宅欲求を訴えたりしていたが，特定の男性メンターに甘えるようになり，いろいろな話をしはじめる．卓球にはまり，いつかメンターの一人に勝ちたいと時間があれば練習に励むようになっていた．

合宿から帰るとすぐにゲーム生活に戻る．体重が再び低下する．一方で，デイケアに来るようになる．デイケアに来ては，いろいろなことを話しはじめる．「進学校で勉強厳しくて最初からついていけなかった．だからレスリング頑張ろうと思ってたのに，けがしちゃって……」「僕，やりたいことがあったら絶対そっちに行くと思うんだよね．勉強はもう絶対にやりたくない」「小学校時代，遊ぶのも我慢してあんなに勉強したのに，今さら公立中学に転校したら，勉強しないで遊んでた子と同じになっちゃうから嫌」「好きなことして30歳になったら死ぬからいい」と話していた．その後，それではどんなことがしたいかといったことを中心に話し合っていった．すると，「ゲームを作る仕事だったらやりたい．その勉強をするためにはハイスペックパソコンが必要」と新たにゲーミングパソコンといわれているようなハイスペックパソコンを母親に購入させる．そのパソコンがうまく使いこなせなかったこともあったのか，しばらくすると突然，「ゲーム会社に就職するには学歴が必要」と言いはじめ，再び登校しはじめる．学校の先生も本人を勉強にのせるよ

う上手に関わってくれたところ，ゲームもほとんどしなくなり，猛勉強し，高校を卒業，大学に進学した．

症例3：14歳　中学2年生　男子
主訴：児童相談所の一時保護所にいるが入院希望．
生活歴：幼稚園で他の子どもとなじめず，多動で自分中心の生活をするなどがあり，広汎性発達障害およびADHDの診断を受ける．小学校では授業に参加できず，他の子どもにからかわれるとしばしば暴力に及んでしまうことがあった．

中学入学．大規模の人数の学校になり，不安・緊張感が高まり，不定期で登校するようになる．学校を休むと家ですることもないので，オンラインゲームを始めたところ，のめり込んでいった．学校に行っても誰も相手にしてくれない状態で，ゲームの相手とのみやりとりをする状態が続いた．母親も本人がゲームの中でしか他人と交流できないため，「しかたないから」とオンラインゲームをし続ける状態を黙認してしまうこともあった．徐々に昼夜逆転した生活になり，完全に不登校になる．学校に行かずにゲームをし続けるため，母が無理やり取り上げると，互いが暴力をふるう状態になった．

ある時，母がパソコンを取り上げたところ，激しい暴力となり，警察を呼んで児童相談所に一時保護になった．児童相談所でも他児と喧嘩になることがみられた．当院での治療を勧められ，当院入院となった．

入院当初は帰宅欲求が強かったが，2日目以降はプログラムに休むことなく参加．デイケアでは，はじめは表情変化に乏しく，バドミントンも不器用さから入ることが難しかったが，少し年上のメンバーが根気強く教えると，徐々にバドミントンの腕があがり，問題なく参加できるようになった．メンバーとして受け入れられたことで笑顔もみられるようになり，昼のミーティングでは，あらかじめ考えてきたクイズを披露するようになる．

外泊を繰り返し，自宅でもゲームにのめり込むことなく過ごすことができたので，退院となった．その後もひと月に1回のペースでデイケア・通院を継続した．毎日通学し，家庭でも会話が増えたとのこと．高校に進学した．

17.14　おわりに

ネット嗜癖は，さまざまなことをきっかけとして，自分への自信と周囲の人々への信頼を失い，誰かに相談することもせずに現実の問題から逃避している状態であるともいえるのではないだろうか．そこからの回復の第一歩となるのは，現実の誰かと信頼関係を築くことで，それまで避けてきた現実の問題と向き合えるようになることのようである．ここに，援助職がネット嗜癖に陥った人々に，いくばくか役に立てるかもしれない手がかりがあるように感じている．おそらく，これはネット嗜癖問題に限った特殊なことではなく，これまで心の問題に対する援助職の先達が，尽力されてこられたことと何ら変わらない．

今後もIT技術の発展に伴い，その負の側面であるネット嗜癖関連問題はさらに大きくなっていくものと予想される．ネットの世界が，「現実のコミュニケーションにつまずいてしまった人々の現実逃避の場」ではなく，現実のコミュニケーションを充実したものにしてくれ，現実生活をより良いものにしてくれるツールとなっていってくれることを願うばかりである．

[三原聡子]

文　献

1) 総務省：平成28年通信利用動向調査の結果．Retrieved from http://www.soumu.go.jp/johotsusintokei/statistics/data/170608_1.pdf（2018年1月閲覧）
2) 総務省情報通信政策研究所：平成28年情報通信メディアの利用時間と情報行動に関する調査報告書．2017；Retrieved from http://www.soumu.go.jp/menu_news/s-news/01iicp01_02000064.html（2018年1月閲覧）
3) 内閣府：低年齢層の子どものインターネット利用環境実態調査．2017；Retrieved from http://www8.cao.go.jp/youth/youth-harm/chousa/h28/net-jittai_child/pdf/gaiyo.pdf.（2018年1月閲覧）
4) Grant BF, Dawson DA：Age of onset of drug use and its association with DSM-IV drug abuse and dependence：results from the National Longitudinal Alcohol Epidemiologic Survey. Journal of Substance Abuse 1998；10：63-73.
5) Kuss DJ, Griffiths MD, et al：Internet addiction：a systematic review of epidemiological research for the last decade. Current pharmaceutical design 2014；20：4026-4052.
6) Mihara S, Osaki Y, et al：Internet use and problematic use among adolescents in Japan：a nationwide representative survey. Addictive Behaviors Reports 2016；4：58-64.
7) Young KS：Internet addiction：the emergence of a new

8) 樋口 進．成人の飲酒実態と生活習慣に関する実態調査研究．厚生労働科学研究費補助金（循環器疾患等生活習慣病対策総合研究事業）わが国における飲酒の実態ならびに飲酒に関連する生活習慣病，公衆衛生上の諸問題とその対策に関する総合的研究（研究代表者：石井裕正）総括分担研究報告書．2009．

9) 樋口 進．平成 25 年度厚生労働科学研究補助金（循環器疾患・糖尿病等生活習慣病対策総合研究事業）WHO 世界戦略を踏まえたアルコールの有害使用対策に関する総合的研究．総括研究報告書．2014．

10) Young K : Caught in the Net. John Wiley & Sons, Inc. ; 1998.

11) Mihara S & Higuch S : Cross-sectional and longitudinal epidemiological studies of internet gaming disorder : A systematic review of the literature. Psychiatry and Clinical Neurosciences 2017 ; **71** : 425-444.

12) Bakken IJ, Wenzel HG, et al : Internet addiction among Norwegian adults : a stratified probability sample study. Scand J Psychol 2008 ; **50** : 121-127.

13) Durkee K, Carli P, et al : Prevalence of pathological internet use among adolescents in Europe : demographic and social factors. Addiction 2012 ; **107** : 2210-2222.

14) Ko C-H, Liu G-C, et al : Brain activities associated with gaming urge of online gaming addiction. Journal of Psychiatric Research 2009 ; **47** : 486-493.

15) Han D. H, Hwang J. W, et al : Bupropion Sustained Release Treatment Decreases Craving for Video Games and Cue-Induced Brain Activity in Patients With Internet Video Game Addiction. Psychology of Popular Media Culture 2011 ; **1** : 108-117.

16) Meng Y, Deng W, et al : The prefrontal dysfunction in individuals with Internet gaming disorder : a meta-analysis of functional magnetic resonance imaging studies. Addiction Biology 2015 ; **20** : 799-808.

17) Gentile DA, Stone W : Violent Video game effects on children and adolescents. A review of the literature. Minerva Pediatrica 2005 ; **57** : 337-358.

18) Scharkow M, Festl R, et al : Longitudinal patterns of problematic computer game use among adolescents and adults : a 2-year panel study. Addiction 2014 ; **109** : 1910-1917.

19) Konkolÿ TB, Woodin EM, et al : Natural course of behavioral addictions : a 5-year longitudinal study. BMC Psychiatry 2015 ; **15** : 4.

20) World Health Organization : ICD-11 Beta Draft-Mortality and Morbidity Statistics. Retrieved from https://icd.who.int/dev11/l-m/en (2018 年 1 月閲覧)

21) World Health Organization : Public Health Implications of Behavioural Addictions Associated with Excessive Use of Internet, Computers, Smart Phones and Similar Electronic Devices Meeting Report ; 2015.

22) World Health Organization : Behavioural Disorders Associated with Excessive Use of the Internet, Computers, Smartphones and Similar Electronic Devices : Clinical Descriptions, Diagnostic Guidelines and Priorities for International Research. Meeting report.

23) World Health Organization : Policy and Programme Responses to Mental and Behavioural Disorders Associated with Excessive Use of the Internet and Other Communication and Gaming Platforms Meeting Report ; 2017.

24) World Health Organization : Forth meeting on the Public health implications of addictive behaviours ; in press.

25) Aarseth E, Bean A M, et al : Scholars' open debate paper on the World Health Organization ICD-11 Gaming Disorder proposal. Journal of Behavioral Addictions 2016 ; **6** : 267-270.

26) Billieux J, King D, et al : Functional impairment matters in the screening and diagnosis of gaming disorder. Commentary on : Scholars' open debate paper on the World Health Organization ICD-11 Gaming Disorder proposal (Aarseth et al.). Journal of Behavioral Addictions 2017 ; 285-289.

27) Saunders JB, Hao H, et al : Gaming disorder : its delineation as an important condition for diagnosis, management and prevention. Journal of Behavioral Addictions 2017 ; **6** : 271-279.

28) Higuchi S, Nakayama H, et al : Inclusion of gaming disorder criteria in ICD-11-a clinical perspective in favor : commentary on : Scholars' open debate paper on the World Health Organization ICD-11 Gaming Disorder proposal (Aarseth et al). Journal of Behavioral Addictions, 2017 ; **6** : 293-295.

29) Carli V, Durkee T, et al. : The association between pathological internet use and comorbid psychopathology : a systematic review. Psychopathology 2013 ; **46** : 1-13.

30) Ha JH, Yoo HJ, et al : Psychiatric comorbidity assessed in Korean children and adolescents who screen positive for internet addiction. J. Clin. Psychiatry 2006 ; **17** : 821-826.

31) Shapira NA, Goldsmith TD, et al : Psychiatric features of individuals with problematic internet use. Journal of Affective Disorders 2000 ; **57** : 267-272.

32) Ko C-H, Yen J-Y, et al : The association between Internet addiction and psychiatric disorder : a review of the literature. Eur. Psychiatry 2012 ; **27** : 1-8.

33) Winkler A, Dörsing B, et al : Treatment of internet addiction : A meta-analysis. Clinical Psychology Review 2013 ; **33** : 317-329.

34) Koo C, Wati Y, et al. Internet-addicted kids and Soth Korean government efforts : boot-camp case. Cyberpsycholgy and Behavior Social Networking 2011 ; **14** : 391-394.

35) Sakuma H, Mihara S, et al : Treatment with the Self-Discovery Camp (SDiC) improves internet gaming disorder. Addictive Behaviors 2016 ; **64** : 357-362.

コラム3
行動嗜癖の動物モデルは可能か？

a. 動物モデルの意義

行動嗜癖とされるものの代表はギャンブル障害である．ギャンブル障害の臨床像は薬物依存に似ている．またその治療法も薬物依存の治療を参考に考えることができる．しかし，神経科学的なメカニズムが薬物依存と同じかどうか，知見は集積されつつあるが，まだわからない．このような対象には動物モデルをつくることが役に立つ．うまくできたかどうかは別として，何をモデル化すべきかを考えることが問題の本質を理解する鍵になるからである．動物モデルを用いると神経機構に切り込むことができ，脆弱性を左右する要因や保護要因を検討することもできる．また，薬物療法も含めて，治療法の開発にも役立つ．本コラムではこれまでに開発されたげっ歯類の行動実験を3種紹介し，今後の動向を展望する．

b. アイオワ・ギャンブリング課題

Bechara et al.（1994）によって開発されたアイオワ・ギャンブリング課題（Iowa Gumbling Task：IGT）は，4つのデッキからカードを引き，合理的な意思決定ができるかどうかを調べるものである[1]．4つのうち2つは大儲けをするが大損もする（ハイリスク・ハイリターン）．残る2つは小幅な儲けと損である（ローリスク・ローリターン）．多くの人は最初のうちハイリスク・ハイリターンを好むが，負けが込むとローリスク・ローリターンに選択を移す．ところが，知能に問題はないのにそのスイッチができない人がいる．これが意思決定の問題であり，脳損傷，薬物依存など多くの研究が行われた．

IGTをラットで再現する試みが報告されたのは2006年である．この実験では4本の走路のある迷路が用いられた．2本には多くの餌粒が置いてあるが，ときおりキニーネを混ぜた餌粒を置く．すなわちこれがハイリスク・ハイリターンである．残る2本には少量の餌粒しか置いていない．ときおりキニーネが混ざるがその確率は低い（ローリスク・ローリターン）（図1）．基本的にはラットやマウスも健常な人と同じような選択をする[2]．同様の実験は名古屋大学の溝口らによって改良され，DREADD法という最先端の神経活動操作法を用いて意思決定のバイアスを矯正するという大きな成果をあげている（⇒第5章）．

c. 遅延報酬割引

なぜ借金をすると利子がつくのだろうか？　それは将来の「元本＋利子分」が現時点の元本と等しい価値を持っていると考えるからである．すなわち将来の報酬額は割り引いて認知され

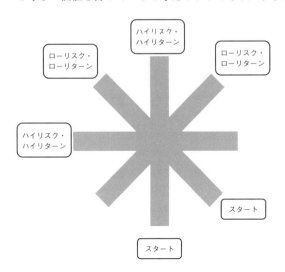

図1　放射状迷路を用いたラットのギャンブル課題（文献2に基づいて作成）
一種の空間学習課題であるが，4本の選択肢のうち2本は餌粒の数が多いかわりに苦味のある餌が提示される頻度も高い（ハイリスク・ハイリターン）．残る2本は餌粒の数は少ないが，苦い餌が置かれる頻度も低い（ローリスク・ローリターン）．

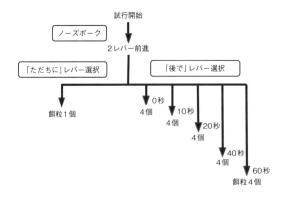

図2 ラットの遅延報酬割引課題（文献4に基づいて作成）
2つのレバーのうち一方を押すと少量の餌がただちに得られる．他方を押すと多くの餌が得られるが，それまでに待ち時間がある．

る．薬物依存者はこの割引率を大きく見積もる．つまり「将来手に入る大きな報酬」よりも「今すぐに手に入る小さい報酬」の方を好む[3]．これがある種の衝動性を反映していると考えられ，これまで多くの研究が行われてきた．

これをラットの実験で再現したのが図2に示す方法である．2つのレバーがあり，一方を押すと少量の餌粒がただちに得られる．他方を押すと多くの餌粒が得られるが，しばらく待たされる．遅延時間と報酬量を系統的に変化させると，遅延時間が長くなるにつれて「大きな報酬」を選択する率が減る[4]．

d．スロットマシン

ラットに直截に「スロットマシン」を行わせる実験もある．この実験には試行を開始する開始レバー（ロールレバー）と「勝った」ときに報酬を獲得するレバー（コレクトレバー）および3個ののぞき穴（nose poke hole）を用いる．のぞき穴には光刺激が点滅するようになっている．ロールレバーを押すと試行が開始され，このレバーは引き込む．そこで左の穴にラットが鼻先を突っ込むと，この穴の光が2Hzで点滅を始める．次いで中央の穴，右の穴と順次鼻先を突っ込むと，以下同様にこれらの穴に設置されたランプが2Hzで点滅する．なお，点灯時には20 kHz，消灯時には12 kHzの音刺激が提示される．ここで3個の穴すべての光が点灯したときに獲得レバー（コレクトレバー）を押すと，ショ糖風味の餌粒が10個得られる（勝ち）．それ以外のタイミングで獲得レバーを押すと10秒のタイムアウトが始まる（負け）．したがって3個全部が点灯していないときには開始レバーを押してその試行をキャンセルし，新たな試行を始めるのが「得」である（図3）[5]．この手法を用いて，疑似ギャンブル行動におけるドパミン系の役割や個体差の影響などが調べられている[6]．

なお，個体差について付言すると，ラットに2種類の音高による弁別学習を行わせ（一方は報酬あり，他方はなし），中間の高さの音を提示して，それを「報酬的」と判断するか，「無報酬的」と判断するかによって，ラットを「楽観的」な個体と「悲観的」な個体に分ける[7]．簡単な実験ではあるが，嗜癖的行動の背景にある「認知バイアス」をモデル化したものとして興味深い．

e．今後の展望

以上のように，行動嗜癖のうち少なくともギャンブルに関しては，損失と利得を確率的に分布させることに成功すれば，ラットでのモデルを作製することは可能であり，その研究は増えている．しかし，そこで課題になるのは，正常で適応的な行動と，そこからの偏倚をいかにモデル化するかである．さらにこうした研究を行動嗜癖の解明につなげるためには，ヒトがある種の行動に嗜癖することによって何を求めているのかを検討しなければならない．すなわち嗜癖的な行動を強化している真の要因は何かということである．それは果たして金銭の獲得なの

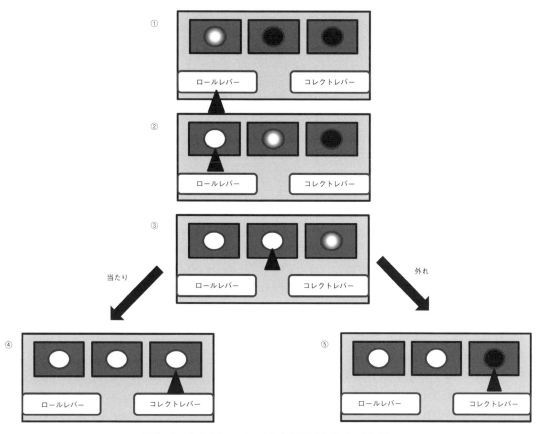

図3 ラットの「スロットマシン」（文献5に基づいて作成）
ロールレバーを押して試行を開始する．左から順次ランプが点灯するので，それに対応する穴に鼻先を突っ込む．3つとも点灯したときに「コレクトレバー」を押すと多くの餌粒が得られる（勝ち）．そうでないときにコレクトレバーを押すと10秒間の暗黒になる（負け）．そのときには再びロールバーを押して新しい試行を始めた方が有利である．

であろうか？ それとも，より主観的な「快情動」か，はたまた「不快情動からの一時的解放」か？ それによって動物実験で用いる強化子を工夫しなければならないであろう．この点で基礎研究と臨床研究がいかに連携できるかが今後の鍵を握っている．　　　　[廣中直行]

文　献

1) Bechara A, Damasio AR, et al：Insensitivity to future consequences following damage to human prefrontal cortex. Cognition 1994；**50**：7-15.
2) van den Bos R, Lasthuis W, et al：Toward a rodent model of the Iowa gambling task. Behav Res Methods 2006；**38**：470-478.
3) Kirby KN, Petry NM, et al：Heroin addicts have higher discount rates for delayed rewards than non-drug-using controls. J Exp Psychol Gen 1999；**128**：78-87.
4) Mar AC, & Robbins TW：Delay discounting and impulsive choice in the rat. Curr Protoc Neurosci 2007；Chapter 8：Unit 8.22.
5) Winstanley CA, Cocker PJ, et al：Dopamine modulates reward expectancy during performance of a slot machine task in rats：evidence for a 'near-miss' effect. Neuropsychopharmacology 2011；**36**：913-925.
6) Rafa D, Kregiel J, et al：Effects of optimism on gambling in the rat slot machine task. Behav Brain Res 2016；**300**：97-105.
7) Enkel T, Gholizadeh D, et al：Ambiguous-cue interpretation is biased under stress- and depression-like states in rats. Neuropsychopharmacology 2010；**35**：1008-1015.

コラム4

基礎と臨床のクロストーク

a. 基礎から臨床へ

科学の知と臨床の知：医学でも心理学でも「基礎系」，「臨床系」という区分は何となく一般的である．しかし，基礎の反対が臨床かというと，そうとは考えられない．基礎の反対は応用であろう．基礎はなにゆえ基礎なのかと問われれば，それは臨床の基礎だからである．

臨床と対立すると思われているのは「科学」である．わが国では哲学者の中村雄二郎が「臨床の知」を提唱してから，臨床と科学の違いが認識されることになった[1]．

「科学の知」は時空を越えた普遍性を目指す．こう言うと難しく聞こえるが，要は世界のどこでいつ調べてもほぼ同じ結果が出ること，すなわち再現性の担保である．そのためには，結果を得るための手続き（操作）を明示しておく．なぜ操作が大事かというと，反証の余地を残しておくためである．だいたいにおいてこれは「集合の知」を目指す方向である．傑出した感性を持つ人だけに訴えるのではなく，誰もが共有できる知識を目指す．

ところが，このやり方では何か大事なものが抜け落ちてしまうという感覚が我々のどこかにある．何が落ちてしまうかというと，たとえば出来事と背景との関係（コスモロジー）である．世の中には「あるとき」，「あるところで」起こったからこそ意味を持つ出来事がある．また，「わたし」のパフォーマンス効果も抜け落ちる．世の中には「わたし」が関わったからこそ獲得できた情報がある．ここで「わたし」を透明な存在にしてしまっては，その情報は価値を失う．主にこの二者を重視するのが「臨床の知」である．

「科学」と「臨床」はどちらが良いとか正しいとかいうものではなく，両者が補完し合い，協力し合ってこそ人間にとって意味のある成果があがる．

基礎研究の意義と限界：いま臨床の現場では「アディクションは基本的に人間の性格や意思の問題ではない」と考えられていると思う．その見解を支えたのは基礎研究である．

まず，本書第1部で述べられているように，1960年代から本格化した動物実験によって依存性薬物の強化効果，報酬効果，弁別刺激効果（自覚効果）が明らかになった．すなわち，こうした薬物は固有の性質として「乱用を招く特性」を持っている．だから特別な人間だけの問題ではないのである．また，第2部で述べられているように，アディクションは脳の報酬系とその関連領域，すなわち記憶の形成や意思決定に関わる神経系の働きによって進行する．これらは動物の生存にとって必須の神経システムであり，アディクションとは「生きること」の変形にほかならない．だから病態としては厄介なのである．

臨床側にこういう視点を提供したことは基礎の貢献と自負してよいだろう．しかし近年になって基礎研究も自省せざるを得なくなった．それは，従来のままでは「アディクションの本体」に迫っていないのではないかという自省である．

そのきっかけはギャンブルやインターネットといった化学物質ではない対象への嗜癖という問題であった．コラム3に述べたように，動物にギャンブル的な行動をさせることは不可能ではない．しかし，はたしてこれが「行動嗜癖」のモデルだろうか？

そう考えたときに，我々はこれまで薬物依存の研究として行ってきた動物実験が「アディクションのモデルではない」ことにあらためて気づいたのである．すなわち自己投与や薬物弁別は薬理の実験であり，薬物の性質を調べる実験であった．しばしば誤解されることだが，「動物が依存"症"になったから」自己投与や薬物弁別を行うわけではない．薬物の性質をどれほど詳細に調べても「依存症」の本体に迫ることにはならない．

そこで，10数年ほど前のことになるが，臨床の診断基準を参考にして，「依存症」の特徴

表1 モデル研究の必要性（文献3より作成）

アディクション・サイクルのステージ	動物モデル	人間モデル
大量摂取/酩酊	アルコール自己投与 条件付け場所嗜好性 脳内自己刺激電流閾値 依存動物における自己投与欲求の増大 嫌悪刺激に対する反応抵抗性	アルコール自己投与 衝動性：遅延報酬割引もしくはストップ課題 アルコール負荷試験 比率累進によるオペラント条件付け
離脱/不快情動	不安様行動 条件付け場所嫌悪性 離脱誘発アルコール自己投与	自己治癒 ネガティブな手がかりに対する反応のバイアス
とらわれ/効果予期	アルコールによる自己投与再燃 手がかり刺激による自己投与再燃 ストレスによる自己投与再燃	アルコール誘発渇望 手がかり刺激による渇望 ストレスによる渇望 手がかり刺激に対する脳の反応（画像解析）

（症状）を動物実験に反映させるべきだという意見が出た[2]．これは基礎心理学の側から出てきた意見である．この意見に基づいて，まずは「強迫的な欲求」をモデル化する実験が行われたが，今のところそれがうまくいったようには見えない．

基礎から臨床へのメッセージ：基礎側からみると，診断基準は，まだ「エピソード」の集成である．診断のための尺度があるとはいえ，その項目も実験で検証できる形ではない．

そこで基礎研究者としては臨床側に「我々にわかる形でアディクションの臨床的特徴を明示してもらえませんか？」という注文を出したい．

すでにそういう例はある．たとえば，アディクション治療の今後を考える作業の中で，米国の国立アルコール乱用・アルコール依存症研究所（NIAAA）の臨床グループから出てきた意見がその1つである．その意見は，「動物モデル」から一挙に臨床現場に跳ぶのではなく，その中間に「人間のモデル」を置くべきだというものだ[3]．人間の行動をあらためて人間でモデル化するというとばかばかしいように聞こえるかも知れないが，たとえば表1のような「モデル」が考えられている．

この発想は統合失調症などの領域で「エンドフェノタイプ」とされているものに近い．その領域ではエンドフェノタイプの特徴として①遺伝性がある，②量的に測定可能である，③孤発例において精神障害や症状と関連する，④長期にわたって安定である，⑤精神障害の家系内では精神障害でない人にも発現が認められる，⑥精神障害の家系内では障害を持つ人は持たない人より関連が強いといったことがあげられている[4]．

アディクションにも何かエンドフェノタイプ的なものが存在するのではないだろうか．それが見つかったら，時代とともにアルコール，ヘロイン，有機溶剤，覚醒剤，カンナビノイド，ギャンブルと目まぐるしく変遷してきた臨床像に通底する問題は何なのか，患者は何が欲しくてドラッグやギャンブルに手を染め，「ほどほど」でやめることができなくなるのかといった問題を解く手がかりが得られるだろう．

そうすると基礎研究は一段と進む．今日「トランスレーショナルリサーチ」として知られる基礎と臨床の橋渡しも加速する．基礎研究者の願いは臨床に貢献することである．本書に稿を寄せた基礎研究者の筆からもその思いが感じられることだろう．そのためにも基礎研究者が「臨床の知」をわきまえ，臨床家が「科学の知」を重んじることが求められるように思う．

［廣中直行］

b. 臨床から基礎へ

臨床の立場：もし，依存のテーマが物質依存のままであったならば，基礎と臨床の研究者はこれまでどおり同じ方向を向いて，同じ問題意識を持って研究していたであろう．しかし，行

動嗜癖がこの領域に入ってからは，両者の間で共通言語を失ってしまったように思える．これは，臨床サイドの問題といえる．つまり，行動嗜癖が入ってきてから，従来の依存の概念が崩れてきた気がする．たとえば，ゲーム嗜癖の少年達をみていると，ほとんどのケースでゲームが現実逃避の手段であることがわかる．同時に，いま，どんなにゲームにはまっていても，10年後に同様にはまっているのかは疑わしい．このような体験は，物質依存ではあまりなかった．つまり，物質依存では，物質にはまった当初の理由が何であれ，依存が形成されると，物質を求めることが生活の第1の目的となり，しかも，一生，その物質から離れることが難しくなる．「覚醒剤やめますか，人間やめますか」が，まさに"依存"のイメージであった．行動嗜癖（ギャンブル，ゲーム，万引き，盗撮など）でも，もちろん，その行動にはまって，一生を棒に振る人達も少なくない．一方で，現実逃避などの当初の必要がなくなると，その行動にいかに激しくはまっていても，自然にその行動をしなくなったり，別の行動に移っていったりすることも珍しくない．物質依存のイメージからいうと，このような行動は，本物の依存ではないような感じすらした．

しかし，考えてみると，物質依存では，物質の作用（脳神経への作用や，激しい離脱症状の出現）が依存の病態を修飾していた可能性がある．その証拠に，物質依存では，物質に手を出す理由はさまざまであっても，依存が形成されると，みな同じような病態を呈する．もしかしたら，これは，物質による2次的な作用をみていたのかもしれない．そのように考えると，これまで，当たり前であった精神依存と身体依存という概念も，物質の作用によって修飾された2次的な変化が混在した病態をみていた可能性すらある．そうなると，これまで当たり前のように考えられていた「アディクションは基本的には人間の性格や意思の問題ではない」とクリアカットに言ってしまってよいのか，そこまで個体側の要因を無視してよいのか正直迷うところがある（もちろん，意思が弱いためにアディクションになるなどの誤った認識や，不当な非難につながることは避けなければならないが）．もしかしたら，依存あるいは嗜癖の本質は，このような物質の影響を受けない行動嗜癖で純粋に観察できるという考え方もできるかもしれない．

臨床から基礎へのメッセージ：振り出しに戻った気がするが，今こそ，"依存"，"嗜癖"とは何か（便宜的に，物質には"依存"，行動には"嗜癖"という用語を用いる）を改めて考えるときではないだろうか．物質依存の動物モデルは，再現性が高く，モデルとしての妥当性も高かった．しかし，それは，依存性物質という明らかな中枢作用を持った武器を用いているからで，そのデメリットは，物質の作用が強すぎて，依存・嗜癖形成における個体側の要因を消してしまっていた可能性がある．個体側の要因とは何であろうか．まずは，①物質や行動に手を出す最初のきっかけである．好奇心の場合もあろうが，多くはストレスにさらされた状況の中で一時的にそのつらさを忘れられるなどの不快な感情が個体側に準備状態として存在することが多い（生物学的には，脳内報酬系の機能低下が想定されている）．次に，②物質や行動を生活に支障のない範囲で楽しんでいるケースがある一方で，自己制御不能な過剰使用に陥るケースもある．この違いは何からくるのか明らかにする必要がある．第3には，③依存や嗜癖がいったん形成された後に，それが生涯続くケースと，回復するケースがある．その違いのメカニズムも不明である．このように，依存や嗜癖の発生，形成，維持，回復などの段階に分けて，その症状構成や病態生理を細かく見ていくことが求められるのではないだろうか．同時に，物質依存と行動嗜癖を比較することで，そのような試みも可能になる可能性がある．このような考え方を，基礎サイドはどのように受けとめるのか知りたいところである．

[宮田久嗣]

c. まとめ

対話から協奏・共創へ：臨床から基礎に投げかけられた具体的なメッセージのキーワードは「最初のきっかけ」，「自己制御可能なケースと不能なケースの違い」，「回復可能なケースと不能なケースの違い」の解明である．これを基礎側の言葉に翻訳すると，個体差をノイズと考えず，個体差を生む要因を明らかにする研究が求められていると言えるだろう．幸いなことに，近年の基礎研究はこの方向に向かって進みつつある．

もう1つ，物質依存と行動嗜癖の比較を通じて依存や嗜癖の発生，形成，維持，回復など，時間軸を追った分析を行うことも提起された．ここには2つの課題がある．1つは行動嗜癖の動物モデル作成，もう1つは経時的な分析である．前者の試みは本書でも紹介したが，それらは臨床家からどう見えるだろうか？ フィードバックを受けたいところである．また第2の点を考えると，我々がこれまで「結果が不安定」といった理由で捨ててきたデータの再検討が求められているように思われる．

いずれも難しい課題だが，臨床側があらためて「依存・嗜癖とは何か」を問い直そうと苦闘しているときに，基礎側が安直に伝統的な実験法に依拠することはできないだろう．新しいパラダイムを作るぐらいの意気込みで仕事をしなければならない．そこで期待できるのが，近年薬理学や脳科学で著しく進歩したビッグデータの解析技術，活用技術ではないだろうか．こうした技術をうまく活用すれば，システムとしての生体の多面的な姿を描き出すことができる．精神医学でもビッグデータは友好な切り口のひとつになりつつある．

そのためにも，基礎・臨床お互いの情報交換，意見の突き合わせが不可欠である．共同研究の推進，学会での共同シンポジウム，共同事業の企画など，できることは何でもやっていこう．そこで大事なのは，お互いが自らの知見や概念を相手にわかる言葉に翻訳することだと思う．このことに関して，異なる研究パラダイム間の「翻訳」を論じた動物心理学者の澤は，そうした翻訳とは「研究者同士が対話をして折り合いをつけることでもなければ，複数の説明軸を統合して新たな軸を作ることでも」ないという[5]．単なるクロストークでは不十分なのである．実りある翻訳とは「一つの現象が複数の説明軸でそれぞれどのように説明されるか，お互いの説明と対応づけながら，その全体像を多面的に描き出す作業」であり，そのための第一歩は「自分の説明軸を自覚すること」だと澤は言う．そうすると我々はまずお互いが暗黙知の世界に閉じ込めてきたことの開示から始めなければならないのだろう．本書がその道程の第一歩となることを念じている．

［廣中直行］

文 献

1) 中村雄二郎．臨床の知とは何か．岩波書店；1992．p.133-135
2) Robinson TE：Neuroscience. Addicted rats. Science 2004；**305**：951-953.
3) Litten RZ, Falk DE, et al：Discovery, development, and adoption of medications to treat alcohol use disorder：goals for the phases of medications development. Alcohol Clin Exp Res 2016；**40**：1368-1379.
4) 橋本亮太：エンドフェノタイプ．脳科学辞典．2015；Retrieved from https://bsd.neuroinf.jp/wiki/エンドフェノタイプ（2019年4月閲覧）
5) 澤　幸佑：動物心理学における研究パラダイム間の「翻訳」について．動物心理学研究．2008；58：73-76.

コラム5

物質と行動のアディクションは，同じ？ 違う？

　物質依存と行動嗜癖は国際診断基準（DSM-5[1]やICD-11[2]）で共通の疾病カテゴリーに分類されていたり，物質依存で培われた治療法が行動嗜癖に応用されたりしていることから，2つの疾患に共通点があることに異論はないであろう．しかし，それでは，両者が同じ疾患といってよいのかとなると，すぐには答えが出ないというのが現状ではないだろうか．このコラムでは，筆者一人でpros and cons（賛否討論）をして，このテーマを考えてみたい．この議論を通してアディクションの本質は何であるのかを考える良い機会になれば幸いである．

a. 症候学からみた pros and cons

　表1と表2に示したとおり，DSM-5とICD-11では，物質依存（使用障害）と行動嗜癖の診断基準の考え方に少し違いがあるようである．DSM-5のギャンブル障害では9項目中5項目が物質使用障害と共通であるのに対して，インターネットゲーム障害では9項目中7項目が物質使用障害と共通である．すなわち，インターネットゲーム障害のほうが物質使用障害と共通した特性を有している．また，物質使用障害にはなくてギャンブル障害とインターネットゲーム障害にみられる項目は，"関連した嘘"と"逃避的な目的での使用"であり，加えて，ギャンブル障害でのみ認められる項目は2項目の"金銭に関連した問題"である．すなわち，DSM-5では，物質使用障害と行動嗜癖に共通項を認めているものの，行動嗜癖に特徴的な臨床症状も存在するとしている．

表1　DSM-5における物質使用障害，ギャンブル障害，インターネットゲーム障害の比較[1]

診断名	物質使用障害	ギャンブル障害	インターネットゲーム障害*
診断方法	12カ月間に11項目中2項目以上	12カ月間に9項目中4項目以上	12カ月間に9項目中5項目以上
診断項目	大量，長期使用（制御障害）		
	減薬，中止の失敗（制御障害）	減薬，中止の失敗（制御障害）	ゲームの制御障害（制御障害）
	入手，使用，回復に時間を要する（制御障害）		
	渇望（制御障害）	没頭（制御障害）	没頭（制御障害）
	使用による社会生活障害（社会障害）	使用による社会生活障害（社会障害）	使用による社会生活障害（社会障害）
	社会的問題にもかかわらず使用（社会障害）		問題にもかかわらず使用（社会障害）
	社会的役割，趣味の放棄（社会障害）		以前の楽しみの興味喪失（社会障害）
	危険な状況下での使用（危険な使用）		
	健康問題にもかかわらず使用（危険な使用）		
	耐性（薬理特性）	掛け金の増加（耐性：薬理特性）	使用時間の増加（耐性：薬理特性）
	離脱症状（薬理特性）	離脱症状（薬理特性）	離脱症状（薬理特性）
		ギャンブルに関連した嘘（社会障害）	ゲームに関連した嘘（社会障害）
		他人の金を頼る（社会障害）	
		失った金の深追い（危険な使用）	
		不快感からの逃避的使用	実生活からの逃避的使用

*：Section 3（現時点では正式ではないが，将来，エビデンスの蓄積とともに正式に採用される）

表2　ICD-11における物質依存，ギャンブル障害，ゲーム障害の比較[2]

診断名	物質依存	ギャンブル障害	ゲーム障害
診断方法	2項目が同時に12カ月以内に出現，または，1カ月以上持続	4項目が12カ月以上継続．重症の場合には，より短期間でも可．	4項目が12カ月以上継続．重症の場合には，より短期間でも可．
診断項目	使用のコントロール障害（制御障害）	使用のコントロール障害（制御障害）	使用のコントロール障害（制御障害）
	物質中心の生活（社会障害）	ギャンブル中心の生活（社会障害）	ゲーム中心の生活（社会障害）
	生理学的特性（耐性または離脱症状）		
		問題にもかかわらず継続使用（社会障害）	問題にもかかわらず継続使用（社会障害）
		使用による悩み，社会生活障害（社会障害）	使用による悩み，社会生活障害（社会障害）

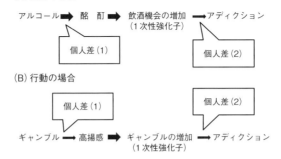

図1 物質依存と行動嗜癖の形成プロセス
物質や行動の摂取から好ましい効果が体験される段階での個人差（1）は，行動の方が物質よりも大きい．一方，それぞれの摂取体験の増加からアディクションが形成される段階での個人差（2）は，物質と行動で大きな違いはない．

一方，ICD-11では，行動嗜癖に耐性と離脱症状を認めていない点を除けば，ICD-10までの物質依存の中心的症候とされていたものをギャンブル障害とゲーム障害に認めている．すなわち，物質依存と行動嗜癖の中核部分は共通していると考える立場をとっているように思える．

b. 発病のプロセスからみた pros and cons

一方，症状が完成されるまでのプロセスを考えてみたい．物質であれ，行動であれ，その対象物にヒトがはまるのは，そのものが好ましい効果を発揮するためである．たとえば，気持ちが良くなる，つらさを忘れさせてくれる，よく眠れるようになるなどである．このような効果を1次性強化効果（報酬効果とほぼ同義）という．

図1に示したように，物質としてアルコールを考えた場合，アルコールの分解酵素の活性が弱いヒト（いわゆる下戸）を除けば，飲酒すればアルコールの薬理作用によってほぼ例外なく酩酊状態になる．酩酊は快であることから，その効果を体験したくて飲酒機会が増えていく．すなわち，アルコールの1次性強化効果が発揮される．しかし，飲酒機会が増えたからといって，すべてのヒトがアルコール依存になるわけではない．コントロールを喪失した一部のヒトが依存症になるのである．

それでは，行動の場合はどうであろうか．ギャンブルを例にとって考えると，ギャンブルを体験すると，高揚感，スリルなどを体験できる．しかし，アルコールのように薬理作用を介して体験されるわけではないので，生体側の要因（ギャンブルがストレス解消として機能する，そのヒトにリスク希求性の性格傾向があるなど）の関与が大きくなる．すなわち，ギャンブルが1次性強化効果として働き，ギャンブルの回数が増えていくのかどうかは個人差が大きく，この点がアルコール依存との違いになる．その後の，ギャンブル嗜癖が形成されるプロセス，すなわち，ギャンブルを楽しむようになったからといって，すべてのヒトがギャンブル嗜癖になるわけではないという点はアルコール依存と類似している．

c. 治療の観点からみた pros and cons

アディクションの治療を図2に示した．通常，アディクションの治療というと，アディクションが形成される（2）の段階に対して行われる．すなわち，対象物への欲求をコントロールできず，対象物中心の生活になり，その結果，社会生活や健康の障害，生体の生理学的変化（耐性や離脱症状）が生じる病的な状態に対する治療となる．したがって，この段階での治療が，物質でも行動でも共通しているのは合理的といえる．一方，その前の段階，物質や行動がその人にとって魅力的（報酬的）となる（1）の段階では，物質と比べて行動の方がその人の

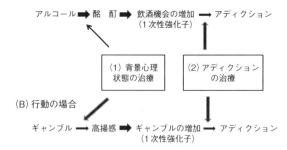

図2 物質依存と行動嗜癖の形成プロセス
(1) は，アルコールやギャンブルの効果を体験して，それを報酬的と捉えるプロセスを示す．(2) は，アルコールやギャンブルの1次性強化効果によって，依存や嗜癖が形成されるプロセスを示す．

心理状態や環境要因の影響を強く受ける．例をあげると，自閉スペクトラム障害の患者では，疾病による1次的，2次的な苦痛からの逃避（報酬効果）のためにギャンブルを行うことがある．その場合，結果として生じたアディクションの治療よりも，ギャンブルに逃避せざるを得なかった精神疾患や心理的課題の治療や対応をした方が効果的であることは，臨床でよく経験される．もちろん，アルコールでも，アルコールに逃避するような心理的な問題がある点では類似しているが，固有の1次性強化効果を検出しにくい行動の方が生体側の要因が大きい．極端な例をあげるならば，手首自傷や被虐待も，それらの行動を強迫的に求め続ける行動嗜癖として捉える立場がある．しかし，これらの行動は本来は生体にとって侵襲的で嫌悪的であることから，回避されるものである．それにもかかわらず，それらの行動を求める人たちにとっては，その行動は1次性強化効果となっている．その背景には，本来は嫌悪刺激であるこれらの行動を強化刺激として捉える生体側の要因が大きく関係している．このような，生体側の関与の強さや個人差が行動嗜癖の特徴といえる．

d．神経科学的観点からみた pros and cons

近年，神経画像研究や生理学的研究によって，物質でも行動でも，脳内報酬系の機能変化や，欲求，離脱，2次性強化に関する生理学的な変化に共通点がみられるとの報告が多い[3,4]．これらの研究は，物質依存と行動嗜癖の病態学的相違を明らかにする点で期待が持てるが，どの研究も，図1でいえば，アディクションが完成された (2) の時点での変化を中心に検討していることを理解しておく必要がある．

e．まとめ

以上まとめると，アディクションが完成された段階では，物質も行動も，症状，病態，治療のいずれの観点からも共通点が多い．しかし，その形成プロセスにおいては，行動において固有の1次性強化効果を認め難い点，あるいは，生体側の要因を強く受ける点で差異がみられる．

この違いを本質的なものと考えるのか，副次的なものと考えるのかは，冒頭に述べたように，アディクションの本質をどのように考えるのかによる．今後，このような視点での依存・嗜癖研究や臨床的知見が集積されることを期待したい．

［宮田久嗣］

文　献

1) American Psychiatric Association. Diagnostic and Statistical Manual of Mental Disorders, 5th Edition. DSM-5. Washington DC：American Psychiatric Publishing；2013.
2) ICD-11 for Mortality and Morbidity Statics （December 2018）；Retrieved from https://icd.who.int/browse11/l-m/en
3) Starcke K, Antons S, Trotzke P, et al：Cue-reactivity in behavioral addictions：A meta-analysis and methodological considerations. J Behav Addict 2018；**7**：227-238.
4) Kim H, Kim YK, et al：Resting-state regional homogeneity as a biological marker for patients with Internet gaming disorder：A comparison with patients with alcohol use disorder and healthy controls. Prog Neuropsychopharmacol Biol Psychiatry 2015；**60**：104-111.

第4部
治療と回復の取り組み
臨床の現場から

　第1部，第2部では，物質依存・行動嗜癖の基礎研究について，第3部では主に問題となる個々の物質や行動についてみてきた．これを受けて第4部では，実際の「治療と回復の取り組み」について，現状を踏まえて解説をする．物質依存・行動嗜癖に対してどのように治療や回復支援を行ってきたか，そしてこれからどのように行っていくかがテーマである．

　治療は，心理社会的治療と薬物療法に大別される．決め手となる薬物療法がない現状で，心理社会的治療がその中心となっている．行動嗜癖の治療・回復支援は標準化されているとはいえないことから，ここでは物質依存の治療・回復支援に焦点を当てて説明する．

　第4部では，まず「治療・回復支援総論」の章の後に，「薬物療法」の実際と今後の可能性について，そして心理社会的治療の中心となっている「認知行動療法」について解説する．薬物療法では，断酒補助薬としてアカンプロサート（レグテクト®）が，飲酒量低減薬としてナルメフェン（セリンクロ®）が，上市された．まだまだ選択肢は少ないが，有効な薬があると治療に取り組む治療者は確実に増える．その意味では，薬の持つ役割は小さくない．また，認知行動療法は有効性に豊富なエビデンスが認められていることから，現在の依存症治療の中心となっている．

　物質依存・行動嗜癖，特に薬物乱用の多くは未成年に始まる．「未成年者を取り巻く薬物環境」，「物質使用障害に伴うさまざまなリスクとその対応」について，それぞれ章を設けた．ここには予防の視点が含まれる．早期対応の重要性を強調したい．

　薬物依存症の治療に対して医療の動きが遅い状況で，司法領域では大きな変化が始まっている．2016年6月，刑の一部執行猶予制度が施行された．薬物事犯者に対して，一貫して不寛容・厳罰主義で対処してきたわが国において，回復支援に舵が切られたことになる．刑務所や少年院での離脱指導・教育，出所後の保護観察対象者に対する離脱プログラムの実践と今後の課題について，「司法・矯正領域における依存・嗜癖対策」の章で解説する．

　依存・嗜癖の治療は医療機関で完結しない．慢性疾患である依存症は，日常生活の中で回復を進めていくものである．そこで，欠かせないのは自助グループの存在であり，回復支援施設の存在である．依存・嗜癖は，その症状が止まればいいというものではない．その後の当事者の社会復帰を見据えた治療・回復支援が不可欠である．最後の章では，慢性疾患である依存症の回復に重要な「社会復帰」について解説する．薬物事犯者以外の依存・嗜癖対策にも注目したい．

　わが国の物質依存・行動嗜癖の治療対象として，これまでアルコール依存症の治療が主であった．しかし，それでも決して十分なものではなく，誰もが気軽に治療を受けられる状況にはない．特別な治療として一般の精神科医療とは「別物」として扱われてきた歴史がある．わが国に109万人いると推定されるアルコール依存症患者のうち，実際に医療機関を受診した患者は5万人にも満たない．このトリートメントギャップをどのように考えるか．早期発見早期治療が重要であるはずの依存症治療であるが，重症化して初めて専門医療機関につながる．そのため，治療も回復も困難となる．そのような状況が，「依存症は厄介な病気」という印象を強めている一因であろう．

　薬物依存症患者については「犯罪者」との見方が主であり，診療を受け入れる医療機関は少数である．それも中毒性精神病に限定されてきた．専門医療機関は全国に10か所程度に過ぎない．処方薬など，使っても捕まらない薬物への移行がみられる状況で，今後の精神科医療の対応が問われている．

これまで，アルコールにせよ薬物にせよ，真の意味で「依存症は病気」と認識されていないこと，一般に精神科医療機関では治療を提供していないことに最大の問題がある．「依存症は病気」と認識できないと，意志の問題や甘えと捉え，指導や叱責する立場を取りやすい．そして，やめられないと患者を責めてしまう．治療関係は対立的となり，信頼関係は築けない．これでは治療がうまくいかないのは当然であろう．

物質依存症は決して厄介で難治な病気ではない．進行例ばかりを対象としてきたこと，誤解や偏見が治療者に強かったこと，適切な治療対応の普及が遅れたこと，医学教育などで十分取り上げてこなかったことなど，依存症治療が敬遠されてきた原因をあげればきりがない．

行動嗜癖は，物質依存以上に精神科医療の対象とは認められずに今日に至っている．ギャンブルについては，かろうじていくつかの医療機関で取り組まれてきた．インターネット・ゲームについては，その急激な普及とともに，未成年者の不登校問題などが指摘され，先進的な医療機関が取り組みはじめたところである．行動嗜癖の治療については，これからの分野である．

このように，物質依存・行動嗜癖の治療は，アルコール依存症を除いて無きに等しい状況が続いてきた．そして，回復支援は専ら当事者が当事者を支援する自助グループや回復支援施設に委ねられてきた．

近年，この状況に変化が見えはじめている．それは，海外で有効性にエビデンスが認められている認知行動療法的アプローチが導入されたことの影響が大きい．特に，ワークブックとマニュアルに基づいて集団で行う治療プログラムは，経験者でなくても実施できること，医療機関でなくても実施できることなどから，現在，さまざまな領域で広がりつつある．その代表的なものが，米国のマトリックスモデルを手本とした「せりがや覚せい剤再乱用防止プログラム」（SMARPP）である．その他にも動機付け面接法の導入と広がりが，治療スタンスを変えてきている．一方で，これまで正しいと信じられてきた治療対応の原則は，実は何の根拠もなかったことに驚かされる．

薬物依存症は進行してからの治療や回復支援が容易ではないことから，未成年者に対する薬物乱用防止教育は重要である．ただし，これまでは，「ダメ．ゼッタイ．」に象徴される，「薬物は怖いから近づくな．1回でも使ったらおしまい」というスタンスのものであった．しかし，これは薬物乱用のハイリスク集団には有効であるとはいえない．ハイリスク集団にはどのような特徴があり，適切な対応とはどのようなものかを明らかにする必要がある．一方，違法薬物使用による薬物事犯者に対する司法・矯正領域での治療的対応も同じく重要である．

物質依存・行動嗜癖の治療・回復支援は，単に物質の再使用や嗜癖行動が止まることが目標ではない．そのもとにある生きにくさの支援の視点が不可欠である．依存症者の物質使用は，「人に癒やされず生きにくさを抱えた人の孤独な自己治療」という視点が最も適切であると考える．とすると，彼ら彼女らが回復するためには，「安心できる居場所」と「信頼できる仲間」があり，信頼関係を築き人に癒やされることが目標になる．治療プログラムや薬物療法は，そのための手段に過ぎない．単に「やめなさい」でやめられない病気が依存であり嗜癖であるとすれば，やめることの強要や再使用・再行為を責めることは誤りである．我々はこのことに気づかなくてはならない．

便利で快適なものを疑うことなく求め続けている現代において，依存・嗜癖は今後これまでにない広がりをみせるであろう．患者を自己責任・自業自得と突き放すのではなく，適切な治療と回復支援を提供していくことが求められる．治療者・支援者の意識が鍵を握っている．

［成瀬暢也］

18 治療・回復支援総論

18.1 はじめに

わが国の物質使用障害の治療の現状をみると、アルコール依存症に関しては標準化された治療システムが最低限普及しているが、薬物依存症については無きに等しい状況が続いている。特に、覚醒剤などの規制薬物では、中毒性精神病の入院治療が終了すると、早々に退院処遇となることが一般的である。つまり、中毒性精神病の治療に終始し、依存症の治療は行われてこなかった。

2016年6月には、刑の一部執行猶予制度が施行された。覚醒剤事犯者が刑務所から数年の執行猶予期間を残して次々と社会に出てくる。保護観察所で治療的関与を続けることになるが、薬物依存症に取り組む治療機関は一向に増えていない。現在、わが国の薬物依存症の専門医療機関は10余施設しかなく、「無医村」的状況が続いている。

一方で薬物依存症の回復支援施設であるダルク（DARC）が、80施設にまで増加した。このことは、薬物依存症からの回復支援の需要と必要性を示していると同時に、一民間施設であるダルクがその役割を一手に担わざるを得ないわが国の貧困な薬物行政を象徴している。

アルコール依存症については、患者のニーズを満たしているかといえば、その患者数の多さに比べ受診者数は圧倒的に少ない。わが国に109万人いると推定されている現状で、アルコール依存症の診断で受診する患者は4〜5万人に過ぎない。

この治療ギャップをどのように考えるか。ここにも重大な問題がある。多くのアルコール依存症患者は身体科で治療は受けている。また、健康診断を受けている。しかし、「依存症は病気である」との認識が、患者・家族に限らず、治療者・支援者にも正しく認識されていない。依存症が進行して初めて専門医療機関を受診する。末期状態になってから治療を始めても予後は期待できない。

アルコールにせよ薬物にせよ、一般精神科医療はその役割を果たせていない。物質使用障害の治療の場をいかに確保するかが、重要かつ緊急の問題である。

18.2 依存症が精神科治療者から嫌われる理由

尾崎らは、全国の有床精神科医療機関を対象に薬物関連精神障害の治療に関する調査を実施している[1]。それによると、薬物患者の治療に消極的な理由として、頻度の高いものから「トラブルが多い」「人格障害合併例が多い」「治療のドロップアウト例が多い」「回復の社会資源が乏しい」「暴力団関係者が多い」「暴言・暴力が多い」「司法対応を優先されるべき」などであった。

最近、筆者らは、全国の精神科救急入院料認可病棟に対する調査を実施した[2]。ここには否応なく薬物患者が入院してくる。そこでの薬物依存症患者の治療が困難な理由として、「治療の継続が困難」63.2%、「患者の治療意欲が低い」46.1%、「患者が指示やルールに従わない」46.1%、「患者が暴力的・攻撃的」39.5%、「スタッフの抵抗が強い」35.5%、「治療的雰囲気を悪くする」30.3%などであった。

それでは、アルコール患者についてはどうであろう。薬物患者ほどは「犯罪者」、「暴力団」、「トラブルメーカー」という見方はないものの、身体的問題を併存すること、動機付けの難しさ、飲酒の引き金が日常生活に溢れていること、断酒継続の困難さから敬遠される。

しかし、一方で近年、物質使用障害患者は診やすくなっている。その理由としては、粗暴な患者や激しい興奮を来す患者の減少、非合法薬物から合法薬物へのシフト、処方薬患者の割合の増加、「ふつうの患者」の増加、「薬物渇望期」概念の導入、簡便な認知行動療法の導入、薬物依存症患者への対応技法の確立、などである。依存症患者の最近の傾向として、「攻撃的タイプ」から「引きこもりタイプ」

に変化している．これに伴って，粗暴行為や著しいルール違反は明らかに減少している．

18.3 依存症の治療[3,4]

依存症の治療は心理社会的治療と薬物療法に大別され（表18.1），前者が主となる．治療は，①治療関係づくり，②治療の動機付け，③精神症状に対する薬物療法，④解毒・中毒性精神病の治療，⑤疾病教育・情報提供，⑥行動修正プログラム，⑦自助グループ・リハビリ施設へのつなぎ，⑧生活上の問題の整理と解決援助，⑨家族支援・家族教育からなる．

a．治療関係づくり

依存症の治療に取り組む際に，良好な治療関係を構築することがきわめて重要である．治療者は，依存症患者の特徴を踏まえた適切な対応が求められる．はじめから忌避感情を持った対応は，患者に敏感に察知され，治療は失敗に終わる．

b．治療の動機付け

患者に対して陰性感情を持たず，敬意を持って向き合う．患者の健康な面を十分評価し，「患者がどうしたいか」「どうなりたいか」に焦点を当てた治療目標を設定する．動機付け面接法や随伴性マネジメントなどが効果的である．

c．精神症状に対する薬物療法

渇望自体を抑えることは困難であっても，渇望につながる不安・焦燥感・抑うつなどに対しては薬物療法が有効である．併存する精神疾患の存在の有無を評価し，必要な薬物療法を処方薬依存に注意して適切に行う．

d．解毒・中毒性精神病の治療

中毒性精神病や連続使用などで解毒が必要な場合は入院治療を行う．その際に，後述する「渇望期」について知っておくことは重要である．解毒目的の入院であっても，可能な限り依存症治療介入を行うことが大切である．

e．疾病教育・情報提供

慢性疾患である依存症には，疾病教育・情報提供が必要である．介入ツールとして，プリントや小冊子などのツールを利用すると関わりやすい．依存症に関する正しい情報提供が患者の認識を変える．

f．行動修正プログラム

集団で行うミーティング形式のプログラムのほか，SMARPPなどの簡便なワークブックを使った疾病教育，認知行動療法的プログラムがあれば治療的関与はやりやすい．

g．自助グループ・リハビリ施設へのつなぎ

自助グループ（断酒会，AA，NA）やリハビリ施設（ダルク，マック）から面会に出向いてくれる「メッセージ」を利用するか，治療スタッフや家族同伴で参加を試みる．家族には，家族の自助グループや家族会への参加を促す．

h．生活上の問題の整理と解決援助

患者と共同で問題の整理と解決を進めることは重要である．患者ができることは患者に，できないことは援助を行う．利用できる社会資源の活用，問題の優先順位に沿った対処計画の作成などを，患者の自主性を妨げずに支援する．

i．家族支援・家族教育

家族に対して適切な支援を行うことは重要である．家族の苦労をねぎらい，家族の状況に応じて望ましい対応を提案していく．家族が家族の自助グループや家族会につながり続けると家族のストレスは軽減し，適切な対応ができるようになる[5]．

18.4 これまでのわが国の依存症治療の問題点

これまでの，わが国の依存症治療における治療者側の問題点は，表18.2のようになる．医療現場ではスタッフの間で次のようなやり取りが行われることがしばしばみられた．「否認が強いから回復しない」「もっと底をつかないとダメだ」「本人がやめる気にならないと変わらない」「薬物患者は治療が続

表18.1　わが国の依存症治療

・心理社会的治療
　1．集団精神療法
　2．自助グループ（断酒会，AA，NA）
　3．リハビリ施設（ダルク，マック）
　4．認知行動療法（動機付け面接法，認知行動的スキルトレーニング，随伴性マネジメントなど）
　5．その他，作業療法，家族療法，運動療法，内観療法，森田療法，SSTなど
・薬物療法
　1．アルコール離脱予防（ジアゼパム）
　2．抗渇望薬（アカンプロサート，ナルメフェンなど）
　3．抗酒薬（アンタビュース，シアナミドなど）
　4．随伴する精神症状に対する治療

表 18.2 依存症治療における治療者側の問題点

1. ミーティングへのつなぎが唯一絶対的であった
2. 治療者側の枠に患者を合わせていた
3. 治療枠に適応できない患者は排除された
4. 治療がうまくいかないと原因は患者に帰された
5. 治療者側が提供できる手段は限られていた
6. 患者の動機付けに関係なく一律の治療であった
7. 患者が指示どおりに応じないと対決していた
8. 対等な立場というよりは指示的・教示的であった

かない」「もっと痛い目に遭わないとやめられない」「一生回復しないよ」「もう入院させないでください」などである.「治療をしてやっている」というスタンスが見え隠れしていた. これでは治療がうまくいくわけがない.

依存症治療における「神話」として, 原田 (2009) が指摘している内容を改変して示す[6]. これまで当たり前のこととされてきた考えには, 何の根拠もなかったことに驚かされる.

1) 「依存症の治療には『底つき』が必要である!」: 治療者は, これを理由に動機付けをせずに患者を放置してきた. しかし, 単に援助を断ち切って患者につらい思いを強いる方法にエビデンスはなく非常に危険である.
2) 「回復にはミーティングしかない!」: 治療者は, これを理由に自助グループにつながらない患者を排除してきた. 自助グループへの参加継続は有効であるが, ほかに同等の有効性が認められている治療法がある.
3) 「自分から治療を受ける気持ちにならないとダメ!」: 治療者は, これを理由に動機付けすることを怠ってきた. 動機付けこそ, 治療者の最も重要な役割である. また, 強制的な治療であっても適切な治療であれば効果が期待できる.
4) 「依存症の治療は続かない!」: 治療者は, 治療中断の原因を患者に帰していた. 糖尿病など他の慢性疾患も同程度の治療中断率である. 依存症だけが続かないわけではない. 治療者が治療継続の配慮をする必要がある.
5) 「何が何でも断酒・断薬を目指すしかない!」: これをにわかに受け入れられない患者は, 治療から排除されてきた. 患者に良い方向に変わってほしいのであれば, 害を減少させる方法 (ハームリダクション) から試みることが自然であろう.

18.5 エビデンスに基づいた新たな依存症治療

これまでの依存症治療は, 入院治療を中心として, 自助グループやリハビリ施設につなぐことを目的にプログラムが組まれてきた. ただし, 容易につながるものではなく, つながることができなければ, それ以上の手立てを持ち合わせていなかった. 新たに登場したのが認知行動療法的アプローチであり, 動機付けをいかに進めていくかが重要な課題である. ミーティング至上主義から, エビデンスに基づいた多様な治療へと舵が切られ始めている.

新たな治療の考えでは,「依存症に否認があるのは当然であり, 底つきを待つのではなく, 動機付けを積極的に行う. その際に, 動機付け面接法や随伴性マネジメントなどを使った介入を行う. 治療の中心は認知行動療法的スキルトレーニングであり, 患者のハイリスク状況を明らかにして, 適切な対処法を身につける. 自助グループへの参加は重要であるが, 参加できない場合でも他の有効な治療手段を積極的に導入する.『依存症は慢性疾患である』という認識に立って, 患者が『治療から脱落しないように配慮する』ことが大切である」となる.

具体的な治療モデルとして, わが国に取り入れられているのがマトリックスモデル[7,8]である. 米国 Matrix 研究所が実践している包括的な中枢神経刺激薬依存症の外来治療プログラムであり, アルコール依存症にも有効とされる. 有効性に関する豊富なエビデンスがあり, 米国以外にも複数の国で取り入れられている.

治療の継続性を重視し, 乱用が止まらない責任は患者ではなく, 治療者側にあると考える. 尿検査はあくまで治療状況を把握するためで, 警察には絶対に通報しない. プログラムでは明るく受容的な雰囲気を重視する. ワークブックを用いて具体的な「やめ方」を集中的に身に着ける, というものである. 新たな治療手法として, 認知行動療法的スキルトレーニング, 動機付け面接法, 随伴性マネジメントがあり, 従来から行われていた手法として, 家族教育, 自助グループ, 個別カウンセリング, 尿検査 (モニタリング) などである. これらを包括的に組み合わせている.

このマトリックスモデルを手本として, わが国に

適するように開発されたのが,「せりがや覚せい剤再乱用防止プログラム」(Serigaya Methamphetamine Relapse Prevention Program：SMARPP)[9,10]である.依存症患者が外来治療から脱落することを防ぐ目的で始められ,勉強会形式なので参加しやすい.経験の浅いスタッフでも,一定の成果を上げられる.医療機関に限らず,どこでも実施可能であり,現在,精神科医療機関(医療観察法病棟を含む),精神保健福祉センター,司法機関,ダルクなどで施行されている.

18.6 海外で実践されている心理社会的治療[3-5]

海外で実施されているエビデンスに基づいた治療技法の中から,主なものを紹介する.

18.6.1 動機付け面接法[11,12]

動機付け面接法は,治療への動機付けを高めるための認知行動療法的技法である.「やめたい」「やめたくない」という矛盾点を意図的に拡大し,本人の「やめたい」方向を選択的に強化する.実際には,変化の方向へ向かう具体的な発言(チェンジトーク)を積極的に引き出す対応を行う.チェンジトークが多ければ多いほどその方向に行動が変化するというエビデンスに基づいた戦略をとるが,傾聴を重視して抵抗への対決を回避するため,否認の強い患者にも有効である.また,指示的で直面化を多用する方法より有効である.専門的な技法であるが,対応の概要やスタンスを知っているだけでも治療的に有用となる.

18.6.2 認知行動療法的対処スキルトレーニング

対処スキルトレーニングは,認知行動療法の中心となるものであり,個人に特有の危険な状況を明らかにして,それを回避したり積極的に対処したりする治療技法である.たとえば,薬物仲間や売人からの電話やメール,入手していた環境,繁華街,週末,給料日,ストレスが高まったときなど,自分に再使用が起こりやすい状況を知り,その対処を行う.危険な状況を意識することなく薬物を使ってきた行動を,別の適応的行動に置き換える.

18.6.3 随伴性マネジメント

随伴性マネジメントとは,治療の脱落を防止し,動機付けを維持するための行動療法的技法であり,治療に参加するたびに報酬を与える.報酬が除去されると効果は消失するため,動機付け面接法を併せて行う.罰と報酬を適切に提示・実行することで効果が得られるが,罰より報酬が人を動かす.

18.6.4 12ステップ・アプローチ

最初の自助グループであるアルコホーリクス・アノニマス®(AA)は,米国で1935年に設立され,現在,世界的に最も普及している治療モデルである.ミーティング参加により,社会的支援を強化し,依存症に対処する方法論を学び,スピリチュアリティへの理解を促していく.回復の経験から得られた多くの知恵と哲学に裏付けられている.AAは組織化されず匿名性を重んじ,個人参加が基本である.薬物依存症患者にはナルコティクスアノニマス(NA)がある.

18.6.5 コミュニティ強化と家族訓練(community reinforcement and family training：CRAFT)[13]

CRAFTは,家族などを介して,治療を拒んでいる依存症患者を治療につなぐ認知行動療法プログラムである.直面化などの対立的手法を用いず,患者と良好な関係を築き動機付けを高める.そのために,参加者の心理機能の改善と,受容と共感を徹底したコミュニケーション技術の向上を進める.患者との良好な関係を基盤として患者を治療にひきつける.

動機付けの程度による対応を考える場合,トランスセオリティカルモデル(TTM)[14]が有効である.まだ問題を認識していない「無関心期」,問題に気づいているが行動を起こすことに迷っている「関心期」,行動を起こそうと計画を立てている「準備期」,変化のための行動を起こしている「実行期」,変化を維持するための行動を続けている「維持期」の5つの動機付けの段階に分け,患者がどの段階にあるかを評価し,それぞれの段階に適した有効な介入を行う.それぞれ異なる動機付けの段階の患者に,一律に同じ治療介入やプログラムを行うことよ

りも高い効果が期待できる．重要なことは，直面化や対決を排除して，「患者が問題に気づき，変われるという自信（自己効力感）を高めること」である．

これらの心理社会的治療を提供する治療者に，共通して求められるスタンスとして，患者に対して敬意を払い，自尊感情を傷つけることなく，対決せずに患者を動機付けしていくものである．

◢ 18.7 埼玉県立精神医療センターにおける具体的治療[15-17]

筆者が勤める埼玉県立精神医療センターでは，上記のエビデンスを踏まえて，具体的な取り組みを行っている．その例のいくつかを示す．

18.7.1 外来での治療継続：「ようこそ外来」の実践

初診時の対応はきわめて重要である．患者が受診に抵抗があったり，強い不安や敵意を持っていたりすることもある．受診前に家族や周囲の人たちから叱責を受けたり，他の機関で門前払いされたりしていることも少なくない．「ようこそ，よく来ましたね」という態度で迎える．

外来治療を行うにあたって留意することは，①来院したこと自体を評価・歓迎する，②本人が問題に感じていることを聞き取る，③本人がどうしたいか，に焦点を当てる，④飲酒や薬物使用によって起きた問題を整理する，⑤依存症についての知識を提供する，⑥治療継続の重要性を伝える，⑦外来治療が続くよう十分配慮する，⑧必要であれば入院を検討する，⑨家族には苦労をねぎらい家族会・家族教室などへつなぐ，などである．

加えて重要なのが，覚醒剤使用についての対応である．患者が信頼関係の上に安心して正直に話せることが大切である．また，覚醒剤使用・所持については医療者に通報の義務はない．通報するか否かは医師の裁量に委ねられている．筆者は「再使用は依存症の症状として捉え通報はしない」旨，保障して治療を行っている[18]．これによって，治療関係は格段に深まる．薬物の再使用は，責められるべき「道徳的問題」ではなく，依存症の「症状」の出現あるいは悪化と捉え，どのように対処するかを一緒に考えていく．そのためには，患者が躊躇なく再使用を話せる治療環境が不可欠である．

さらに，飲酒や薬物使用が続いている状態で，約束の日時に受診することがいかに大変であるかを知っておくことも重要である．「ようこそ」，「また来てくださいね」という思いで対応することが基本である．

このようなスタンスで外来治療を行うと，患者が安心して正直な思いを話すことができ，治療からの脱落を防ぐことができる．たとえば，ある依存症専門外来の覚醒剤依存症外来継続率（3か月間）が36〜39％と報告[10]されている状況で，当センターでは87％にまで高めることができている．

海外では治療継続率の高さが，回復率に反映されることが実証されていることから，治療継続に関する治療者側の姿勢が重要となる．「ようこそ外来」の治療継続率と転帰を示す[19]．

a．調査対象

埼玉県立精神医療センター外来において，平成23年6月から平成27年3月までの3年10か月間に「ようこそ外来」を意識して筆者が診察した薬物依存症（DSM-Ⅳ-TR）新規外来患者は322人で，男性239人（74.2％），女性83人（23.8％），平均年齢35.7±12.4歳であった．このうち，入院歴のある例は82人（25.5％），外来薬物依存症再発予防プログラム（LIFE）参加者は15人（4.6％），ダルク利用者は19人（5.9％）であった．対象者の多くは，外来での通常の診察が主であった．

主な乱用薬物は，覚醒剤169人（52.5％），危険ドラッグ92人（28.6％），向精神薬34人（10.6％），有機溶剤（ガスを含む）11人（3.4％），鎮痛薬7人（2.3％），鎮咳薬5人（1.6％），その他4人（1.2％）であった．

b．結果

対象者の外来治療継続期間は，3か月未満が78人（24.2％），このうち1回のみで終了が37人（11.5％）であったが，22人（6.8％）は転医あるいは前医に戻っている．3〜6か月が46人（14.3％），6〜12か月が49人（15.2％），1〜3年が91人（28.3％），3年以上が58人（18.0％）であった．つまり，外来治療継続期間が，3か月以上75.8％，6か月以上61.5％，1年以上46.3％，3年以上18.0％となる（図18.1）．

転帰については，全322人のうち，「断薬：6か

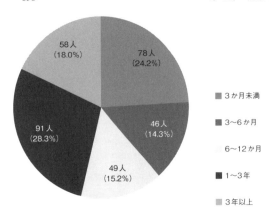

図18.1 「ようこそ外来」治療継続期間

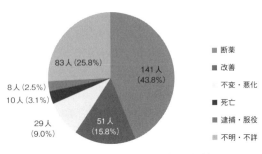

図18.2 「ようこそ外来」治療経過（1）

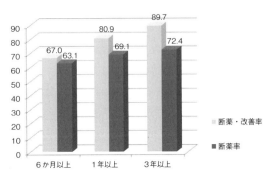

図18.3 「ようこそ外来」治療経過（2）

月以上完全断薬」141人（43.8％），「改善：完全断薬ではないが問題行動なく社会生活が著明に改善」51人（15.8％），「不変・悪化」29人（9.0％），「死亡」10人（3.1％），「逮捕・服役」8人（2.5％），「不明・不詳」83人（25.8％）であった（図18.2）．つまり，外来治療開始6か月以上経過した時点で，薬物依存症改善率（断薬＋改善）は59.6％（192/322）であり，6か月以上断薬継続率は43.8％（141/322），「不明・不詳」を除くと同断薬率は59.0％（141/239）となる．

外来治療継続期間と断薬率，改善率の関係を図18.3に示す．治療継続期間が長くなれば，断薬率，改善率が高くなることを示している．

C. 考察

埼玉県立精神医療センターの薬物依存症外来において，「ようこそ外来」をスタッフが意識して通常の外来診察を行う状況で，治療が長く継続すると，特別な治療プログラムを提供しなくても比較的良好な経過を期待できることが示唆された．

18.7.2 入院治療を成功させるコツ：「渇望期」の適切な対応[3,20,21]

渇望期とは，アルコール，薬物の種類にかかわらず，入院直前まで物質使用が続いていた場合，退薬期後にみられる易刺激的，易怒的，情動不安定な時期である．典型例では入院後1～2週間より顕在化し2か月ほどで落ち着く．症状の出現により，病棟内でトラブルが起きたり，入院治療が頓挫したりする．渇望期を越えると，別人のように落ち着くことが特徴である．この時期を安全に乗り切ることは，依存症の入院治療にとって重要であり，慎重な対応を要する．急性中毒性精神病状態で入院した場合は，症状消退後1～2週間を経て顕在化することが多い．渇望期にみられる症状の特徴（表18.3）を，チェックリスト（表18.4）を使って客観的に捉えられるようにすると対応しやすい．症状出現前から患者の意識を高めておくことが大切である．

治療者はこの特徴を理解し，依存症特有の「症状」と認識して対応しないと，患者に対していたずらに陰性感情を募らせ治療は失敗に終わる．患者は治療者の陰性感情を敏感に察知し，攻撃的，対決的となるからである．

渇望期の対処法として，①頻回の面接などによるストレスの「ガス抜き」と努力の励まし，②抗精神病薬を主とした薬物療法の調整，③運動・レクリエーション，④生活上の問題の整理と解決援助などがあげられる．これらの対処法が有効に働くためには，良好な治療関係の形成と，症状発現に先立って渇望期に関する十分な情報提供を行っておくことが重要である．

18.7.3 患者への動機付け：「ごほうび療法」の積極的活用

当センターでは，随伴性マネジメントを報酬に特

表18.3 渇望期にみられる症状の特徴

1. 焦燥感が高まり，易刺激的，易怒的で威嚇的，暴力的態度をとりやすい．
2. 病棟のルールを守れず，自分勝手な行動が目立つ．
3. 過食傾向がみられ，喫煙も増える．
4. 異性やギャンブルなどに関心が高まる．
5. 頭痛，歯痛，不眠，イライラなどの苦痛を訴え頻回に薬を要求してくる．
6. 借金や仕事上の約束などを理由に，唐突な外出外泊要求をしてくる．
7. 入院生活に対する不満を訴え，あるいは過剰な断薬の自信を表明して唐突に退院要求をしてくる．
8. 弱々しい患者や若いスタッフに対して「弱い者いじめ」や「あげあし取り」をし，排斥したり，攻撃を向けたりする．
9. 面会者や外来患者に薬物の差し入れを依頼する．
10. 生活のリズムが乱れ，昼夜逆転傾向が目立つ．

表18.4 渇望期チェックリストの使用例
渇望期チェックリスト（覚醒剤依存症：34歳男性）

	症状	5/8	5/15	5/22	5/29	6/5
1	焦りの気持ちが高まり，ちょっとしたことが気になる．腹が立つようになる．周囲に怒りっぽくなり，暴力的な態度に出てしまう．	○	◎	○		
2	病棟のルールが守れなくなる．自分勝手な言動が出てしまう．		◎	◎	○	○
3	過食傾向となり，タバコの量が増える．	◎			◎	○
4	異性やギャンブルなどへの関心が高まる．			◎	◎	○
5	頭痛，歯痛，不眠，イライラなどの苦痛を訴え，すぐに薬が欲しくなる．がまんができず，薬がもらえないとイライラが高まる．			◎	◎	
6	借金や仕事上の約束，やり残したことなどが気になり，突然，外出泊したくなる．			○	◎	
7	入院生活に対する不満が出てきたり，または，断酒・断薬の自信がわいてきて，突然退院したくなる．			○		
8	弱々しい患者や若いスタッフに対して，「弱い者いじめ」や「あげあし取り」をし，仲間はずれにしたり，攻撃を向けたりしてしまう．			◎	○	
9	面会者や外来患者に，アルコール，薬物の差し入れを依頼する．					
10	生活のリズムが乱れ，昼夜逆転傾向が目立つ．	◎	◎	○	○	
	◎かなり当てはまる（2点）　○当てはまる（1点）	5	16	13	6	2

化し，「ごほうび療法」として積極的に実施している．

たとえば，入院中の集団プログラムへ参加すると，参加ごとにシールを配布し「プログラム参加表」に貼ってもらう．また，8週間の標準的なプログラムを終了した患者には「修了証」を，入院中に望ましい変化がみられた患者には，「努力賞」や「優秀賞」を，退院時に患者・スタッフの前で授与する．月1回のウォーキングの際に，15キロの長いコースに挑戦して完歩できた際には「完歩賞」を授与する．また，自助グループへの参加1回に1個のマグネットを配布し，参加状況を自助グループ参加表で皆に一目でわかるようにしている．「子どもだまし」のように思われる手法であるが，明らかに動機付けに有効である．小さなごほうびは，大きな効果を引き起こす．

「ごほうび療法」の導入により，治療関係が対決的ではなく協調的になった点が大きい．また，治療者が患者のよいところ・健康なところを積極的に見つけて評価するようになる．スタッフが陰性感情から解放され，ポジティブな関わりができるようになることが最大の利点であろう．「ごほうび療法」の積極的な導入は，治療の場を明るく前向きな雰囲気にしてくれる．

18.7.4 介入ツールの積極的活用：LIFE シリーズの作成

筆者らは，さまざまな介入ツールを開発し活用している．具体的には，依存症治療への導入を目的とした「LIFE-mini」を，外来での断酒・断薬手帳である「LIFE-note」を，正直に話せることや自助グループ参加の重要性を伝えるために「LIFE-recovery」を，回復の意欲の高い人には「LIFE」を，対応に悩む家族には「LIFE-family」を，必要に応じて提供している．これらの多くは書き込み形式になっており，主治医だけではなく多職種スタッフと

もやり取りできるツールとなっている．これまで用途別に20種のツールを作成しており，外来，依存症病棟，救急病棟，個別，集団で柔軟に使えるようにしている．

ツールを介して状態を確認し，目標を具体化し，治療への取り組みを評価している．また，患者・治療者相互につながりを実感でき，患者が意欲を高められる点で有効であると感じている．

18.7.5 外来での継続した集団治療プログラムの実施：LIFE プログラムの実践[3,22]

当センターでは，SMARPPなどの許可を得てワークブックを作成し，外来薬物依存症再発予防プログラム「LIFE」として，平成20年より実施している．対象は，通院中の薬物依存症患者である．LIFEプログラムは，週1回のワークブックを用いたグループワークで，断薬できていないか再使用リスクが高い患者を対象としている．実際，参加者の84.2%に再使用を認めた．

終了時点（9か月）での3か月以上の断薬率は，61.5%であり，9か月に満たない例では25.0%にとどまった（図18.4）．断薬継続のためには長期に継続したプログラム参加が必要であり，補助介入ツールの活用，随伴性マネジメントや動機付け面接法などの治療技法の活用，治療的雰囲気づくりなどが有効である．

以上から，①依存症からの回復には長期に継続して治療につながっていること，②安心できる居場所と仲間が確保されていること，③正直にありのままの自分を出せるようになること，などが重要であると推測される．医療機関内のプログラムであれ，自助グループであれ，リハビリ施設であれ，上記の条件を満たしていることが必要である．LIFEは医療機関での自助グループ的な役割を果たしていることに意義がある．

LIFEなどの集団プログラムでは，技法を身につけること以上に，回復のために一緒に取り組める「信頼できる仲間」と「安心できる居場所」が得られるようになることが，治療効果につながっていると考えている．

18.8 依存症患者の特徴を理解した基本的対応

依存症の背景には対人関係障害がある．実際，依存症患者の多くに「自己評価が低く自分に自信が持てない」「人を信じられない」「本音を言えない」「見捨てられ不安が強い」「孤独でさみしい」「自分を大切にできない」などの特徴がみられる．スタッフは，これらの特徴を十分理解して関わることが重要である．基本的には，彼らを「尊厳あるひとりの人間」としてきちんと向き合うことである．

一般的に我々は薬物依存症患者に対して，はじめから「厄介な人」「怖い」「犯罪者」などの陰性感情を持つことが多く，そのことを彼らは敏感に感じている．そのため，スタッフの何気ない言葉や態度に傷つき，怒りや攻撃性を高めてしまう．治療者側が患者に対して陰性感情を持った場合，速やかに修正できないと治療は失敗に終わる．

一方，彼らの中に「このままではいけない」「変わりたい」「回復したい」という思いが存在することも事実である．そして，自分を理解してくれ，信用して本音を話せる存在を求めている．人の中にあって安らぎを得ることができなかったために，物質による仮初めの安らぎを必要とし，のめり込んだ結果が依存症である．とすると，人の中にあって安心感・安全感を得られるようになったとき，薬物によって気分を変える（酔う）必要はなくなる．依存症からの回復のためには，もとにある対人関係障害を改善していくことが不可欠である．その回復を実践する場が，自助グループでありリハビリ施設である．これら「回復の土壌」につなぐための準備と橋渡しも，医療機関の重要な役割である．

依存症患者にはしばしば他の精神疾患や精神症状が伴う．これらの状態や症状に対して適切に対処することは，依存症からの回復のために大切である．

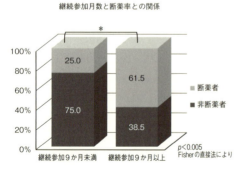

図18.4 LIFE継続参加と断薬率

併存疾患が依存症の回復を妨げていることもしばしばみられる．発達障害などが併存していると，集団の治療プログラムや自助グループのミーティングにつながることが困難になりやすく，患者に応じた個別メニューや時間をかけた治療介入を要する．依存症と併存疾患の治療は，同一の医療機関で統合的に進めていくことが奨励されている[23,24]．

そもそも薬物患者は，一般に「興味本位で薬物に手を出してはまった犯罪者で自業自得」とみられることが多いが，薬物依存症患者の薬物使用は，「人に癒されず生きにくさを抱えた人の孤独な自己治療」という視点が最も適切である．彼らは，幼少時から虐待，いじめ，性被害など深い傷を負っていることが驚くほど多い．そして，人と信頼関係を持てず誰にも話したり助けを求めたりできない．対処できない困難に直面するとき，解離，自傷，拒食・過食，そして物質使用などによって何とか凌いできた．自殺に向かう例も多い．彼らはとんでもなく死に近い人たちであることを知っておく必要がある．

物質使用の有無ばかりにとらわれた近視眼的な関わりになることなく，その背景にある「生きにくさ」「孤独感」「人に癒されなさ」「安心感・安全感の欠乏」などを見据えた関わりでなければならない．

最近，わが国でも依存症治療は大きく変革してきている．その主な理由は，先に述べた海外で豊富なエビデンスのある治療法が導入されたためである．この新しいアプローチでは，患者と対決せず，患者の変わりたい方向へ支援し，よい変化に注目して十分評価する．失敗しても責めることなく，フィードバックしてよりよい方策を話し合う．これらは，精神疾患の治療としては，むしろ当たり前のことである．

依存症の目に見えない最も重要な問題は，ストレスに弱くなり，当たり前のことができなくなることである．我々は，それを「怠け」や「やる気のなさ」，「甘え」と誤解しがちである．患者が，「やらない」のではなく，「やれなくなっている」と理解する視点が必要である．

患者に敬意を払い対等の立場で患者の健康な面に訴えかけていく，という当たり前のことがなされていなかったという反省に立ち，筆者が提案しているのが次の10か条（表18.5）である．

表18.5 依存症患者に対する望ましい対応10か条
1. 患者1人ひとりに敬意をもって接する．
2. 患者と対等の立場にあることを常に自覚する．
3. 患者の自尊感情を傷つけない．
4. 患者を選ばない．
5. 患者をコントロールしようとしない．
6. 患者にルールを守らせることにとらわれすぎない．
7. 患者との1対1の関係づくりを大切にする．
8. 患者に過大な期待をせず，長い目で回復を見守る．
9. 患者に明るく安心できる場を提供する．
10. 患者の自立を促す関わりを心がける．

これらは，依存症患者に対して決して特別なものではない．あらゆる精神疾患の患者に対して，さらには健常者同士のコミュニケーションにおいても当たり前に大切なことである．この当たり前の対応を治療者が依存症患者に対してもできるか否かが問われる．この基本的な治療者の姿勢が維持されなければ，どのような優れた技法を行ったとしても，望ましい治療であるとはいえない．

18.9 物質使用障害とどう向き合ったらよいのか

依存症治療の先進国である米国の国立薬物乱用研究所（National Institute of Drug Abuse：NIDA）が提唱している物質使用障害治療の原則[23,24]によると，①司法的対応よりも治療的対応が有効である，②多様な治療の選択肢が必要である，③包括的な治療が必要である，④治療は質よりも提供される期間の長さが重要である，⑤治療は高い頻度で提供されるべきである，⑥否認や抵抗と闘わない，⑦どのような段階でも介入は可能である，⑧非自発的な治療でも効果はある，などとされている．

また，先に述べたマトリックスモデルでは，①依存者は治療に対する疑念や両価的な思いを抱いていることを理解する，②最初の問い合わせ電話に迅速かつ積極的に対応する，③最初の予約をできるだけ早い時期に設定する，④治療プログラムについて明確なオリエンテーションを提供する，⑤患者に選択肢を与える，⑥患者に敬意を持って接する，⑦治療者は共感を持って患者に懸念を伝える，⑧否認や抵抗と闘わない，⑨正の報酬を用いて治療参加を強化する，などがあげられている．

さらに，米国の国立アルコール乱用・依存症研究所（NIAAA）が実施した大規模多施設研究である

Project MATCH[25]では，アルコール依存症患者に対して，自助グループであるAAの理解を深めて参加を促進する治療（TSF），適切な対処スキルを身に着ける治療（CST），動機付け面接法をもとにした治療（MET）の3者を比較検討した．その結果，いずれも飲酒頻度や飲酒量を減少させる効果があったが，治療間の比較において差がなかった．

一方，Miller et al.（1993）の研究では，治療者の共感的態度こそが治療の効果を左右するとしている[26]．「誰が治療するか」が，「どの治療を選択するか」よりも治療効果を左右する可能性がある．さらに，認知行動療法の有効性は実証されているが，症状の改善した患者が必ずしも新しい対処スキルを使っているわけではないという報告[27]もある．

これらの意味するところはきわめて大きい．心理社会的治療技法の如何にかかわらず，回復のためには，治療者との良好な治療関係の上に動機付けがいかに進められるかが重要であることを示している．それが，自助グループやリハビリ施設につながることであれ，認知行動療法的スキルトレーニングであれ，他の治療法であれ，結局は，患者が「安心できる居場所」と「信頼できる仲間」ができたときに治療効果が得られると考えられる．治療に際して大切なのは，治療者の患者と向き合うスタンスである．

患者に陰性感情・忌避感情を持たず，共感と受容に基づいて適切な方向へと寄り添うことが重要である．さまざまな心理社会的治療は，その手段である．技法のみに流されては有効な治療にはならないことに留意するべきである．

18.10　当事者中心の依存症治療・回復支援[15-17]

依存症の治療・回復支援は，「当事者中心」でなければならない．当事者を離れた治療・回復支援は，当事者を傷つけ，回復とは反対の方向に押しやってしまう．治療者・支援者と当事者が対等の立場で，お互いを尊重し信頼できることが回復を生み出す．治療者・支援者の依存症という疾患に対する意識の在り方が大きな鍵であるといえよう．

信頼関係のないまま患者を変えようとすることは，患者の「コントロール」であり，「支配」である．患者は，傷ついた自尊感情を守ろうと抵抗するであろう．逆に，信頼関係を築くことができれば，患者は治療者が期待していることを察知し，その方向に変わろうとしはじめる．

アルコール依存症および薬物依存症患者に対して，筆者が実施した患者の意識調査の結果を示す．

18.10.1　患者意識調査
a. 方法・対象
埼玉県立精神医療センターに通院中の依存症患者（DSM-Ⅳ-TR）に対して，平成28年4月から5月までの期間に，主治医から依頼して同意を得られた患者に質問紙を渡し，無記名で回答を得た．

回答総数103人（男性62人，女性41人），平均年齢44.9±12.6歳，物質別では，アルコール41人，覚醒剤37人，危険ドラッグ7人，鎮静薬6人，鎮痛薬4人などであった．

b. 結果
①再飲酒・再使用時の気持ちは，「やめようと思う」57.0%，「どちらかというとやめようと思う」20.0%，「どちらかというと飲もう・使おうと思う」5.0%，「飲もう・使おうと思う」18.0%となり，77.0%が自らやめようとしていることがわかる．

②家族から酒や薬物を「やめなさい」と言われたときの気持ちは，「やめようと思う」21.3%，「どちらかというとやめようと思う」21.3%，「どちらかというと飲もう・使おうと思う」16.5%，「飲もう・使おうと思う」40.8%であり，57.3%が飲酒・薬物使用の欲求が高まると答えている．

③同様に，病院スタッフから酒や薬物を「やめなさい」と言われたときの気持ちは，「やめようと思う」30.3%，「どちらかというとやめようと思う」25.2%，「どちらかというと飲もう・使おうと思う」13.6%，「飲もう・使おうと思う」31.1%であり，44.7%が状態を悪化させる可能性がある．

④再飲酒・再使用した際に家族に責められたときの気持ちは，「やめようと思う」26.6%，「どちらかというとやめようと思う」11.8%，「どちらかというと飲もう・使おうと思う」10.8%，「飲もう・使おうと思う」50.9%であり，61.7%が飲酒・薬物使用に向かう可能性がある．

⑤同様に，再飲酒・再使用して病院スタッフに責められたときの気持ちは，「やめようと思う」28.7%，「どちらかというとやめようと思う」

16.8%,「どちらかというと飲もう・使おうと思う」12.9%,「飲もう・使おうと思う」41.6%であり, 54.5%が状態を悪化させる可能性がある.
⑥飲酒・薬物使用する一番の理由は,「苦しさがまぎれるから」58.8%,「楽しくなるから・気分がよくなるから」29.5%, その他が11.8%であった. 彼らは, 苦しいからやめられない可能性が高い.

c. 考察

治療者・支援者は患者に対して, 断酒や断薬を強要してはいけない. これは禁忌であるとさえ感じている. そして, 再飲酒・再使用を責めてはいけない. 再飲酒・再使用は, 責められるべき「悪」ではなく, 改善をともに目指す「症状」である. このことが, 依存症の治療にあたる治療者・支援者にさえ必ずしも共有されていないことに問題がある.

依存症は健康な「ひと」の中で回復する.「健康な治療者・支援者」とは, 患者に対して陰性感情を持たずに敬意と親しみを持てる「ひと」である. 患者に共感できる「ひと」である. 治療者・支援者が回復に立ち会えるとき, 自身も心から癒される. 信頼関係が築けたとき, お互いが癒されお互いが温かい気持ちになれる. 信頼関係とは双方向性のものだからである. 依存症患者は, 本物の癒しや幸せを望みながら, その方法を身に着けることができず, 仮初めの癒しにのめり込んだ結果, 依存症になった人たちである. 患者の求めているのは本物の癒しではないだろうか. その手助けをするのは, 薬でも技法でもなく健康な「ひと」である.

▶ 18.11 これからの依存症治療・回復支援

18.11.1 ハームリダクションの考え方

これからの依存症治療・回復支援を考えた場合, 最も重要なことは,「依存症は病気である」という正しい認識のもと, 重症患者だけを特別な専門医療機関で治療している現在のシステムから, 精神科医療全体で軽症の状態から治療を引き受けていくシステムへの移行である.

欧州を中心に, 最も成功している効果的な薬物政策としてハームリダクションが広がっている. ハームリダクションとは,「その使用を中止することが不可能・不本意である薬物使用のダメージを減らすことを目的とした政策・プログラム・その実践」である. 薬物の使用量減少を主目的とはしておらず, 薬物使用をやめることよりも, ダメージを防ぐことに焦点を当てる. 薬物を使っているか否か, それが違法薬物であるか否かは問われない. ハームリダクションは, 科学的に実証され, 公衆衛生に基づき, 人権を尊重した人道的で効果的な政策であり, 個人と社会の健康と安全を高めることを目的とする.

わが国でハームリダクションといえば, 注射針の無料交換, 公認の注射場所の提供, 代替麻薬メサドンの提供ばかりがクローズアップされる. 同時に実施される敷居の低いプライマリ・ヘルスケアの提供, 積極的な啓発活動, 乱用者のエンパワメントなどに力を入れていることは知られていない.

わが国は, 薬物問題に対して「ダメ. ゼッタイ.」に象徴される「不寛容・厳罰主義」を一貫して進めてきた, 先進国では稀有な国である. これらは,「薬物依存症は病気」とする視点とは対極にある. 臨床的には,「不寛容・厳罰主義」では治療にならないどころか,「反治療的」である. さらには, 偏見や人権侵害を助長する可能性がある.

ハームリダクションのプログラムにつながっていることが, 適切な情報・相談支援や医療支援・行政サービスにつながりやすくし, 薬物問題の深刻化を防ぐ. プログラムにつながり断薬へと動機付けられることも期待できる. ハームリダクション政策は, 個人・社会の薬物使用による相対的ダメージを減少させる. たとえば, 救急医療利用回数の減少, 医療費の減少, 就業率の向上, 薬物目的の犯罪の減少などの成果が報告されている.

世界の先進国もかつては厳罰主義で対応していた. しかし, それではうまくいかなかった反省に立って, 大きく方向転換をしてきた経緯がある. それが米国を中心としたドラッグコートであり, 欧州などを中心としたハームリダクションである. このような状況で, わが国でもはじめの一歩として「刑の一部執行猶予制度」が施行された. この制度の成否は地域での受け皿の準備によるところが大きい. この制度に精神科医療はついていけるのかが問われる. しかし, 今のところその動きはみられない.

アルコール依存症についても, ハームリダクションの考え方は有用である. 飲酒問題を責めても問題は解決しない. 彼らは, 周囲に迷惑をかけ責めら

る対象かもしれないが，医療の役割は依存症の治療である．医療が罰する側に立って，家族とともに患者を責め立てることは，医療の役割の放棄である．アルコール依存症患者の飲酒をやめさせることばかりにとらわれ，「病者」に対する支援の視点が今のところ見えてこない．「患者を甘やかしてはいけない」と言われてきた所以である．批判して突き放すのではなく，飲酒をしているか否かにかかわらず，必要な支援を提供することが求められる．

アルコール依存症患者は，さまざまな形で生活が困窮し重大な問題を抱えることが多い．その生活の支援を提供する中で，アルコール問題への介入を強制的ではなく提供していく．それは，「飲酒をやめさせる」ためのものではなく，「生活の支援」であり，「生きることの支援」である．「飲酒している人にこそ支援が必要」である．わが国でハームリダクション政策を急ぎ取り入れることを提案しているのではない．このような視点こそ，医療者に必要な考えであることを強調したい．

18.11.2 アルコール依存症の治療改革[17,28]

アルコール依存症は，ありふれた病気である．しかし，わが国に109万人いると推定されている現状で，診断を受けている患者は4〜5万人に過ぎない．この治療ギャップをどのように考えるか．アルコール依存症治療は特殊なものではない．一般医療の中で当たり前に治療を受けられるはずである（表18.6）．

a. 治療者・支援者の意識改革：「アルコール依存症は病気であること」の徹底した啓発・教育の推進

アルコール依存症の治療や支援が滞る原因は，治療者までもが「アルコール依存症は病気」とは思えないことである．「病気」と思えないから断酒を強要したり，再飲酒を責めたりする．

うつ病の患者に，元気がないと責める治療者はいない．幻聴が聞こえる統合失調症の患者に「けしからん」とは言わないであろう．認知症の患者に，「忘れるな」とは言わないはずである．どうして，依存症ばかりが症状が出たときに責められるのであろうか．

「依存症は病気である」という社会全般への啓発も重要である．アルコール依存症患者の飲酒問題をバッシングする社会では，回復は難しい．社会が依存症を理解して，回復を見守っていけるようになることが，依存症患者の回復を促進し，家族の負担を軽減する．

b. 診断名の改革：「アルコール依存症」から「アルコール使用障害」への診断名使用の変更

DSM-5では，依存と嗜癖を巡って大きな変化がみられた．まず，「依存（dependence）」と「乱用（abuse）」の文言が撤廃されて「使用障害（use disorder）」に一本化され，重症度を評価することになった．「依存症」という診断名が誤解と偏見に塗れているとすれば，「使用障害」という診断名は患者にとって受け入れやすいであろう．そして，相談や治療につながりやすくなるのであれば，大いに歓

表18.6 アルコール依存症治療改革の概要

1. 治療者・支援者の意識改革：「アルコール依存症は病気であること」の徹底した啓発・教育の推進
2. 診断名の改革：「アルコール依存症」から「アルコール使用障害」への変更
3. 治療構造の改革：「これまでの中核群（重症群）」から「新たな中核群（軽症群）」を重視した治療構造への転換
    1) 治療の場の改革：「入院主体」から「外来主体」への移行
    2) 治療の焦点の改革：「末期治療」から「早期発見早期治療」への移行
    3) 専門性の改革：「専門治療・特殊治療」から「一般治療」への移行
    4) 初期介入の改革：身体科での簡易介入の積極的導入
    5) 合併症対応の改革：依存症単独治療から統合的治療への移行
4. 治療スタンスの改革：
    1) 「不寛容・直面化」から「受容・動機付け」への転換
    2) 「矯正・強要」から「治療・寄り添い」への転換
    3) 「集団一律の治療」から「個別多様性の治療」への転換
    4) 「断酒一辺倒」から「飲酒量低減」への転換
    5) 「断酒の支援」から「生きにくさの支援」への転換
5. 人材開発の改革：「アルコール問題支援コーディネーター」の新規育成・資格化の推進
6. 地域連携の改革：地域保健・産業保健・メンタルヘルス領域との連携促進
7. 家族支援の改革：家族を主体とした支援の推進
8. インセンティブ保障の改革：予算化・資格化などのインセンティブの保障

迎されるべきである．

アルコール使用障害は，アルコール依存症よりも広く軽症例を含む概念である．これにより，これまで見過ごされてきたアルコール依存症軽症例に加え，アルコール依存症の診断基準を満たさない「乱用レベル」の患者も対象として意識できる．このことによるメリットは大きい．

c. 治療構造の改革：「これまでの中核群（重症群）」から「新たな中核群（軽症群）」を重視した治療構造への転換（図18.5）

わが国のアルコール依存症治療は，「久里浜方式」として一律に3か月間専門病棟へ入院し，集団プログラムを受ける方法が普及・定着した．これは画期的なことであり，専門的治療をするという使命に基づき，重症患者が対象とされた．その後，認知行動療法に重きが置かれ今日に至っているが，多くの専門医療機関では，2～3か月の入院治療が「ひな型」として続いている．こうして，一般精神科医療とは別の場で「特別な治療」が誕生し，その方法が全国に広がった．そして，一般精神科医療とは乖離したまま今日に至っている．

さらに，専門治療を行う医療機関が対象としてきた「中核群」は，アルコール依存症の「進行群」であり「重症群」であった．一方で，大多数を占める「真の中核群（軽症群）」は，自分が依存症であることも知らず，治療を受けることなく経過してきた．「重症群」ばかりを対象にしてきた医療者は，治療の困難さに無力感を抱え，患者に対して陰性感情を持ち，疲弊していった．

アルコール依存症の治療は，決して特殊なものではなく，専門医療機関でなくても治療は可能である．重症例ばかりを対象としてきたため，治療は困難だと医療者が誤解してしまった．がん治療に例えれば，末期のがん患者のみをがん治療の対象にしてきたようなものである．

これまでの「軽症群」である「真の中核群」を早期に治療につなぎ，「重症群」を減少させることが重要である．早期発見早期治療に重点を置くべきである．

「新たな中核群（軽症群）」を治療につなぐポイントは，身体科医療機関や一般精神科外来で「当たり前に」診られるかどうかである．依存症を「特別視しない」治療システムが望ましく，身体科，一般精神科外来での対応が中心となる．その際は，必ずしもアルコール問題を前面に出す必要はなく，身体問題，ストレス対処・メンタルヘルス問題として介入することが自然であろう．重症例，治療困難例はこれまでどおり専門医療機関につなぐ．

これまで，アルコール依存症について議論する場合，「重症群」を念頭に置いていた．治療ガイドラインしかり，依存症対策しかりである．我々は，随分と偏った見方をしてきたのではないだろうか．

d. 治療スタンスの改革：「不寛容・直面化・矯正・強要・一律・断酒一辺倒」から「受容・動機付け・治療・協働・個別重視・飲酒量低減」への転換

治療スタンスは，これまで述べてきたように，最も大きく変化しており，これからも変わっていかなければならない．具体的には下記のとおりである．

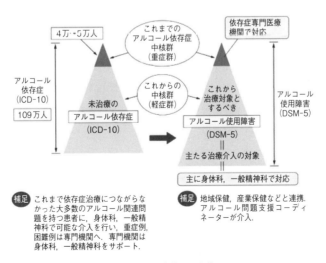

図18.5 治療構造の転換

① 「不寛容・直面化」から「受容・動機付け」への転換
② 「矯正・強要」から「治療・寄り添い」への転換
③ 「集団一律の治療」から「個別多様性の治療」への転換
④ 「断酒一辺倒」から「飲酒量低減」への転換
⑤ 「断酒の支援」から「生きにくさへの支援」への転換

e. 人材開発の改革：「アルコール問題支援コーディネーター」の新規育成・資格化の推進

　アルコール依存症を診る専門医を急増させることは難しい．そのため，身体科医療機関，一般精神科医療機関，地域保健，産業保健にコーディネーターを配置することにより，①知識・情報の提供，②簡易介入，③適切な連携の促進を実施する．これは，ケアマネジャーをイメージした役割であり，保健師的な役割をも期待している．

　このような「アルコール問題支援コーディネーター」を，国が資格化して身分を保証する．このような人材が，医療機関や地域保健，産業保健の分野に配置され，連携の促進役として活動することが期待される．国が資格化することによりインセンティブが生まれ，支援にあたる人材が増える．

　加えて，回復者が一定の研修を受けて，「回復者支援員」，「回復者相談員」として，回復の経験と知恵を活かすことも大切である．すでに，回復施設職員研修は国の事業として始まっている．研修を受けた当事者が，依存症からの回復を支援する社会資源となって活躍できることは自然である．これに資格を設定して認定することは，有効な人材開発となるであろう．

　いずれにしても，圧倒的に足りない支援のための人材育成こそ，現状を改善するための決定打となるであろう．

f. 地域連携の改革：地域保健・産業保健・メンタルヘルス領域との連携システム構築の推進

　新たなアルコール依存症中核群に介入技法を広げていくためには，医療機関だけでは十分ではない．地域保健，産業保健との連携が不可欠である．精神保健福祉センター，保健所，保健センター，企業の健康管理室，地域包括支援センター，訪問看護ステーション，自助グループなどとのつながりが求められる．地域の中のアルコール問題を見逃さず，早期に適切な介入を進めるためには，それぞれの機関で，共通したアルコール依存症の正しい認識を持ち，各機関の基本的な役割を共有していることが大切である．

　地域にコーディネーターの資格を持つ人材が多く存在することにより，支援の底上げの大きな力になる．コーディネーターが育成され，地域に広がることで，一般社会の啓発にも資することが期待される．

g. 家族支援の改革：「患者の回復支援目的の家族支援」から「家族自身を直接の支援対象とした家族支援」への展開

　これまでの家族支援は，アルコール依存症患者の治療の一環としての性格が強かった．しかし，「患者の回復支援目的の家族支援」の前に「家族自身を直接の支援対象とした家族支援」が必要である．多くの家族は，高いストレス状況にあり，それが何年にもわたって継続している．家族は独立して支援を要する対象である．「家族を主役とした支援」の提供を提案したい．

h. インセンティブ保障の改革：予算化・資格化などのインセンティブ保障の実現

　以上述べてきたことが実現するためには，インセンティブが保障されなければならない．①診療報酬に関すること，②研究に関すること，③研修に関すること，④資格に関すること，⑤連携に関すること，⑥教育に関すること，⑦啓発に関すること，などのいずれにもインセンティブが必要である．

18.12 おわりに

　依存症患者の治療に関する留意点[29]（表18.7）と，大切なコツ（7つの法則）[16]を示す（表18.8）．

　どんな患者にも物質使用に対する問題意識はある．患者がそれを認めて変わろうとするためには，批判的・対立的ではない温かい支援が必要である．治療の成否は治療者のスタンスによる部分が大きい．このことを念頭に置いた対応が求められる．治療者の「技術・テクニック」より「共感性」が重要である．

　依存症患者の対応を困難にしている最大の原因は，患者に対する治療者の陰性感情・忌避感情である．治療者がこの感情から解放され患者と向き合え

表18.7 依存症治療の留意点[29]

1. 患者に陰性感情・忌避感情を持たない.
2. 治療の場を正直な気持ちを話せる場とする.
3. 一緒によりよい状態を目指すという姿勢をとる.
4. 尿検査による通報や自首の促しはしない.
5. 患者の求める治療目的に沿った治療計画を立てる.
6. 疾患に関する必要な教育・情報提供を行う.
7. 簡便な認知行動療法的アプローチを取り入れる.
8. 治療介入を容易にする補助介入ツールを活用する.
9. 回復に必要な自助グループなどの情報を提供する.
10. 入院治療に際しては,「渇望期」の対応を知っておく.
11. 処方に際しては処方薬依存を生まないように配慮する.
12. 治療が継続するよう配慮し, 長い目で回復を見守る.
13. よい変化に対しては十分評価する.
14. 失敗は責めずに修正できるように促す.
15. 回復を願った誠実な対応を心がける.

表18.8 誰にでもできる依存症の診かた「7つの法則」[16]

1. 依存症は「病気」であると理解できれば治療はうまくいく.
2. 治療を困難にしている最大の原因は, 治療者の患者に対する陰性感情・忌避感情である.
3. 回復者に会い回復を信じられると, 治療者のスタンスは変わる.
4. 依存症患者を理解するためには「6つの特徴」を覚えておく.
5. 依存症患者の飲酒・薬物使用は,「生きにくさを抱えた人の孤独な自己治療」である.
6. 断酒・断薬を強要せず, 再飲酒・再使用を責めなければ, 良い治療者になれる.
7. 断酒・断薬の有無にとらわれず, 信頼関係を築いていくことが治療のコツである.

たときに有効な治療が始まる.

依存症患者は, 理解ある援助を求めている. 依存症の治療は決して特殊なものではないことを強調したい. 患者もその家族も, よりどころとなる治療者を求めている. 彼らは決して, 特別な人たちではない.

ひとを信じられるようになると, ひとに癒されるようになる.

ひとに癒されるようになると, アルコールや薬物に酔う必要はなくなる.

依存症は人間関係の病気である.

回復とは信頼関係を築いていくことにほかならない.

以上, 物質依存の治療・回復支援について述べてきた. ギャンブル, インターネットなどの行動嗜癖については, 治療は標準化されておらず, 未だ開発段階にあるといえよう. 動機付け面接法, 認知行動療法, 自助グループなどの効果が期待できると考えられ, 実際には依存症の治療に準じたプログラムが実施されている. 治療の観点からは, 物質依存も行動嗜癖も共通した点が多い.

行動嗜癖は, 物質依存ほどには脳科学的に解明されていないことが多く, これからの研究が待たれる. ただし, 直接脳を含めた身体にダメージを与える物質依存と, 直接的なダメージを受けない行動嗜癖には相違点もある. 行動嗜癖に対する治療の開発と標準化が待たれる.

わが国の物質依存症・行動嗜癖患者が, 回復を望んだときに, 当たり前に治療を受けられる日が来ることを切望している.

[成瀬暢也]

文献

1) 尾崎 茂, 和田 清, ほか. 薬物関連精神疾患の治療に関する実態調査. 平成19年度厚生労働省精神神経疾患研究委託費「薬物依存症および中毒性精神病に対する治療法の開発・普及と診療の普及に関する研究」研究成果報告会抄録集. 2007.
2) 成瀬暢也, 平田卓志, ほか. 精神科救急病棟と連携したアルコール・薬物依存症治療システムの構築に関する研究. 平成25〜27年度精神・神経疾患研究開発費「物質依存症に対する医療システムの構築と包括的治療プログラムの開発に関する研究」(主任研究者:松本俊彦) 総括研究報告書. 2016. p.43-60.
3) 成瀬暢也. 臨床家が知っておきたい依存症治療の基本とコツ. 精神科臨床エキスパート 依存と嗜癖―どう理解し, どう対処するか―. 和田 清編. 医学書院;2013. p.18-48.
4) 成瀬暢也:薬物患者をアルコール病棟で治療するために必要なこと. 日本アルコール・薬物医会誌 2009;44:63-77.
5) 成瀬暢也, 西川京子, ほか. アルコール・薬物問題をもつ人の家族の実態とニーズに関する研究. 厚生労働省平成20年度障害者保健福祉推進事業「依存症者の社会生活に対する支援のための包括的な地域生活支援事業」(事業代表者:樋口 進) 総括事業報告書. 2009. p.31-115.
6) 原田隆之. エビデンスに基づいた依存症治療に向けて ― Matrixモデルとその実践―. 第31回日本アルコール関連問題学会教育講演資料. 2009.
7) Matrix Institute. 2017;Retrieved from http://www.matrixinstitute.org/ (2019年1月閲覧)
8) Rawson RA, Marinelli-Casey P, et al:A multi-site comparison of psychosocial approaches for the treatment of methamphetamine dependence. Addiction 2004;99:708-717.
9) 小林桜児, 松本俊彦, ほか:覚せい剤依存者に対する外来再発予防プログラムの開発:Serigaya Methamphetamine Relapse Prevention Program (SMARPP). 日本アルコール・薬物医会誌 2007;42:507-521.
10) 松本俊彦, 小林桜児:薬物依存者の社会復帰のために精神保健機関は何をすべきか?:Matrix Model と Serigaya Methamphetamine Relapse Prevention Program (SMARPP). 日本アルコール・薬物医会誌 2008;43:172-187.
11) ウイリアム・R・ミラー, ステファン・ロルニック. 動機づけ面接法 基礎・実践編. 松島義博, 後藤 恵訳.

12) ステファン・ロルニック，ウィリアム・R・ミラー，ほか．動機づけ面接法実践入門—あらゆる医療現場で応用するために．後藤 恵監訳．星和書店；2010．
13) ロバート・メイヤーズ，ブレンダ・ウォルフ．CRAFT 依存症者家族のための対応ハンドブック．松本俊彦，吉田精次監訳．金剛出版；2013．
14) メアリー・マーデン・ヴェラスケス，ゲイリン・ガディ・マウラー，ほか．物質使用障害のグループ治療TTM（トランス・セオリティカル・モデル）に基づく変化のステージ治療マニュアル．村上 優，杠 岳文ほか監訳．星和書店；2012．
15) 成瀬暢也．薬物依存症の回復支援ハンドブック．金剛出版；2016．
16) 成瀬暢也．誰にでもできる薬物依存症の診かた．中外医学社；2017．
17) 成瀬暢也．アルコール依存症治療革命．中外医学社；2017．
18) 成瀬暢也：覚せい剤依存症の治療に際しては，患者に「通報しないこと」を保障するべきである．精神科 2012；21：80-85．
19) 成瀬暢也：誰にでもできる薬物依存症の外来治療．精神経誌 2017；119：260-268．
20) 成瀬暢也：精神作用物質使用障害の入院治療：「薬物渇望期」の対応法を中心に．精神経誌 2010；112：665-671．
21) 成瀬暢也：覚せい剤使用障害の入院治療—渇望期を乗り切るために—．物質使用障害とアディクション臨床ハンドブック．精神科治療学増刊号 2013；28：205-211．
22) 成瀬暢也，山神智子，ほか．専門病棟を有する精神科病院受診者に対する認知行動療法の開発と普及に関する研究（1）．平成24年度厚生労働省精神・神経疾患研究委託費「アルコールを含めた物質依存に対する病態解明及び心理社会的治療法の開発に関する研究」研究成果報告会抄録集．2012．
23) National Institute of Drug Abuse：Principles. 2012；Retrieved from http://www.drugabuse.gov/PODAT/PODAT1.html（2019年1月閲覧）
24) 松本俊彦：アルコール・薬物使用障害の心理社会的治療．医学のあゆみ 2010；233：1143-1147．
25) Matching alcoholism treatments to client heterogeneity：treatment main effects and matching effects on drinking during treatment. Project MATCH Research Group. J Stud Alcohol 1998；59：631-639.
26) Miller WR, Benefield RG, et al：Enhancing motivation for change in problem drinking：a controlled comparison of two therapist styles. J Consult Clin Psychol 1993；61：455-461.
27) Litt MD, Kadden RM, et al：Coping skills and treatment outcomes in cognitive-behavioral and interactional group therapy for alcoholism. J Consult Clin Psychol 2003；71：118-128.
28) 成瀬暢也：複雑化するアルコール関連問題と多様化する支援の現状：アルコール依存症治療構造改革のすすめ．公衆衛生 2017；81：718-723．
29) 成瀬暢也：物質使用障害治療の最前線 第1回 物質使用障害にどう向き合ったらよいのか—治療総論．精神療法 2016；42：95-106．

19 薬物療法

19.1 はじめに

依存・嗜癖臨床における薬物療法のターゲットは，依存（嗜癖）の中核症状である摂取欲求（渇望）以外にも，物質中毒，離脱症状，物質誘発性精神障害（精神病性障害，気分障害，不安障害，脳器質性障害など），さらには，依存・嗜癖の精神科合併症（双極性障害，うつ病，適応障害，発達障害，パーソナリティー障害など）など多岐にわたる．その意味では，依存・嗜癖臨床では，精神科領域全般の治療が求められる．したがって，そのすべての薬物療法を紹介することが望ましいが，限られた枚数では困難であるし，薬物療法の治療テーマが拡散してしまう．したがって，本章では，依存・嗜癖の最終的な治療目標である摂取欲求に対する薬物療法を中心に紹介することとする．

19.2 依存・嗜癖の薬物療法の治療ゴール

物質であれ，行動であれ，依存・嗜癖の治療ゴールは，物質使用や行動嗜癖中心の生活から抜け出し，本来の生活パターンを取り戻すことである．このような視点に立った薬物療法の治療メカニズムは十分解明されていないが，薬物の作用様式としては，以下のようなものが考えられる[1]．

(1) 依存性物質や嗜癖行動による報酬効果（1次性強化効果）を減弱させる薬物：たとえば，アカンプロサートやナルメフェンのように，その薬物を服用していると，飲酒してもあまり高揚感や酩酊感を感じられないために，飲酒のモチベーションが低下するものが相当する．
(2) 依存・嗜癖治療の最終的な治療ターゲットである物質や行動の摂取欲求を減弱させる薬物．
(3) 物質摂取や行動を中止したときの離脱症状による不快感を減弱させる薬物：たとえば，ニコチンガムのように，禁煙時の不快感（身体的およ

び精神的離脱症状に起因する）を軽減することによって，タバコの欲求を低減させる．
(4) 物質や行動を体験したときに嫌悪効果を発現させる薬物：ジスルフィラムのように，アルコールによる不快反応（頭痛，吐気，動悸，発汗など）を引き起こすことによって，飲酒行動の歯止めにする薬物である．
(5) 依存や嗜癖を起こす物質や行動以外の体験による報酬効果（1次性強化効果）を増強させる薬物．

この中で，(1)，(2)，(3)，(4) は，現在使用可能な治療薬として存在する．特に，(2) は摂取欲求（渇望）に作用する治療薬として依存・嗜癖治療の中核となる．ただし，現状の薬物では，アカンプロサート，ナルメフェン，バレニクリンなどいくつかの薬物が，摂取欲求に部分的な効果を示すものの，摂取欲求を完全にコントロールできる薬物はない．
(5) も依存・嗜癖治療において重要な治療ゴールであるが，現在のところ，薬物療法では困難であり，職業訓練，社会ネットワーク（人間関係の形成を含む），レクリエーション療法などの心理社会療法がこの役割を果たしている．

19.3 摂取欲求（渇望）の構造

依存・嗜癖の最終的な治療ターゲットである摂取

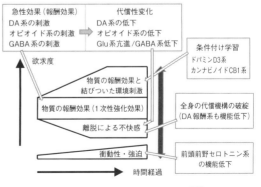

図 19.1 欲求の精神薬理学的構造[2,3]

欲求（渇望）の構造を考える．Miyata et al.（2001）は欲求の構造として，"対象物（依存性物質や嗜癖行動）の1次性強化効果（報酬効果）"，"離脱時の不快感"，"対象物の報酬効果と結びついた環境刺激（2次性強化効果）"の三層構造をあげている[2]．これに加えて，依存や嗜癖が形成される経過の中で増強される衝動性も関係している[3]（図19.1）．以下に，それぞれの構成要素と，推定される神経学的機序を考える．

19.3.1　1次性強化効果（報酬効果）

a．1次性強化効果とその神経学的機序

依存や嗜癖が形成されるためには，それが物質であろうと，行動であろうと，それ自体が報酬的であることが必要条件となる．しかし，"報酬的"という用語は，客観性，定量性に欠けることから，行動学的には"1次性強化効果"，すなわち，"あるものを摂取すると，その後の摂取頻度が増加する現象，あるいは，その効果"と定義される．アルコールや覚醒剤などの物質では，ヒトだけではなくラットやサルでも自己摂取されることから，物質では，1次性強化効果はかなり普遍的に捉えることができる[4]．行動においてもギャンブルやインターネット・ゲームは，依存と同様の病態を引き起こすことから，1次性強化効果を有することが想定されるが，このことを実験的に証明することは難しい．特に，嗜癖行動の概念を広げて，自傷行為や拒食も嗜癖的な行動（強迫的に繰り返されるコントロール困難な行動）と捉えた場合，本来，これらの行動は生体にとって侵襲的で嫌悪刺激であるにもかかわらず，生体側の一定の条件下では1次性強化効果（その後の，その行動の生起頻度を増加させる）を示すようになる．すなわち，1次性強化効果は物質ではかなり普遍的であるのに対して，行動では生体の状態に影響される点で違いがあるといえる．1次性強化効果発現の脳内機序は，脳内報酬系への刺激作用と考えられている．

b．1次性強化効果を標的とした治療薬

図19.2にさまざまな依存性物質の脳内報酬系への作用点を示した[5]．たとえば，覚醒剤やコカインはドパミン神経に直接作用するのに対して，アルコールは，グルタミン酸神経，γアミノ酪酸（GABA）神経，オピオイド神経を介して脳内報酬系ドパミン神経を刺激する．ほかにも，オピオイド

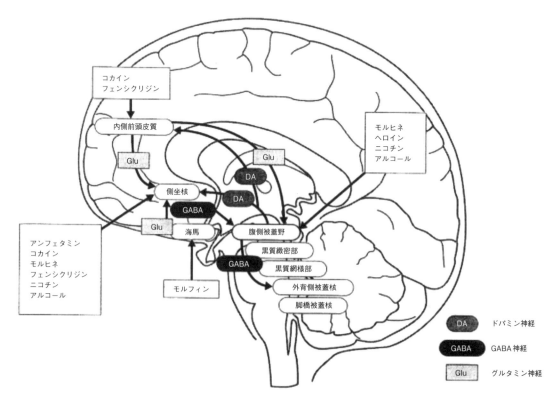

図19.2　脳内報酬系と依存性物質の作用点（文献5を改変）

（モルヒネやヘロイン）は，オピオイド神経やGABA神経を介して，鎮静・睡眠薬はGABA神経を介して，ニコチンはニコチン性アセチルコリン神経やドパミン神経に作用して，脳内報酬系を刺激する．一方，嗜癖行動であるギャンブル[6,7]やインターネット・ゲーム[8]においても，近年，神経画像研究から報酬系ドパミン神経との関係が報告されている．

このように，1次性強化効果を示す物質はすべて脳内報酬系ドパミン神経を刺激することから，1次性強化効果を抑制する薬物は，いずれも，依存性物質の脳内報酬系刺激作用を阻害する．図19.3と表19.1に，欲求の構成要素と，依存や嗜癖の治療に用いられる薬物の想定される作用点を示す．

①ナルトレキソン，ナルメフェン，アカンプロサート（アルコール依存）

アルコール依存の治療薬であるナルトレキソン[9]とナルメフェン[10]は，オピオイドμ受容体を遮断することによってアルコールの報酬系ドパミン神経刺激作用，すなわち，アルコールの1次性強化効果を抑制する．一方，アカンプロサートは，GABA神経機能を増強するほか[11]，NMDAグルタミン酸受容体修飾作用[12,13]を介して，アルコールによる報酬系ドパミン神経刺激作用を抑制するとされている．

②ブプロピオン，バレニクリン（ニコチン依存）

ニコチン依存の治療薬（禁煙補助薬）であるブプロピオン（日本では未承認）は，脳内報酬系ドパミン神経路に存在するニコチン性アセチルコリン受容体である$\alpha 4\beta 2$，$\alpha 3\beta 2$，$\alpha 7$受容体を遮断して，ニコチンの1次性強化効果を抑制する[14]．同様に，禁煙補助薬であるバレニクリンは，$\alpha 4\beta 2$ニコチン性アセチルコリン受容体のパーシャルアゴニストであり，バレニクリンの$\alpha 4\beta 2$受容体に対する親和性はニコチンよりも高いことから，ニコチンに優先して同受容体に結合して，ニコチンの脳内報酬系刺激作用を遮断する[15]．

③ブプレノルフィン（オピオイド依存）

ブプレノルフィンは，通常は，オピオイド様作用を示すことで，オピオイド中止時のオピオイド離脱を低減させる薬物に分類される．しかし，オピオイドμ受容体のパーシャルアゴニスト作用とκ受容体の遮断作用を有することから，オピオイドの報酬系ドパミン神経刺激作用（1次性強化効果）を抑制する作用も有する．これは，μ受容体に対する親和性がヘロインなどのオピオイドよりも高いため，オピオイドに優先してμ受容体を占拠し，同時に，κ受容体を遮断するためである[16]．

④抗精神病薬

その他，ドパミンD2受容体遮断薬である抗精神病薬は，脳内報酬系ドパミン神経を遮断することから，依存性物質の1次性強化効果を抑制することが期待される．しかし，臨床研究では，小規模のオープン試験ではその有効性が報告されているものの[16,17]，ランダム化比較試験を集めてメタ解析したシステマティックレビューのような解析方法では，物質の摂取欲求や摂取量には有効性は認められない[18,19]．この理由として，（1）図19.1に示したように，1次性強化効果は摂取欲求を構成する一要因に過ぎないことから，1次性強化効果だけを抑制しても欲求に対する効果は十分ではないこと，（2）治療の動機付けが不十分な依存症患者に抗精神病薬（D2遮断薬）を使用すると，物質を摂取しても満足感を十分に得られないことから，かえって欲求や摂取量が増えてしまう逆説的な現象が起こり得ることが考えられる．

⑤臨床的意義

以上のことから，1次性強化効果を抑制する薬物を使用する場合には，治療の動機付けがしっかりとした患者に使用することが大切である．これらの薬物の臨床的意義は，断薬治療中に，万一，依存性物質を使用しても満足感が十分得られないことから，本格的な再発（再使用）に陥るリスクを減らすことにある．一方で，治療の動機付けが不十分な患者では，薬物を摂取しても満足感が十分に得られないことから，かえって摂取量や摂取回数が増加してしまう可能性がある．

19.3.2 離脱時の不快感

a. 離脱時の不快感とその神経学的機序

物質を摂取あるいは行動を体験している最中は，生体は報酬効果を体験し，満足した状態にあることから，欲求が生じることはない．物質や行動の報酬効果が生体から消退してきたとき（すなわち，離脱時）に欲求が生じる．この神経学的機序を考えた場合，物質や行動によって脳内報酬系が持続的に刺激された結果，生体の代償機構が働いて報酬系に機能

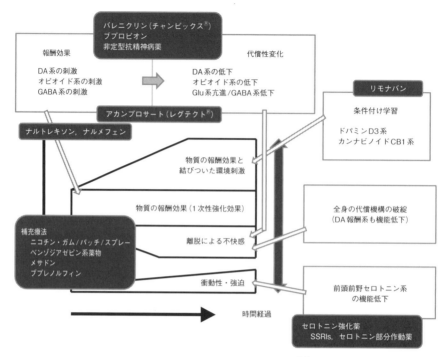

図 19.3 欲求の精神薬理学的構造と治療薬[2,3]

表 19.1 物質依存の治療薬の作用機序と臨床効果

薬物	作用機序	治療効果
(1) 1次性強化効果を抑制する薬物		
ナルトレキソン	オピオイド μ 受容体遮断	アルコールによる報酬系刺激作用を抑制
ナルメフェン	オピオイド μ 受容体遮断	アルコールによる報酬系刺激作用を抑制
アカンプロサート	GABA 神経機能増強	アルコールによる報酬系刺激作用を抑制
ブプロピオン	ニコチン性アセチルコリン受容体 ($\alpha 4\beta 2$, $\alpha 3\beta 2$, $\alpha 7$) 遮断	ニコチンによる報酬系刺激作用を抑制
バレニクリン	ニコチン性アセチルコリン受容体 ($\alpha 4\beta 2$) 占拠	ニコチンによる報酬系刺激作用を抑制
ブプレノルフィン	オピオイド μ 受容体の占拠と κ 受容体の遮断作用	オピオイドによる報酬系刺激作用を抑制
抗精神病薬	ドパミン D2 受容体遮断	依存性物質による報酬系刺激作用を抑制*
(2) 離脱時の不快感を軽減させる薬物		
(2)-1 脳内報酬系の代償性機能低下を軽減させる薬物		
ナルメフェン	オピオイド κ 受容体遮断	アルコール慢性使用による代償性変化であるオピオイド神経の機能低下を軽減
アカンプロサート	NMDA グルタミン酸受容体遮断	アルコール慢性使用による代償性変化であるグルタミン酸神経の機能亢進を軽減
ブプロピオン	ドパミン, ノルアドレナリン再取り込み阻害によるドパミン, ノルアドレナリン増強作用	ニコチン慢性使用による代償性変化であるドパミン神経の機能低下を軽減
バレニクリン	$\alpha 4\beta 2$ ニコチン性アセチルコリン受容体のパーシャルアゴニスト作用	ニコチン慢性使用による代償性変化であるドパミン神経の機能低下を軽減
アリピプラゾール	ドパミン D2 受容体のパーシャルアゴニスト作用	依存性物質慢性使用による代償性変化であるドパミン神経の機能低下を軽減*
(2)-2 置換療法によって離脱症状を軽減させる薬物		
メサドン	オピオイド μ 受容体刺激作用	オピオイド様作用を示すことで, オピオイド離脱を軽減
ブプレノルフィン	オピオイド μ 受容体のパーシャルアゴニスト作用	オピオイド様作用を示すことで, オピオイド離脱を軽減
ベンゾジアゼピン系薬物	GABA 受容体刺激作用	GABA 神経を増強させることで, アルコール離脱を軽減
ニコチンパッチ, ニコチントローチ, ニコチンガム, ニコチン経鼻スプレー, ニコチン吸入剤	ニコチン性アセチルコリン受容体刺激作用	タバコ依存におけるニコチン離脱を軽減

*プラセボ対照試験では, 有意な効果は見出されていない.

低下が生じる．しかし，物質や行動を体験しているときには，その刺激作用によって報酬系の代償性機能低下とバランスがとれている．一方で，物質や行動の効果が生体内から消退してきたときに，報酬系の代償性機能低下が顕在化する．この報酬系の機能低下が不快感を生じ，物質や行動への強い欲求を引き起こすと考えられている[20,21]．

b. 離脱時の不快感を標的とした治療薬

離脱時の不快感によって生じた欲求を軽減させる治療薬は，その作用機序から2種類に分けられる（表19.1）．

1) 脳内報酬系の代償性機能低下を軽減させる薬物

前述したように，依存性物質を反復摂取した場合には，脳内神経系の代償機構として，依存性物質の急性効果とは反対の方向の変化が生じる．このような状態で物質摂取を中止あるいは減量すると，神経系の代償性の変化が顕在化して"離脱時の不快感"が生じる[22,23]．脳内神経系に生じる代償性の変化として，ドパミン神経系とオピオイド神経系の機能低下[22,23]，グルタミン酸神経系の機能亢進[24,25]，GABA神経系の機能低下[26]が想定されている．この他，離脱時の不快感には，コルチコトロピン放出因子（corticotropin-releasing factor : CRF）[22,27]やノルアドレナリン，ダイノルフィン[22]の関与も報告されている．

このように，依存性物質の急性効果（報酬効果）と相反する方向で出現する脳内神経系の代償性変化を修正する薬物が離脱症状による欲求を軽減させる薬物となる．このカテゴリーに該当する薬物を表19.1に示した．

①ナルメフェン（アルコール依存）

アルコールは脳内で特定の作用点を持たないことから，アルコールにおける脳内報酬系の代償性機能低下のメカニズムも複雑である．その一つに，アルコールは，オピオイドμ受容体刺激作用を介して報酬系ドパミン神経を刺激するだけでなく，オピオイドκ受容体刺激作用を介して報酬系ドパミン神経機能の低下を生体の代償機構として発現させることが報告されている[28]．ナルメフェンは，オピオイドκ受容体遮断作用を有するために，慢性飲酒による報酬系の代償性機能低下を軽減させると考えられている[29]．

②アカンプロサート（アルコール依存）

アルコール依存の治療薬であるアカンプロサートの作用機序にはまだ解明されていない部分があるが，興奮性アミノ酸神経のNMDAグルタミン酸受容体を遮断し，代謝型グルタミン酸受容体（mGluR5）に作用することで，飲酒欲求に関係するアルコール慢性摂取後のグルタミン酸神経の機能亢進を軽減させる可能性が考えられている[12,13]．

③ブプロピオン，バレニクリン（ニコチン依存）

ニコチン依存の治療薬であるブプロピオン（日本では未承認）とバレニクリンは，ニコチンの反復摂取によって生じた報酬系ドパミン神経の代償性機能低下を軽減させる．まず，ブプロピオンは，抗うつ薬として使用されるように，ドパミンとノルアドレナリンの再取り込みを阻害して，これらのモノアミン機能を増強させることから，報酬系の機能を回復させる[30]．一方，バレニクリンは，$\alpha 4\beta 2$ニコチン性アセチルコリン受容体のパーシャルアゴニストであることから，脳内報酬系ドパミン神経の樹状突起や神経終末に存在する$\alpha 4\beta 2$受容体に結合して，固有活性（40～50％）に基づく報酬系ドパミン神経刺激作用を示す[31]．

④アリピプラゾール

抗精神病薬のアリピプラゾールは，ドパミンD2受容体のパーシャルアゴニストであることから，固有活性（15～30％）に基づく報酬系ドパミン神経刺激作用を介して，離脱時の不快感を改善させる可能性がある[32]．しかし，プラセボ対照二重盲検比較試験や，システマティックレビューではアリピプラゾールの有効性は見出せていない[33,34]．

⑤臨床的意義

アカンプロサート，ナルメフェン，ブプロピオン，バレニクリンは，それぞれの作用機序を介して，アルコールやニコチンの慢性使用によって生じた脳内報酬系を中心とした代償性機能変化を回復させる．この作用によって，断薬時の不快感を軽減させ，再発（再摂取）につながる摂取欲求を低減させることが可能になる．

2) 置換療法によって離脱症状を軽減させる薬物

離脱症状とは，依存性物質が生体内に存在する状態に生体が適応した結果，生体内から物質が消退したときに適応不全が生じることによって惹起される．したがって，置換療法では，依存性物質と薬理学的に類似した物質を使用することによって，離脱

症状を軽減させる．

①メサドン（オピオイド依存）

メサドンは2013年にわが国でがん疼痛治療薬として発売された．海外では，モルヒネやヘロインなどのオピオイド依存の離脱症状の軽減に使用された歴史がある．メサドンの薬理作用は，オピオイドμ受容体刺激作用とNMDA受容体阻害作用で，モルヒネと同等の臨床効果を発揮する[35]．しかし，体内動態が複雑で，呼吸抑制やQT延長などの重篤な副作用のリスクがあることや，麻薬に指定されていることから，わが国ではオピオイド依存の治療に用いられる機会は少ない[36]．

②ブプレノルフィン（オピオイド依存）

ブプレノルフィンは，わが国では鎮痛，麻酔補助として使用されているが，米国では，2002年にオピオイド依存の治療薬として承認されている．薬理作用は，オピオイドμ受容体のパーシャルアゴニスト作用とκ受容体の遮断作用を有する[35]．ブプレノルフィンは，オピオイドの離脱症状に対してメサドンと同様の有効性を示すが，メサドンよりも安全性が高い[37,38]．

③ベンゾジアゼピン系薬物（アルコール依存）

アルコールの離脱症状の治療にベンゾジアゼピン系薬物を使用することは，国内外で広く行われている．アルコール離脱ではGABA神経系の機能低下が想定されていることから，ベンゾジアゼピン系薬物の有効性は明らかで，離脱時の種々の症状を改善させる[26]．ただし，米国ではベンゾジアゼピン系薬物の経静脈大量投与が推奨されているのに対して，わが国では，単科の精神科病院で治療が行われることが多いことから経口投与が中心である．

④ニコチン製剤（ニコチン依存）

離脱症状の治療に，その原因となった物質を使用するのはニコチン依存におけるニコチン製剤のみである．ニコチン製剤には，ニコチンパッチ，ニコチントローチ（口腔内崩壊錠），ニコチンガム，ニコチン経鼻スプレー，ニコチン吸入剤の5種類がある[38]．

物質摂取後，血中濃度が急激に上昇し，その後すぐに下降する場合には，物質の効果は自覚されやすく，依存が形成されやすい．したがって，ニコチンパッチの場合，ニコチンが補充されて離脱症候は軽減するとしても，ニコチンの血中濃度は比較的低く，増減を示さないことから，ヘビースモーカーではニコチンへの欲求は抑えられないことがある．これに対して，ニコチンガム，ニコチントローチ，ニコチン経鼻スプレー，ニコチン吸入剤では，ニコチンの血中濃度が比較的急峻に上昇し，かつ，増減を示すことから，ニコチンパッチの場合よりもニコチンの欲求が抑制されやすい．なお，これらの薬剤の中で，わが国で使用可能なものは，ニコチンパッチとニコチンガムのみである．

⑤臨床的意義

離脱症状を薬理学的に類似した物質を用いて軽減させることは，比較的簡易で確実な方法である．しかし，治療に用いた物質に新たな依存が生じないように，離脱症状が消退した時点で漸減・中止し，必要以上に使用しないことが重要である．

19.3.3 物質や行動の報酬効果と結びついた環境刺激

a. 環境刺激の2次性強化効果獲得と，その神経学的機序

アルコールなどの物質でも，ギャンブルなどの行動でも，摂取や体験を繰り返しているうちに，周囲のさまざまな環境刺激が，対象物（アルコールやギャンブル）の報酬効果と結びついて，2次性に報酬効果を獲得する現象が欲求の形成要因として重要な役割を果たしている[39-42]．この現象を，環境刺激の2次性強化効果獲得という．例をあげると，「赤ちょうちんを見ると酒を飲みたくなる」，「パチンコのジャラジャラという音を聞くと，無性にパチンコをやりたくなる」などの現象である．赤ちょうちんという物体やジャラジャラという音は，本来は

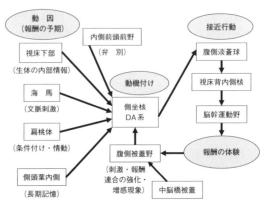

図19.4 報酬に基づく行動の脳内神経回路

中性刺激（報酬的でも嫌悪的でもない刺激）であるが，飲酒やパチンコの快体験と結びついて，それ自体が報酬的となる現象であり，条件付けあるいは連合学習の機序が関係している．脳内神経学的機序としては，海馬や扁桃体を中心としたドパミンD3受容体[43,44]やカンナビノイドCB1受容体の関与が想定されている[45,46]．

図19.4に，報酬によって生じる行動の神経回路の模式図を示した．この神経回路は，①動因のphase，②動機付けのphase，③接近行動のphase，④報酬を体験するphaseの4段階から形成される．アルコールを例に考えると，まず，①の動因のphaseでは，視床下部が関係する喉の渇きなどの生体環境のもとで赤ちょうちんを見ると，ビールが想起されて冷たいビールを飲みたくなる．ここでは，環境刺激（赤ちょうちん）とビールの報酬効果の連合学習（条件付け）が重要な役割を果たしているが，環境刺激の構成要素の中でも，特に，アルコールの報酬効果と結びつきやすい環境の特徴（文脈的特性）の感知（刺激統制）には海馬（背側）のD3受容体が関係し，環境刺激と報酬効果の連合（条件付け）には扁桃体（背外側）のD3受容体が関係している[47,48]．また，この連合学習は，繰り返される中で強化されていくが，このプロセスには腹側被蓋野のD2受容体が関係している[49]．その他，このphaseには，長期記憶に関わる側頭葉内側，認知レベルで統制している内側前頭前野が関与している．一方，動機付けのphase（②）における側坐核（腹側）は，動因のphase（①）で生じた生体内の情報（アルコールへの欲求）を，アルコールへの接近行動（③）に変換するインターフェースの役割を果たしている[50,51]．このプロセスには腹側側坐核のD2受容体とD3受容体が関係している．接近行動のphase（③）は，主として運動機能の中枢が関与しており，ここでもD3受容体が一部関係している．そして，最終的には，アルコールの報酬効果が体験される（④）．この報酬効果の体験に関わる神経回路は図19.2で示した脳内報酬系とほぼ一致し，D2受容体を中心としたドパミン神経系，興奮性アミノ酸系，オピオイド神経系などが関係している．

b. 環境刺激の2次性強化効果獲得に対する薬物療法

依存性物質や嗜癖行動の報酬効果と環境刺激の連合学習（条件付け）を阻害する薬物が候補となるが，学習，記憶も関係する複雑なプロセスであることから，現在，利用できる治療薬はない．候補としてD3受容体遮断薬，CB1受容体遮断薬があげられるが，今後の研究が待たれる分野である．

19.4 衝動性

物質や行動に対する依存や嗜癖が形成され，この状態が進展するにしたがって，衝動性が高くなることは古くから知られている．依存や嗜癖が衝動制御障害に分類される所以である．このような衝動性には，前頭前野のセロトニン神経系の機能低下が推察されていることから[9]，セロトニン再取り込み阻害薬やセロトニン部分作動薬などのセロトニン強化薬が治療薬として期待される．

19.5 おわりに

以上，依存や嗜癖の中核症状である欲求の構造と，その構成要素に作用する治療薬の理論的な位置付けを試みた．欲求の構成要素とは，①依存性物質や嗜癖行動による1次性強化効果（脳内報酬系刺激作用），②離脱時の不快感（報酬系の代償性機能低下），③環境刺激の2次性強化効果獲得の三層構造が想定される．したがって，真の欲求低減薬があるとすれば，この三層構造のすべてに作用する薬物が求められるが，そのような治療薬はなかなか想定しにくい．しかし，依存や嗜癖の治療においては，少なくとも，現在の治療薬が，欲求の構造のどの部分に作用しているのかを理解しておくことは，合理的な薬物療法を行う上で重要なことである．

一方で，生理的な欲求（いわゆる正常な欲求）と，病的な欲求（自己制御困難な渇望）の薬理学的な違いは明確ではないが，依存や嗜癖の治療薬は病的な欲求に選択的に作用することが求められる．加えて，欲求の構造から考えると，物質依存と行動嗜癖ではある程度の共通点が認められることから，両者に有効な治療薬の開発が期待される．いずれも重要な課題であり，今後の研究が待たれるところである．

［宮田久嗣］

文 献

1) Gorelick DA. Pharmacologic interventions for cocaine, methamphetamine, and other stimulant addiction. In : Ries RK, Fiellin DA, et al, ed. Principles of Addiction Medicine. 4th ed. Lippincott Williams & Wilkins ; 2009. p.707-721
2) Miyata H, Yanagita T : Neurobiological mechanisms of nicotine craving. Alcohol 2001 ; 24 : 87-93.
3) 宮田久嗣：依存症に対する薬物療法―欲求の構造と神経学的機序―. 分子精神医学 2016 ; 16 : 214-217.
4) Yanagita T : Drug dependence studies in laboratory animals. NIDA Res Monogr 1978 ;（19）: 179-190.
5) 洲脇 寛：薬物・アルコール関連用語に関する WHO 専門部会の勧告. 臨精医 1983 ; 12 : 641-646.
6) Linnet J, Mouridsen K, et al : Striatal dopamine release codes uncertainty in pathological gambling. Psychiatry Res 2012 ; 204 : 55-60.
7) Zack M, Poulos CX : Parallel roles for dopamine in pathological gambling and psychostimulant addiction. Curr Drug Abuse Rev 2009 ; 2 : 11-25.
8) Meng Y, Deng W, et al : The prefrontal dysfunction in individuals with Internet gaming disorder ; a meta-analysis of functional magnetic resonance imaging studies. Addict Biol 2015 ; 20 : 799-808.
9) Gianoulakis C, de Waele JP, et al : Implication of the endogenous opioid system in excessive ethanol consumption. Alcohol 1996 ; 13 : 19-23.
10) Emmerson PJ, Liu MR, et al : Binding affinity and selectivity of opioids at mu, delta and kappa receptors in monkey brain membranes. J Pharmacol Exp Ther 1994 ; 271 : 1630-1637.
11) Berton F, Francesconi WG, et al : Acamprosate enhances N-methyl-D-apartate receptor-mediated neurotransmission but inhibits presynaptic GABAB receptors in nucleus accumbens neurons. Alcohol Clin Exp Res 1998 ; 22 : 183-191.
12) Hernandez-Avila CA, Kranzler HR. Alcohol Use Disorders. In : Ruiz P, Strain E, ed. Lowinson and Ruiz's Substance Abuse ; A Comprehensive Textbook. 5th ed. Lippincott Williams & Wilkins ; 2011. p.138-160
13) Kranzler HR, Ciraulo DA, et al. Medications for use in alcohol rehabilitation. In : Ries RK, Fiellin AD, et al, ed. Principles of Addiction Medicine. 4th ed. Lippincott Williams & Wilkins ; 2009. p.631-643
14) Slemmer JE, Martin BR, et al : Bupropion is a nicotinic antagonist. J Pharmacol Exp Ther 2000 ; 295 : 321-327.
15) Mihalak KB, Carroll FI, et al : Varenicline is a partial agonist at $\alpha 4\beta 2$ and a full agonist at $\alpha 7$ neuronal nicotinic receptors. Mol Pharmacol 2006 ; 70 : 801-805.
16) Mariani JJ, Pavlicova M, et al : Open-label pilot study of quetiapine treatment for cannabis dependence. Am J Drug Alcohol Abuse 2014 ; 40 : 280-284.
17) Meini M, Moncini M, et al : Aripiprazole and ropinirole treatment for cocaine dependence ; evidence from a pilot study. Curr Pharm Des 2011 ; 17 : 1376-1383.
18) Alvarez Y, Pérez-Mañá C, et al : Antipsychotic drugs in cocaine dependence ; a systematic review and meta-analysis. J Subst Abuse Treat 2013 ; 45 : 1-10.
19) Kishi T, Matsuda Y, et al : Antipsychotics for cocaine or psychostimulant dependence ; systematic review and meta-analysis of randomized, placebo-controlled trials. J Clin Psychiatry 2013 ; 74 : e1169-1180.
20) Miyata H, Itasaka M, et al : Decreases in brain reward function reflect nicotine- and methamphetamine-withdrawal aversion in rats. Curr Neuropharmacol 2011 ; 9 : 63-67.
21) Koob GF, Bloom FE : Cellular and molecular mechanisms of drug dependence. Science 1988 ; 242 : 715-723.
22) Koob GF, Le Moal M : Review. Neurobiological mechanisms for opponent motivational processes in addiction. Philos Trans R Soc Lond B Biol Sci 2008 ; 363 : 3113-3123.
23) Koob GF : Neurobiological substrates for the dark side of compulsivity in addiction. Neuropharmacology 2009 ; 56 : S18-S31.
24) Song J, Shen G, et al : Benzodiazepine withdrawal-induced glutamatergic plasticity involves up-regulation of GluR1-containing α-amino-3-hydroxy-5-methylisoxazole-4-propionic acid receptors in Hippocampal CA1 neurons. J Pharmacol Exp Ther 2007 ; 322 : 569-581.
25) Das SC, Yamamoto BK, et al : Ceftriaxone attenuates ethanol drinking and restores extracellular glutamate concentration through normalization of GLT-1 in nucleus accumbens of male alcohol-preferring rats. Neuropharmacology 2015 ; 97 : 67-74.
26) Lejoyeux M, Solomon J, et al : Benzodiazepine treatment for alcohol-dependent patients. Alcohol Alcohol 1998 ; 33 : 563-575.
27) Contarino A, Papaleo F : The corticotropin-releasing factor receptor-1 pathway mediates the negative affective states of opiate withdrawal. Proc Natl Acad Sci U S A 2005 ; 102 : 18649-18654.
28) Koob GF, Le Moal M : Drug addiction, dysregulation of reward, and allostasis. Neuropsychopharmacol 2001 ; 24 : 97-129.
29) Rose JH, Karkhanis AN, Steiniger-Brach B, Jones SR : Distinct Effects of Nalmefene on Dopamine Uptake Rates and Kappa Opioid Receptor Activity in the Nucleus Accumbens Following Chronic Intermittent Ethanol Exposure. Int J Mol Sci 2016 ; 17 : 1216-1229.
30) Paterson NE : Behavioural and pharmacological mechanisms of bupropion's anti-smoking effects ; recent preclinical and clinical insights. Eur J Pharmacol 2009 ; 603 : 1-11.
31) Mihalak KB, Carroll FI, et al : Varenicline is a partial agonist at $\alpha 4\beta 2$ and a full agonist at $\alpha 7$ neuronal nicotinic receptors. Mol Pharmacol 2006 ; 70 : 801-805.
32) Vergne DE, Anton RF : Aripiprazole ; a drug with a novel mechanism of action and possible efficacy for alcohol dependence. CNS Neurol Disord Drug Targets 2010 ; 9 : 50-54.
33) Coffin PO, Santos GM, et al : Aripiprazole for the treatment of methamphetamine dependence ; a randomized, double-blind, placebo-controlled trial. Addiction 2013 ; 108 : 751-761.
34) Martinotti G, Orsolini L, et al : Aripiprazole for relapse prevention and craving in alcohol use disorder ; current evidence and future perspectives. Expert Opin Investig Drugs 2016 ; 25 : 719-728.
35) Kristensen K, Christensen CB, et al : The mu1, mu2, delta, kappa opioid receptor binding profiles of methadone stereoisomers and morphine. Life Sci 1995 ; 56 : PL45-50.
36) 国分秀也, 冨安志郎, ほか：メサドンの臨床薬物動態. Palliative Care Research 2014 ; 9 : 401-411.
37) Ling W, Rawson RA, et al : Substitution pharmacotherapies for opioid addiction ; from methadone to LAAM

and buprenorphine. J Psychoactive Drugs 1994 ; **26** : 119-128.
38) Gowing L, Ali R, et al : Buprenorphine for the management of opioid withdrawal. Cochrane Database Syst Rev 2009 ;（3）: CD002025.
39) Schmitz JM, Stotts AL. Nicotine : Substance of abuse. In : Ruiz P, Strain E, ed. Lowinson and Ruiz's Substance Abuse : A Comprehensive Textbook. 5th ed. Lippincott Williams & Wilkins ; 2011. p.319-334
40) Itasaka M, Hanasawa M, et al : Facilitation of intracranial self-stimulation behavior in rats by environmental stimuli associated with nicotine. Physiol Behav 2012 ; **107** : 277-282.
41) Childs E, de Wit H : Contextual conditioning enhances the psychostimulant and incentive properties of *d*-amphetamine in humans. Addic Biol 2013 ; **18** : 985-992.
42) Wölfling K, Mörsen CP, et al : To gamble or not to gamble : at risk for craving and relapse-learned motivated attention in pathological gambling. Biol Psychol 2011 ; **87** : 275-281.
43) Le Foll B, Collo G, et al : Dopamine D_3 receptor ligands for drug addiction treatment : update on recent findings. Prog Brain Res 2014 ; **211** : 255-275.
44) Beninger RJ, Banasikowski TJ : Dopaminergic mechanism of reward-related incentive learning : focus on the dopamine D_3 receptor. Neurotox Res 2008 ; **14** : 57-70.
45) Jing L, Qiu Y, et al : Effects of the cannabinoid CB_1 receptor allosteric modulator ORG 27569 on reinstatement of cocaine- and methamphetamine-seeking behavior in rats. Drug Alcohol Depend 2014 ; **143** : 251-256.
46) Ward SJ, Rosenberg M, et al : The CB1 antagonist rimonabant（SR141716）blocks cue-induced reinstatement of cocaine seeking and other context and extinction phenomena predictive of relapse. Drug Alcohol Depend 2009 ; **105** : 248-255.
47) Le Foll B, Goldberg SR, et al : The dopamine D_3 receptor and drug dependence : effects on reward or beyond? Neuropharmacology 2005 ; **49** : 525-541.
48) Heidbreder CA, Newman AH : Current perspectives on selective dopamine D_3 receptor antagonists as pharmacotherapeutics for addictions and related disorders. Ann NY Acad Sci 2010 ; **1187** : 4-34.
49) Robinson TE, Berridge KC : Incentive-sensitization and addiction. Addiction 2001 ; **96** : 103-114.
50) Shiflett MW, Balleine BW : At the limbic-motor interface : disconnection of basolateral amygdala from nucleus accumbens core and shell reveals dissociable components of incentive motivation. Eur J Neurosci 2010 ; **32** : 1735-1743.
51) Morrison SE, McGinty VB, et al : Limbic-motor integration by neural excitations and inhibitions in the nucleus accumbens. J Neurophysiol 2017 ; **118** : 2549-2567.

20 認知行動療法

20.1 はじめに

現在までのところ、渇望や使用コントロール喪失といった物質使用障害の中核的症状に対しては、確実な効果が期待できる薬物療法や他の生物学的治療法は登場していない。なるほど、アルコールやヘロインといった中枢神経抑制薬の使用障害に対しては、離脱などの身体依存を緩和し、渇望という精神依存を低減させる治療薬がないわけではない。しかし、抗渇望薬単独の治療では使用障害からの回復は覚束ない。さらに覚醒剤やコカインなどの中枢興奮薬の使用障害の場合には、そもそも緩和すべき身体依存がない上に、渇望低減に対する効果が実証された治療薬はいままでのところ存在しないのである。

このような事情から物質使用障害の治療では、心理社会的介入が中心的な役割を担うことになる。その中でも、本章のテーマである認知行動療法は、古くから実施された12ステッププログラムとともに、主要な心理社会的介入となっている。

本章では、物質使用障害に対する認知行動療法の理論と効果について概説した上で、現在、わが国に依存症に対する認知行動療法的プログラムとして唯一、保険医療の対象となっている依存症集団療法、すなわち、「せりがや覚せい剤再乱用防止プログラム」（Serigaya Methamphetamine Relapse Prevention Program：SMARPP）[1,2]を取り上げ、その理念と内容、ならびにその効果について概説したい。

20.2 再発防止モデルの治療理念と効果

20.2.1 治療理念

認知行動療法的なアプローチによる物質使用障害治療は、再発防止モデルと呼ばれている。ただひとくちに再発防止モデルといっても、実際にはさまざまな介入方法がこのモデルに包含されており、それを一括して論じるのは容易ではない。

しかし、治療理念の前提はいずれの介入法も共通している[3]。それは、以下のようなものである。
① 人間の行動は学習されたものである。
② 問題行動をつくり上げたプロセスは、それらを変容させるためにも活用できる。
③ 人間の行動はその背景や環境要因によって決定されている。
④ 思考や感情も学習原理の適用によって変化させることができる。
⑤ 新たな行動を、それを行うべき状況で実際に行ってみることは、行動変容において必須の部分である。
⑥ 個々のクライエントは1人ひとり異なっており、その独自の背景を踏まえたアセスメントをしなければならない。
⑦ 適切な治療の鍵となるものは、完全な行動アセスメントである。

すでに上述の前提においても触れてあるように、実際の介入においてはアセスメントがきわめて重要である。すなわち、物質使用の先行条件とその結果について、社会的領域（一緒にいる相手）、環境的領域（特定の場所や時間、状況）、情緒的領域（感情）、認知的領域（物質使用を許容する思考）といった領域に関して、個別的なアセスメントを実施する。その上で、クライエントに不足しているスキル、もしくは修得すべきスキルは何なのかを明らかにする必要がある。

その際、もしもクライエントに、渇望に襲われながらも再使用を回避できた経験があれば、それに関する情報を収集しておく。それらは、クライエントがすでに持っているスキルや強みとして治療に活かせる可能性がある。

20.2.2 治療効果

アルコール使用障害に対する再発防止モデルの治療効果は、12ステッププログラムや動機付け面接

と同程度だが[4],重複障害が認められるアルコール使用障害患者の場合には,再発防止モデルが最も有効な治療法である[5].一方,薬物使用障害に関しては,コカイン使用障害に関する研究が数多くなされている.それによれば,再発防止モデルは,コカイン使用障害の場合には,従来の支持的なケースマネジメントに比べて半年後の治療転帰が良好であったという[6].

さらに,コカイン使用障害患者を,認知行動療法群と随伴性マネジメント群とにランダムに割り付けした比較試験では,治療期間内においては随伴性マネジメント群でコカイン断薬率が高かったが,治療終了後26週と52週のフォローアップ時においては認知行動療法群の方が優れた断薬状況を示していた[7].このように認知行動療法を活用した再発防止モデルでは,治療効果が遅延して増強する現象があることが知られている.このような現象のことを「スリーパー効果」という.

20.2.3 マトリックスモデル

再発防止モデルの治療効果は,アルコールなどの中枢抑制薬の使用障害よりも,コカインや覚醒剤などの中枢興奮薬でより顕著である.そして,中枢興奮薬の使用障害を主たる治療ターゲットとした再発防止モデルが,マトリックスモデル[8]である.

マトリックスモデルとは,1984年に設立されたマトリックス研究所附属のクリニックで開発された,中枢興奮薬の使用障害に対する統合的集中型外来治療アプローチ法であり,当初は神経行動モデルと呼ばれていた[9].

このプログラムはワークブックとマニュアルに準拠した集団療法として提供され,その内容は,再発予防スキルトレーニング,動機付け面接,心理教育,家族療法,12ステッププログラムへの参加など,複数の治療要素が統合されている.そして,セラピストは,教師もしくはコーチとしてクライエントに向き合い,クライエントの抵抗や否認とは闘わず,罰則ではなく報酬を用い,何よりも治療を継続させることに力点を置くことをポリシーとしている.なお,このプログラムは当初は24週間という期間が設定されていたが,近年は,コスト管理型医療の影響を受け,16週間に短縮されている[10].

プログラムの理念をまとめると,以下の6項目に整理できる.

① 薬物使用を中止するためにすぐに利用できる対処スキルを修得させること.
② 断薬を継続し,再発を回避するために必要な要因に関する理解を促進すること.
③ 依存症と回復の渦中にある家族に対する心理教育を提供すること.
④ クライエントの望ましい行動変容を強化し,支持すること.
⑤ クライエントの自助グループへの参加を促すこと.
⑥ 尿検査と呼気アルコール検査によって薬物・アルコール使用をモニタリングすること.

マトリックスモデルの治療効果についてはすでにさまざまな報告がある[11-14].まず初期の研究としては,入院治療や12ステッププログラムによる治療と比較して治療離脱率が有意に低く,治療中の断薬率が有意に高いという報告が代表的である.その後,多施設大規模研究において,978人の覚醒剤使用障害患者を対象とした,通常治療とのランダム化比較試験では,マトリックスモデルによる介入群の場合,通常治療群に比べて,治療期間中の尿検査陰性率や3週間連続の断薬達成者率が高いことが報告されている[12].

20.3 Serigaya Methamphetamine Relapse Prevention Program (SMARPP)

20.3.1 マトリックスモデルとSMARPP

SMARPPは,その治療理念や治療構造の多くの部分をマトリックスモデルに負っている.我々がマトリックスモデルを参考にしたのには,2つの理由があった.1つは,それが,認知行動療法の志向性を持つワークブックを用い,マニュアルに準拠した治療モデルであるという点である.これならば,薬物依存症の臨床経験を持つ者がきわめて少ないわが国にも導入できる可能性が高いと考えたのである.そしてもう1つは,マトリックスモデルが中枢神経興奮薬の使用障害を念頭に置いた治療法であるという点である.わが国の司法機関でも医療機関でも一貫して最重要課題となっている薬物は,いうまでもなく中枢興奮薬である覚醒剤だからである.

ところで,SMARPPという名称にある「せりが

や」というのは，このプログラムの最初の試行フィールドとなった，物質使用障害の専門病院，神奈川県立精神医療センターせりがや病院（以下せりがや病院．現在は同じセンターの芹香病院と統合されて，「神奈川県立精神医療センター」）にちなんだものである．筆者は医師になってから5年目の時期にこのせりがや病院に赴任し，物質使用障害臨床の魅力に取り憑かれたわけだが，その初心を刻印付けするつもりでこの名前を採用した．

20.3.2 SMARPPの構造

我々が開発したSMARPPは，プログラム実施期間は原則として，当初は週1回全24回（2015年以前は16回であった）と介入頻度はマトリックスモデルよりも少ないが（介入日数の不足は従来の自助グループのミーティングや個別面接を組み合わせて補うこともある），他のコンポーネントは原則としてマトリックスモデルと同じ構造を採用している．具体的には，週1回のグループセッションと尿検査の実施を基本とし，動機付け面接の原則に沿った支持的な介入を大切にするように心がけている．

我々の場合，ファシリテーターのほかに，コ・ファシリテーターとして回復者スタッフ（民間リハビリ施設職員）と，参加者の発表をホワイトボードに書く板書係という，最低3人のスタッフで，毎回10〜20人の物質使用障害患者が参加している．

グループはオープン・グループとして運営されており，クールの途中から参加しても内容がわかるようにファシリテートを行っている．また，1クール修了した者の中には，2クール目，3クール目の参加者もおり，そうした長期参加者の多くは断薬を継続しており，すでに自助グループにつながっている者も少なくなく，彼らがグループ全体の治療的な雰囲気をつくり出してくれている．

20.3.3 SMARPPワークブック

我々は，プログラムの中心をなす認知行動療法のワークブック開発にあたってマトリックスモデルで用いられているものを参考にしたが，実際にはかなり大幅な改変がなされている．

実は我々は，SMARPP開始から遡ること1年前の2005年より国立精神・神経医療研究センター病院医療観察法病棟の物質使用障害治療プログラム[15]において，パブリックドメインになっているマトリックスモデルのワークブックを日本語訳して使用していた時期があった．しかし，米国との文化的事情の違いのせいか，この翻訳版ワークブックは使っていて違和感を覚える箇所が多く，また，アルコール・薬物の使用がもたらす医学的弊害に関する情報量が不足している点が不満であった．

そこで，我々はそのワークブックを大胆に改訂することにした．もちろん，ワークブックの中核部分は，マトリックスモデルと同様，薬物渇望のメカニズムや回復のプロセス，さまざまなトリガーの同定と対処スキルの修得，再発を正当化する思考パターン，アルコールや性行動との関連といった，認知行動療法的なトピックを据えたが，これらに加え，痩せ願望や食行動異常と薬物渇望との関係，C型肝炎やHIVといった感染症に関するトピック，アルコール・薬物による脳や身体の弊害に関するトピックを追加した．

また，文章全体の記述量も多くした．通常のワークブックであれば，むしろ文章を削る方向に尽力するところであるが，我々としては，依存症臨床経験の乏しい援助者が，患者と一緒にワークブックを読みあわせるだけでも，それなりにグループセッションのファシリテーターができるように，ワークブックの記述自体にファシリテーターの台本としての機能を持たせたいと考えたのである．その結果，ワークブックは，患者に伝えたい情報が盛り込まれたリーディング・テキストのようなかたちとなり，自習教材として活用することもできるものとなった．

当初我々は，ワークブックとして16セッション版（SMARPP-16）と28セッション版（SMARPP-28）の2種類を用意し，実施施設の性質や患者の特徴によってプログラム実施期間の長短が選択できるようにしていた．しかしその後，何度かの改訂を行い，危険ドラッグや睡眠薬・抗不安薬の使用障害，対人関係の問題などのセッションを加えつつ，重複するセッションの取捨選択を行い，2015年以降は24セッション版（SMARPP-24）に一本化している．なお，現在，市販されているSMARPPワークブックとしては，28セッション版をベースとした旧版[1]と，24セッション版をベースとした新版[2]がある（図20.1）．

第1回　なぜアルコールや薬物をやめなきゃいけないの？
第2回　引き金と欲求
第3回　精神障害とアルコール・薬物乱用
第4回　アルコール・薬物のある生活からの回復段階
第5回　あなたのまわりにある引き金について
第6回　あなたのなかにある引き金について
第7回　生活のスケジュールを立ててみよう
第8回　合法ドラッグとしてのアルコール
第9回　マリファナはタバコより安全？
第10回　回復のために―信頼，正直さ，仲間
第11回　アルコールを止めるための三本柱
第12回　再発を防ぐには
第13回　再発の正当化
第14回　性の問題と休日の過ごし方
第15回　「強くなるより賢くなれ」
第16回　あなたの再発・再使用のサイクルは？

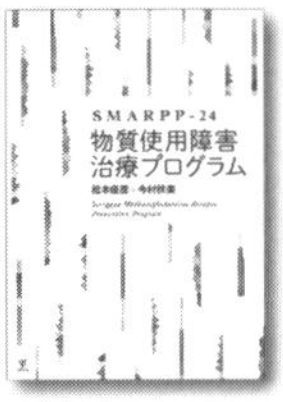

図20.1　「SMARPP-16」ワークブックの目次，ならびに，市販版SMARPPワークブック（SMARPP-24）の表紙

20.3.4　各セッションの中核的内容

SMARPPでは，マトリックスモデルと同様に，まずは，薬物渇望の発生や条件付けに関するメカニズム，依存症からの回復のロードマップと各段階（ハネムーン期，壁期，回復期，安定期）といった心理教育的情報が提供される．その上で，自分にとって薬物渇望のトリガーとなるものを同定し，対処スキルを修得し，毎日の生活のスケジュールを立てるという作業に取り組むことになる．当然，そのプロセスで薬物の再使用もあり得るが，その都度，新たなトリガーを同定し，渇望に対処するスキルを万全なものとしていくのである．

a. トリガーの同定

トリガーには以下のようなものがある．

1) 外的トリガー：薬物渇望を刺激する人物（売人，薬物仲間など），場所（繁華街，クラブなど），時間帯・曜日・特別な日（深夜，週末，給料日やクリスマスなど）
2) 内的トリガー：H.A.L.T.（Hungry 空腹／Happy 楽しい気分，Angry 怒り，Lonely 孤独，Tired 疲労）に代表される，患者自身の心身の状態
3) 依存症的行動：薬物乱用時にみられやすい行動（不正直や約束不履行，特定のパートナー以外とのセックスや強迫的性行動，夜更かしや朝寝坊など）
4) 依存症的思考：薬物使用を正当化するような考えや弁明（「たまには少しくらいいいじゃないか」「こんなひどいショックを受けたんだから，仕方がない」）
5) パラフェルナリア：薬物を使っていた道具（ガラスパイプや注射器など）のようなきわめて強力な外的トリガー

以上のようなトリガーに遭遇した物質使用障害患者は，頭の中で，「どうしよう，困ったな……でも，今日は大丈夫かな．少しなら平気かな」などと，「使いたい気持ち」と「やめたい気持ち」とが葛藤する対話（＝「思考」）を始めてしまう．しかし，この段階ではもはや手遅れである．すでに渇望は手に負えないほど巨大化しており，使用へと至るのは時間の問題である．再使用を防ぐには，まずはできる限り外的・内的なトリガーを避け，パラフェルナリアを処分し，依存症的行動をやめる必要がある．

b. 対処スキル

トリガーに遭遇した時点で何らかの対処スキルで，次の「思考」の段階に移行しないようにする必要がある．こうした場合のスキルとして，思考ストップ法，視覚イメージ法，スナッピング（手首にはめた輪ゴムを弾く），瞑想などの方法を用いたり，自分を理解してくれる家族や友人，あるいは援助者に連絡したり，12ステップミーティングに参加したりするなどの行動をとることを提案する．また，曜日や時間帯，給料日のような，回避できないトリガーに対しては，家族や，薬物を使わない友人と一緒に食事をする予定などを入れておくなどの対処を検討する．

c. スケジューリング（日課の計画を立てる）

セッションの終わりには，次のセッションまでの1週間のおおよその計画を立てる．原則として，外的トリガーや依存症的行動を避けるような生活を送ることを勧める．また，トリガーとは反対に，「自分が薬物渇望に流されてしまいそうになるのを止めてくれるもの」として「錨（アンカー）」も同定しておくことは，危険な場所に行かなければならない場合，あるいは，危険な曜日や時間を過ごさねばならない場合に役立つ．

さらに，毎日1日の始まりにはその日の日課を確定し，できる日課に沿った行動を心がける．もしも患者が予定した日課にない行動をとりたい気持ちになった場合には，それ自体が薬物使用の危険を高める「依存症的行動」である可能性がある．

20.3.5　SMARPP実施にあたっての工夫

SMARPPの実施にあたって，我々がいつも心が

けているのは，次の3点である．

第1に，報酬を与えることである．我々は，望ましくない行動に罰を与えるのではなく，望ましい行動に報酬を与えることに多くの努力を払うようにしている．報酬の最も基本的な構成要素は，常に患者の来院を歓迎することにある．そのために，毎回プログラムに参加するだけで，患者にはコーヒーなどの飲み物と菓子を用意し，さながらお茶会のような雰囲気でセッションを進めるように心がけている．

また，1週間をふりかえり，薬物を使わなかった日については，各人のカレンダーシートにシールを貼ってもらい，プログラムが1クール終了すると，賞状を渡している．さらに，毎回実施される尿検査で陰性の結果が出た場合には，そのことがわかるスタンプを押す．こうした対応を通じて我々は，患者に対して，「薬物を使わないことよりも治療の場から離れないことが大事」，「何が起ころうとも，一番大切なのはプログラムに戻ってくること」を伝えるようにしている．

第2に，セッションの場を患者にとって安全な場にすることである．この「安全」という言葉には2つの意味がある．1つは，セッションに参加することでかえって薬物を使いたくなったり，薬物を入手する機会となってしまわないようにすることである．そこで，プログラム参加時には「薬物の持ち込みや譲渡，売買はしない」ことを約束してもらっている．これには，毎回行う尿検査が一定の抑止力になっている面もあろう．また，「再使用について正直に言うことは，薬物を使わないことと同じくらいよいことだが，使うときの詳細な状況については話さないように」というルールもつくった．というのも，注射器を皮膚に刺す場面や薬物摂取した際の感覚を詳細に語ることは，他の参加者の渇望を刺激する可能性があるからである．

もう1つの「安全」の意味は，秘密保持である．再使用を正直に言った結果，逮捕されたり，家族との関係が悪くなったりするといったことがないように，我々は尿検査の結果を決して司法的な対応に使わないことを宣言している．尿検査自体は保険診療で行っているわけではないので，公式な診療録にも記載していない．というのも，彼らが何らかの犯罪行為で逮捕された場合，裁判所から診療録のコピー提出を求められた際に，「覚醒剤尿反応（＋）」などといった記載が彼らにとって不利な証拠になる可能性も否定できない．そこで我々は，尿検査の結果はあくまでも治療的に用い，司法的な対応のために用いないだけでなく，患者の家族にも伝えていない．

当然ながら，実際に参加者の尿検査で覚醒剤反応が陽性となることもあるが，そのときには「陽性が出るとわかっていながらプログラムに来た」ということを評価した上で，再乱用防止のための方策を一緒に検討することとしている．我々は，依存症からの回復には世界で少なくとも1か所は正直に「やりたい」，「やってしまった」と言える場所が必要であり，プログラムはそのような場所として機能すべきであると考えている．

第3に心がけている点は，プログラム無断欠席者に対する積極的なコンタクトである．これまで依存症臨床は，「去る者は追わず」というスタンスが原則であったが，我々は「去ろうとする者を追いかける」ようにしている．具体的には，セッションの無断キャンセルがあった場合には，あらかじめ本人から同意を得た上で，彼らの携帯電話に連絡をしたり，メールを送ったりするようにしている．

20.3.6 SMARPPによる介入効果

以上のようなコンセプトから開発されたSMARPPであるが，開発直後，初回に試行した際の介入結果は，我々を驚かせた．というのも，従来のせりがや病院の外来治療法では，外来に初診した覚醒剤依存症患者のうち，3か月後にも治療を継続している者の割合はわずかに3～4割であったが，我々の最初の試行においてSMARPPに導入された群は，治療継続率が常に7～9割という高い数値を示したからである[16]．

我々はプログラム修了後1年経過時点における転帰調査も行っている[17]．その調査によれば，国立精神・神経医療研究センター病院薬物依存症外来を初診後，SMARPPに参加した覚醒剤使用障害患者のうち，1クール修了予定日（初参加から4か月後）から1年経過後の薬物使用状況は，初参加時よりも改善した者が約7割，1年間完全断薬していた者が4割であった．対象物質や治療環境の違いから単純な比較はあまり意味がないが，久里浜方式による3か月間の入院治療プログラムを修了したアルコール使用障害患者の，「退院1年後の完全断酒率

約3割」という数値と比べて高い.

とはいえ,このような転帰調査をもって「SMARPPは効果がある」と断定するわけにはいかない.というのも,この調査でSMARPP修了後1年間完全断薬していた患者の中には,その後,覚醒剤を再使用して現在服役中の者がおり,その一方で,修了後1年経過時点で薬物乱用がむしろ悪化していた者でも,その後,5年以上の断薬を達成し,現在,民間リハビリ施設の職員となっている者もいるからである.この事実は,物質使用障害患者の予後や治療プログラムの効果はわずか1年間という短いスパンでは判断できないことを意味している.

むしろ,我々が強調したいのは,2010年から3年間にわたって行った,厚生労働科学研究班「薬物依存症に対する認知行動療法プログラムの開発と効果に関する研究」(研究代表者 松本俊彦)の成果である.この研究では,薬物依存症外来を受診した物質使用障害患者を重症度の一致する「通常治療群」と「SMARPP群」とに分け,治療開始半年間における通院継続率,ならびに自助グループや民間リハビリ施設の利用率を比較している.その結果,SMARPP群では,通常治療群よりも治療継続性が高く,非医療的な社会資源の利用率が高いことが明らかにされた(図20.2)[17].

物質使用障害からの回復には,どのような治療法を利用するかではなく,いかなる治療法であるにせよ,より長く治療を続けること,そして,より多くの社会資源を利用することが重要である.言い換えれば,物質使用障害は糖尿病と同じような慢性疾患モデルで捉えられるべきであり,その治療の目標は,1〜2年といった短期的断薬ではなく,地域でのケアの継続性に置かれる必要がある.その意味で,脱落率が低く,他の社会資源と出会う機会が多いSMARPPは,物質使用障害の治療プログラムとして必須の要素を備えているといえるであろう.

20.4 SMARPPプロジェクトの展開

20.4.1 SMARPPの普及状況

SMARPPの開始から1年後,筆者が10年あまり依存症家族教室嘱託医を務めてきた東京都多摩総合精神保健福祉センターでも,SMARPPをサイズダウンした薬物再乱用防止プログラム「Tama Relapse Prevention Program:TAMARPP」がスタートした.さらにその翌年以降,埼玉県立精神医療センター(「LIFE」),肥前精神医療センター(「SHARPP」),東京都中部総合精神保健福祉センター(「OPEN」)でも同様のプログラムが始まった.

こうしたプロジェクトの中には,保健医療機関を実施主体としつつも,地域のダルク(DARC)スタッフと連携して運営されているものも少なくない(例:栃木県薬務課・栃木ダルク「T-DARPP」,浜松市精神保健福祉センター・駿河ダルク「HAMARPP」,熊本県精神保健福祉センター・熊本ダルク「KUMARPP」,愛知県精神保健福祉センター・三河ダルク「AIMARPP」など).このような共同運営にはさまざまなメリットがある.何よりもまず,こうしたプログラムだけでは安定した断薬生活を獲得できない者をダルクにつなげることが比較的容易になる.

しかし,それ以上に重要なのは,精神保健福祉センターなどの専門職援助者が当事者スタッフとの共同作業を行うことで,物質使用障害に対する忌避的感情や苦手意識を克服するだけでなく,物質使用障害に対する援助技術の向上も期待できる,という点である.言い換えれば,プログラム実施を通じて「プチ専門家」を養成できることを意味し,専門医療機関や社会資源の乏しいわが国にはまさにもってこいのプログラムといえる.実際,我々の研究では,このプログラムの運営に関与することで,医療機関スタッフの物質使用障害に対する苦手意識が低減し,対応への自信が高まることも証明されている[18].

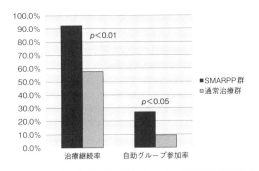

図20.2 国立精神・神経医療研究センター病院薬物依存症専門外来通院患者の初診後3か月時点における治療継続率と自助グループ参加率の比較:SMARPP群・通常治療群の比較[17]

表20.1 SMARPPなどの「薬物依存症に対する認知行動療法プログラム」の国内実施状況（2017年11月30日現在）

地区	都道府県名	医療機関	保健・行政機関
北海道・東北	北海道	北仁会旭山病院	北海道渡島保健所
		北海道立緑ヶ丘病院	北海道立精神保健福祉センター
		旭川圭泉会病院	
	岩手県		岩手県精神保健福祉センター
	宮城県	東北会病院	
関東甲信越	栃木県		栃木県薬務課・栃木県精神保健福祉センター
	茨城県	茨城県立こころの医療センター	茨城県精神保健福祉センター
	群馬県	赤城高原ホスピタル	群馬県こころの健康センター
	埼玉県	埼玉県立精神医療センター	
	千葉県		千葉県精神保健福祉センター
			千葉市精神保健福祉センター
	東京都	国立研究開発法人 国立精神・神経医療研究センター病院	東京都立多摩総合精神保健福祉センター
		東京都立松沢病院	東京都立中部総合精神保健福祉センター
		昭和大学附属烏山病院	東京都立精神保健福祉センター
		多摩あおば病院	
	神奈川県	神奈川県立精神医療センター	川崎市精神保健福祉センター
		誠心会 神奈川病院	相模原市精神保健福祉センター
		北里大学東病院	横浜市こころの健康相談センター
	長野県	長野県立こころの医療センター駒ヶ根	長野県精神保健福祉センター
	石川県		石川県こころの健康センター
	新潟県	三交病院	新潟市・新潟県精神保健福祉センター
東海・北陸	静岡県	沼津中央病院	浜松市精神保健福祉センター
		聖明病院	静岡県精神保健福祉センター
	愛知県	桶狭間病院藤田こころケアセンター	愛知県精神保健福祉センター
		岩屋病院	
		紘仁病院	
	岐阜県	各務原病院	
	三重県	独立行政法人国立病院機構榊原病院	
	富山県		富山県心の健康センター
	福井県		福井県総合福祉相談所
近畿	滋賀県	滋賀県立精神医療センター	
	京都府	京都府立洛南病院	京都府薬務課
	大阪府	大阪府精神医療センター	
		ひがし布施辻本クリニック	
	奈良県		奈良県精神保健福祉センター
	和歌山県		和歌山県精神保健福祉センター
	兵庫県	垂水病院	
		幸地クリニック	
		兵庫県こころの医療センター	
中国・四国	鳥取県		鳥取県精神保健福祉センター
	島根県		島根県心の体の総合センター
	岡山県	岡山県精神科医療センター	
	広島県	瀬野川病院	広島県精神保健福祉総合センター
	徳島県	藍里病院	
	愛媛県	宇和島病院	
	香川県		香川県精神保健福祉センター
	山口県	山口県立こころの医療センター	
九州・沖縄	福岡県	雁ノ巣病院	北九州市精神保健福祉センター
		福岡県立太宰府病院	福岡市精神保健福祉センター
		のぞえ総合心療病院	福岡県精神保健福祉センター
	佐賀県	独立行政法人国立病院機構肥前精神医療センター	
	長崎県		長崎県こども・女性・障害者支援センター
	大分県	河村クリニック	
	熊本県		熊本県精神保健福祉センター・熊本市精神保健福祉センター
	沖縄県		沖縄県立総合精神保健福祉センター

現在，アルコール使用障害の治療のためにSMARPP，もしくはSMARPPをベースにしたプログラムを実施している精神科医療機関の数はもはや把握できないが，2018年12月現在，外来ベースで薬物使用障害に対してもプログラムを提供している精神科医療機関は40か所，精神保健福祉センターなどの保健行政機関は35か所にまで広がっている（表20.1）．さらに，平成28年度の診療報酬改定においては，SMARPPは「依存症集団療法」として正式に保険医療の算定対象として認められた．

また，2012年より試行がなされている，保護観察所や少年院における新しい薬物再乱用防止プログラムもSMARPPをベースにしており，我々もその開発に深く関与している．少しずつではあるが，司法機関，医療機関，地域の支援機関で一貫した支援を提供できる状況が整いつつあるといえるであろう．

20.4.2 治療プログラムの意義とは

すでに触れたように，SMARPPの効果は，単に治療継続性が高いだけでなく，SMARPPから自助グループや民間リハビリ施設といった非医療的な社会資源への橋渡しができる点にもある．そのことに関連して，筆者は，SMARPPと同様のプログラムを実施している精神保健福祉センターの職員から，興味深いエピソードを聞いた．

その精神保健福祉センターの依存症家族教室に，息子の覚醒剤使用のことで悩んで参加し続ける家族がいたという．なかなか本人の薬物使用は止まらず，本人も治療を受ける気持ちにならなかったが，家族が家族教室に通い始めて3年目に，ついに転機が訪れた．その息子が自分の薬物問題を相談する決心をかため，実際に精神保健福祉センターにやって来たのである．

しかし，そこからが大変であった．精神保健福祉センターの相談員が面接してみると，彼はやはり重篤な覚醒剤使用障害を呈していることが判明したのである．生活自体が破綻しかけており，ダルクに入寮して，1から生活の立て直しが必要な状況だったのである．そこで相談員は，「かなり深刻な依存に陥っているから，ダルクに入寮した方がいいのではないか」と伝えたが，彼は，「絶対にいやだ．そんなところに入るくらいなら，死んだ方がまし」と強硬に拒絶し，とりつくしまがなかったという．

以前だったら，「困ったらまた相談に来て下さい」と伝え，相談関係は一旦打ち切りとしたところだが，その相談員は，「じゃあ，うちでやっている再乱用防止プログラムに参加する？」と提案した．すると意外なことに，「そっちだったら，参加してやってもいい．ただし，俺は薬をやめる気はない」という返事であった．それで，ひとまずはプログラムに参加してもらうことになったわけである．彼はやや不規則ではあったが，プログラムに参加し続けた．覚醒剤は相変わらず使っていたが，プログラムの雰囲気は気に入ったようであった．

プログラムに参加して1年ほどが経過した日のことである．彼から，「あんたたち一生懸命なのはわかるけど，こんなプログラムじゃ，俺，薬とまんないよ．ダルクに入る」という話があった．現在，彼はあるダルクに入寮して6年近くが経過し，ダルクのスタッフとして従事する傍ら，SMARPPのコ・ファシリテーターとしても活躍している．

これこそがプログラムの成果である，と我々は考えている．彼が初めて精神保健福祉センター相談員からのダルク入寮という提案を断ったときに相談関係を打ち切っていたら，おそらく彼はまだ覚醒剤を使っていたはずである．プログラムにつながり，その中で失敗を繰り返しながら，少しずつ自分の問題の深刻さと向き合うようになったのであろう．要するに，本当の「底つき」とは，家族や仕事を失うことでも逮捕されることでもなく，援助の中で体験するものなのである．そのためには，「安全に失敗できる場所」，さらには「失敗したことを正直に言える場所」が必要であり，プログラムとはまさにそのような場といえる．

20.5 おわりに

ここまで本章では，SMARPPの理念と意義，そして効果について述べてきた．しかし，誤解しないでほしいのは，我々は決して自分たちのプログラムが「最高の治療法だ」などとは考えていないということである．最高の治療方法は，やはり何といっても当事者によるものである．それは自助グループであり，民間リハビリ施設である．

当事者のプログラムの意義を端的にいえば，具体的な「ロールモデル」と出会える場所としての機能がある．すなわち，「かつて自分と同じように薬物に振り回される生活を体験したものの，いまは薬物をやめている人」と出会い，「あの人の生き方なんか格好いいな．ちょっと真似してみようか」と考えて，その人の後ろについてあちこちの自助グループのミーティングに参加しているうちに，いつしか薬物を使わない期間が延びていく——といったものである．

そうした治療プログラムを料理に例えれば，まちがいなく高級フレンチであり，高級懐石料理である．それに比べれば，我々がやっている治療などファーストフードか，せいぜいファミリーレストラン程度の水準であろう．

別に自分たちを卑下しているつもりはない．これまでのわが国における薬物依存者支援体制の問題点は，例えるならば，1人で外食するのに抵抗感のある人でも入りやすい，「ファーストフード」的な店がなかったのである．ファーストフードでまずは外食に慣れてもらい，必要があれば，そこからより高級な食事を目指していけばよい．まずはアクセシビリティのよいプログラムを国内各地に展開し，物質使用障害支援の間口を広げること——それが我々の使命である． ［松本俊彦］

文　献

1) 松本俊彦，小林桜児，ほか．薬物・アルコール依存症からの回復支援ワークブック．金剛出版；2011．
2) 松本俊彦，今村扶美．SMARPP-24 物質使用障害治療プログラム．金剛出版；2015．
3) Rotgers F. Behavioral theory of substance abuse treatment : Bringing science to bear on practice. In : Rotgers F, Keller DS, ed. Treating substance abuse : Theory and technique. Guilford Press ; 1996. p.174-201
4) Matching Alcoholism Treatments to Client Heterogeneity : Project MATCH post treatment drinking outcomes. J Stud Alcohol 1997 ; 58 : 7-29.
5) Cooney NL, Kadden RM, et al : Matching alcoholics to coping skills or interactional therapies : two-year follow-up results. J Consult Clin Psychol 1991 ; 59 : 598-601.
6) Carroll KM. A Cognitive-Behavioral Approach : Treating Cocaine Addiction. NIDA ; 1998.
7) Rawson RA, Huber A, et al : A comparison of contingency management and cognitive-behavioral approaches during methadone maintenance treatment for cocaine dependence. Arch Gen Psychiatry 2002 ; 59 : 817-824.
8) Obert JL, McCann MJ, et al : The Matrix model of outpatient stimulant abuse treatment : history and description. J Psychoactive Drugs 2000 ; 32 : 157-164.
9) Rawson RA, Obert JL, et al : Neurobehavioral treatment for cocaine dependency. J Psychoactive Drugs 1990 ; 22 : 159-171.
10) Rawson RA. Practical application of treatment strategies. In : Rawson RA, ed. Treatment for Stimulant Use Disorders. Treatment Improvement Protocol (TIP) Series 33. Substance Abuse and Mental Health Services Administration ; 1999. p.49-78
11) Rawson RA, Obert JL, et al. Neurobehavioral treatment for cocaine dependency : a preliminary evaluation. In : Tims FM, Leukefeld CG, ed. Cocaine Treatment : Research and Clinical Perspectives. NIDA Research Monograph 135. NIDA ; 1993. p.92-115
12) Rawson RA, Marinelli-Casey P, et al : A multi-site comparison of psychosocial approaches for the treatment of methamphetamine dependence. Addiction 2004 ; 99 : 708-717.
13) Shoptaw S, Rawson RA, et al : The matrix model of outpatient stimulant abuse treatment : evidence of efficacy. J Addict Dis 1994 ; 13 : 129-141.
14) 今村扶美，松本俊彦，ほか：心神喪失者等医療観察法における物質使用障害治療プログラムの開発と効果．精神医学 2012；54：921-930．
15) 小林桜児，松本俊彦，ほか：覚せい剤依存患者に対する外来再発予防プログラムの開発：Serigaya Methamphetamine Relapse Prevention Program（SMARPP）．日本アルコール・薬物医会誌 2007；42：507-521．
16) 谷渕由布子，松本俊彦，ほか：物質使用障害患者に対するSMARPP の効果：終了1年後の転帰に影響する要因の検討．日本アルコール・薬物医会誌 2016；51：38-54．
17) 松本俊彦．薬物依存症に対する認知行動療法プログラムの開発と効果に関する研究：総括報告．平成23年度厚生労働科学研究費補助金障害者対策総合研究事業（精神障害分野）薬物依存症に対する認知行動療法プログラムの開発と効果に関する研究（研究代表者：松本俊彦）総括・分担研究報告書．2012．p.1-10．
18) 高野　歩，川上憲人，ほか：物質使用障害患者に対する認知行動療法プログラムを提供する医療従事者の態度の変化．日本アルコール・薬物医会誌 2014；49：28-38．

21 未成年者を取り巻く薬物環境

21.1 未成年者の喫煙に関する環境

未成年者の薬物乱用の中で最も重要なものに喫煙と飲酒がある。未成年のうちからの喫煙開始は、生涯喫煙年数および喫煙量が多くなるため、成人になってからの健康影響も大きい。未成年で喫煙を開始した者は、より重症のニコチン依存に陥りやすく、その後、喫煙中止することも少なく、喫煙をやめようとしても成功率が低いことが報告されている[1]。したがって、喫煙開始年齢は低いほど良くないが、わが国の未成年者は、喫煙を誘発させるさまざまな環境の中にいる。

21.1.1 中高生の喫煙実態と家庭内の環境

わが国では、1996年以降、2014年まで8回にわたり中高生の喫煙行動に関する全国調査が行われてきた。2000年以降では、中高生の男子・女子とも喫煙経験率、現在喫煙率（この30日間に1日でも喫煙した者の割合）、毎日喫煙率、いずれも減少傾向にある（図21.1)[2]。

中高生の喫煙行動は周囲の人の喫煙行動に強く影響されており、家族に喫煙者がいる場合や友人が喫煙している場合に喫煙率が高くなる。全国的に成人男性の喫煙率が減少傾向にあり、家庭内の男性成人の喫煙の影響が弱まり、中高生の喫煙率も下がった可能性がある。家や家以外の場所で受動喫煙の曝露頻度が高い中高生ほど喫煙者である割合が高く、喫煙者が身近にいる環境が喫煙開始に影響を及ぼしていると考えられる。家の外で受動喫煙曝露が多い中高生のほうが家での受動喫煙曝露頻度が高い生徒より喫煙率が高いので、家庭外での受動喫煙に曝露さ

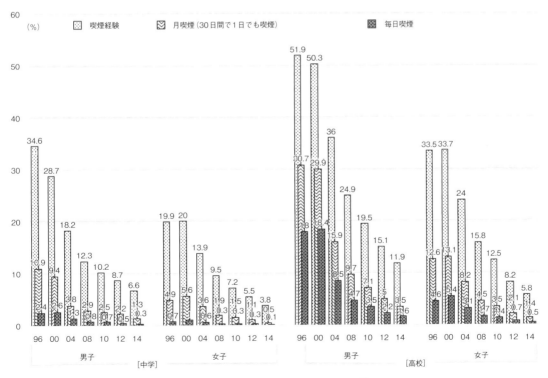

図21.1 わが国の中高生の喫煙頻度の推移[2]

表21.1 父母の喫煙状況別，受動喫煙の曝露状況別（家庭内または家庭外）にみた中高生の男女別現在喫煙率（2008年調査）

父母の喫煙パターン			家での受動喫煙曝露頻度	現在喫煙あり 割合（％）	人数	合計	家以外の受動喫煙曝露頻度	現在喫煙あり 割合（％）	人数	合計
父母喫煙なし	中学	男	0日	1.2%	123	10,299	0日	1.0%	94	9,280
			1～4日	4.9%	24	485	1～4日	2.7%	42	1,584
			5～7日	8.8%	62	702	5～7日	11.7%	73	622
	高校	男	0日	4.1%	620	14,978	0日	2.9%	369	12,884
			1～4日	20.2%	192	952	1～4日	10.7%	312	2,912
			5～7日	19.9%	237	1,193	5～7日	27.7%	368	1,327
	中学	女	0日	0.6%	64	10,003	0日	0.6%	46	8,281
			1～4日	4.6%	20	439	1～4日	1.7%	34	1,979
			5～7日	5.7%	25	435	5～7日	4.7%	29	617
	高校	女	0日	1.7%	222	13,405	0日	1.1%	113	10,357
			1～4日	10.2%	83	811	1～4日	4.0%	143	3,560
			5～7日	10.9%	89	820	5～7日	12.3%	138	1,119
父のみ喫煙	中学	男	0日	2.3%	40	1,768	0日	1.6%	45	2,801
			1～4日	1.9%	25	1,299	1～4日	2.8%	40	1,414
			5～7日	5.0%	101	2,011	5～7日	9.4%	81	863
	高校	男	0日	6.3%	161	2,573	0日	3.6%	131	3,638
			1～4日	9.9%	168	1,691	1～4日	12.5%	287	2,295
			5～7日	16.2%	510	3,151	5～7日	28.4%	421	1,482
	中学	女	0日	0.6%	11	1,891	0日	0.6%	17	3,005
			1～4日	1.3%	19	1,477	1～4日	2.1%	40	1,947
			5～7日	2.9%	74	2,509	5～7日	5.1%	47	925
	高校	女	0日	2.2%	54	2,509	0日	1.6%	53	3,406
			1～4日	3.5%	60	1,714	1～4日	5.4%	149	2,757
			5～7日	7.1%	237	3,354	5～7日	10.5%	149	1,414
母のみ喫煙	中学	男	0日	4.3%	11	255	0日	3.8%	21	549
			1～4日	5.7%	12	212	1～4日	8.7%	21	242
			5～7日	9.3%	48	515	5～7日	15.2%	29	191
	高校	男	0日	11.8%	47	398	0日	7.3%	47	645
			1～4日	24.6%	64	260	1～4日	23.5%	94	400
			5～7日	23.4%	176	752	5～7日	40.0%	146	365
	中学	女	0日	0.4%	1	240	0日	1.6%	9	558
			1～4日	6.0%	12	199	1～4日	6.4%	24	376
			5～7日	7.3%	56	767	5～7日	13.2%	36	272
	高校	女	0日	4.5%	12	269	0日	2.6%	14	549
			1～4日	7.9%	19	239	1～4日	8.7%	42	485
			5～7日	12.9%	118	917	5～7日	23.8%	93	391
父母喫煙	中学	男	0日	4.2%	16	377	0日	2.9%	31	1,079
			1～4日	3.5%	12	341	1～4日	4.9%	28	575
			5～7日	6.9%	102	1,482	5～7日	13.0%	71	546
	高校	男	0日	10.5%	50	477	0日	7.3%	82	1,116
			1～4日	17.8%	75	421	1～4日	19.3%	157	815
			5～7日	25.7%	497	1,933	5～7日	42.6%	383	900
	中学	女	0日	1.0%	3	295	0日	1.8%	19	1,033
			1～4日	3.8%	12	315	1～4日	5.1%	40	781
			5～7日	5.6%	103	1,835	5～7日	9.4%	59	631
	高校	女	0日	3.8%	12	315	0日	2.9%	28	951
			1～4日	5.4%	17	312	1～4日	8.8%	83	941
			5～7日	12.9%	270	2,085	5～7日	22.9%	188	820

れる環境の重要性も大きいと考えられる（表21.1）．親の喫煙は子どもの喫煙開始の危険因子になっているだけでなく，大人の吸うタバコは特に中学生など喫煙習慣が成立する前の子どもの吸うタバコの供給源になっており，さらには子どもへの受動喫煙の健康被害を起こし，乳幼児であれば家庭内事

故（誤嚥）の原因にもなっている．

わが国の大人はこのような重要性についての認識が低く，これが問題を深刻にしているといえる．1996年の親子調査によると，親は子ども本人が喫煙者であると回答していても，自分の子どもは喫煙者でないと思い込んでいること，それが特に父親で，女子の親で顕著であること，子どもが喫煙していても親はあまり叱らないことなどが明らかになっている[3]．親など家族の中の大人は，自らの子どもの喫煙にもっと関心を持ち，自分たちの問題として認識する必要がある．

21.1.2 中高生の喫煙とタバコの価格との関係

2010年10月1日より，たばこ税の税率の引き上げに伴う価格の上昇がもたらされた．全国調査は毎回11〜12月に実施されるため，2010年調査の結果を用いれば値上げの効果が検討できる．2010年調査では，2008年調査に比べ喫煙経験率，現在喫煙率，毎日喫煙率が減少はしたが，減少幅が大きくなったわけではなかった．2007年の全国調査において，中高生の現在喫煙者に1箱が320円（当時1箱300円として）または600円になったらどうするかを尋ねたとき，やめると回答した割合は，320円では，男子6.7％，女子5.6％，600円で，男子27.4％，女子20.8％であったことを考えると，価格の上昇でやめると思う割合よりは実際に上昇したときにやめる割合は少ないのかもしれない．以前は喫煙していたが調査時喫煙していなかった率と禁煙した理由をみると，10月1日以降に禁煙した人がタバコをやめた理由として「お金の節約，タバコの値段が高い」と回答した比率はその10月1日以前の禁煙群に比べて高かったので，全体の喫煙率に反映するほどではないが，少数の値上げによる禁煙者はいると考えられる．毎日喫煙者の1日平均本数をみると，2010年の値上げで喫煙本数が減った可能性が示唆される．

タバコが買いにくくなった理由をみると，現在喫煙者でタバコを買いにくくなった理由として「タバコの値段が高くなった」と回答した人が2008年：21.6％，2010年：56.2％であり，同様に毎日喫煙者では2008年：23.4％，2010年：65.8％と，タバコの値上げによる影響が考えられる．このようにたばこ税の値上げに伴うタバコ価格の上昇は中高生の「タバコが高くなり買いにくくなった」という認識を増やし，喫煙量を減らし，喫煙率を少し減少させる効果があったと推定された．タバコ価格の上昇は未成年者の喫煙率を下げる効果が大きいと期待されるが，今回の調査結果はそれほどでもなかった．

21.1.3 未成年者の喫煙とタバコの入手に関する環境

高校生になると自分でタバコを入手する喫煙者が増えてくる．2014年調査において中高生の現在喫煙者がタバコを入手する方法はコンビニで買う（中学15.9％，高校52.7％），もらう（中学41.0％，高校37.6％），タバコ屋で買う（中学16.6％，高校27.7％），自動販売機で買う（中学19.0％，高校22.0％），家にあるタバコ（中学27.8％，高校14.4％）が多かった．1996年調査では，中高生の現在喫煙者がタバコを入手する方法は自動販売機で買う（中学60.6％，高校82.1％）が最も多く，次いでコンビニで買う（中学17.7％，高校41.2％），もらう（中学35.5％，高校32.0％），タバコ屋で買う（中学15.3％，高校24.1％），家にあるタバコ（中学25.9％，高校16.2％）が多かった．このように，自動販売機で買う者の割合が大きく減少した．中学では，高校と比べ，家にあるタバコや，もらうという入手方法の重要性が高かった．タバコが買いにくくなった理由を尋ねると，2010年以降は，「タバコの値段が高くなった」「自動販売機が使えなくなった」「年齢確認が厳しくなった」が多く，それぞれに一定の効果があるものと推察されるが，今でもコンビニなど年齢確認をされているはずの場面で購入しているものが多かった．

わが国では，未成年者がタバコを入手できないようにするために，2008年7月より「taspo（タスポ）」対応の「ICカード方式成人識別たばこ自動販売機」を全国で稼働開始した．現在喫煙者の中でタスポを使ってタバコを入手した者は，2014年では，中学46.1％，高校45.6％であった．毎日喫煙者ではその割合はさらに高くなる．2008年では，中学33.1％，高校27.7％であったので，割合が増加したといえる．タスポの入手方法は，「家族以外の誰かから借りた」者の割合が高い．中高生の喫煙者の間では，タスポの効果が薄れてきており，子どもたちの間で貸し借りをしている可能性がある．

21.1.4 中高生の喫煙を取り巻く学校環境

学校での喫煙防止教育が中高生の喫煙率に影響するというはっきりした調査結果はないが，学校の敷地内禁煙が広がる途上（2004年調査頃）では，敷地内禁煙を実施している学校の生徒の喫煙率が低い傾向が認められたこともある．近年中学校を中心に現在喫煙者率0%の学校が出はじめ，増加している．飲酒行動についても同様である．学校間格差が広がった可能性が示唆される．

学校での喫煙防止教育は，現在，小中高校の新学習指導要領に実施することが明記されており，ほとんどの学校で実施されるようになったが，内容，指導方法，効果判定についてはまだ十分とはいえない．今後の喫煙防止教育は，行動科学理論に基づいたライフスキル教育（青少年の喫煙開始を避けられる技能の獲得を小集団，体験型，参加型で行うもの）が主流になると考えられる．さらには，生徒間による，あるいは地域におけるNGO，NPOなどと連携したピア・エデュケーション（同世代による教育）なども模索されるべきであろう．ただ，これらの新しい教育方法については，外国の実践例の紹介普及にとどまらず，日本の状況にあった修正とその効果の評価のための研究が期待される．

21.1.5 未成年者の喫煙行動に影響を与える環境要因

中高生の喫煙者は外国銘柄のタバコをよく吸うことも報告されており，中高生の全国調査結果の集計でも外国銘柄をよく吸い，その割合も増加していることが明らかになった．未成年者は，マーケティングに敏感に反応すると推察され，これらの環境要因の重要性を認識することは大切である．未成年者はメンソールなどフレバー付きのタバコをよく吸うとする報告もあり[4]，このような商品が未成年者の喫煙を開始しやすくすることが危惧される．

わが国の未成年者のライフスタイルに影響を与える環境についてはさまざまな調査研究が実施されつつある．現在までに，中高生がよく読む雑誌上のタバコ製品広告の問題，中高生がよく読むコミック誌における喫煙シーン，視聴率が高いテレビドラマにおける喫煙シーン，興行成績がよかったハリウッド映画中の喫煙シーン，電車内の中吊り広告におけるタバコ製品広告などが調査され，その多さが指摘されている[5]．今後は，タバコ会社によるマナー広告やイメージ広告，タバコのパッケージのデザイン，スポーツなどのイベントのスポンサー，その他の販売促進の実態についても含め，これらさまざまな喫煙を助長すると心配される要因と未成年者の喫煙開始との関連を明らかにすることが求められる．

さらに，近年世界で急速に広がりつつある電子タバコ（ニコチン入りの電子タバコが世界的に流行しているが，日本で販売できるのはニコチンが入っていない電子タバコ）や加熱式タバコ（世界での売り上げのほとんどが日本国内）の未成年者での使用実態を明らかにするための調査の実施が急務である．

21.1.6 未成年者の喫煙防止対策

わが国では，未成年者への喫煙対策が遅れている．欧米諸国では国をあげての対策を行い，たばこ税の増税によるタバコの値上げ，さまざまな広告・販売促進の禁止，自動販売機の禁止および地域と学校が協働する包括的タバコ対策が有効であると考えられている．すなわち，学校での健康教育（喫煙防止教育）のみでは不十分で，大人の喫煙対策（止煙支援，施設の禁煙化，教職員の止煙など）を同時に進めないと効果が期待できないといわれている．

今後のわが国の喫煙対策は，日本も批准した，たばこの規制に関する世界保健機関枠組条約（WHO Framework Convention on Tobacco Control：FCTC，2005年に発効）に基づいて，進展される必要がある．国際条約に批准した国は，その実現のため，国内法を整備して対策にあたる必要がある[6]．

2004年には財務省の指針として，「製造たばこに係る公告を行う際の指針」が改正され，順次テレビ，ラジオ，インターネット，屋外広告などを原則禁止とした．未成年者喫煙禁止法罰則規定強化や「未成年者喫煙防止のための適切な販売方法の取組」（各省庁局長連名通知 2004）などにより，未成年者への販売禁止の徹底，年齢確認の強化などが行われた．2005年からは新たに8種類作成されたタバコパッケージの健康警告の表示が義務付けられた．2006年4月からは，診療報酬改定において，ニコチン依存症管理料が新設された．その後，着実に健康保険を使って，禁煙に取り組む者は増加し，その高い成功率も報告されている．しかし，未成年者は保険診療の基準であるブリンクマン指数の値が足り

ず治療を受けられないことが多い．鳥取県を皮切りに自治体レベルの独自の政策として，禁煙治療費助成事業として，ブリンクマン指数が200未満の人へも保険適用相当額（7割）の支援を行い，現在では全国で実施されている．2010年10月にはたばこ税，タバコの価格の引き上げが行われた．2018年にもたばこ税の引き上げがなされた．2010年には，厚生労働省健康局長の通知により「多数の者が利用する公共的な空間については，原則として全面禁煙であるべきである」という考えが示され，職場の全面禁煙の根拠となる状況が生まれている．このように，FCTCを受けて，国内法，通知，規制などを徐々に整備し，ゆっくりとタバコ対策が進んできたといえる．

国のタバコ対策の進展を受けて，自治体やその他の団体，組織におけるタバコ対策も進んできた．地方自治体でよく取り組まれている喫煙対策は，市町村施設の施設内禁煙などの受動喫煙対策，および妊婦への喫煙防止教育，健診や事後指導での健康影響説明，未成年者への喫煙防止教育，路上喫煙防止対策などである．とはいえ，世界の中で日本が喫煙対策後進国といわれるのは，受動喫煙防止対策が遅れていることにある．現在は，家庭と職場の次に受動喫煙を受けることが多い飲食店での受動喫煙防止対策に東京オリンピック／パラリンピックの開催の前にどの程度まで踏み込めるかが焦点となっている．しかし，近年のオリンピック開催都市，国にみられた法制化による小規模飲食店も含めた建物内禁煙が達成できず，対策の効果が不安視される．

タバコ製品の包装やラベルについては，FCTCは，タバコの健康有害性の警告表示を，当該当局の権限において，複数の文言・絵や写真・大きく見やすい（表示面の50％以上，最低30％）もので虚偽誤認させるような言葉や表現を使わずつけることを求めている．これを受けて，わが国では表示面の30％に警告文書がのるようになったが，文言の表現が弱く，絵や写真がなく，包装はカラフルできれい・さわやかなイメージである．

教育，情報の伝達，訓練および啓発については，FCTCは，政府はすべての情報伝達手段を用いてタバコ規制問題についての啓発を促進・強化する，反タバコNGOにタバコ規制策への参画を求める，などを求めているが，わが国では，マスメディアにおけるタバコ問題を取り扱う報道が少ない．学校での喫煙防止教育は行われるようになったが，その効果は科学的に検証されていない．専門家の学会活動，専門家向けの研修の機会は増加した．健康，がん関連の取り組み，計画策定などに患者団体の参画は促進されたが，反タバコNGOなどの参画はあまりない．青少年のスポーツに関わる指導者の喫煙率が高いという問題もある．

タバコの広告，販売促進および後援については，FCTCは，あらゆるタバコ広告，販売促進，スポンサーシップの包括的禁止，憲法により包括的禁止のできない国はそれらすべてに制限を課する．景品，割引などの奨励措置も制限を求めている．しかし，わが国では，広告は法規制がされておらず業界の自主規制頼みである．テレビCM（製品広告）はなくなったが，マナー広告が頻繁に放映され，テレビ以外の情報媒体では製品広告が未だに存在する．未成年者が興味を持つようなスポーツその他のイベントのスポンサーになっている．景品販売が未だに実施されている．反タバコCMがない，などの問題が存在する．

禁煙治療や支援については，インターネット，スマートフォン，ソーシャルメディアなどを活用した禁煙支援プログラムがまだ広まっていない，などの問題点がある．

未成年者への販売の問題では，FCTCは，政府は未成年者に対するタバコ販売を禁止するため，効果的な方法を実施する，禁止の表示，証明の提出などを義務付ける年齢確認の徹底，タバコ製品に似た菓子や玩具の禁止，自動販売機で未成年者が買えないようにする，などを求めているが，わが国では，コンビニなど店での年齢確認は強化されたが，中高生の常習的喫煙者の多くが未だにコンビニで購入している．店でのタバコの陳列も目立つ場所にある．タバコの自動販売機の数は依然多く，タスポの一定の効果はあるが，タスポを使ってタバコを購入する中高生の喫煙者も多い．

わが国のタバコ対策の今後の課題は，FCTCの求めている対策の完全実施である．世界保健機関（WHO）では，FCTCを推進するパッケージとして，MPOWERを推進している．Monitor（モニタリング），Protect（受動喫煙からの防止），Offer（禁煙の支援），Warn（喫煙の危険性の啓発），

Enforce（タバコ広告・販促・後援の規制），Raise（たばこ税の引き上げ）という6分野である．これらに沿った対策の構築，推進が重要である．

今後，未成年者の間で，新しいタイプのタバコが広まる恐れがあるので注意深い監視が必要である．無煙タバコ（噛みタバコ，ガムタバコ，嗅ぎタバコなど：タバコ製品を使っているかわかりづらい，受動喫煙がないという宣伝），加熱式タバコや電子タバコ，ネットを介して購入できるタバコ製品，メンソールタバコ（フィルターにパワーボールというメンソールを仕込む），芳香オイル入りタバコ，スリムな形態のタバコ，包装紙がカラフルなタバコなどがすでに流通しており，未成年者の喫煙へのハードルが低くなるものとして心配されている．

21.2　未成年者の飲酒に関する環境

21.2.1　中高生の飲酒実態と家庭内の環境

喫煙率の減少と同様に，中高生の飲酒率は着実に減少している．調査を開始した1996年では高校の男子は，およそ半数の人が現在飲酒者という，驚くような結果であったが，2000年を越えたあたりから，調査のたびに確実に減少しており，男女，中高とも減少している．しかし，喫煙と明らかに違うのは，飲酒には男女差が，ほとんど認められないことである．最近では，飲酒経験率は，調査年によっては，女子の方が高い年が多くなってきており，さらに，女子の方が現在飲酒率の高い年もある（図21.2)[2]．このように，男女接近状態が飲酒行動の特徴であり，今のところ，減少傾向が鈍ってきた兆候は認められないが，喫煙率に比べると，飲酒率の減少の傾きは小さい[7]．

日本の中高生は初めての飲酒経験年齢が低いのが特徴だが，将来の問題飲酒につながるのは，成人が同席しない場面での飲酒経験が重要だといわれている．親の飲酒状況と子どもの飲酒状況は，非常に強く関連している．特に，母親の飲酒は中高生の飲酒の強い関連要因である（図21.3)[7]．中高生の回答による父親の飲酒率は低下しているが，母親の飲酒率は低下しておらず，母親の飲酒がない人に対する，母親の飲酒がある人の飲酒率の比が調査のたびに大きくなっている．かなりの中高生が，親にお酒を勧められた経験があると回答しており，親の認識も課題である．

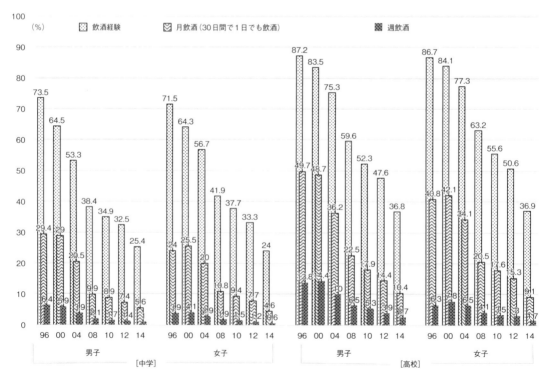

図 21.2　わが国の中高生の飲酒頻度の推移[2]

2003年の成人の飲酒行動に関する全国調査の結果をみると，大人になって問題飲酒である人は，子どものうちから常習的飲酒を始めていることが多いことがいえる．また，大人の問題飲酒者は，成人する前に家族からのアルコールに関する迷惑行為を経験した人が多いということで，問題飲酒の世代間連鎖を思わせるような結果も出ている．

現在飲酒者における飲酒による問題行動（酒を飲んだ上での失敗経験）を，1996年から調べ続けている．飲酒率は低くなったが，習慣的な飲酒をしている人における，飲酒に関連する問題行動の頻度が変わらず，女子でも割合は低くない（図21.4）[7]．

機会大量飲酒（ビンジ飲酒；毎日飲むわけではないが，飲酒日の飲酒量が多い）を中高生においては，月1日以上，飲酒時に350 ml缶を5本以上飲む人と定義している．これは，飲酒に関連した問題行動につながりやすい飲酒だといわれている．2014年調査では，ビンジ飲酒者割合は，中学男子で1.5%，女子で1.1%，高校男子で3.4%，女子で2.5%と決して多くはないが，現在飲酒者（中学男子18.3%，女子15.5%，高校男子26.2%，女子21.5%）や，毎週ごとに飲む人（中学男子51.5%，女子46.7%，高校男子51.9%，女子52.0%）での割合は，かなり高く，常習的になると男女差が小さくなっていく．ビンジ飲酒者割合は中学，高校ともゆるやかに減少傾向にはある．したがって，中高生の習慣的飲酒者の中には，かなりの割合のビンジ飲酒者がおり，飲酒の上での失敗経験が非常に高くなる[7]．ただ，ビンジ飲酒の有無は，飲酒量と非常に強い相関があるので，問題はビンジ飲酒か，飲酒量かは，はっきりしない．

21.2.2 中高生のアルコールの入手に関する環境

中高生のアルコールの入手経路をみると，近年コンビニの年齢確認が厳しくなったので，コンビニの割合が減少傾向にある．自動販売機も台数が減少しているため，自動販売機から買う者の割合が減少した．そのため中学生にとっては，家にあるアルコールが，重要な入手経路になっている．ただ高校生になると，コンビニや自動販売機で入手する者が減ってはいるが割合は高く，自分で入手する生徒が増えてくる．都市部の高校生は，直接居酒屋に行って飲む者の割合も高く，女子の方が多い傾向にある[7]．

現在飲酒者に，この30日間に，お酒を売ってもらえなかった経験について尋ねた結果をみると，買おうとした人の中で，「いつも売ってもらえた」と

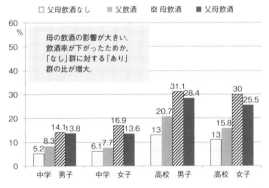

図21.3 父母の飲酒パターン別にみた月飲酒者割合（2010）[7]

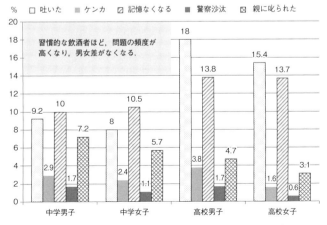

図21.4 現在飲酒者における飲酒による問題行動（2012）[7]

回答する者の割合が減少しつつあるとはいえ，高校生ではかなりの割合にのぼる．年齢確認が厳しくなったはずであるが，さらなる徹底が必要である．

21.2.3 中高生の飲酒に関する社会的環境

中高生がよく飲むお酒は，調査開始当初は，男子はビールであったが，最近では，男女とも「果物味の甘いお酒」になっており，テレビCMなどでもよく見られるものにシフトしており，よく広告されるものに飛びついていく傾向があると推察される．

最近は，アルコールテイストのノンアルコール飲料が出回っている．2012年に初めて調査したところ，経験率は，中学生でもすでに高かった．ノンアルコール飲料を経験した人の飲酒率は高く，男女とも経験者の飲酒率は非経験者の4.5～4.6倍にのぼる（図21.5）[7]．断面調査のため因果関係がわからないが，「本物のアルコールと，ノンアルコール飲料どちらを先に飲んだか」という問いに対し，現在飲酒者の中ではアルコールが先と回答した者の割合が高かったが，ノンアルコール飲料が先と回答した者もおり，ノンアルコール飲料が一部ゲートウェイ飲料になっている可能性が示唆される[7]．

中高生の，喫煙の有無別に飲酒率の推移をみると，喫煙者の飲酒率はきわめて高く，女子の方がやや高い．喫煙者の飲酒率は下がっていないが，非喫煙者の飲酒率はきわめて低く，かつ調査のたびに減少している．飲酒率という平均値は減少しているが，特定の中高生に健康に良くない生活習慣が集積し，改善していないといえる．中高生の健康格差が広がっているといえるかもしれない．

国立精神・神経医療研究センターの調査によると，わが国の精神科医療施設にかかった薬物乱用依存患者の受療動向の中で，2012年に初めて脱法ドラッグ（危険ドラッグ）を調べたら，原因薬物として覚醒剤の次に多く，特に若い人に多かったとの報告がある[8]．これらの患者の薬物使用歴をみると，その多くの「入口がアルコール，もしくはタバコであった」という報告である．中高生の飲酒や喫煙は，危険ドラッグなどの門戸開放薬（ゲートウェイドラッグ）となっている可能性がある．

21.2.4 中高生の飲酒防止対策

2010年のWHOの総会で，アルコールの有害な使用を低減するための世界戦略が採択され，日本でアルコール健康障害対策基本法が成立するきっかけになった．その中に，若者や未成年者に関係するような部分が多くみられる．販売活動を例にとると，広告活動や広告量の規制，スポーツや文化イベントでのスポンサー規制，若者を対象とした販売促進の制限，ビンジ飲酒の引き金になりやすい「飲み放題」の規制などである．表21.2に世界戦略の中で未成年飲酒に関連する部分とわが国の現状を対比してみた．今後，世界戦略が求める対策を推進していくためには，基本法に基づくアルコール健康障害対

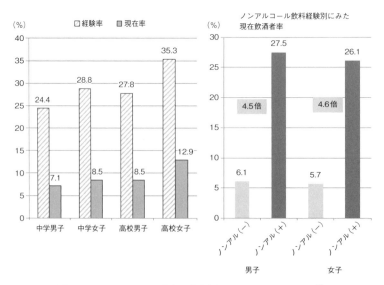

図21.5 ノンアルコール飲料は未成年飲酒の入り口になるか？[7]

表21.2 世界戦略における未成年に関するアルコール対策とわが国の現状（文献6を改変）

世界戦略の領域	求められる対策	わが国の現状
リーダーシップ、自覚、コミットメント	アルコールの有害使用の低減に向けた、国および地方による包括的な戦略、行動計画、活動を責任部局を決めて展開すること。	アルコール健康障害対策基本法が施行され、それに基づく基本計画が策定され、未成年者の飲酒対策にも言及している。
地域社会の活動	未成年者へのアルコールの販売や、未成年者によるアルコール摂取を防止するために、また特に若者や、潜在的に危険な状態にある人たちにアルコールのない環境づくりを展開し支えていくために、地域社会を動かすこと。若者などの潜在的に危険な状態にある人たち、スポーツイベントやお祭りといった地域のイベントなどの個別の問題に対応するために、地域社会ごとのプログラムや対策を立案、支援すること。	業界の自主規制により自動販売機は減少した。コンビニなどでの年齢確認が強化されているが、自分で買っている中高生飲酒者も多い。未成年者に人気のあるスポーツイベントにアルコール関連企業がスポンサーになっている。若者が多く参加するイベントで酒類が販売されることも多い。
アルコールの入手性	アルコール飲料の購入または摂取ができる最低年齢の設定や、青少年へのアルコール飲料の販売と青少年による摂取を防止するための政策を制定する。	選挙権の年齢引き下げの際、合法的飲酒年齢の引き下げが議論されたが、実施されず、飲酒年齢は20歳以上である。
アルコール飲料のマーケティング	アルコールのマーケティングに対して規制もしくは共同規制による枠組みをつくること、望ましいのは法的規制。内容、量、各メディアにおけるマーケティング、スポンサーシップ活動、販売促進活動、ソーシャルメディアにおけるマーケティングなどの規制。公的機関または独立機関が、アルコール製品のマーケティングを監視する効果的なシステムを開発すること。	アルコール業界の自主規制頼みである。アルコール飲料の製品CMがテレビにゴールデンタイムでも放映されている。20歳以上の芸能人、スポーツ選手を多用し、彼らが飲むシーンもある。雑誌、公共交通機関などにも製品広告がある。
価格設定政策	アルコールへの課税システムを構築し、最低価格を設定し、若者が買いづらい値段にする。販売促進、値引き販売、飲み放題を制限する。	ソフトドリンクと大差ない価格で若者がよく飲む種類の酒が販売されている。飲み放題メニューを提供する居酒屋などが多く、若者がよく利用している。
飲酒およびアルコール酩酊による悪影響の低減	暴力や破壊行為を最小限に食い止めるために、大がかりなイベントでは、飲酒を規制する。酩酊状態になるまでアルコールを出すことを取り締まる法律を執行する。飲み物の店舗内での責任ある提供に加え、酩酊して攻撃的な飲酒者をいかにうまく抑え、見分け、扱うかについて、関係部門の従業員教育に関連した管理政策を制定すること。さまざまな種類の飲料に含まれるアルコール濃度を減らすこと。消費者に対して、アルコール関連の害についての情報を提供し、その害について説明するラベルをアルコール飲料の容器に貼ること。	未成年者や若者の飲み会での酩酊状態を防止するための提供店での対応の必要性についての認識が浅く、特段の対応がされていない。若者がよく飲む「チューハイ」や「リキュール類」のアルコール濃度の高い製品が多く販売されるようになった。容器の警告表示の字の大きさが小さく、情報量も少ない。
モニタリングと監視	定期的な全国調査、モニタリングと監視活動。対策の評価指標の設定。アルコールの有害使用および有害使用を防止、低減するための政策対応と介入策の共通する指標を明確にし、追跡すること。国家レベルのデータ保管所を創設し、WHOや他の国際的な関連機関にデータの報告を行うこと。	健康日本21（第2次計画）には中高生の飲酒率についての目標値がある。中高生の飲酒行動に関する全国調査を何度か実施しているが、「研究班」として実施しており、実施基盤が不安定である。採択されず実施できなかった年もある。未成年者の飲酒に関する環境についての評価指標やモニタリング方法がない。

策推進基本計画の内容を実践に移していく必要がある。

21.3 未成年者のその他の薬物に関する環境

物質使用障害患者の薬物使用歴を調べた調査によると、喫煙は平均13.6歳、飲酒14.4歳、有機溶剤15.2歳、大麻19.8歳、覚醒剤22.8歳であり、未成年のうちから薬物使用を開始している場合が多い。喫煙は大麻やハーブ系の危険ドラッグに通じる「火をつけて煙を吸引する」という行動をとるため、関連が強いと考えられる[8]。

国立精神・神経医療研究センターによる中学生を対象とした飲酒、喫煙、薬物乱用についての調査で

は，薬物乱用として，有機溶剤，大麻，覚醒剤，危険ドラッグ（2012年より）のいずれかを経験した者の割合を報告している．1998年の1.8%（男子2.3%，女子1.2%）をピークに調査ごとにほぼ一貫して減少傾向にあったが，2014年では1.0%（男子1.3%，女子0.6%）と，2012年と比較し，男子での割合が増加した[8]．内訳をみると有機溶剤が多いが，大麻，覚醒剤，危険ドラッグも少ないながら三者が同じくらいの割合で報告されている．欧米の報告と比べるときわめて少ない割合である．

全国の精神科医療施設における薬物関連精神疾患の実態調査によると，危険ドラッグ患者の特徴は，覚醒剤患者と比べると，年齢が若く，処方薬乱用患者と比べると男性の割合が高く，覚醒剤患者と比較し，高学歴で，反社会的集団とのつながりが弱いという特徴があった[8]．厚生労働省の対策により2015年頃より販売店や販売サイトが一掃され，入手機会は大幅に減っている．しかし，現在でもインターネットやSNSを介した入手は可能であり，上記中学生調査でも使用経験者（0.2%）の3倍の人は「使用を誘われた」経験を持つ．特に危険ドラッグは，勉強やスポーツのパフォーマンスを上げるとか，落ち込んだ気分を回復させるなどとして友達やSNSで知り合った人から誘われる場合も多いという．

薬物を乱用する未成年者の特徴として，生活時間（就寝，起床）の乱れ，食生活の乱れ（特に朝食欠食），家族とのコミュニケーションが少ない，学校での友達が少なく学校を楽しいと感じていない，などがあげられている．無断外泊，万引き，いじめの加害，暴力行為も多いとされている[9]．もちろん，喫煙や飲酒との関連も強い．大学生での調査では，危険な飲酒場面（ブラックアウト，一気飲み，アルコールハラスメントの被害）を経験した人に薬物乱用のリスクが高いとの報告もある．上記は周囲からみても目立ちやすいかもしれないが，一方で，遊んだり相談したりできる友達が少なく，自傷行為（リストカットなど）を繰り返したり，過食・拒食など食行動の異常を併存するものは気づかれにくい．ダイエット目的の覚醒剤使用にも注意が必要である．

学校をベースとした調査では薬物乱用者の頻度はきわめて少ないが，特定の場所に集まる若者に使用者が多いとの報告もある．ハイリスクグループやよく使用される場所が特定できれば，アウトリーチプログラムやNGO/NPOなどとの協働による介入が可能になる．たとえば，クラブでの音楽イベント参加者には危険ドラッグの使用経験者が多いとの報告がある[10]．危険ドラッグをセックス・ドラッグとして恋人とホテル・ラブホテルで使うことも多いとの報告もある．

睡眠薬や抗不安薬といった処方薬乱用は，若い女性に多いとされている．近年わが国の未成年者への向精神薬処方が増えており，多剤併用処方や適用外使用も増えていると報告されており[11]，今後未成年者の薬物乱用問題として顕在化しないか注意深いモニタリングが必要である．

［尾﨑米厚］

文献

1) 簑輪眞澄，尾崎米厚：若年における喫煙開始がもたらす悪影響．保健医療科学　2005；54：262-277.
2) 大井田　隆，尾崎米厚，ほか．未成年者の健康課題および生活習慣に関する実態調査研究．平成26-27年度厚生労働科学研究費補助金　循環器疾患・糖尿病等生活習慣病対策政策研究事業（研究代表者：大井田　隆）総括研究報告書．2015.
3) Osaki Y, Suzuki K, et al：Association of parental factors with student smoking and alcohol use in Japan. Nihon Arukoru Yakubutsu Igakkai Zasshi 2011；46：270-278.
4) Connolly GN, Behm I, et al：The impact of menthol cigarettes on smoking initiation among non-smoking young females in Japan. Int J Environ Res Public Health 2011；8：1-14.
5) 尾崎米厚，曽根智史，ほか．未成年者の喫煙及び飲酒行動に関連する環境要因についての研究．厚生労働科学研究費補助金　がん予防等健康科学総合研究事業（研究代表者：尾崎米厚）平成15年度総括研究報告書．2004.
6) 尾崎米厚：未成年への対応　未成年者の喫煙対策．公衆衛生情報　2013；42：27-32.
7) 尾崎米厚．わが国の中高生及び若者のアルコール使用の実態と課題．第7回飲酒と健康に関する講演会．アルコール健康医学協会；2017.
8) 嶋根卓也：飲酒・喫煙・薬物乱用．小児科診療　2016；79：1657-1663.
9) 嶋根卓也：思春期の薬物乱用の現状と課題．思春期学　2010；28：267-272.
10) 嶋根卓也：危険ドラッグ：夜の繁華街の若者における乱用実態．日本臨床　2015；73：1491-1496.
11) 奥村泰之，藤田純一，ほか：日本における子どもへの向精神薬処方の経年変化：2002年から2010年の社会医療診療行為別調査の活用．精神経誌　2014；116：921-935.

22 物質使用障害に伴う さまざまなリスクとその対応

物質使用障害（substance use disorder：SUD）の事例ではさまざまなリスクを合併する場合があり，その対応が必要になる．本章では，自殺，家庭の暴力（主に加害），トラウマ体験，感染症について取り上げて，その実態と対応についてまとめた．

22.1 自殺リスクのある事例

22.1.1 SUDと自殺の発生状況

国内外の研究で，SUDが自殺行動を伴いやすいことが確かめられている[1,2]．Harris & Barraclough（1997）は精神活性物質使用者の追跡研究による死亡率を示した複数の論文のメタ分析を行い，SUDを有する群の自殺の標準化死亡率（standardized mortality ratio：SMR）を計算した[3]．その結果，アルコール，オピオイド，鎮静剤，睡眠薬，抗不安薬，カンナビス，複数物質使用患者の死亡率は，WHOの各国の一般人口による死亡率統計などから見積もった期待値に比べ，おのおの6倍，14倍，20倍，15倍，44倍，4倍，19倍であったという．日本では，川上ほか（2003）の全国3地域20歳以上住民から無作為に抽出された大規模研究の結果によると，物質関連障害（主にアルコール使用障害）のある者の自殺企図は16.7%であり，大うつ病エピソードのある者の8.3%の2倍であった[4]．薬物使用障害における自殺者の研究としては，岡坂ほか（2006）は，薬物依存者社会復帰施設の利用者101人を対象にした調査を行い，希死念慮，自殺企図の生涯有病率は55.4%，49.5%であった[5]．松本ほか（2009）による精神科病院入院中のアルコール使用障害患者244人，および薬物使用障害患者90人を対象とした調査では，自殺念慮はアルコール55.1%，薬物83.3%，自殺企図はアルコール30.6%，薬物55.7%であった[2]．

22.1.2 物質使用と自殺行動の相互関係

薬物使用障害と自殺の結びつきについては，以下のような多様な結びつきがある．

a. 薬物使用による急性の効果が自殺や自傷的な行為に結びつく

日本の救急病院患者の調査で自殺例全体のアルコール検出率は32.8%と報告されている[6]．ダルク（DARC）利用者における自殺企図歴のある者に自殺手段を尋ねたところ，処方薬以外の薬物（覚醒剤，有機溶剤，ガス），処方薬大量摂取はどちらも3割程度であった．

b. 慢性のSUDやそれに伴う問題が自殺に結びつく

長期の物質使用により，精神症状（意識障害，精神病症状，うつや不安，動因喪失症候群，認知機能障害など），身体障害（肝機能障害，心血管系の異常，糖尿病，癌など），自尊心の低下，対人関係のトラブルやそれに伴う離婚や別離，生活の破綻（就労・住居）などが生じ，これが自殺に結びつくパターンがある．物質使用が精神障害に結びつく場合のみでなく，元来の精神障害に物質使用が加わる場合も含む重複事例（dual diagnosis）では自殺リスクはより高くなる．

c. 物質使用停止後にも自殺が生じる

薬物使用を一旦ストップした後でも，離脱症状や物質の効果である意味カバーされてきた元来の脆弱性（被虐待体験などよる感情の調節障害など）が顕在化し，自殺行動を行ってしまうことがある．

d. 薬物使用障害と自殺が，共通する背景要因によって生じる

児童虐待などの生育体験，近しい関係の喪失や破綻，仕事や経済上の問題などの環境要因や人格（sensation seeking，衝動性，反社会的人格障害など）は両者の共通する背景要因とされる．

22.1.3 SUDの自殺のリスクファクター

国内外のSUDの自殺の研究[2,5,7,8]から，自殺企図のリスクファクターには以下のものがあるといえる．

① 女性であること（自殺既遂の研究では，男性の方が多いという報告もあるので，男性も注意が必要）
② 薬物使用開始年齢が早いこと
③ 現在も薬物使用や飲酒を行っていること．または酒や薬物をやめて1年以内であること
④ 睡眠薬などの精神科薬の使用や処方薬依存傾向がある
⑤ うつ，不眠，不安，精神病症状の存在，気分障害や人格障害の診断の合併
⑥ 過去の希死念慮や自傷の既往歴がある
⑦ 生育時の親からのケアが少ないこと，被虐待体験などのトラウマ体験
⑧ 主要な人間関係の破綻や別離，孤独，不就労

これらの要因がある事例に対しては自殺について気をつける必要がある．

22.1.4 対応
a. 予防
　欧米では，学生，ヤングアダルト，高齢者，救急医療受診者などに対して，物質使用を含む自殺のリスク要因についての評価・心理教育・治療が行われ，効果をあげている[8]．日本でも自殺ゲートキーパー研修で薬物・アルコール問題を取り上げることが求められる．

b. SUDの事例への介入・治療
1) ハームリダクション（harm reduction）の考え方：物質を完全にストップすること，つまり使用の低減（use reduction）よりも物質使用による問題（死亡や感染症など）の低減を重視する考え方を持つことが重要である[9]．物質使用が続いていることを理由に治療を拒否したりしないで，その前後の不安定な時期を乗り越えるダメージコントロールや治療継続を優先することが重要である．

2) 対人的なつながり（家族や仲間との関係，治療関係）を保つこと：自殺企図のきっかけは大事な他者との関係の破綻であり，自殺予防には家族や友人・仲間とのつながりを感じさせることが重要である．家族関係の破綻などで，孤立無援感が高まる場合は自助グループへつないだり，地域での訪問看護や緊急対応を含めた援助体制を組むことが望ましい．

3) 包括的なリスク評価や治療：うつ病などの診療をしている医師が物質使用を見逃すなど，精神的問題と物質使用の両方の評価が十分行われてない場合がある．事例の自殺につながるリスク要因（物質使用状況，うつなど合併症状，生育期の虐待やその後の現在に至るまでの対人関係など）を包括的に行うことが重要である．

4) 心理的ケア：DBT（dialectical behavior therapy）[10]に代表される自殺・自傷に対する認知行動療法や自助グループのプログラムにより自己否定や自己破壊的な考え・行動を抜け出し，ありのままの自分を受容し肯定する考えを見出すことや，他人に援助を求めるスキルやセルフケアスキルを身につけることは回復や予防の点で重要になる．

22.2 家庭内の暴力のリスク

22.2.1 家庭内の暴力とSUDの重複状況
a. 配偶者間暴力（domestic violence：DV）とSUD
　DVとアルコール薬物問題が重複する場合が多いことが確かめられている[11,12]．米国の調査では，DV加害者の50〜60％はアルコール使用障害を持ち，20％が薬物使用障害であったという．加害者の大半は暴力時に飲酒や薬物使用を伴っているとされる[12]．一方，アルコール薬物問題により治療を受けている者の中に，DV行動を生じている者が多くみられることが指摘された．たとえば，アルコール依存症の治療プログラムに参加中の患者218人において33％が調査前1年の間に少なくとも1回配偶者に暴力行為があり，20％では重度の暴力行為であったという[13]．さらに，DV被害者でも，対照群に比べアルコール問題のある人やアルコール依存症者が多いことが報告されている[14]．国内の研究としては，清水（2008）が，飲酒とDVの関係について，一般住民調査を行い，長期的な問題飲酒を持つことがさまざまなDV行為と相関していることや，刑事処分を受けるほどのDV事件例では犯行時に飲酒していた者が67.2％に達していることを確認している[15]．また清水は，アルコール依存症者の調査において，深酒をやっていた時期における暴力行動が，断酒時や一般人口と比べてきわめて高いことを報告した[15]．

b. 子ども虐待とSUD

　親のSUDは，子どもの養育を難しくして，極端な場合には児童虐待に結びつくことがある[16,17]．Anda et al.（2002）は，親がアルコール乱用を生じている場合，そうでない場合に比べて，子ども時代の感情的虐待，身体的虐待，性的虐待，DVの目撃を含む9種類の有害体験を持つことが多かったことを示した[18]．Besinger et al.（1999）は，重大な子ども虐待のために分離された639人の子どもの研究で，養育者の物質乱用が79％を示したことを報告しており[19]，日本では斎藤（1998）が養護施設に保護された児童の親では，統制群の親よりもアルコール乱用やその他の精神障害が有意に多かったことを確認している[20]．

22.2.2　物質使用の問題と家庭内の暴力が重複する機序

　物質使用の問題と家庭内の暴力が重複する場合が多いことにはいくつかの理由が指摘されている．暴力時点の酒や薬物の影響として，酩酊による抑制力・判断力の低下，依存する酒や薬物のことで頭が一杯になってしまい，養育や夫婦関係における適切な判断ができなくなること，中毒症状や離脱症状やうつ病などの合併する精神障害の影響などが指摘されている．DVや児童虐待などの家庭内の暴力の場合，アルコールや薬物の効果はあくまでも副次的なものであり，主な暴力の原因は，男尊女卑や家長中心の考え，親の「わが物的子ども感」などゆがんだ認識であるとされる．このような指摘が重要なのは暴力を行う言い訳として飲酒や薬物が使われがちであることによる．その一方でアルコールや薬物の使用が，暴力の継続や激化に関係しているのは確かであり，暴力をやめる責任を果たす上で治療を受けることが推奨される．刑務所や保護観察の暴力防止プログラムにも飲酒の問題が取り上げられている．

22.2.3　アルコール薬物問題が子どもに与える影響および世代間連鎖

　親がアルコール薬物問題を持つ場合，以下のように胎児や子どもの心身に大きな影響を生じてしまう．子どもに与えることについて，ACOA（adult children of alcoholics）という概念をもとに研究・介入が行われてきた．もともとACOAはアルコール問題のある人がいる家庭で育った子どもが成人してからアルコール問題を持つ場合が多いという臨床知見から生み出された概念である．多くの調査によりアルコール問題のある人がいる家庭で育った子どもは，青年期や成人になった場合には，アルコール問題のみでなく，気分障害や人格障害，摂食障害などの精神障害，健康上の問題，学校不適応，犯罪，自殺，自尊心の低下など広範囲の問題が多いことがわかっている[21]．さらに，児童虐待を受けた者ではそうでない者に比べて，依存症を生じるリスクが高まることも指摘されている．たとえばKang et al.（1999）は薬物乱用プログラムを受けている子どもを持つ171人の物質乱用女性で，児童虐待の被害体験（性的虐待24％，身体的虐待45％）を報告している[22]．以上のようにSUDと暴力が相互に強め合って，世代間連鎖が生じていることが指摘されている[17]．

22.2.4　対応

　アルコール薬物問題と家庭内の暴力の間にある悪循環を解決する上で，SUDの援助機関と，子ども虐待やDVの援助機関は連携する必要がある[17]．

　DV虐待の対応機関で対応する中で，養育者にアルコール薬物問題が疑われる場合には，SUDのスクリーニングをして，必要に応じて短期介入などを行う．たとえば，アルコール薬物問題を持つ親による子ども虐待で，親子分離した事例においては，その再統合の要件に依存症治療を受けることをセットにするなどが考えられる．

　また，依存症への支援を行う医療保健福祉機関は，そうしたSUDの事例が子どもを持った場合には，依存症治療と子育ての支援のバランスがとれるように援助することが重要である．依存症者は，生育期に不安定な養育を経験している場合が多く，子どもとの関係でも混乱や葛藤を繰り返してしまう場合が少なくない．親として頑張らせるところと，親自身の心身生活の回復を優先するところの仕分けを手伝うことが有用である．保育所や児童福祉施設の利用で子どものケアの負担を減らして，依存症治療に集中させる時期をつくることも有用である．

　その他，SUDと養育困難・DVを合併する人に対する統合的なプログラムは海外では行われており[24,25]，今後検討されるべきである．ダルク女性

ハウスでは、薬物依存症を持つ親と子どもに対するプログラムを先駆的に行っており、参考になる[26]。具体的には①「ママミーティング」(薬物依存症の母のみのグループ)、②「母子プログラム」(母子が一緒に参加する会)、③「親子キャンプ」(毎年行うキャンプ)、④24時間のメール・電話相談を行っている。①②③は、薬物依存症を持つ女性や子どもが集まり、社会的なプレッシャーと孤独から来る不安とが入り交じった中、子育ての悩みを率直に話せる場を提供している。④の電話相談では、困った時に個別相談を受けるものである。以上のプログラムは、母自身がケアを受ける体験を積みながら、子どもに対してケアを与える余裕やスキルを得る機会になっている。

22.3 被害体験・トラウマ体験のある事例

近年、SUDに、暴力や虐待などトラウマを合併する事例が多いこと、そしてその場合にはトラウマに対する特別な配慮が必要であることが指摘され、多くのプログラムの開発や研究が行われている[1,27]。日本の精神科救急でもこうした観点からの評価や働きかけは、特に女性事例では不可欠と考えられ、そうした事例の発生状況や対応におけるポイントや心理プログラムを以下にまとめた。

22.3.1 SUDとトラウマ体験・PTSDの合併について

アルコール・薬物依存症は、トラウマ体験やPTSDと合併することが多いことが指摘されている。梅野ほか(2009)は全国ダルクの薬物乱用者の調査で、男性の67.5%、女性の72.7%が中学時までに虐待を受けた体験を持っていたことを報告している[23]。Kessler et al.(1995)によれば、米国の合併症に関する疫学研究の分析結果ではPTSDは一般人口で生涯有病率が6.8%であったのに対して、物質乱用者中では14.6%になることが示されている[28]。逆にPTSDを持つ者にはSUDの発生率が高いことも指摘され、Kessler et al.(2005)は、PTSDを持つ者は、それがない者に比べて、2～4倍物質乱用を持つ可能性が高まることを指摘している[29]。Trifflemanet al.(1999)のレビューによれば、物質依存症で事例化した人の中でのPTSDの割合は、20～59%であったという[30]。

22.3.2 トラウマがアルコール・薬物依存に結びつくメカニズム

a. トラウマによる急性の痛みの自己治療としてのアディクション

トラウマやストレスなどの精神的苦痛に対処するために、アルコールや薬物やギャンブルを使うようになるという「自己治療モデル」が指摘されている[31]。

b. 複雑性トラウマによる認知・行動の問題としてのアディクション

複雑性PTSDの一症状としてSUDをみる見方がある。複雑性PTSDとは、生育期などに長期・反復的にトラウマ体験に曝露される結果、再体験、回避、過覚醒などのトラウマ症状のみでなく、感情や対人関係に関する調節能力の障害が定着してしまい、それが広範な症状・問題行動を生じる病態である[32]。児童虐待やDVを受けてきたアディクション事例、特に女性事例では、こうした複雑性PTSDの問題の現れとしてアディクション行動が指摘されている。自尊心や他者への信頼感を持ちにくい傾向があるために、他人や専門機関に援助を求めるのが苦手で、むしろ危険な人間関係にしがみつきがちである。

22.3.3 対応

薬物問題とトラウマ問題の重複事例における問題の関連性や介入のポイントを図22.1に示した。トラウマ関連刺激に対する敏感性と薬物関連刺激への敏感性に対する働きかけと、この2つに共通する認知や対人関係の問題への働きかけが必要である[33]。物質使用が継続していると、落ち着いてトラウマ体験の整理をすることは難しいので、SUDの治療を先に行う方がやりやすいが、トラウマ症状が前面にある場合は薬物問題と同時に扱うしかない場合も多い。

a. 安全な環境や治療関係をつくり出すこと

できるだけ、薬物や暴力被害から離れられる環境をつくったり、いざという時に安全を保つための計画(安全計画)を一緒に立てることも役立つ。そして、トラウマのつらさを受け止める言葉かけを心掛けることなどを通じて安定的な治療関係をつくるこ

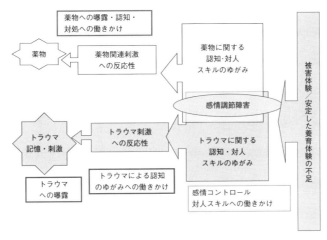

図 22.1 薬物依存と PTSD の合併事例における介入ポイント

表 22.1 グラウンディングの例

①単純な作業で現実につながる	・ゆっくりと，10 数える ・周囲にあるものを，さまざまな感覚（色や形や音やにおい）を使って，くわしく言葉で述べる 　例：「壁の色は灰色です．山の景色がのっているカレンダーが貼ってあります．」 　　　「外から子どもの声がします．テレビでは天気予報をやっています．」 ・単純なテーマを考えてみる 　例：「犬の種類」，「歌手の名前」，「『あ』からはじまるもの」，「車種」，「テレビ番組」，「スポーツ」，「曲名」などを口に出す ・何かを読み上げる，自分に対していい聞かせる 　文字の意味を考えるのではなく，言葉そのものに焦点を当てて読む ・ユーモアを使う 　自分が楽しくなるような面白いことを考える ・現在の安全を確認する 　「私の名前は＿＿＿＿＿＿．いまは＿＿年＿＿月＿＿日で，＿＿＿＿＿＿＿という場所にいる．私は過去とは違い，いまを生きている．私はいま安全です」
②身体感覚の使用	・ものに触れる感覚に注意をむける 　かかとを地面につける感覚を確かめる／ぬるま湯や冷水を手のひらに流す／周囲の物に触れる（洋服，テーブル，壁など） ・呼吸法：呼吸によって気分を整えることができる 　1, 2, 3 で吸って 4 で息を止めて，5, 6, 7, 8, 9, 10 で息を吐きます 　★深い息でなくて浅い息でよい．数分続けると効果的 ・筋肉の感覚（緊張と弛緩）を感じる 　例：指，腕，足をできる限り伸ばし，首を回しましょう ・運動（ちょっとした歩行，ストレッチ，飛び跳ねるなど）
③心の整理	・安心できるイメージを思い浮かべる 　・景色や場面：自然の場面，1 人ゆっくりできる場所（自分の部屋など） 　・人や動物：子どもや親友など大切な人の顔，犬，猫，ペンギン 　・好きなもの（色，動物，季節，食べ物，テレビ番組など） ・好きな写真や映像や音楽を視聴する ・週末などの楽しい予定を立てておいて，それを支えにする ・ぐるぐる思考をストップする．考えない練習をする 　不安や自分を責める考えをぐるぐる考えるクセがついている人が多い 　そうした考えをいったんストップするように自分に呼びかける 　例：「自分を責めてばかりいてもしょうがない．」 ・気楽な考え方を示す言葉を用いる 　例：「自分なりに頑張っている」「あなたは強い子だからきっと乗り越えられる」「なんとかなる」「あわてないで自分のペースでやろう」「今日 1 日のことに集中しよう」

とが重要である.

b. トラウマに伴う感情・認知・対人関係の問題

　トラウマ記憶の想起を含む心身の痛みや否定的な感情が，酒や薬物でない方法でしのぐ方法＝グラウンディング（表22.1）を検討する．自分や他者に対する否定的な考えも再使用につながるので，肯定的な考えを思い出すような考え方を自分につぶやいたり，マインドフルネスの方法で気持ちを落ち着けることが有用である．対人関係の面では，アサーティブに自分の気持ちを表現し，援助を求めたり，危険な関係を断るなどのワークを行うことも役立つ．トラウマに関連する感情・認知・対人関係のスキルと薬物問題の両方を扱う seeking safety[34] が参考になる．

c. 過去の体験の表出と意味付け

　トラウマ体験や生育期などおける生きづらさの体験を言葉や文字で表現させ整理するプロセスである．トラウマ記憶へのエクスポージャー療法や自助グループで表出が有用である．

d. 社会へのつなぎ

　感情調節や対人関係のスキルを実際の社会生活に応用していくことを援助する．たとえば，福祉サービスの窓口で，自分のニーズを伝えることなどの具体的な場面を取り上げ，受け答えの練習をさせることなどが有用である．

22.4　妊娠・出産期のリスク

22.4.1　アルコール使用障害が妊娠・出産に与える影響

a. 胎児性アルコール症候群および胎児性アルコール・スペクトラム障害

　妊婦が飲酒した場合，アルコールやその代謝物は，子宮内の胎盤を経由して胎児にまで影響を及ぼす．特に妊娠初期の場合には，胎児に，以下のような障害をもたらす[35]．

① 中枢神経系の障害（学習，記憶，注意力の持続，コミュニケーション，視覚・聴覚の障害など）

② 精神発達遅滞特有な顔貌（短い眼瞼亀裂，上唇が薄い，縦溝がない，小頭症など）の奇形

③ 発育の遅れ

これら一連の障害は胎児性アルコール症候群（fetal alcohol syndrome：FAS）と呼ばれている．FASの概念は近年広げられて，上記の徴候の一部を満たす場合も指摘されている．

1) アルコール関連先天異常（alcohol related birth defects：ARBD）：心臓，腎臓，骨，聴覚などの身体障害の1つまたは複数の異常

2) アルコール関連神経発達障害（alcohol related neurodevelopmental disorders：ARND）：中枢神経系の障害，認知行動問題，記憶や注意の障害

　また，これらは総合して胎児性アルコール・スペクトラム障害（fetal alcohol spectrum disorders：FASD）と呼ばれている[36]．

　FAS は飲酒量に比例してリスクも増えるとされる．特異的顔貌や低体重などは成長とともに次第に目立たなくなっていくが，ADHD やうつ病などの精神科的問題が後年明らかになってくることがある．特に FAS を生じるリスクの高い要因は表22.2のとおりである．

　FAS や FASD の発生機序については，生物学的な機序と心理的な機序の両方が指摘されている．生物学的な影響としては，妊婦が摂取したアルコールは胎盤を通じて胎児の体に入り，発達途上の胎児（または胎芽）の身体に影響を与えるとされる．アルコールの代謝に伴って発生する物質や一旦高まったアルコールが急に減退することで生じる離脱が胎児の細胞を傷害すること，あるいは神経細胞の正常な発育に必要ないくつかの物質の作用をアルコールが阻害してしまう可能性などが生じていると考えられている．また飲酒問題を持つ親では，その他の健康障害や感染症を生じるなどのことがあり，それが影響することも考えられる．一方，心理学的な影響としては飲酒やアルコール使用障害がある親では，出生後の養育困難や不適切な養育が生じる可能性が高くなり，それが子どもの神経行動上の発達の問題や不適応につながることが指摘されている．こうし

表22.2　FASを生じるリスク要因

- 1週間で7単位以上の飲酒（ただし，1単位は，純粋アルコール量で13.6gとされるが，おおよその目安としては，日本酒1合＝2単位，ビール大瓶1本＝2.5単位，ウイスキー水割りダブル1杯＝2単位，焼酎お湯割り1杯＝1単位，ワイングラス1杯＝1.5単位である）
- 一気飲みをする
- 妊娠の1～3か月と7～9か月の飲酒が特に危険
- 母の年齢，健康，栄養状態
- 胎児の脆弱性
- 他の精神活性物質の同時使用

た心理学的影響は，FASDにおいて特に強調される．

FASの発生状況については，2010年の米国の調査では，1000件の出生に対して0.2～0.5人と考えられる[37]．一方，FASDは，1000件の出生に対して0.5～9例の発生があるとされる[38]．日本では，FASの大規模な統計はない．しかし，妊婦や子育て中の女性の飲酒に関する調査としては，2004年における東京都在住の妊婦2,006人の調査データ[39]では，妊娠中飲酒していた者は8.1%（時々飲む8.0%，毎日飲む0.1%）であったことが報告されており，この中である程度の割合で発生している可能性がある．同じ調査で，妊娠中の飲酒教育を受けた者は17.6%，胎児性アルコール症候群という言葉を知っている人は34.1%であり，十分な危険性について知らされていないという結果であった．

b．流産・死産

流産や死産についても，アルコールの影響が指摘されている．一般における自然流産が約15%であるのに対して，大量の飲酒を行う母親では流産が45%であるとされる．妊娠中にアルコールに曝露された場合には，死産は，一般に比べて6倍になるとされる[40]．

22.4.2 違法性薬物が妊娠・出産に与える影響

表22.3は，Behnke et al.（2013）がまとめた各薬物種の子どもへの影響である[41]．奇形や胎児の成長の障害ということでは，薬物種の中でもアルコールが最も明確である．しかし，他の薬物もアルコールほどではないにしても胎児の成長や離脱や出産後の行動に与える短期的な影響があることが報告されている．長期的な影響の場合も，アルコールが最も明確だが，他の薬物種も行動，認知，言葉，成績に影響がある．米国国立薬物乱用研究所（National Institute on Drug Abuse：NIDA）のResearch Report Series[42]をもとに各薬物の影響を示す．

a．メタンフェタミン（覚醒剤）の影響

妊婦がメタンフェタミンを用いたサンプルは小さく，また他の薬物を用いた可能性を除外できないため，妊娠中のメタンフェタミン乱用の影響についての我々の知識は制限されている．メタンフェタミンに胎生期に曝された赤ん坊は，早産，胎盤早期剥離および成長の障害，死亡，心臓や脳の奇形などの影響を受ける．これまでに，研究者は，覚醒水準の低下やストレスの増大のような神経行動上の問題，注意欠陥の問題を見出している．

b．大麻，マリファナの影響

ヒトの研究では，妊娠中に大麻を使用した女性に生まれた場合では，視覚的な刺激に対する異なる反応，震え，高いピッチの泣き声がみられ，それは神経学上の発達への影響を示しているといえる．出生前に大麻に曝された子どもでは，学校での問題解決能力や記憶や注意を保つ機能における低下を生じることが示されている．

c．コカインの影響

一時期「コカインベイビー（クラックベイビー）」として，コカインによる不可逆的な損傷を受けた乳児は，奇形や知能・社会的技術の低下を生じるとされたが，その後の研究ではそうした不可逆性の損傷が生じるという明確な証拠はないとされている．それでも認知や注意の問題を後に生じる場合があり，影響の可能性について今後も検討される必要がある．

表22.3 精神活性物質が妊娠に与える影響[41]

		ニコチン	アルコール	マリファナ	オピエート	コカイン	メタンフェタミン
短期効果/誕生に与える影響	胎児の成長	影響あり	強い影響	影響なし	影響あり	影響あり	影響あり
	奇形	影響の同意なし	強い影響	影響なし	影響なし	影響なし	影響なし
	離脱	影響なし	影響なし	強い影響	強い影響	影響なし	データ不十分
	神経行動	影響あり	影響あり	影響あり	影響あり	影響あり	影響あり
長期効果	成長	影響の同意なし	強い影響	影響なし	影響なし	影響の同意なし	データ不十分
	行動	影響あり	強い影響	影響あり	影響あり	影響あり	データ不十分
	認知	影響あり	強い影響	影響あり	影響の同意なし	影響あり	データ不十分
	言葉	影響あり	影響あり	影響なし	データ不十分	影響あり	データ不十分
	成績	影響あり	強い影響	影響あり	データ不十分	影響の同意なし	データ不十分

d. ヘロインなどのオピエートの影響

妊娠中のヘロイン使用は新生児断薬症候群（neonatal abstinence syndrome：NAS）を生じる．妊娠中にヘロインを母親が摂取した場合に，胎盤を通じて子どもも依存の状態になり，出産によって離脱症状としてNASを生じる．具体的な症状は，過度な泣き，発熱，イライラ，体重増加不良，けいれん発作，下痢，嘔吐があるが時には死につながるともいわれている．その恐れがある母の場合には，入院などで代替薬物のメサドンやブプレノルフィンを用いて，ヘロインの血中濃度を減らしてから分娩するなどの方法を行う．

22.4.3 対応
a. 評価

アルコールの場合は，FASのリスクの評価を行う．評価を行う指標として，T-ACE（表22.4）がある．合計得点が2以上の場合にはハイリスクであるとされる．

これに加えて，飲酒の頻度や量を尋ねること，アルコール使用の徴候や症状をみること，個々の状況に合わせたアドバイスや情報を提供すること，必要に応じて相談先を紹介することが重要である．さらに，アルコール使用障害の評価を行うには，CAGEやAUDITというスクリーニングテストが有用である．これを用いて，アルコール使用障害の危険性があるときには，先にあげたDSMなどの診断基準を面接などにより確かめる．

薬物問題についてもその使用歴や影響について問診をする．ただし，違法性薬物の場合にはまずは相手との信頼関係をつくらなければ，十分な情報を得ることはできない．

b. 予防・介入

FASそのものには治療法はない．したがって，対処法は妊娠中の飲酒をやめてもらい，予防することである．安全な飲酒量は，それが無理ならせめて1週間1単位以下にすること，一気飲みをやめさせること，時期を選ぶことを伝える必要がある．ただし妊娠中の安全な飲酒があると誤解されないように，妊娠中において確実に安全な飲酒量，期間はないということも知らせる必要がある．

SUDが疑われる場合には，その相談や治療を促していくことが必要になる．その要点はSBIRT（Screening, Brief Intervention, Referral to Treatment）と呼ばれる[44]．以下にその内容を示す．

1) Screening（スクリーニング）：妊娠時に関わる医長期間や援助者が妊婦の飲酒の頻度やパターンを尋ねるとともに，スクリーニングテスト（CAGE, AUDIT, DASTなど）を用いて，評価する．物質使用障害の傾向のある人は，自分の飲酒問題を否認する傾向があるのでその点を注意する．家族などからも情報を集める方が確実である．

2) Brief Intervention（簡易介入）：当事者に対して，飲酒がもたらす良い点（ストレス発散など）と問題の両方の気持ち（両価感情）があることを一旦受け止める一方で，やめる必要性や可能性に目を向けさせていくことで動機付けを高めていくように働きかける．頭ごなしに言うとかえって反発したり，援助から遠ざかったりしてしまいがちで，寄り添いながら働きかける方法として動機付け面接が役立つ．

3) Referral to Treatment（専門機関への紹介）：地域にある精神保健福祉センターや保健所・保健センターに当事者や家族をつなぐことがまず必要である．さらに，そこからアルコール依存に対する専門治療を行っている精神科病院，自助グループにつないで物質使用障害の治療を行う．

表22.4 T-ACEの項目

T（TOLERANCE）How many drinks does it take to make you feel high?
あなたは気持ちよくなるために何単位の飲酒が必要ですか？ 2以上の場合，2点（それ以外0点）

A Have people ANNOYED you by criticizing your drinking?
あなたの飲酒を批判されることに悩まされましたか？
はいの場合1点

C Have you felt you ought to CUT DOWN on your drinking?
あなたは自分の飲酒をやめないといけないと感じたことがありますか？ はいの場合1点

E Have you ever had a drink first thing in the morning to steady your nerves or get rid of hang over?
あなたは朝の最初に，自分の神経を落ち着かせるためまたは二日酔いをのりきるために飲酒をしたことはありますか？ はいの場合，1点

22.5 薬物使用障害者における感染症のリスク

22.5.1 薬物使用障害では，HIV/AIDS と C 型肝炎をはじめとする感染症を生じることが多い

SUD のある者に，感染症が多いことが知られている．疾患としては，HIV/AIDS やウイルス性肝炎（C 型，B 型），性感染症（梅毒，クラミジア，トリコモナス，淋病，性器ヘルペスなど）である．薬物依存症者に，これらの感染が生じる理由を以下に示す．

① 回し打ちなど，注射器による薬物使用（injection drug users：IDUs）による感染が主要因である．和田・小堀（2011）は，日本の HCV 陽性率がこれまでの注射回数が最も関係していたことを報告している[45]．
② 危険な性行為による感染．薬物使用時のセックスでは，精神状態に与える作用などにより感染を防ぐ認識を持ちにくい．また，逸脱的な傾向を持つ集団や異性との関係を持つことになった結果，健康意識の低い人や暴力を伴う相手や不特定の相手とのセックスになりがちである．
③ 薬物使用者は安全意識が乏しく，生活困窮などもあって，検査や受診などの行動がとれていない場合が多い．

日本の薬物使用者における HIV/AIDS や C 型肝炎ウイルスの状況は以下のとおりである．

1）HIV/AIDS：米国では，成人や青年期の AIDS の事例の 3 分の 1 以上が IDUs によるとされている．日本では，HIV 感染者における IDUs は，0.3％とされる．また和田・小堀（2011）による精神科病院の調査（1993 年から 2009 年）では覚醒剤関連患者 3,762 人中 HIV 陽性者は 6 人のみであり，ダルクの調査（1995 年から 2009 年）では 431 人中 0 人であった[45]．
2）C 型肝炎ウイルス：C 型肝炎のウイルスが薬物乱用者において高い陽性率が報告されている．それが西欧諸国では 4〜8 割にも上っている．日本では，C 型肝炎の生涯罹患率の指標となる HCV 抗体陽性者について和田・小堀が継続的に調べている．それによれば，病院調査（2009）で覚醒剤関連患者の HCV 抗体の陽性率は 33.6％で，ダルク調査（2009）の HCV の陽性率では 29.7％であった．

以上のように日本では，現状では物質使用障害者には，C 型肝炎は多いが，HIV/AIDS は多いとはいえない．これは日本では，薬物使用の割合自体が諸外国より低いことが影響している．しかし，和田・小堀（2011）は，社会的逸脱傾向の閉鎖的なグループで IDUs による C 型肝炎感染が起きてきたが，今まではグループの閉鎖性が HIV/AIDS の侵入を防いできたものの，一旦このグループに HIV が侵入すれば感染が一気に拡大する可能性があると指摘している．

22.5.2 対応

a．予防と検査

感染症の基本的な知識を伝え，予防や早期発見のための検査を勧める．HIV や C 型肝炎ウイルスに感染しても，数年以上も症状がでないため自分で気がつかないことを示し，検査を促す．もともと薬物問題を持つ人はセルフケアの意識は低く，検査に積極的とはいえない．一方で敏感な面もあるので，身体ケアの必要性を知ると検査などに前向きになるケースも多い．まずは病院で検査ということになろうが，それ以外に保健所などで，無料で検査が受けられることも伝える．

b．HIV/AIDS や C 型肝炎ウイルスに感染していた場合は治療の開始や継続を支援する

感染が確定すれば，HIV/IDS の場合にはエイズ治療拠点病院，肝炎の場合も肝疾患診療連携拠点病院などに紹介することが必要になる[46,47]．薬物乱用・依存問題がある事例を紹介し，その治療を継続する上で，精神科とこれらの治療機関とが連携していくことが望ましい．

1）感染の発見から紹介：ウイルス，特に HIV の陽性について聞いた患者が，「もう死ぬしかない」などと自暴自棄になって，病院などから飛び出したり，薬物再使用などにつながる恐れがあり，これを防ぐことが重要である．電話相談を含め，当事者，家族などに対するさまざまなカウンセリングや当事者活動を紹介することが有用である（HIV 検査相談支援マップ http://www.HIVkensa.com/soudan/index.html を参照）．
2）医療費についての説明：HIV/AIDS も C 型肝炎も治療費の補助制度があるので，それを伝える．

3）治療の過程の支援：C型肝炎では，薬物治療でウイルスの除去が期待できる．一方，HIV治療は，ウイルスの完全な除去ではなく，身体中のウイルス量を抑え続け，免疫力を回復し，それを維持することが目的となる．どちらの薬物療法も進歩しているものの，うつなどの合併症が生じる場合があり，治療を確実に行うために精神科が協力して，薬物の再使用防止や感情的な安定化を支援する必要がある．治療の開始時期やその効果や副作用の確認，薬物再使用などがあった場合の対応など，精神科と内科でよく情報交換をしながら進めることが必要になる．

[森田展彰]

文献

1) 森田展彰，岡坂昌子：薬物使用障害者の自殺．精神科治療学 2010；25：213-221．
2) 松本俊彦，小林桜児，ほか：特質使用障害患者における自殺念慮と自殺企図の経験．精神医学 2009；51：109-117．
3) Harris EC, Barraclough B：Suicide as an outcome for mental disorders. A meta-analysis. Br J Psychiatry 1997；170：205-228.
4) 川上憲人（主任研究者）．心の健康問題と対策基盤の実態に関する研究．厚生労働省厚生労働科学研究費補助金厚生労働科学特別研究事業 平成14年度総括・分担研究報告書．2003．
5) 岡坂昌子，森田展彰，ほか：薬物依存者の自殺企図に関する研究―自殺企図の実態とリスクファクターの検討―．日本アルコール・薬物医会誌 2006；41：39-58．
6) 伊藤敦子，伊藤順通：外因死ならびに災害死の社会病理学的検索（4）飲酒の関与度．東邦医会誌 1988；35：194-199．
7) 森田展彰，幸田 実，ほか：薬物乱用者の希死念慮の危険因子に関する研究．日本アルコール・薬物医会誌 2012；47：24-38．
8) Center for Substance Abuse Treatment (CSAT)：Substance abuse and suicide prevention：evidence and implications：A White Paper, DHHS Pub. No. SMA-08-4352. Rockville, MD：Substance Abuse and Mental Health Services Administration, 2008.
9) 松本俊彦，古藤吾郎，ほか．ハームリダクションとは何か―薬物問題に対する，あるひとつの社会的選択．中外医学社；2017．
10) Linehan MM, Dimeff LA, et al：Dialectical behavior therapy versus comprehensive validation therapy plus 12-step for the treatment of opioid dependent women meeting criteria for borderline personality disorder. Drug Alcohol Depend 2002；67：13-26.
11) 森田展彰，信田さよ子：DV被害者という視点からアルコール依存症の家族援助を問い直す．日本アルコール・薬物医会誌 2005；40：105-118．
12) Arteaga A, Fernández-Montalvo J, et al：Prevalence and differential profile of patients with drug addiction problems who commit intimate partner violence. Am J Addict 2015；24：756-764.
13) Gondolf EW, Foster RA：Wife assault among VA alcohol rehabilitation patients. Hosp Community Psychiatry 1991；42：74-79.
14) Golinelli D, Longshore D, et al：Substance use and intimate partner violence：clarifying the relevance of women's use and partners' use. J Behav Health Serv Res 2009；36：199-211.
15) 清水新二．アルコールとドメスティックバイオレンス―その直接効果と間接効果．別冊医学のあゆみ アルコール医学・医療の最前線．医歯薬出版；2008．p.148-151．
16) Kelly SJ. Maltreatment in the context of substance abuse. In：Myers JEB, Berliner L, et al, ed. The APSAC Handbook on Child Maltreatment. 2nd ed. Sage；2002. p.105-117
17) 森田展彰：アルコール・薬物依存症と子育て支援・児童虐待防止．精神科治療学 2013；28 増刊号：407-411．
18) Anda,RF, Whitfield CL, et al：Adverse childhood experiences, alcoholic parents, and later risk of alcoholism and depression. Psychiatr Serv 2002；53：1001-1009.
19) Besinger BA, Garland AF, et al：Caregiver substance abuse among maltreated children placed in out-of-home care. Child Welfare 1999；78：221-239.
20) 斎藤 学．子どもを虐待する親たちの臨床．児童虐待〔臨床編〕．金剛出版；1998．p.313-331．
21) Christoffersen MN, Soothill K：The long-term consequences of parental alcohol abuse：a cohort study of children in Denmark. J Subst Abuse Treat 2003；25：107-116.
22) Kang S, Magura S, et al：Adverse effect of child abuse victimization among substance-using women in treatment. J Interpers Violence 1999；14：657-670.
23) 梅野 充，森田展彰，ほか：薬物依存症回復支援施設利用者からみた薬物乱用と心的外傷との関連．日本アルコール・薬物医会誌 2009；44：623-635．
24) Suchman NE, Decoste C, et al：The mothers and toddlers program, an attachment-based parenting intervention for substance-using women：results at 6-week follow-up in a randomized clinical pilot. Infant Ment Health J 2011；32：427-449.
25) Easton CJ, Mandel DL, et al：A cognitive behavioral therapy for alcohol-dependent domestic violence offenders：an integrated substance abuse-domestic violence treatment approach（SADV）．Am J Addict 2007；16：24-31.
26) ダルク女性ハウス．親になるって，どういうこと?!：シラフで子どもと向き合うために．ダルク女性ハウス；2009．
27) 森田展彰，梅野 充：物質使用障害と心的外傷．精神科治療学 2010；25：597-605．
28) Kessler RC, Sonnega A, et al：Posttraumatic stress disorder in the National Comorbidity Survey. Arch Gen Psychiatry 1995；52：1048-1060.
29) Kessler RC, Berglund P, et al：Lifetime prevalence and age-of-onset distributions of DSM-Ⅳ disorders in the National Comorbidity Survey Replication. Arch Gen Psychiatry 2005；62：593-602.
30) Triffleman E, Carroll K, et al：Substance dependence posttraumatic stress disorder therapy. An integrated cognitive-behavioral approach. J Subst Abuse Treat 1999；17：3-14.
31) Khantzian EJ：The self-medication hypothesis of addictive disorders：focus on heroin and cocaine dependence. Am J Psychiatry 1985；142：1259-1264.
32) ジュディス・L・ハーマン．心的外傷と回復〈増補版〉．中井久夫訳．みすず書房；1999．
33) 森田展彰：トラウマとアタッチメントの視点から見たア

ディクションの心理機序と援助. 精神科治療学 2014；**29**：593-601.
34) Najavits LM. Seeking Safety：A Treatment Manual for PTSD and Substance Abuse（The Guilford Substance Abuse Series）. Guilford Press；2001. 松本俊彦，森田展彰監訳. PTSD・物質乱用治療マニュアル「シーキングセーフティ」. 金剛出版；2018.
35) 黒滝直弘，中根允文：胎児性アルコール症候群. 小児内科 2003；**35**：224-226.
36) 久保隆彦. 胎児性アルコール症候群―お母さん，赤ちゃんのために飲まないで. 別冊医学のあゆみ アルコール医学・医療の最前線. 医歯薬出版；2008. p.131-135.
37) de la Monte SM, Wands JR：Role of central nervous system insulin resistance in fetal alcohol spectrum disorders. J Popul Ther Clin Pharmacol 2010；**17**：e390-e404.
38) Sampson PD, Streissguth AP, et al：Incidence of fetal alcohol syndrome and prevalence of alcohol-related neurodevelopmental disorder. Teratology 1997；**56**：317-326.
39) 澤 節子（分担研究者）．東京都における妊婦および子育て中の母親の喫煙・飲酒の現状―区市町村の乳幼児健康診査の場を活用した自記式アンケート調査解析―報告書. 平成17年度厚生労働科学研究 子ども家庭総合推進事業 委託研究事業. 山縣然太朗，鈴木孝太，ほか. 妊娠・育児中の飲酒・喫煙防止と小児の事故防止対策の推進及び環境整備に関する研究；2006.
40) Cornman-Homonoff J, Kuehn D, et al：Heavy prenatal alcohol exposure and risk of stillbirth and preterm delivery. J Matern Fetal Neonatal Med 2012；**25**：860-863.
41) Behnke M, Smith VC, et al：Prenatal substance abuse：short- and long-term effects on the exposed fetus. Pediatrics 2013；**131**：e1009-e1024.
42) NIDA；Research Reports；Substance Use in Women, published 2015, revised 2018.（http:www.drugabuse.gov/publications/finder/t/162/Reseach Report）（2018年12月閲覧）
43) Russell M, Martier SS, et al：Detecting risk drinking during pregnancy：a comparison of four screening questionnaires. Am J Public Health 1996；**86**：1435-1439.
44) 猪野亜朗，長 徹二：SBIRTの意義と普及への対策. 日本アルコール・薬物医会誌 2013；**48**：105-117.
45) 和田 清，小堀栄子：薬物依存とHIV/HCV感染：現状と対策. 日本エイズ学会誌 2011；**13**：1-7.
46) 鯉渕智彦，白阪琢磨；抗HIV治療ガイドライン. 2018；Retrieved from http://www.haart-support.jp/guideline2018v2.pdf（2018年12月閲覧）
47) 日本肝臓学会；C型肝炎治療ガイドライン（第6.2版）. 2018；Retrieved from https://www.jsh.or.jp/files/uploads/HCV_GL_ver6-2_v1.1.pdf（2018年12月閲覧）

23 司法・矯正領域における依存・嗜癖対策

23.1 はじめに

依存・嗜癖の問題は、その病態ゆえに司法・矯正領域との関わりが大きくなることはいうまでもない。さまざまな依存・嗜癖のうち、そもそも違法薬物使用、違法賭博、窃盗癖（クレプトマニア）、性犯罪（性的アディクション）などは、その行為自体が犯罪である。また、飲酒やパチンコ、競馬などの合法的なギャンブルは、それ自体に違法性はなくても、その行為の結果として犯罪につながることがある。飲酒運転や酩酊下の暴力、ギャンブルでの借金からの窃盗などがその1例である。さらに、クロスアディクションとして、これらのアディクションを抱えた者が、自傷や過食嘔吐など他の嗜癖症状を持つことも多く、彼らは刑務所などでは処遇困難者となりやすい。

本章では、このような依存・嗜癖の問題が、司法・矯正場面でどのように対処されているか、刑務所での取り組みを中心に、その現状や課題についてみていきたい。

23.2 依存・嗜癖と犯罪

23.2.1 検挙者に関するデータ

刑務所は、もとより刑事施設であり、刑の執行がその使命である。しかし、受刑者のうち過半数が、依存・嗜癖に関連する問題を有していると考えられる。たとえば、平成29年度版犯罪白書によれば、平成28年に刑務所に入所した受刑者の罪名は、男性の場合、窃盗32.1%、覚せい剤取締法違反26.2%で、この両者を合わせると58.3%である。女性の場合は、窃盗45.4%、覚せい剤取締法36.8%で、合計82.2%となる（図23.1）[1]。もちろん、これら全員が依存症というわけではないだろうが、男性は約6割、女性は8割が、依存・嗜癖に関連の深い犯罪で受刑しているということになる。

また、平成16年をピークに、10年以上犯罪検挙人員が減少の一途をたどる中で、再犯者率、すなわち検挙された者に占める再犯者の割合は、平成9年以降20年間一貫して増加を続けており、平成9年には27.9%だったものが、平成28年には48.7%まで上昇している（図23.2）。さらに、あらゆる罪種の中で、最も再犯者率が高いのが覚せい剤取締法違反および窃盗であり、覚せい剤取締法違反者の再犯者率は、平成28年の場合65.8%である[1]。

司法場面では、これらの人々全員に医学的診断がなされるわけではないため、推定するほかないが、検挙された者の過半数を窃盗、覚醒剤が占め、それらの再犯者率が高いという事実を合わせて考えると、こうした罪名で繰り返し逮捕されている者は、職業的犯罪者（窃盗で生計を立てている者や、薬物

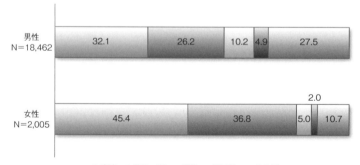

図 23.1 受刑者の罪名別割合[1]

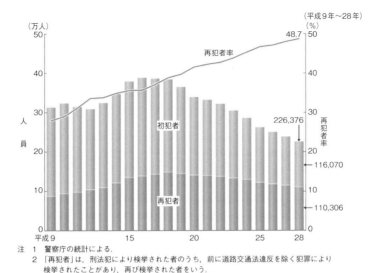

図 23.2 検挙者数と再犯者率の推移[1]

密売人など）を除き，依存症である可能性が高いといえるだろう．だとすれば，処罰だけで対処することは，自ずから限界がある．

23.2.2 再犯防止への対策：法制度の改革

こうした状況を受けて，国をあげて再犯防止対策を実行するため，国会では平成28年に「再犯の防止等の推進に関する法律（再犯防止推進法）」が成立した．それを受けて，法務省は，平成29年に「再犯防止推進計画等検討会」を設置し，再犯防止のための，就労・住居の確保，保健医療・福祉サービスの促進，効果的な指導，民間ボランティアの活用などについて検討した．

また平成28年には，犯罪対策閣僚会議が，薬物依存者などに対する再犯防止緊急対策をまとめたが，その理由として，薬物依存者の多くが，必要な支援を受けられないまま再犯に及んでいる状況にあることをあげている．

このように，これまで薬物依存者に対しては，処罰一辺倒できたこの国の刑事政策が，「医療」「福祉」「支援」を打ち出してきたことは，1つの大きな方針転換であるといえる．それはまた，平成28年に施行された「刑の一部執行猶予制度」にも具体的に現れている．これは，薬物使用の罪などで3年以下の刑を受けて受刑している者に対し，その刑の一部の執行を猶予するという制度である．そして，猶予の期間は保護観察に付され，適切な支援を受けることができるようになった．

これまで執行猶予といえば，初犯の者などに対してその刑の全部を猶予するという制度しかなかったが，薬物使用などによって繰り返し逮捕されて受刑するに至った者に対しても，早めに社会に出して，社会内で処遇をするということが可能になったわけである．

23.2.3 再犯防止への対策：治療サービスの改革

こうした動きは歓迎すべきものであるが，重要なことは，支援の中身である．やはり，核となるのは依存症の治療という医療サービスである．そして，必要に応じて雇用，住居，福祉，教育などのサービスを提供することが望ましい．

刑務所ではすでに，薬物依存や性的アディクションに対して，認知行動療法を中心とした治療プログラムが実施されているが，治療の一貫性を持たせるために，社会内での治療も同じモダリティのものが望ましいことはいうまでもない．いずれにしても，科学的なエビデンスに基づき，十分な訓練を受けた専門家が，適切な治療を実施することが重要であるが，以下にその際に留意すべき点を詳しく述べる．

23.2.4 RNR原則

施設内，社会内，いずれの場合でも，治療サービスの提供において重要な点は，矯正治療の3原則を

遵守するということである．それは，①リスク原則（risk principle），②ニーズ原則（need principle），③治療反応性原則（responsivity principle）であり，それぞれの頭文字を取ってRNR原則と呼ばれている[2]．

a．リスク原則

第1のリスク原則とは，再使用のリスクに応じて治療の強度を変えるということである．高リスクと判定された者には，場合によっては収容や入院などによる強力な治療が必要となるし，治療期間も長くすべきである．薬物療法が必要なケースも多いだろう．一方，低リスクであれば，短期間の治療で十分である．むしろ，強力な治療をすると逆効果になるというエビデンスがたくさんある[2]．たとえば，低リスクの者を拘禁したら，家族や仕事を失ってしまうこともあるだろうし，刑務所内で悪い仲間が増えてしまう可能性もある．これらが断薬や更生の妨げになることはいうまでもない．

リスクの査定のためには，標準化されたリスクアセスメント・ツールを用いて，リスクを正確に査定することが重要である．印象や投影法などのような，主観的であいまいな方法では再使用リスクは判定できない．覚醒剤依存のリスクアセスメント・ツールとしては，刺激薬物再使用リスク評価尺度（stimulant relapse risk scale：SRRS）が開発されており，再使用不安と意図，感情面の問題，薬物使用への衝動性，薬効へのポジティブ期待と刺激脆弱性，薬害認識の欠如，病識の強さに関する35項目を測定する[3]．また，一般犯罪のリスクアセスメント・ツールとしては，処遇レベル質問紙（level of service inventory：LSI）[2]などがあり，類似ツールの日本版は少年鑑別所で使用が始まっている．性犯罪に関しては，Static-99日本語版があり，犯罪歴や被害者との関係など10項目で査定する[4]．

b．ニーズ原則

第2のニーズ原則であるが，これは相手の治療ニーズを標的にして，その改善を目指した治療を実施するということである．別の言い方をすれば，リスク査定において，該当した項目が，今度は治療ニーズとなる．

アディクションの認知行動モデルによれば，アディクションは学習された行動であるとされ，その主な病因の1つは，コーピングスキルの欠如にある と考えられている[5]．薬物依存を例に取ると，ストレス事態に際して，適切なコーピングスキルを有していない者は，薬物使用によって対処しようとする．その結果，薬理作用による正の強化（快感，高揚感，多幸感など）と，ストレスが一時的に紛れたことによる負の強化が生じ，薬物使用行動が反復されるという条件付けがなされる．これを神経生理学的にみると，大脳辺縁系の報酬系回路において多量のドパミンの放出などが生じているわけであるが，この回路はまた条件付けなどの学習プロセスにも深く関係している部位である．

このように，多くの依存症者にとって，大きな治療ニーズはコーピングスキルの改善ということになる．したがって，ニーズ原則に従えば，治療ではコーピングスキル訓練によって，本人のニーズに合ったスキルを学習することが中心となる．ほかにも，アンガーマネジメント，ストレスマネジメントなども重要なスキルであるし，薬物への誘惑を断るための対人スキルやアサーションスキルなども必要となるケースが多いだろう．

c．治療反応性原則

第3の治療反応性原則は，エビデンスのある治療を提供するということである．治療に応じて相手が反応（変化）するような治療でないと，意味がないのは当然である．とはいえ，実際にはエビデンスを無視した介入が行われていることもめずらしいことではない．現時点で，依存・嗜癖の治療に確実なエビデンスがあるのは，認知行動療法である．特に，依存・嗜癖の治療に特化した認知行動療法である「リラプスプリベンション」（relapse prevention）による治療を第1の選択肢とすべきである[6]．具体的にはこの後で紹介するが，刑事施設における薬物や性的アディクションの治療には，リラプスプリベンションを中心にした治療プログラムが活用されている．

とはいえ，依存・嗜癖治療において，最も問題になるのがモチベーションである．多くの場合，本人には治療に対するモチベーションが欠如していることがめずらしくない．このような場合，認知行動療法を実施しても効果は望めない．つまり，治療反応性原則に反していることになる．したがって，動機付け面接のようなモチベーションを上げる介入をまず実施することが，最適の方法である[7]．そして，

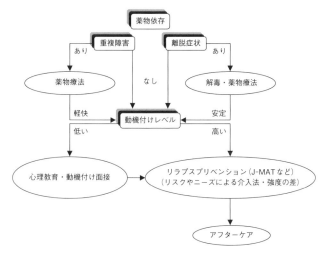

図 23.3 覚醒剤依存治療のアルゴリズム（文献 8 より作成）

その後に認知行動療法を実施するようにすべきである．その他，重複障害や離脱症状のある場合，認知機能に障害がある場合，女性や少年の場合など，治療反応性に関して考慮すべきことはたくさんある．

Bonta & Andrews（2016）によれば，この 3 原則すべてを満たした場合の効果量は，$r=0.26$ であるのに対し，1 つも守らなかった場合は，$r=-0.02$ となる．つまり，前者の場合再犯率が 26% 低下するのに対し，後者ではわずかであるが，再犯率が増加する[2]．

これら介入法の決定に関する判断のアルゴリズムをまとめると，図 23.3 のようになる[8]．

23.3 覚醒剤依存症治療の実際

23.3.1 日本版マトリックス・プログラム

刑事施設では，10 年以上にわたって，リラプスプリベンションに基づいた治療プログラムである「日本版マトリックス・プログラム」（J-MAT）による治療が実施されている[9]．

マトリックス・プログラムとは，米国で開発された覚醒剤など精神刺激剤依存に対する治療プログラムである．リラプスプリベンションのほか，家族教育，自助グループ，尿検査などを組み込んだ包括的治療モデルである．米国でも日本でも，その有効性が実証されている唯一の治療プログラムである．

治療の中心は，リラプスプリベンションであるが，それには 2 つの大きなステップがある．それは，①覚醒剤使用に関する引き金を見つける，②それに対するコーピングを学習する，というものである．

a. 引き金の特定

まず，①についてであるが，引き金は個人によってさまざまであるため，本人と治療者との共同作業でこれを同定する必要がある．しかし，本人はなかなか気づくことが難しい場合があるので，治療者は多くの覚醒剤使用者に共通する引き金をあらかじめ熟知しておかなければならない．最大の引き金は，薬物仲間と陰性感情であるといわれている[6]．このほか，特定の時間，場所，飲酒，ストレス，痛み，セックスなども引き金となりやすい．

b. コーピング訓練

次に，コーピング訓練である．治療の初期には，回避的・行動的コーピングを学習することが最も簡単で有効である．たとえば，薬物仲間には会わないようにする，危険な場所には行かないようにするなどが，その一例である．

しかし，この際の注意として「死人のルール」というものがある．それは，「死人にもできるようなことは対処法とはしない」というルールである．薬物仲間には会わない，危険な場所には行かないというのは，どちらも死人にもできることであり，これでは不十分である．なぜならば，多くの薬物使用者にとって，依存が進むと友達は薬物使用者ばかり，出かける場所は薬物の誘惑のある場所ばかりということになってしまっている．したがって，これらを

生活から排除すると，孤独で退屈な毎日しか残らなくなってしまう．孤独や退屈もまた，危険な引き金である．とすれば，回避したことでできた穴を，別のもので埋める必要がある．たとえば，「薬物仲間には会わないようにして，その代わり自助グループの仲間と付き合う」「危険な場所には行かないようにして，その代わり習い事を始める」など，いずれも死人にはできないようなコーピングや代替行動を考えて実践するようにしなければならない．

また，陰性感情やストレスなどは，そもそも回避することが難しい引き金である．したがって，この場合は，積極的コーピングを学習する．つまり，それらを回避するのではなく，何かポジティブな方法で対処することを学習する．たとえば，抑うつや不安に対しては，友人に相談する，体を動かす，趣味の活動をする，ゆっくり入浴するなど，コーピングはたくさんある．しかし，薬物に頼っていた間に，これらのコーピング方略を用いなくなっている者がほとんどであるため，改めてコーピングスキル訓練によって学習することが必要になるわけである．

c．渇望へのコーピング

もう1つ，リラプスプリベンションにおいて重要な治療要素は，渇望へのコーピングである．刑事施設内では，薬物への誘惑がほとんどないため，渇望が生じることはあまりないが，社会内ではいろいろなタイミングで，意図せずとも引き金が引かれ，渇望が生じてしまう．薬物使用者は，「渇望が生じると薬物を使用しなければそれが収まらない」という「ゆがんだ認知」を抱いていることが多い．したがって，渇望への有効なコーピングを学習して，「適切に対処すれば，薬物を使用しなくても渇望は収まる」という認知へと転換し，自己効力感を涵養することが重要である．

具体的な方法としては，あらかじめ手首に付けておいた輪ゴムをパチンとはじいた後，15分程度集中できる行動（電話・ゲーム・運動など）を行う「思考ストップ法」などがある．

d．ラプスへの対処

リラプスプリベンションの治療において特徴的なことは，ラプスとリラプスを明確に区別し，前者への対処を強調することである．ラプスとは，1回の再使用（スリップ）のことを指し，リラプスとはそこから発展して治療前の状態に戻ってしまうことを

いう．もちろん，治療中にラプスが起きないように全力を尽くすことはいうまでもないが，現実問題としてラプスはしばしば起こってしまう．かつては，それは治療の失敗であり，本人の治療意欲の問題であると考えられていた．そして，本人自身も罪悪感や無力感を抱き，その結果として治療から脱落し，リラプスへと至ってしまうことがよくみられた．

しかし，ラプスは必ずしも治療の失敗とはいえないという理解の上で，万一ラプスが生じてしまったとしても，正直にそれを告げることができるような治療関係を構築し，万が一に備えての対処スキルを訓練することが何より重要になってくる．そして，実際にラプスが生じてしまったときは，なぜラプスが生じてしまったのか，引き金は何だったか，引き金への対処で至らなかった点は何か，などとラプスから学ぶことによって，新たな学習経験を持つことへとつなげる必要がある．ただし，このとき「1回くらいの失敗ならばよい」という誤ったメッセージを与えてしまわないことに留意すべきである．

とはいえ，司法場面では，「ラプスを許容し，新たな治療の契機とする」という認識の転換はまだ十分には共有されているとはいえない．しかし，これは効果的な依存症治療のためには非常に重要なポイントであることを強調したい．

23.3.2 J-MATのその他の治療要素

これらが，J-MATの中核的治療要素であるが，ニーズ原則を遵守しながら，他にもさまざまな治療要素を組み込んで，治療計画の個別化を図ることが望ましい．表23.1には，中核的治療要素と合わせて，J-MATの周辺的治療要素を簡単に説明した．刑事施設などでは実施が困難なものもあるが，今後

表 23.1 リラプスプリベンションの治療要素

治療要素	概要
中核的治療	
引き金の同定とスキル訓練	リラプスにつながるハイリスク状況の同定と対処
渇望への対処スキル訓練	渇望に対処するためのスキル訓練
ラプスへの対処	万一ラプスをした際の対処スキル訓練
周辺的治療	
生活スケジュール	規則正しい生活を送るための日課
セルフモニタリング	リラプスの危険度のチェック
代替活動	ポジティブな活動，余暇活動
ソーシャルサポート	家族や自助グループとの関わり

の課題としては、より効果的な治療のため、できるだけ多くの治療要素を必要に応じて実施できるようにすることが必要となるだろう。

23.3.3 覚醒剤依存症治療プログラムのエビデンス

マトリックス・プログラムについては、米国で実施された多地点ランダム化比較試験がある。その結果、ほぼすべての地点で、マトリックスを受けた者は、治療出席数、治療参加期間、尿検査陰性数、断薬期間などのアウトカムが有意に優れていた[10]。

一方、覚醒剤依存症に対する認知行動療法のメタ解析では、現時点では研究の数が少なく、研究の質自体も低いことから、十分なエビデンスは見出されていない[11]。今後さらなる研究が必要である。

わが国では、刑務所においてJ-MATのランダム化比較試験が実施されており、その結果、治療を受けた者のコーピングスキルが、有意に向上したことが見出されている[12]。

23.4 性犯罪治療の実際

23.4.1 性的アディクションの概念

司法・矯正場面で、もう1つ重要な問題となるのは、性犯罪、性的アディクションへの対処である。性犯罪は、その発生件数は窃盗や覚醒剤事犯に比べると多いものではなく、再犯率も決して高くはない[1]。しかし、明確な被害者がいること、そして被害者に大きな心身へのダメージをもたらすことなどから、効果的な対処をすることが必要である。

しかし、性犯罪者のすべてが性的アディクションであるとは限らない。また、そもそも性的アディクションは、物質使用障害やギャンブル障害と違って、国際的な診断基準では嗜癖性障害群のカテゴリーには含まれていない。DSM-5において一番該当するのは、パラフィリア障害群である[13,14]。これには、窃触症（痴漢、強制わいせつ）、窃視症（のぞき、盗撮）、露出症、小児性愛などが含まれる。一方、ICD-11ではパラフィリア障害のほか、強迫的性行動症が最も近い概念の1つである[14-16]。

こうした障害が、アディクションであるかどうかを診断するには、性的アディクションの診断基準が必要であるが、現在のところDSMにもICDにも、

表23.2 性的アディクションの診断基準[17]

診断基準
・反復する強い性的とらわれ、覚醒、ファンタジー、渇望、行動がみられる
・性的行動の準備、実行、回復に多大な時間が費やされている
・これらの行動が臨床的に重大な問題や障害を引き起こしている
・ネガティブな結果にもかかわらず、その行動をやめることができない
・性的欲動や行動に対する統制を喪失している

性的アディクションという疾患概念はないため、明確な診断基準もない。したがって、他の依存・嗜癖の診断基準を応用して、性的アディクションの診断をするのが現在のところ一番妥当であると思われる[17]。その一例を表23.2に示した。

23.4.2 性的アディクションのリスクアセスメント

性的アディクション（特に性犯罪）のリスクアセスメント・ツールとして、世界で最も広く用いられているのは、Static-99である[18]。これは、保険数理的リスクアセスメントのツールで、静的な（すなわち変化しない）10項目からなる。主な項目は、本人の年齢、親密なパートナーとの同居歴、犯罪前歴、被害者との関係などである。

Static-99は日本語版も開発されている[4]。その予測妥当性は、AUC＝0.77となっており、およそ80％近い確率で再犯が予測できる。実際に、痴漢や盗撮などの性犯罪によって、社会内で治療を受けている男性167人を対象にして、1年後の再犯の有無を調べたところ、低リスクでは0％だったのに対し、高リスクでは35.7％と、有意な差があった[19]。

23.4.3 治療プログラム

刑事施設および保護観察では、2016年に「性犯罪再犯防止指導」が開始された[20]。これは、ほかのどの罪種にも先駆けての司法・矯正場面への治療プログラムの導入であった。刑事施設の場合、最初は数か所の施設のみでの実施であったが、現在は19施設にまで拡大されている。この治療プログラムも、リラプスプリベンションを中核として、さまざまな治療要素を組み合わせた包括的治療モデルとなっている。したがって、中心的な介入は、性犯罪につながる引き金を特定し、それに対するコーピン

グスキルを訓練するというアプローチである.

覚醒剤依存症の治療プログラムと違うところは，性犯罪に関連する認知のゆがみの修正，対人スキル訓練，共感性訓練などが組み込まれているという点である．性犯罪者は，女性に対するゆがんだ認知を有していたり，女性と適切な関係を持てない者が多い．さらに，被害者に対する共感性が乏しい者も多い．したがって，治療の中でこれらを改善することは，ニーズ原則に適っている．

たとえば，性犯罪者の認知のゆがみとして，刑事施設での痴漢事犯者を対象にした質問紙調査では，「痴漢をされてもじっとしているのは，嫌がっていないからだと思う」と答えた者が37.5%，「世の中に痴漢をされても大丈夫な女性が2割以上いる」と答えた者が，31.3%いることがわかった[21]．

リスク原則に関しては，対象者の再犯リスクに応じて，低密度（3か月），中密度（6か月），高密度（8か月）の3通りのプログラムが用意されている（リスク原則）．低密度プログラムでは，リラプスプリベンションに基づく自己統制スキル訓練を中心に実施するが，中密度ではこれに加えて本人の問題性に応じて，他のいくつかのセッションを選択することになっている．そして，高密度では全セッションを実施する．また，刑事施設釈放前には，メンテナンス・プログラムとして，復習の機会が用意されているほか，釈放後も保護観察下での治療を受けるようになっている．

23.4.4　性的アディクション治療のエビデンス

性犯罪に対する認知行動療法（リラプスプリベンション）の効果について，数本のメタ解析があるが，そもそもランダム化比較試験の数自体が少なく，全般的に研究の質は高いとはいえない．その場合，治療効果が過大評価される傾向にあるが，どのメタ解析も一貫して，小さいながらも有意な治療効果を見出している．

たとえば，Hanson et al.（2009）のメタ解析では，再犯に対する効果量はOR＝0.66（95% CI＝0.49-0.89）であった[22]．これを再犯率でみると，治療群が10.9%であるのに対し，対照群は19.2%であった．

わが国では，Harada（2017）が，性犯罪者に対するリラプスプリベンションに基づいた治療プログラムを開発し，民間のクリニックおいてその臨床研究を実施した[19]．治療プログラムの内容は，生活スケジューリング，コーピングスキル訓練，渇望への対処，性犯罪に対する期待の修正，ソーシャルサポートの構築，アンガーマネジメント，抑うつのマネジメント，ストレスマネジメント，代替行動の学習などである．

治療後の再犯率は両群とも有意差はなかったが，コーピングスキルは，治療群が治療後において有意に向上した．また，治療群が有意に多くの治療セッションに参加したこともわかった．

フォローアップ期間が短かったため，再犯率に有意差は見出せなかったが，長期的治療成功の大きな予測因子である治療出席やコーピングスキルに関しては，治療群が有意に良好であったことから，治療プログラムの効果が示唆される結果であるといえる．

23.4.5　性的アディクションへのその他のアプローチ

性的アディクションの治療においては，海外では薬物療法も実施されている．薬物療法としては，通常2種類の薬物が用いられており，それは抗アンドロゲン薬と抗うつ剤である．抗アンドロゲン薬は，テストステロンの産生を抑制し，性欲低下や勃起障害などの作用をもたらすことから，性犯罪の防止に効果があると考えられている．一方，抗うつ剤は，性的欲求や覚醒を抑制するほか，強迫症状の緩和にも役立つため，効果があるとされている．しかし，これらの薬物の効果については，厳密な臨床試験がほとんどなされていない上，アドヒアランスの問題も大きい[23]．

さらに，刑事政策的な方法としては，海外ではGPSなどによる電子監視，民事拘禁などの方法をとっている国もある．電子監視とは，性犯罪の前歴のある者にGPS信号を発信する装置を装着させ，行動を監視するものである．しかし，再犯防止に関するエビデンスがほとんどない[2,24]．また，民事拘禁とは，刑務所からの釈放後も「危険性がある」と判断された者を公立病院などで拘禁するという一種の「保安処分」「治療処分」のようなものであるが，当然ながら人権上の問題が甚大である．さらに，非常に大きなコストがかかる．このように，性犯罪に

よる脅威が，わが国以上に大きくなっている諸外国では，エビデンスや人権を軽視した措置がとられているケースがある．

23.5 薬物依存症に対するパラダイムシフト

さて，本章では司法・矯正領域における依存・嗜癖問題への対処を解説してきたが，特に薬物問題に対しては，世界的な潮流は「処罰からヒューマンサービスへ」と大きな変化を遂げつつある．つまり，薬物依存症は，刑事司法の問題ではなく，公衆衛生の問題として捉えられるようになっている．

2016年4月，国連総会特別セッション（United Nations General Assembly Special Session：UNGASS）で，薬物問題が取り扱われた[25]．これは実に10年ぶりのことであったが，この10年の間に，薬物問題をめぐる状況は大きく様変わりした．10年前，国際社会は，違法薬物に対して徹底的な取り締まりと厳罰化で臨むことを決議した．しかし，10年の間のエビデンスの集積により，薬物問題は処罰や拘禁よりも社会内での治療の方に明らかな効果があることがわかってきたことや，薬物使用者の人権問題に対する意識の高揚がみられるようになってきたことなどが，このようなパラダイムシフトをもたらしたのだといえる．

2016年のUNGASSでは，第1に，薬物使用者の人権を尊重することが再確認された[21]．そのための具体的な提言として，①政策決定者は，人権と基本的自由を完全に尊重し，個人，家族，社会的弱者，社会全体の健康，安全，ウェルビーイングを保護するために，包括的でバランスのとれたアプローチをとること，②予防や治療プログラムなどの保健，社会サービスに対する差別のないアクセスを保証することなどがあげられている．

第2に，薬物問題に対する新たなアプローチが提言された．そこでは，これまでの「犯罪」としての見方から，「公衆衛生」としての見方を重視し，処罰による対処から，予防，治療，ハームリダクション，福祉，社会への再統合などの方法への転換が強調された．実際，欧州を中心に薬物使用の「非犯罪化」が進んでいる．

こうした，世界的な動きをみるとき，わが国の薬物政策の何と時代遅れなことか，そして相も変わらず人権侵害を続けていることかと暗澹たる気持ちになる．遅ればせながら，刑の一部執行猶予制度など，社会内でのケアを目指す政策が実現したものの，そもそも治療的インフラが決定的に不足している．専門医療機関や専門家が非常に少なく，本人が治療を受けたくても，受けられないという現実がある．それは，薬物依存だけでなく，他のアディクションでも同様である．さらに，現在のところ罰金刑や執行猶予となった者に対する支援は皆無といってよい．これらはすべて，国連決議違反である．

これまで社会は，アディクション患者に「強い意志を持って変われ」と迫ってきた．そしてそれができない場合は，厳罰を与えて社会から排除してきた．しかし，いま本当に変わらないといけないのは，「専門家」を含めた社会のほうであるといえるだろう．

［原田隆之］

文献

1) 法務省法務総合研究所．平成29年版犯罪白書—更生を支援する地域のネットワーク—. 昭和情報プロセス；2017.
2) Bonta J, Andrews DA：The Psychology of Criminal Conduct. 6th ed. Routledge；2016.（原田隆之訳．犯罪行動の心理学．北大路書房；2018）
3) Ogai Y, Haraguchi A, et al：Development and validation of the Stimulant Relapse Risk Scale for drug abusers in Japan. Drug Alcohol Depend 2007；88：174-181.
4) 原田隆之，野村和孝，ほか：性犯罪者リスクアセスメントツールの開発．犯罪心理学研究 2019；56（特別号）：16-17.
5) Grant JE, Potenza MN, et al：Introduction to Behavioral Additions. Am J Drug Alcohol Abuse 2010；36：233-241.
6) Marlatt GA, Donovan DM, ed. Relapse Prevention：Maintenance Strategies in the Treatment of Addictive Behaviors. 2nd ed. Guilford Press；2005.（原田隆之訳．リラプス・プリベンション：依存症の新しい治療．日本評論社；2011.）
7) Miller WR, Rollnick S. Motivational Interviewing：Helping People Change. 3rd ed. The Guilford Press；2012.
8) 原田隆之：刑事施設におけるエビデンスに基づいた薬物依存治療．犯罪心理学研究 2010；48：51-64.
9) 原田隆之：薬物依存治療に対する新しい方略：Matrixモデルの理論と実際．日本アルコール・薬物医会誌 2010；45：557-568.
10) Rawson RA, Marinelli-Casey P, et al：A multi-site comparison of psychosocial approaches for the treatment of methamphetamine dependence. Addiction 2004；99：708-717.
11) Harada T, Tsutomi H, et al：Cognitive-behavioural treatment for amphetamine-type stimulants (ATS)-use disorders. Cochrane Database of Systematic Reviews 2018, Issue 12. Art No.：CD011315.
12) 原田隆之：覚せい剤受刑者に対する「日本版Matrixプログラム（J-MAT）」のランダム化比較試験．日本アル

コール・薬物医会誌 2012；47：298-307.
13) American Psychiatric Association. Diagnostic and Statistical Manual of Mental Disorders（DSM-5）. American Psychiatric Association；2013.
14) 原田隆之：性依存. 樋口進編. 現代社会の新しい依存症がわかる本. 日本医事新報社；2018. p.166-180.
15) World Health Organization：ICD-11. International Classification of Diseases, 11th version.（https://icd.who.int/）（2019年1月閲覧）
16) 原田隆之：強迫的性行動症. 精神医学 2019；61：277-283.
17) Harada T. Other addictive disorders. In：Saunders JB, Conigrave KM, et al, ed. Addiction Medicine. 2nd ed：Oxford University Press；2016. 449-460.
18) Helmus L, Thornton D, et al：Improving the predictive accuracy of Static-99 and Static-2002 with older sex offenders：revised age weights. Sex Abuse 2012；24：64-101.
19) Harada T. The effectiveness of community-based cognitive-behavioral therapy for sexual addictions. PhD Thesis, The University of Tokyo, 2017.
20) 法務省：性犯罪者処遇プログラム研究会報告書. 2006；Retrieved from http://www.moj.go.jp/content/000002036.pdf（2017年閲覧）
21) 三浦公士，原田隆之，ほか：痴漢行為で受刑している者の基礎的調査. 犯罪心理学研究 2006；43（特別号）：40-41.
22) Hanson RK, Bourgon G, et al. A Meta-Analysis of the Effectiveness of Treatment for Sexual Offenders：Risk, Need, and Responsivity. Public Safety Canada；2009.
23) Assumpção AA, Garcia FD, et al：Pharmacologic treatment of paraphilias. Psychiatr Clin North Am 2014；37：173-181.
24) Renzema M, Mayo-Wilson E：Can electronic monitoring reduce crime for moderate to high-risk offenders? J Exp Criminol 2005；1：215-237.
25) United Nations Office on Drugs and Crime. Outcome Document of the 2016 United Nations General Assembly Special Session on the World Drug Problem：Our joint commitment to effectively addressing and countering the world drug problem. UNODC；2016.

24 社会復帰

24.1 社会復帰を目指す薬物依存症者に対する生活支援のあり方

社会復帰を目指す薬物依存症者への支援は，「包括的」かつ「継続的」に行うことが求められる．薬物依存症は，単に脳の神経回路に生じる変化や，薬物使用に対するコントロール喪失だけでなく，その人の社会生活能力全般にさまざまな障害をもたらす複雑で広範囲な疾患である．そのことは，薬物・アルコールなどの物質依存症患者の状態を幅広く評価するための半構造化面接として世界に広く知られている Addiction Severity Index（ASI）[1]が，「医学的状態」「雇用／生計状態」「薬物使用」「アルコール使用」「法的状態」「家族／人間関係」「精神医学的状態」と7つの領域によって構成されているのをみてもわかる（表24.1）．継続的な薬物使用は身体的・精神的健康や対人関係，就労する力などの低下をもたらし，また，それらの問題をそのままにしておくことは再使用・再発のリスクを高めることにもなるので，これらすべての問題の程度を広く評価することによって依存症重症度が決定されるのである．どの領域の問題がより深刻であるかは個人によって大きく異なることから，薬物使用に関する事柄のみに着目するのではなく，「包括的」な視点でその人の生活上の課題をアセスメントし，それに基づいた支援を提供することが必要となる．さらに，課題の解決・改善には年単位の長い期間を要することが通常であり，薬物依存症は糖尿病や喘息と同じ慢性疾患で再使用・再発のリスクを常に抱えていることから，「継続的」で谷間のない支援体制の構築が重要となる．そして，そのために地域関係諸機関の緊密な連携が求められることはいうまでもない．

図24.1は，生活支援の全体像を示したものである．薬物依存症者を囲む円内には，社会復帰の過程に生じ得るさまざまな問題があり，依存症回復支援施設などの支援機関がその人にとって必要な支援を提供する．薬物依存症者の生活支援を行う際に，居住や経済，医療に関する問題などは比較的見逃されにくいが，快適に住める場所があり，生活に必要な所得が保障され，適切な医療を受け，ひとまず薬物使用が止まっていればそれで生活支援の目標に到達したわけではない．また，経済的自立の実現がゴールでもない．生活支援の目指すところは「エンパワメント」（クライエントが生活の主体者として自己決定能力を高め，自己を主張し，生きていく力を発揮していくこと）[2]であり，そのプロセスである「リカバリー」（病や障害によって一度は喪失したと感じられた自分自身の人生をもう一度自分の腕に取り戻す過程）[3]を支え見守ることであるというソーシャルワークの基本に立ち返ると，衣食住が満たされた安心安全な生活の実現に加え，薬物依存症者であることも含めて自分自身を肯定的に捉えられるようになること，社会参加を通して自分の存在意義を感じられるようになること，そして，ありのままの自分を受容してくれる安全な居場所や人間関係をつくり上げていくことなどが，生活支援の重要な目標となるであろう．最初から断薬継続に重きを置きすぎると，薬物使用の有無に振り回されて本来の支援

表24.1 Addiction Severity Index（ASI）で評価する7つの領域

領域	評価項目
医学的状態	過去における医学的な問題による入院回数，慢性疾患の有無など
雇用／生計状態	教育および職業訓練歴，資格・技能の有無，常勤の仕事期間，最近の雇用状態など
薬物使用	薬物使用歴，断薬歴，大量服用歴，治療歴など
アルコール使用	アルコール使用歴，断酒歴，振戦せん妄の有無，治療歴など
法的状態	過去の逮捕歴，有罪確定件数，最近の違法行為など
家族／人間関係	婚姻状態の安定度・満足度，同居形態の安定度・満足度，関係者との深刻なトラブルの有無など
精神医学的状態	精神心理的問題に関する治療歴，最近および生涯の精神医学的症状など

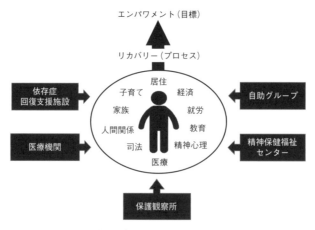

図24.1 薬物依存症者に対する生活支援の全体像

目標を見失うばかりでなく，良好な援助関係を損なうことにもつながるので，リカバリーやエンパワメントの先に薬物を必要としないその人らしい生活があると考えるほうがよい．

次に，居住，就労，余暇，家族，ピア・サポートの5つの視点から，薬物依存症者の生活支援を行う際の留意点を述べる．

24.2 薬物依存症者の生活支援を行う際の留意点

24.2.1 居住

薬物依存症者の居住形態としては，依存症回復支援施設での仲間との共同生活，賃貸アパートなどでの単身生活，家族との同居などが考えられる．依存症回復支援施設に入所することの意義については後で述べるのでここでは省略する．

地域で新たな居住の場を得ようとする薬物依存症者を支援する際は，その人が利用する医療や福祉サービスへのアクセスの良さ以外にも留意しなければならないことがある．特に，住居がある地域内に，薬物使用につながる危険な人間関係がないかどうかについて注意を払うことは重要である．障害者の居住支援では，地元などこれまでの人間関係が維持されている馴染み深い場所が望ましいとされることが多いが，薬物依存症者の場合は地元の人間関係が薬物使用の温床となっていることも多いので要注意である．このような場合は，思いきって遠く離れた場所に居住の場を確保することを検討する必要があるが，そのときは同時に，新たなサポート・ネットワークを構築するための支援も忘れてはならない．また，保証人をどうするかが問題になることもある．度重なる薬物関係のトラブルにより家族関係が崩壊してしまっていたり，家族がいても家賃の不払いなど問題が起きることを恐れて保証人になることを拒否したりすることがあるためである．このような場合には保証人代行制度[4]などを活用することとなる．

薬物依存症者が家族と同居している場合は，その居住形態が本人にとっても家族にとっても負担が大きいものとなっていないか十分注意しなくてはならない．家族は大きなサポート資源の1つであるが，家族の負担が大きすぎると本人の回復に良い影響を与えることはできない．特に，本人が粗暴であったり精神病症状が深刻であったりすると，家族の負担感は大きくなることが予想されるので，家族が十分なサポートを得られるよう支援したり，時には，本人と家族の居住の場を分けることを提案したりする必要がある．

24.2.2 就労

就労によって人は多くのものを得ることができる．単に労働の対価として報酬を得るだけでなく，社会的なマナーや対人関係について学ぶ機会を得ることができるし，また，就労を通して自分が社会や他の人々に役立つ存在であると感じることもできる．その意味で，福祉的なものも含め，就労は生活支援における重要な要素であるといえる．一方で，薬物依存症は再発の多い疾患であり，再発の最大の要因は過剰なストレスであることから，早すぎる就労やその人の特性や能力に合わない職業選択は避け

るべきである.また,これまでと同じ職業に戻る場合には,職場での人間関係や業務内容が薬物の再使用につながることがないかよく点検する必要がある.薬物使用の開始時期が早かった者については,これまで仕事らしい仕事をした経験がなかったり仕事を転々としたりして,就労実績といえるものをほとんど持っていないことも多いことから,その人の実年齢に惑わされることなく,職歴を丁寧にたどった上で慎重な就労支援を段階的に行うことが望ましい.職業適性検査などの利用が役立つこともある.

重複障害のために一般就労が難しいケースもある.精神障害者の就労支援を行う場合は,地域の就労支援事業所で就労訓練をしたり,公共職業安定所(ハローワーク)の障害者専門窓口で求職登録をして職業紹介を求めたりするのが一般的であるが,残念ながら,薬物依存症者にとって地域の福祉サービス事業所の利用は難しいことが多い.薬物依存症者はトラブルを起こしやすいという先入観や差別偏見が根強いために,一定の断薬実績があっても利用を断られたりすることがたびたび起きている.このような現状のもと,重複障害がある薬物依存症者の円滑な就労支援は大きな社会的課題となっている.

一般就労を目指す場合は,薬物依存症の治療や回復のための取り組みと就労のバランスをよく保ち,焦らず着実に前に進むことが意外に難しい.たとえば,治療のため精神科病院に入退院を繰り返したり,薬物使用により逮捕されて矯正施設に収監されたり,依存症回復支援施設に入所したりすると,その間にどうしても社会的な空白ができてしまう.その場合に,少しでも早くその空白を埋めて社会人としての遅れを取り戻そうと焦りすぎて失敗することが多いのである.個人差が大きいため一概にはいえないが,社会的な空白がある程度できてしまった後は,週数日のアルバイトなどからスタートし,徐々に治療の比重を軽くしながら最終的にフルタイムの雇用を目指すというペースで進めるのが安全であろう.逆に,そろそろ就労を始めてよい時期にきているのに,就労の意義を理解できていなかったり,再発を恐れすぎたりして,就労への一歩をなかなか踏み出せないケースもある.このような場合には,本人の意思や主体性が大事だからとただ待つだけでなく,就労の意義を実感できる機会を増やしたり,段階的で安全な就労ビジョンを具体的に描けるように

なるための支援を行ったりすることも必要である.また,治療から就労への移行を円滑に進めるためには,心理教育などを通じてバランスを上手くとることの重要性や難しさをあらかじめ学ぶ機会を得ることが役立つ.本人だけでなく,家族など周囲の人々がよく理解し,焦らず落ち着いて見守れるようになることも重要である.

24.2.3 余暇

薬物依存症者の多くはこれまで薬物使用を最優先にした生活を続けてきたために自由な時間の使い方が不得手であるが,過剰なストレスに加えて退屈も再発のリスクを高める要因であることから,その人に合った余暇の過ごし方を発展させていく必要がある.就労後は気持ちの余裕もなく新たな趣味を見つけることが難しいので,できるだけ治療の一環として余暇を充実させるための取り組みに時間をかけるとよい.また,1人で自分に合った趣味を見つけ発展させていくのは難しいことが多いので,スポーツや音楽などを通じて一緒に余暇の時間を楽しむことができる安全な人間関係につなげられるとよい.過去に行っていた趣味の活動を続ける場合には,趣味に関する人間関係や内容が薬物の再使用につながることがないかよく点検する必要があることは職業選択の場合と同様である.

24.2.4 家族

援助者には,人と環境は相互作用によって成り立っており,環境の中で生きる人を全体的に捉えようとする視点や,環境に働きかけることが本人の生活改善につながるという基本姿勢が求められる[5].多くの場合,家族は環境の1つとして重要な位置を占めていることから,家族を含めた支援は重要である.家族と同居していたり,別居しながらも近い距離で頻繁に連絡を取り合ったりしていると,家族が薬物依存症者本人の回復に与える影響は良くも悪くも大きいものであり,とりわけ本人が若年の場合や重複障害がある場合,女性である場合などは,家族を含めた一体的な支援が重要となることが多いように感じる.

たとえば,社会復帰を目指す本人に対して,家族が薬物再使用を心配しすぎるあまり監視的な役割をとることは,家族関係の悪化を招き,本人のストレ

スを高めることから好ましくない．また，先述したように，家族が回復の道のりを正しく理解しておらず，少しでも早く社会復帰させようと焦ることはかえって本人の回復を遅らせることにつながる．さらに，薬物の再使用が起きたり再発の危機が高まったりしているときに，それを知った家族が動揺して本人を感情的に責めたり絶望的な態度を示したりすることは，かえって本格的な再発に至ることを助けてしまうのである．

一方，家族が回復についてよく理解し，焦らず落ち着いて見守ることができるようになり，危機が高まるような状況にあっても冷静に対処できるようになることは，本人の回復や社会復帰に大きな助けとなる．本来は本人と家族を一体的に支援できることが望ましいが，機関によっては家族を含めた支援が難しく本人中心の支援とならざるを得ないことも多い．そのような場合には，家族を支援してくれる別の機関に家族をしっかりつなげ，できる限り連携に努めるとよい．

24.2.5 ピア・サポート

ピア・サポートとは，共通の経験・体験を持つ者同士が対等な関係の中で支え合うことである．「リカバリー」を構成する主たる要素の1つであり[6]，薬物依存症者の生活支援を行う際にも決して忘れてはならない重要な視点である．後述する依存症回復支援施設や自助グループで行われているピア・サポートには，援助者による支援がとって代わることができない大切なものが多く含まれているのである．

その1つとして，ヘルパー・セラピー原理（援助を与える人が最も援助されるという考え方）[7]があげられる．一般的に，援助者が支援を提供する場合は，支援を受ける人に被援助者の役割が固定されてしまうが，ピア・サポートでは当事者同士が相互に助け合うので，援助を受ける機会と同時に与える機会も得ることができ，その機会を通して，自分自身に価値を見出したり，さまざまなスキルを身につけたりすることが可能になるのである．

体験的知識の蓄積と活用もピア・サポートでこそ成し得ることである．薬物依存症の当事者たちはピア・サポートの中で自身の体験や回復の過程を伝え合い，その中で何が回復に役立ち何が役立たないか吟味し，生き残った有益な知識を蓄え共有し，語り継いでいく．このようにして蓄積される「体験的知識」は，科学的に立証された「専門職的知識」とは異なる性質のものであるが，非常に価値あるものであるとされている[8]．

ピア・サポートがエンパワメントやリカバリーの促進に果たす役割はきわめて大きく，援助者による支援は時にこれらを阻害することがある．援助者は常にこの事実を謙虚に受け止め，ピア・サポートを上手く活用できるよう努めなければならない．そのためには，常日頃からピア・サポートの現場に足を運び，そこで起きていることを体験的に理解しようと努めることや，専門家と自助活動の望ましい協働関係を模索していくことが必要になる．

次節では，薬物依存症者の社会復帰に関わる主な機関として，医療機関（精神科病院），精神保健福祉センター，依存症回復支援施設，自助グループ，保護観察所の機能や役割について述べる．

24.3 薬物依存症者の生活支援を行う主な機関

24.3.1 医療機関（精神科病院）

精神科病院は治療を行う場という印象が強いが，治療とその後に続く社会復帰の取り組みとの間を上手くつなぎ得る機関としてその存在は重要である．また，社会復帰に向けた初期支援の場としてデイケアもある．精神科病院のデイケアは，外来治療の一部として行われているリハビリテーションプログラムであり，医師，看護師，作業療法士，精神保健福祉士などの専門職がチームを組んで，各種グループワークや創作活動，レクリエーションなどを実施している．約10年前に依存症治療プログラム「せりがや覚せい剤再乱用防止プログラム」（SMARPP：Serigaya Methamphetamine Relapse Prevention Program）が開発されてからは，デイケアなどのプログラムの一環として実施する医療機関が増えつつある[9]．

医療従事者としては主に薬物依存症者の治療を行う機関として初期段階の関わりが中心となるため，治療開始時期から今後長く続くであろう回復と社会復帰を視野に入れ，その道のりをサポートしてくれる機関や人とのつながりを意識的につくっていく必要がある．また，家族を含めた環境調整も忘れては

ならない．たとえ精神科病院に入院して集中的な依存症治療を行った結果，薬物使用が止まり心身の健康を取り戻すことができたとしても，地域のサポート機関とのつなぎや環境調整に手をつけることがないまま治療を終結してしまうと，いずれ再発してまた精神科病院の入退院を繰り返す可能性が高まるのである．このような意味で，地域の福祉機関や依存症回復支援施設，自助グループなどとの連携がよく保たれているか，家族を含めた支援が大切にされているかなどが，良い医療機関を見極めるための重要な指標となるであろう．

24.3.2 精神保健福祉センター

精神保健福祉センター（以下，センター）は，すべての都道府県と指定都市に配置されている精神保健および精神障害者福祉に関する総合的技術センターである．センター運営要領によると，「精神保健及び精神障害者福祉に関する相談及び指導のうち，複雑又は困難なものを行う．心の健康相談から，精神医療に係る相談，社会復帰相談をはじめ，アルコール，薬物，思春期，認知症等の特定相談を含め，精神保健福祉全般の相談を実施する」とあり，薬物を含む依存症に関する相談指導が業務として位置付けられている[10]．これまで薬物依存症の相談支援機関として十分な存在感を発揮しているとはいえなかったが，近年は依存症に関する相談支援体制は強化される傾向にあり，薬物依存症者とその家族を支援する主たる機関として高い期待が寄せられつつある．

センターにおける薬物依存症相談支援の意義としては，まず，早期介入が可能になるということがあげられる．薬物相談は，依存症者本人よりも家族から始まることが多いが，従来から依存症者本人よりも家族に対する支援に力を入れる傾向にあったセンターでは，ファースト・クライエントとして登場してくる家族との支援関係を大事にしながら，家族を通じて本人の早い登場を促し，ゆるやかに「底上げ」をはかっていくことができる．依存症者本人にとっても，依存症回復支援施設などに比べてセンターに足を運ぶことは抵抗感が少なく，訪れやすいものと思われることから，早期介入を行う機関として適しているものと思われる．

また，本人と家族の両方を視野に入れた支援を行えるという利点もある．先述したとおり，薬物依存症者の回復に家族が及ぼす影響は大きいことから一体的な支援が求められるが，実際には，家族支援に重きを置く専門機関は多くない．たとえば精神科病院では，マンパワーや経営的な問題から，依存症者本人の治療が中心となり，家族支援まで十分手が回らないことも多いのが現状である．家族支援を重視し，本人と家族を一体的に支援することができる機関として，センターの存在意義は大きい．

さらに，クライエントのニーズに応じたさまざまな社会資源を紹介できることも強みの1つである．薬物依存症者に対する生活支援は，医療や精神保健サービスのみならず，居住，経済，就労，子育てなど幅広いサービスをタイミングよく提供していくことが求められる．センターの職員は，地域の社会資源を熟知しており，また，クライエントのニーズに応じた社会資源を見立て，導入のための動機付けを行うための対人援助技術も有していることから，さまざまな関係機関と連携しながら地域全体で薬物依存症者の回復を支援していく際の起点となることができる．

次に，センターにおける薬物依存症相談支援の現状について述べる．近藤ほか（2017）が行った調査によると，平成27年度，全国のセンターに来所相談した薬物依存症者の実人数は335人であり，延人数では827人であった[11]．同様に家族の来所相談の実人数は526人であり，延人数では1,347人であった．また，7割以上のセンターが何らかの形で依存症の家族を対象とした家族教室を開催しており，SMARPPなど薬物依存症者本人を対象としたグループワークも約3割のセンターで行われていた．SMARPPなどグループ形式で行う依存症再発予防のための認知行動療法プログラムを実施するセンターはその後も増え続け，平成29年度には約5割に達している[12]．家族支援のみならず，薬物依存症者本人の地域生活や社会復帰を支援する機関としてますます期待が高まっている．

一方で，地域精神保健福祉の要としての課題も抱えている．近藤ほか（2017）が行った調査によると，保護観察所や依存症回復支援施設と良い連携関係を構築できているセンターは半数以下にとどまっていた[11]．保護観察所は保護観察対象者を地域の回復支援機関へつなぐ調整役としての期待が高まっ

ており、依存症回復支援施設はこれまで長い間薬物依存症者の回復の手助けをする中心的な役割を担ってきた。これら重要な関係機関と良好な連携体制が構築できていないセンターが半数以上存在すること、医療機関や保健所などとの良好な連携はさらに低い割合にとどまっていることなどは今後の大きな課題といえる。

24.3.3 依存症回復支援施設

薬物依存症者の回復支援施設としてはダルク（Drug Addiction Rehabilitation Center：DARC）がよく知られている。ダルクは、断薬に成功した薬物依存症当事者がスタッフとなり、これから薬物をやめようとしている仲間の回復の手助けをする主に居住型の施設である。過去30年にわたり精力的な回復支援活動を行ってきており、平成27年現在、全国に57か所の施設があり、1年間に972名の利用者を受け入れている[13]。ダルクという共通の名称から1つの全国組織とみなされることも多いが、実際には各施設が独立して管理運営を行っている。当事者による自助活動であると同時に、障害者自立支援法（現在の障害者総合支援法）施行以降は、法下の各種サービスを提供する事業所として認可を受ける施設が増加している。近年は、保護観察所からの委託を受け薬物事犯者に住居や生活支援を提供する自立準備ホームの登録を行う施設が急増した。

施設では、回復のための各種プログラムが行われているが、後述する薬物依存症者のための自助グループNA（narcotics anonymous）が回復の拠り所としている12ステッププログラム[14]を中心に据えているところが多い。筆者らが行った調査によると[13]、ほとんどの施設が12ステッププログラムのほかに、スポーツ、音楽、絵画などのレクリエーションをプログラムとして採用しており、余暇の充実に努めている。また、約8割の施設が、就労の準備として箱詰め、農作業、清掃、ボランティアなどの軽作業を行っている。近年はSMARPPなど依存症再発予防のための認知行動療法プログラムをプログラムの一環として実施する施設も増えており、約半数に至る。また、ダルクは地域関係機関と連携しながら薬物依存症者の支援を行っているが、筆者らが行った調査によると、医療保健福祉機関よりも矯正・更生保護機関との連携のほうが多いということが明らかになっている[13]。運営費や利用者の確保に苦慮する施設も多く、医療保健福祉機関との連携や安定的な施設運営が課題といえる。

回復のためにはプログラムも重要であるが、ともに回復を目指す仲間同士が共同生活を行うことにこそ意味があると筆者は考えている。狭い生活空間の中で見知らぬ他人と出会い寝食をともにすることは多くの利用者にとってストレスを伴うであろうが、そのような環境だからこそ、相手に配慮したり適切な方法で自己主張をしたりすることがどうしても必要になり、それが対人関係スキルやコミュニケーション能力の向上に役立つのである。また、施設では、古いメンバーが新しいメンバーのサポートをすることが日常的に行われており、その中で人に感謝する気持ちを持ったり、人の役に立てるという自己効力感を育んだりすることができる。仲間と生活することで、決まった時間に寝起きし、自炊をして、身の回りを清潔に保つという健康的な生活習慣を身につけることもできる。さらに、社会復帰の過程で困難を伴うことが多い就労についても、職員や先ゆく仲間からサポートを受けることができる。どの段階で就労を始めるのがよいか、どのような職業を選ぶことが回復に役立つか、回復と就労のバランスをどのように保つのがよいかなどは、個人のみの力で適切な選択をしていくことは難しい。また、就労後も、回復途上ならではのさまざまな問題に突き当たることが想定されることから、経験豊かな職員や仲間の支えが身近にあることは大いに助けとなるであろう。

このように、基本的な生活習慣や対人関係スキル、健全な自尊感情などに大きな課題を抱えた薬物依存症者にとっては、特に依存症回復支援施設は重要な社会資源となる。そうでなくても、薬物に対する渇望感が非常に強く、自宅などで自由な生活を続けながら断薬期間をつくることがどうしても難しい場合にも、施設生活は役立つ。施設の入退所は自由であり、何らかの行動を強制されることはないが、一日中仲間と一緒に時間を過ごしたり、自助グループに通ったり、また、施設内のルールとして金銭管理を受けたりすることで、物理的に薬物を使用することは難しくなるからである。

断薬や回復、社会復帰に依存症回復支援施設が果たす役割は大きいが、その一方で、施設入所には強

い抵抗を示す者は多く，入所支援に苦慮することがたびたびある．薬物使用の悪影響が生活に大きな影を落としているとはいえ，これまで自由気ままな生活を送ってきた者にとって，見知らぬ薬物依存症者との共同生活や施設のルールは窮屈きわまりなく，なんとかして行かずに済ませたいと考えるのは当然のことであろう．主体性や自己決定の尊重は対人援助の重要な価値・理念であるが，その人の回復にとって施設利用の必要性が高いと判断できる場合には，本人が嫌がるからといって簡単にその選択肢を捨ててしまうべきではない．かといって，強引に施設につなげようとするとかえって本人の抵抗や拒否感を強めてしまうことにもなるので要注意である．まずは，今の本人が受け入れられる援助関係を維持しながら，その中で，薬物の連続使用，家族関係の悪化など施設利用の必要性に対する認識が高まるタイミングを見計らって，繰り返しゆるやかな動機付けを行うべきであろう．そしてその間に，依存症回復支援施設職員との自然な出会いをつくることがきわめて重要である．その出会いを通じて施設のことを理解できるようになるだけでなく，施設入所への決意が定まらない時期から施設のレクリエーション活動などに参加できるようになっていたりすると，抵抗感が低下して早い施設利用につながることが期待できる．

24.3.4 自助グループ

薬物依存症者の回復を支える依存症回復支援施設以外の自助活動として，世界中で活動している自助グループNAがある．日本国内では2016年現在，12エリア182のNAグループがあり，週に467か所でミーティングが開かれている[15]．ミーティングは12ステッププログラムに基づいて行われており，グループのメンバーは12のステップを学び，それぞれの日常生活の中で実践していくのである．12のステップの原理は，薬物使用に対するコントロール力を失いもはや自分の力だけではこの先どうにもならないと認めること，謙虚な姿勢で自分以外のより大きな力に回復を委ねること，これまでの物質使用や自分の過去を振り返り行動を変えること，ステップを実践することによって見つけた新しい生き方を継続すること，自分の経験を後からきた仲間に伝え助けていくことなどである．

依存症からの回復のためには，いかに長く仲間との関係を維持できるかが重要となるので，回復に役立つことが立証されており，無料で生涯利用し続けることができる自助グループの存在は大きい．一方，12ステップの原理は抽象的で，これを実践し続けることがどのようにリカバリーやエンパワメント，回復に役立つかを言葉でわかりやすく伝えることは非常に難しい．自助グループの意義を理解してもらうには，言葉による説明だけでなく，実際に自助グループの雰囲気を体験できる機会をつくることが不可欠である．自助グループに初めて参加するのは大変な勇気を要することであるため，できるだけ地域の事情をよく知るNAメンバーに相談し，その人に合ったグループに同行してもらうとよい．

24.3.5 保護観察所

平成28年に刑の一部執行猶予制度が施行されたこともあり，薬物事犯者の更生や社会復帰を支援する機関としての保護観察所の役割は年々大きくなりつつある．刑の一部執行猶予制度とは，裁判所が3年以下の懲役を言い渡す場合にその刑期の一部の執行を猶予できる制度で，たとえば，懲役3年のうち1年間については3年間執行を猶予された場合は，2年間服役して出所した後3年間罪を犯さずに生活できれば残った1年間は服役しないで済むことになる[16]．出所した後の3年間は保護観察が付されるので，以前に比べて長期間更生や社会復帰のための支援を行うことができるようになった．

保護観察所の保護観察官は保護司と協働しながら，保護観察対象者に対して指導監督と補導援護を実施する．指導監督とは，面接などの方法により接触を持ち行状を把握し，遵守事項および生活行動指針を守るよう必要な指示，措置をとることであり，補導援護とは，自立した生活ができるように住居の確保や就職の援助などを行うことである[17]．

刑の一部執行猶予制度により保護観察期間が長期化したとはいえ，いつまでも続くわけではなくいずれ終了する時期がやってくることに変わりはない．この期間内に保護観察所が地域の医療，保健，福祉機関などと連携しながら，保護観察終了後も必要な支援が受けられる体制をどこまでつくることができるかが，この制度が成功するかどうかのポイントとなっている．わが国では矯正・更生保護と医療保健

福祉との隔たりが大きく，そのことが障害者支援を進めるうえでの大きな壁となってきた．平成17年に施行された心神喪失者等医療観察制度によってその距離は確実に縮まったといえるが，薬物依存症者の支援に関してはまだその取り組みが始まったばかりである．

本章では，社会復帰を目指す薬物依存症者に対する生活支援のあり方・留意点および主たる支援機関について述べてきたが，最後に，薬物依存症者の社会復帰をめぐるわが国の課題について述べ，まとめとする．

24.4 薬物依存症者の社会復帰をめぐるわが国の課題

24.4.1 関係機関間の連携

薬物依存症の治療や社会復帰のための支援は，医療，経済，居住，就労，人間関係など広範囲にわたり長く続くものであるため，関係機関間の緊密な連携が欠かせない．覚醒剤など違法薬物を使用する者にとっては逮捕や裁判などの司法問題もからんでくるので，連携体制の構築はより複雑なものとなる．刑の一部執行猶予制度が施行され薬物依存症対策に対する社会の関心が高まりつつある中，薬物依存症者の社会復帰や生活支援に力を入れる関係機関は確実に増えているという印象があるが，今後の大きな課題として関係機関間の有機的な連携体制の構築が残されている．なかでも，矯正・更生保護機関と医療保健福祉機関との連携，医療保健福祉機関と自助活動との連携などが特に重要となるであろう．連携体制を構築するうえで大切なことは，さまざまな立場の関係者が実際の薬物依存症者の支援をめぐって他機関とよく協議し，エンパワメントやリカバリーを目標とした援助方針を共有し，自機関が果たす役割を認識できる場をどう創設していくかということである．そして，それぞれの機関が自らに与えられた役割を積極的に果たそうとすることである．連携体制の構築は全国一律の方法で成し得るものではなく，各地域の関係機関が協働してその地域の実情に応じた形をつくり上げていくものであり，その意味で関係機関それぞれがその責任を負っているといえる．関係機関職員は常に所属機関の外に目を向け，他の関係機関と積極的な交流をはかり，異なる価値観や専門性を理解するよう努めなければならない．

24.4.2 差別・偏見

わが国における薬物依存症者に対する差別・偏見はきわめて深刻である．薬物使用歴があるというだけで障害福祉サービスの利用を断られたり，薬物依存症の病名では精神障害者保健福祉手帳の給付が受けられなかったりするなど，薬物依存症を事由とする福祉制度の適用が制限されるということが現実に起きているのである[18]．とりわけ，逮捕経験がある者や刑務所出所者に対する眼差しは厳しい．社会においてはメンタルヘルスに問題を抱えた人ではなく犯罪者として扱われる傾向が強く，そのことによって社会復帰のハードルが格段に高まっている．近年は，国による刑務所出所者の社会復帰支援策にも力が入れられるようになってきたが，社会全体の認識が変わらないままでいくら支援策を講じたところで限界がある．たとえば，理解ある雇用主が逮捕歴を承知の上で薬物依存症者を雇用したとして，依存症の再発により再犯に至った時に，犯罪者が出たという理由で事業所の信頼が失われるような社会では，積極的に雇用しようとする動きは広まっていかないであろう．そして，世間の厳しい眼差しは，本人だけでなく家族にまでも及ぶ．まるで本人の薬物使用の原因が家族にあるかのようにみなされたり，家族として本人の更生の責任を追及されたりするのである．このように薬物依存症者とその家族を孤立させる社会でリカバリーを実現するのは非常に難しいことから，社会復帰を支援する援助者には，啓発活動など差別・偏見がない社会の実現に向けた取り組みも求められている．

　　　　　　　　　　　　　　　　　　［近藤あゆみ］

文　献

1) McLellan AT, Kushner H, et al：The fifth edition of the addiction severity index. J Subst Abuse Treat 1992；9：199-213.
2) 精神保健福祉の理論と相談援助の展開Ⅰ　第2版（第2刷）．日本精神保健福祉士養成校協会編．中央法規出版；2015．p.74.
3) 近藤あゆみ：薬物依存症者のリカバリーをめぐるわが国の現状と課題．精神保健研究　2018；64：51-56.
4) 精神障害者の生活支援システム　第2版．日本精神保健福祉士養成校協会編．中央法規出版；2014．p.149-152.
5) 精神保健福祉相談援助の基盤（基礎）．柳澤孝主編．弘文堂；2012．p.30.
6) The Substance Abuse and Mental Health Services Administration：A Life in the Community for Everyone. From Exclusion to Belonging：Transforming Mental Health Care in America. pp12. 2006；Retrieved from http://www.nationaltasc.org/wp-content/uploads/20

12/11/Transforming-Mental-Health-CCar-in-America-SAMHSA.pdf（2017 年 10 月閲覧）

7) Riessman F, Carroll D. Redefining Self-Help：Policy and Practice. Jossey-Bass；1995. p.157

8) 精神保健福祉の理論と展開Ⅱ 第 2 版（第 3 刷）．日本精神保健福祉士養成校協会編．中央法規出版；2016. p.229-230.

9) 松本俊彦：健康問題としての薬物依存症―薬物依存症からの回復のために医療者にできること．心理学ワールド 2018；**80**：17-21.

10) 四訂 精神保健福祉法詳解．精神保健福祉研究会監修．中央法規出版；2016. p.82-86.

11) 近藤あゆみ，白川教人，ほか．精神保健福祉センターにおける家族心理教育プログラムの普及と評価に関する研究．平成 28 年度厚生労働科学研究費補助金（医薬品・医療機器等レギュラトリーサイエンス政策研究事業）危険ドラッグを含む薬物乱用・依存状況の実態把握と薬物依存症者の社会復帰に向けた支援に関する研究（研究代表者：嶋根卓也）総括研究報告書．2017.

12) 国立精神・神経医療研究センター精神保健研究所薬物依存研究部：ホームページ．2012；Retrieved from http://www.ncnp.go.jp/nimh/yakubutsu/（2017 年 10 月閲覧）

13) 近藤あゆみ，大曲めぐみ，ほか．刑の一部執行猶予制度の施行に向けた民間薬物依存症回復支援施設の実態把握と課題の解明に関する研究．平成 28 年度厚生労働科学研究費補助金（医薬品・医療機器等レギュラトリーサイエンス政策研究事業）危険ドラッグを含む薬物乱用・依存状況の実態把握と薬物依存症者の社会復帰に向けた支援に関する研究（研究代表者：嶋根卓也）総括研究報告書．2017. p.169-180.

14) ナルコティクスアノニマス．第 5 版日本語翻訳版．Narcotics Anonymous World Services；2006. p.26-84.

15) 成瀬暢也．薬物依存症の回復支援ハンドブック―援助者，家族，当事者への手引き．金剛出版；2016. p.112-113，p.196-197.

16) 平成 28 年版犯罪白書　第 2 編／第 1 章／6 項；Retrieved from http://hakusyo1.moj.go.jp/jp/63/nfm/n63_2_2_1_0_6.html（2017 年 12 月閲覧）

17) 平成 28 年版犯罪白書　第 2 編／第 5 章／第 2 節；Retrieved from http://hakusyo1.moj.go.jp/jp/63/nfm/n63_2_2_5_2_0.html（2017 年 12 月閲覧）

18) 山口みほ．薬物依存症者の回復支援に関わる制度的社会資源の現状と課題．平成 21 年度厚生労働科学研究費補助金（医薬品・医療機器等レギュラトリーサイエンス総合研究事業）薬物乱用・依存の実態把握と再乱用防止のための社会資源等の現状と課題に関する研究（研究代表者：和田　清）分担研究報告書．2010. p.133-139.

コラム6

依存臨床の最前線─物質依存

依存症の中核的な症状を一言で表現するとしたら，「コントロール喪失」，すなわち「やめたくてもやめられない」状態である．依存症を専門とする精神科臨床医の仕事とは，まさにこの「やめたくてもやめられない」患者たちと出会い，やめられるように治療することにある．ところが「治療」と一言で言っても，内科や他の精神疾患で言われる場合と，依存症とでは大きく異なる点がある．たとえば風邪の症状である咳や鼻水を治療するために，内科医は感冒薬を投与する．統合失調症の症状である幻覚妄想症状を治療するために，一般の精神科医たちは抗精神病薬を投与する．

依存症の場合，「コントロールを回復する薬」も「依存症をやめられる薬」も存在しない．だからこれまで「依存症の治療」といっても多くは，実は中核的なコントロール喪失状態の治療が行われていたのではなく，肝障害や離脱症状，不眠や幻覚妄想状態など，依存症に付随して発症したさまざまな「合併症の治療」が行われていただけなのである．いわば糖尿病の患者が血糖を下げる治療を受ける代わりに，合併症である網膜症や腎障害の治療だけを受けることと同じである．いくら眼科で網膜の治療をしても，高血糖状態がそのままであれば，すぐにまた網膜症が再発してしまうのと同様，依存症患者の肝障害や離脱症状だけをいくら改善しても，依存症的行動をコントロールできないままであれば，再発は必至である．

もちろん，糖尿病同様，依存症においても合併症の治療は大変重要であり，それらを先に治してからでなければ，依存症の中核的症状を治療する段階に進むことさえできないことも多い．ただ，当然のことながら合併症を治すだけでは不十分なのである．

そこで世界中の研究者たちは，統合失調症など他の精神疾患同様，依存症も脳のどこかに異常があり，そこに働きかけることで「コントロール喪失」を治療できるのではないかと考えた．いわゆる「依存症の脳障害モデル」については，膨大な研究の成果が今も日々蓄積されているものの，残念ながら未だに「アルコールや薬物をやめられる特効薬」は発見されていない．

先進各国の依存症専門治療施設を見渡してみても，医療の役割は「合併症の治療」にとどまり，治療の主役は結局のところ外来や施設内での個別カウンセリングや集団精神療法，認知行動療法，あるいは地域の自助グループへの参加など，心理社会的介入である．なぜ心理社会的介入によって，依存症患者はアルコールや薬物をやめられるようになるのだろうか．脳の障害でコントロールを失っているのなら，心理社会的介入はどのようにして，脳の異常を「正常化」させているのであろうか．たとえば以下の自験例をみてほしい．

【症例①：40代男性．アルコール依存症】20歳頃から習慣飲酒し，30代から飲酒問題で解雇されることが続き，40代になると実家に引きこもって連続飲酒状態に陥り，腹水や下腿浮腫を呈するまでに身体合併症を悪化させてきた．患者の日常生活全般に関して親の過干渉が目立ったため，患者には初診から1か月後に実家を出て，アパートで1人暮らしをしてもらった．当初，親は「自分たちが監視していなければ，かえって病状がひどくなる」と危惧していた．確かに独居開始当初は飲酒が止まらなかったが，外来の集団精神療法に参加してもらい，独居から1か月後には「飲まない方が体が楽なことに気づいた」，と自主的に断酒できるようになった．初診後半年が経過しても断酒継続中で，地域の依存症リハビリ施設に定期的に通所するようになっている．

【症例②：70代男性．アルコール依存症】何度も離脱せん妄の既往があるが，2度目の退院後，1人暮らしのまま2年半以上断酒を続けている．退院後は自助グループも何も通っておらず，引きこもりがちな生活である．断酒の理由を聞くと，「離れて暮らす子どもたちに『お父さんは酒で死んだんだ』って言われたくない」という意地をあげるだけであった．

【症例③：60代男性．覚醒剤依存症】刑務所服役後，3年以上生活保護を受けて1人で暮らしながら断薬している．彼も自助グループには通わず，ただ大学病院の一般精神科で睡眠薬をもらっているだけである．断薬の理由を聞くと，「自分を逮捕した刑事さんが俺を毎年1回食事に誘ってくれる．彼を裏切りたくない」と述べていた．

　上にあげた症例だけではない．覚醒剤依存症の女性患者たちが，妊娠を契機に何ら特殊な薬物療法も認知行動療法も受けることなく，出産まで断薬を続けられるようになることも決して稀ではない．ただし心理社会的介入や支援を受け続けなければ，産後再発することも多い．
　依存症患者の回復過程には，必ず患者を取り巻く他者との関係性が何らかの形で関与している．症例②③や妊婦たちは，いずれも離れて暮らす子どもたち，自分を気遣ってくれる刑事，あるいはお腹の中の子といった重要な他者との関係性が，やめる理由になっている．彼らは「誰かのために」やめ続けているのである．他者との関係性が彼らに力を与え，その力を原動力にして孤独や不安，怒りなどといった負の感情に対処しているのだ．
　依存症の臨床において心理社会的介入が有効な理由は，援助者や同じ依存症の仲間たちなど，そこに必ず他者が介在し，対人関係の中で断酒断薬の原動力となる「人」との出会いがあるからである．つまりアルコールや薬物の力を借りて生きるのか，それとも「人」の力を借りて生きるのか，迷いを生じさせる効果が心理社会的介入にはあるのだ．
　たとえば症例①は，「自立しなさい」と叱責しつつ，実際には過干渉によって本人の心理的自立を阻んできた親に対する怒りを抑圧するために，アルコールを必要としていた．本人が必要としている行動が止まらないのは当然である．独居開始当初は惰性で飲酒が止まらなかったものの，少なくとも親から叱責されて新たな怒りが生み出されることはなくなった．病院で出会うスタッフにも集団精神療法で出会う他の患者たちにも，飲酒が止まらない本人を責める者は誰もいなかった．むしろ体調悪化という依存症の負の側面を自分1人で体験できるようになり，「このまま飲み続けるか」それとも「スタッフや仲間たちの助けを借りてもうやめるか」，迷う体験を繰り返すことで自ら判断し，断酒に至るのである．
　依存症が長期安定して回復していくためには，この「自分で迷う」体験が不可欠である．そして「迷い」を生み出すためには，それまでアルコールや薬物という「物質」しか頼る先を持たなかった患者に，「人」に頼るという新たな体験が加わらなければならない．
　依存症の臨床において，我々支援者は患者に「断酒断薬しなさい」とは決して言わない．依存症が本人にもたらすメリットとデメリットを伝え，支援者に頼るという新しい道もあることを説明し，患者に選んでもらうのである．彼らが命を落とさぬよう，危険性が高まった際には一時的に強制的な入院治療を選択する場合はあるが，基本的には患者に選んでもらえるまで見守り，待ち続ける．
　誰かに指示されたり命令されたりするのではなく，患者自身に双方の依存対象を吟味してもらい，失敗体験を繰り返して学習してもらった先に，回復が待っているのだ．　　　［小林桜児］

コラム 7

依存症治療の最前線――グループでやめ方も生き方も学ぶ

a. 行動嗜癖の治療に着手した理由

　筆者は精神保健福祉センターを退職後，人文系大学の教職の身にあるが，基本は精神療法志向の精神科医である．海外の研究や最新理論に精通した者ではないが，ギャンブル問題の治療を 1990 年代から続けている経験があり，コラム執筆をお引き受けした．そもそもギャンブル問題の取り組み自体，勤務していた精神保健福祉センターの来談者のニーズの臨床的要請からで，アルコールや薬物の脳への影響がない行動嗜癖の実態検討や精神療法の効果研究は第 2 の関心であった．

　筆者は PSW，保健師らと，ギャンブル問題の相談を個別に聴き重ね，病理の中核はアルコール・薬物依存症の本質と同様と考えるに至った．すなわち強烈な精神依存ができ，ギャンブルをしたい渇望（craving）とギャンブル行為の制御困難があり，反復再燃性があり，治療なく再燃を繰り返せば，心理社会的問題が進行するという意味であった．したがって病院でのアルコール薬物の臨床で活用した集団療法が使えるはずで，薬の脳への影響がないだけ，ピュアに効果を検討できるとも考えた．

b. 依存症治療の失敗からの学び

　筆者は最初から集団療法を活用したわけではない．筆者が単科精神病院に入職したのは 1980 年頃で，"慢性酒精中毒者" の飲酒欲求の抑止が治療課題で，嫌酒条件付けの行動療法としてシアナミド服用後の飲酒テストを使う先輩医師もいたし，レボメプロマジンの相当量を "渇望抑制剤" として投与する病院もあった．再飲酒を防ぐのは長期入院しかないという病院もあった．依存の病理を標的とする治療ではなく，再飲酒の防止対策が治療だった．

　筆者は精神療法志向で，週に数回，病棟診察室で入院患者に個人面接を行った．脳萎縮や肝硬変の画像を示して有害性を教育し，なぜ患者にとって飲酒が必要であったか，個人的な背景や性格への解釈を与え，再飲酒の渇望時の防止策も提案した．"最新の治療的試み" として，振戦せん妄に陥ったケースに，その状態をビデオ撮影して本人にフィードバックして働きかけた．今風に言えば，認知を変える教育，具体的な行動の提案をしたわけで，6 か月や 1 年の予後でなら効果のある者はいた．しかし，2 年，3 年の予後をみると再飲酒者が多数で，"本質的な回復" の手応えは，2 勝 8 敗か 1 勝 9 敗の負け戦であった．それどころか，まじめに断酒を続けた技術職の A さん宅では，几帳面，清潔好きな強迫的性格の A さんが以前と異なってまったく酔わない中，夫婦 2 人の空気がピリピリした感じになり，妻は徐々に妄想的に混乱し，自死するに至った．

　これらの経験で，酒やクスリを必要としてきた背景を無視して，やめる方法（＝患者が医師に最も求める "治療" だが）を首尾よく伝授できても，本当の回復にはならないと筆者は考えるようになった．こうした "治り方" "治し方" は，酒やクスリを必要とした問題や，酒やクスリ以外の自己の問題に目を向けないため，結果として病理は家族システムを介して，新たな犠牲者を生むからである．

c. ユングの指摘した精神療法の限界

　そこで筆者が取り組んだ精神療法は集団療法で，当時の国立久里浜療養所の斎藤學先生の集団療法の見学と，AA のミーティングへの参加体験が契機である．集団の治療構造と集団療法の利点を学び，自助グループでの相互作用が，彼らの回復を支えていることを知った．

　かつてカール・ユングが資産家のアルコール依存症者の治療で "spirituality" に言及したの

を筆者が知ったのは，グループを開始して相当に後のことだ．ユングの指摘は慧眼である．薬物・アルコール依存症もギャンブルの行動嗜癖も，再発・再燃を繰り返せば，心理社会的な問題はますます悪化する．「飲まない」「二度とやらない」の約束の不実行（実行障害），虚言，不都合な事態の隠ぺい，職業破綻，家族関係の崩壊，人間関係の喪失，自己中心的思考，他罰傾向，そして一転して，自責，自傷，自殺など心理社会的問題が進行性に出現する．治療には成功しなかったユングは，大量のアルコール摂取が心に空洞をもたらし，その空洞を埋めるのは心理治療で提供できない何かspiritualなものだと指摘した．心理治療を1対1でしか考えず，集団を活用する発想はなかった時代に当然の帰結ともいえよう．

d. グループは主体的に生き直す環境を提供する

1930年代以後の当事者の自助グループ活動の開花によって，ユングの指摘は逆に裏付けられた．自助グループAAの伴走者の精神科医シルクワースも，アルコール依存症者の大多数は心理的手法に反応せず，医師の力は無力だが，医師が提供できないspiritualな体験がAA活動にあり，そこでの回復は素晴らしいと述べている．

筆者はspiritualityに焦点を当てるというより，グループの効果を指摘したい．具体的な体験を集団の中で自ら語り，対話に参加し，酒やクスリ，ギャンブルの問題のどこが病気，何が病気なのか，どのようなことが回復なのか，それは今，うまく進んでいるのか，などを集団で吟味，検討する．具体的な体験に基づくからこそ笑いがあり，うなずきがある．彼らは徐々に，嗜癖・依存症を自分の「病気」と受け入れ，主体的に，病気に陥ったプロセスを自己探求し，自分自身の回復につながるmy storyを自ら紡ぎ出していく．そして実際に生活（＝生き方）が変わったことを，目を輝かせて報告する．その変化がspiritualなことなのである．

e. 行動嗜癖の議論での懸念

2013年のDSM-5の改訂で，ギャンブル障害は行動への嗜癖としてカテゴライズされた．これはわが国のギャンブル障害の実情に敵うと筆者は考える．

他方，物質使用の依存症が乱用も含め「使用障害」と広く規定されたことには懸念がある．「使用障害」の概念では，幅広い対象が想定されるので，断酒か節酒かの議論，自然回復論，渇望抑制の適正薬剤論など，過去に何度も議論された問題が蒸し返され，短期の転帰でのエビデンス集めも起きるだろう．

行動嗜癖も対象は不均一で広範だ．ギャンブル障害の生涯有病者数は300万人とも500万人ともいわれ，今の診断基準は相当に幅広い層を拾っている．インターネット障害も，ツイートや検索が好きでネットから離れない者，オンラインゲームの長時間耽溺者，勝利へのこだわりが強く課金に数十万円を費やす発達障害の青年など多様で不均一である．「個別のオーダーメイドの治療を」と言えば格好は良いが実際は難しい．不均一な対象を，医師から民間団体カウンセラーまでの多様なセラピストが独自の治療接近を行う現状では，治療論の成熟以前に，理論的な前提が拡散してしまう懸念がある．

f. グループの活用を推奨する

嗜癖性障害は反復・再燃性の病理がある．長期化すれば心理社会的な障害が進行するのが特徴で，それを当事者は知らなければならない．そして医師や支援者は，病態の本質を説明する義務がある．物質依存で議論されたことは，依存症の病態の手前では，飲むこと，使うことに種々の個人的な理由や事情があるが，依存症のゾーンでは，どのような個人的な事情や理由を超えて，酒やクスリを使うことが最上位であり，当事者の価値体系でそれが最高の価値となったときに依存症や嗜癖障害が診断されるということだ．

当事者グループは，自分の意志で（酒，クスリ，ギャンブルが）どうにもならなくなった，節度ある使い方に戻ろうとする種々の試みはすべて水泡に帰したと認めることから始める．す

なわち，loss of control という病態の本質を最初に提示し，グループの静かな空気の中で，それを受け入れていく．否認の機制には障害相互受容のグループ力動が有効なのだ．

　現状で行動嗜癖の治療の普及は急がれる．ギャンブルでも使用しやすいテキストが開発中だが，テキストワークでも集団を活用して集団療法的に運営すること，自助グループを併用することなどを筆者は推奨したい．病理を抱えた人生を生きるのは当事者であり，彼らが主体的に自らの病理に目を向ける環境として，グループはきわめて重要であるからだ．　　　　[田辺　等]

『アディクション サイエンス』座談会

廣中直行／宮田久嗣／池田和隆／
成瀬暢也／高田孝二

いま，アディクションを考える意味

廣中：まずはじめに，なぜ今このような本をまとめて，世に問うのか，その意義について一言ずつ先生方からコメントを頂戴できればと思います．

私から申しますと，やはり1つのきっかけはDSM-5が2013年に出て，「依存」という言葉がなくなり，「乱用」もなくなり「使用障害」になったこと，それからギャンブルなどいわゆる行動嗜癖の問題が出てきたことで，これはかなり大きな変化が起こるという予感がありまして，このあたりで現在わかっていることや，これから考えるべきことをまとめておこうと思いました．

宮田：そうですね．アディクションというものが精神医学であれ，サイエンスであれ，見直される時期にあるのかなという気はしております．それにはいろいろな要因があると思うのですが，社会的にはIR法案のギャンブル特区というものが大きな問題になっています．あるいは，薬物事犯の刑の一部執行猶予制度の開始もあります．DSM（Diagnostic and Statistical Manual of Mental Disorders：精神疾患の診断・統計マニュアル）においても，行動のアディクションが組み込まれただけではなく，当初はディメンション評価を導入することが検討されました．ディメンション評価とは，うつ，不安，睡眠のように診断を超えて，患者さんの治療計画，治療への反応性，予後などに影響を与えるものを評価しようという考え方です．アディクションもディメンション評価の重要な構成要素とされました．すなわち，アディクションとは疾患を超えて人間の共通項として存在し，そのヒトの治療反応性や回復に重要な意味をなすものとして捉えられているわけです．このような中で，いま，アディクションという分野は，その意義がもう一度見直されているように感じております．

池田：私もそれらのご指摘の点と被るところもあるのですけれども，やはり法律，アルコール健康障害対策基本法や，IR推進法（特定複合観光施設区域の整備の推進に関する法律），いわゆるカジノ法ですよね．その法律の中に研究もするということが謳われている点があげられると思います．アカデミア側として法律で謳われている研究への対応がまだできていないところですので，やはり学者側が考えていく必要があるのではないかと思います．それからゲーム障害がICD-11（International Classification of Diseases 11th Revision：国際疾病分類の第11回改訂版）に入りましたし，DSM-5でも診断には入りませんでしたけれども，インターネットゲーム障害が案として掲示されているというところで，やはりこういったものが将来疾患として確立することはほぼ間違いないと思います．そうなってきますとやはりアディクションというものをもっと広く，物質だけではなくて行動も含めた形で捉えるというふうに世界全体が変わってきているところで，やはり捉え直す，見直すという差し迫った事情があるのではないかなと思います．

それから脳科学が非常に進歩してきていますので，基礎的な科学の進歩がアディクションの領域にも当然応用されてくると思います．特に脳のイメージングの技術が非常に進歩してきて，臨床の先生方も研究ができる時代になったと思いますので，これが行動嗜癖と物質依存を結びつけていく上で非常にキーになるツールになってきていると思います．

社会全体もグローバル化してきていますので，世界で起こっているアディクション問題がすぐに日本に入ってくるという時代だと思います．そういった意味でもいま捉え直しておくことが必要だと思いました．

成瀬：今もお話がありましたけど，IR法案にしろ刑の一部執行猶予制度にしろ，アルコールの健康障害対策基本法にしろ，いま社会がアディクションをめぐっていろいろ動いているのは確かです．また，インターネットやゲームの問題など，アディクショ

ンに関連したさまざまなことがいろいろな場で取り上げられています．けれども，正しく取り上げられているかどうかはしばしば疑問で，考えざるを得ないことが多いです．誤解されていることも多く，社会の捉え方も偏見に満ちています．

そういった中で実際アディクションについて何が正しくて何が正しくないのかが，多くの人にとってわかりにくくなっています．科学的にはどうなのかというところが捉えられず，先入観でものを言われている状況があります．科学的裏付けが進んできている中で，正しいことをもっと世の中の人たちに理解してもらう必要があると思います．それとともに，治療・回復支援というところで，これも非常に誤解が大きいのですが，もっとクリアにいろんな人たちに伝えていくことが大切だと思います．何が正しくて何が正しくないのかを，現時点でまとめることはとても意義のあることだと思います．

高田：いま成瀬先生のおっしゃったことと関連すると思いますが，「アディクション」というのは何か，という定義が問題だと思います．英語圏でのアディクションという言葉は，日常用語としても多様な意味で使われてきておりまして，それに似ていたのが「依存」という日本語です．20年ぐらい前には「プチ依存」とか，何でもかんでも依存という言葉で括るのが一種の流行りのようになっていました．今度はそれがアディクションという言葉に置き換わって，また同じような話ができてきているような気がします．結局，アディクションというのはこれです，ということについては操作的に定義するしかない．要するに，これこれの行動特性があった場合に，アディクションと呼びましょうというような形でまず定義しておいて，そこから話を進めていかないと，治療ということでも脳科学ということでも話が全然見えてこないと思います．だからその点をきちんと，少なくとも日本ではこういう本を通じて示しておくことが大事だろうと，私自身は思っています．

物質によらない嗜癖について

廣中：今も多くの先生方が言われたのが，物質でない嗜癖ですね．その第一歩がギャンブルなのですが，実は「病的賭博」というのは，もともとDSMにもあったわけですよね．それは衝動制御の障害というところにありました．で，私の素朴な疑問というのは，じゃあなぜ衝動制御の障害ではいけないのか？ 別なところに入れないといけない話になったのでしょうかという，そこが何となく腑に落ちてないんですよ．ことギャンブル障害については新しいものが病気として浮上したのではなくて，昔からあったが位置が移動したと思われるので，そこがなぜなのかというのがずっと疑問です．

高田：それは英語圏における「アディクション」という言葉に縛られのではないかな．

廣中：宮田先生，いかがですか？

宮田：衝動制御の障害って，放火も入るし，抜毛症もギャンブルも，窃盗・万引きも入ります．どちらかというと，疾患概念としてははっきりしないというか，未熟な印象があります．

池田：未熟なんですか？

宮田：これは私の印象ですが，もっと言えば屑籠的なカテゴリーといえます．つまり，診断基準としては，完成度や洗練度が低いのです．他のどこにも入らないので，ここに入れているというようなイメージがあるんです．

で，その中で，疾患概念として比較的はっきりしているところから徐々に移した方が，疾患概念として完成度が高くなるし，治療もそれによってきちんと決まってくる．脳科学的観点からもはっきりしてくる．そのような考え方の中で，まず対象になったのがギャンブルをアディクションのカテゴリーに入れようという作業であったような気がしています．

池田：摂食障害も近いようにも思うんですけれども．ですからDSM-5の作成時には，NIMH（The National Institute of Mental Health：米国国立衛生研究所）のトム・インゼル（Tom Insel）がもっと生物学的な診断基準を入れるべきだと言って，かなり論争がありましたが，結局生物学的な指標は入らないことになりました．しかし生物学的なエビデンスがある部分に関してはできるだけそれを尊重した形を目指したように思います．脳画像の研究結果や治療薬の効果で，物質使用障害と行動嗜癖の類似性が考えられたので，そこをもとに分類されたのではないかなというふうには想像しています．

高田：臨床的にみるとどうなんですかね．

成瀬：いまIR推進法の成立を前提にギャンブル障

害の治療をちゃんとやらなければということで，ギャンブル障害の標準的な治療プログラムの効果測定を30施設ぐらいで行っているところです．何をやっているのかというと，結局は物質依存に対して行っているような認知行動療法的なワークブックを使ったプログラムです．自助グループや治療的な介入など，物質依存もギャンブル障害も，同じような内容でアプローチできると思います．同じようにハマっているとか，コントロール障害ということで，患者さんは納得しやすい面はあるとは思います．ただ，今までギャンブルの問題に取り組んできた医療機関以外の人たちからは，医療化されることによってそれまで築き上げてきたものが壊されてしまうという声が上がっています．

高田：医療化というのはどういう意味ですか？

成瀬：医療機関で治療として扱うようになると，医療はギャンブル問題支援の一側面であるのに，あたかも病気だから全部医療機関だという見方になってしまうことを危惧されています．医療化によって他の支援の弱体化が起こるのではないかと．

廣中：じゃあもっと医療機関以外のところでケアをしなければいけないと．

成瀬：借金の問題にしろ，社会的な問題にしろ，いろいろな問題があるのに，それを医療という枠組み，すなわち医療機関で診るようになると，病気は医療機関での治療だというように単純化される．医療機関だけでは解決しないことが多いのに，医療が抱え込んでしまうのではないかと懸念されているのです．

宮田：2つの問題があると思います．1つは，物質と行動が同じと考えていいのかどうかということ．もう1つは，これまでは"依存"という定義で考えてきたものが，"アディクション"になったわけですが，アディクションには依存のようなクリアな定義がないということです．

私が，物質依存と行動嗜癖は同じかどうかという点についてコラム（⇒コラム5）に書きましたが，この問題は，アディクションをどのように考えるのかということにかかってくるというのが私の最終的な結論です．いろいろな考え方や立場があって，成瀬先生がおっしゃるように，物質依存で培った治療法が，かなりの部分で行動嗜癖に用いることができますし，脳科学の観点からは，両者ともに脳内報酬系が活性化されているという知見もあります．また，2次性強化（条件刺激）によって渇望が誘発されるという点で共通しているという考え方があります．

嗜癖に至るプロセスから行動嗜癖を考える

宮田：お酒を飲むとアルコール分解酵素がない人，いわゆる"下戸"と呼ばれる人を除けば，ほぼ全員，酩酊しますよね．これは，アルコールの薬理作用である酩酊効果によるものです．多くの人にとって酩酊効果は気持ちが良いので，飲酒欲求が生じます．これが1次性強化効果に相当する現象です．しかし，お酒が欲しいからといって，すべての人がアルコール依存症になるわけではありません．飲酒欲求が強くなり，コントロール困難となった一部の人が依存症になるのです．

つまり，依存症の形成には2つのステップがあるのです．1つ目は，アルコールによって報酬効果（1次性強化効果とほぼ同義）を体験して，飲酒欲求が生じるステップ．2つ目は飲酒欲求が強くなって自己制御困難となり，依存症へと発展するステップです．

それでは，行動ではどうでしょうか．同じことが言えるのでしょうか．パチンコで考えてみましょう．パチンコ嗜癖が完成された段階でみると，アルコール依存症と同じような治療法が利用できることや，パチンコでもアルコールと同様に脳内報酬系は刺激されているという報告があることから，依存や嗜癖が完成された段階，つまり，2つ目のステップを経た段階でみれば，物質も行動も似ていると思います．だから，エビデンス重視のDSMもギャンブル障害を嗜癖のカテゴリーに入れたのだと思います．

だけど，依存や嗜癖が形成される準備段階，つまり1つ目のステップでは物質と行動で同じと言ってよいのか慎重に考えたほうがよい気がします．1つ目のステップで重要な役割を果たすものは，報酬効果とそれから生じる欲求ですが，この報酬効果というものは，物質や行動とそれを体験する生体との相互作用で生じるのです．先ほど述べたように，アルコールであれば，体質的に飲酒できない人を除けば，飲酒すればほぼ全員が酩酊効果を体験し，気持

ちが良いので，その後に飲酒機会が増えていきます．それでは，パチンコはどうでしょうか．パチンコでも，アルコールなどの物質と同様に，体験すればほぼ全員が報酬効果を体験できるのでしょうか．私自身を例に考えてみると，学生時代にパチンコを何とか好きになろうとチャレンジしましたが，むしろ，お金がなくなっていくことや，騒動しい音やタバコ臭さが苦手でだめでした．

高田：うるさいですね．

宮田：大学のとき，徹夜の麻雀にもチャレンジしたのですが，眠いし，やはり，お金がなくなっていく方が気になって，報酬効果を体験できませんでした．このことは，行動の方が生体の状態の影響を強く受けることを示しているような気がします．つまり，ストレスを強く受けていて，パチンコがストレス軽減に役立つケースや，ストレス希求性の性格傾向が強い人ではパチンコが報酬的となりますが，アルコールでは，そのような個人差は関係なく酩酊効果を体験できるという違いと言ってもよいのかもしれません．もっと言えば，樋口進先生（独立行政法人国立病院機構久里浜医療センター院長）がインターネットのゲーム障害の治療や研究をされていますが，「ゲーム障害は自然治癒するケースが比較的ある」，「10代はハマっているけど，20代や30代になると自然にやめていくことがよくある」とおっしゃっていました．このことも，たとえば，10代ではひきこもりや社会不適応の代償行為としてインターネットのゲームが報酬的に機能していたのに対して，年齢を重ねるとそのような機能を果たせなくなってくる，あるいは，そのような必要がなくなってきたことが関係しているのかもしれません．

高田：薬物も結構年取るとやめませんか？

宮田：ただ，対象物が物質であれ，行動であれ，その対象物と生体との相互作用の結果，報酬効果が起きてくるとすると，行動の方が生体の関与が大きいと言えると思います．

高田：どこに報酬を感じるかというところのバラつきが大きい．

宮田：そういうことですね．

他の精神疾患との関連

宮田：あともう1つ行動の方でクリアしないといけないのが，どこまで嗜癖の範囲に含めるのかということです．ギャンブル，インターネットはいいかもしれない．では，窃盗，万引き，セックス，手首を切る，虐待や被虐待はどうでしょうか．で，手首を切るというのは本来は嫌悪刺激なので，生体は回避するものです．本来は報酬効果となり得ないものが報酬になるのは，それを体験する生体側の役割が大きいといえます．

高田：過去のヒストリーとかね．

宮田：そうそうそう．

高田：強迫性障害なんかはどうみておられます？

宮田：アディクションをどのように捉えるのかという問題だと思います．たしかに，物質でも行動でも，その対象物への強い欲求は，"強迫的な摂取欲求"と表現されます．本来，"強迫"とは"その考えや行動が不合理であるとわかっていても，その人を支配・束縛し，悩ませる"ことを意味しますので，強迫性障害とアディクションの摂取欲求には症状の上での類似点はありますが，その本質というか病態は同じではないだろうと思います．

高田：宮田先生のおっしゃるのは，物質依存の場合は，まずどの例をとっても同じ物質というものがコアになって起きてくると．ところが行動のアディクションで言うと，金をかけるとか危険を冒すとか，何かいろいろあるのですけれども，たとえば金をかけて何かを得るという危険を冒すわけですよね．それについて個体側の受け取る効果というものがバラバラであると．それで，つかみにくいということですよね．ポイントとしては．

宮田：そうですね．たとえばちょっと専門的になってしまいますが，境界性パーソナリティー障害の方たちは，症状として手首自傷がありますが，手首だけではなく，腕や太腿なども切ることがあります．行動面では自傷行為は強迫的な欲求ですけれど，その背景には，"自分には生きている価値がない"とか，"だめな自分に罰を与える"とか，"切ったときに初めて生きている実感を持てる"という意味があるのですね．そのような意味では，自傷行為は一次性強化効果を持つし，そのような人たちにとっては自傷行為は報酬的と言えるのです．

高田：ただ，そういうアディクションと呼ばれるような行動形態ができた，その背景を個体のヒストリーも含めて突っ込んでいくと，その行動のアディ

クションは実は別の自閉傾向とか，何か別の原因に突きあたるとか，治療上はそんなような感じになってくると思うのですが．

宮田：そうです．だから治療上はそのような人たちには，先ほどの第2ステップのアディクションの治療よりは，第1ステップで自傷行為が報酬的となっている境界性パーソナリティ障害の治療をしたほうが意味があるのです．その部分を無視して，ただ「手首を切るな」というようなことは精神科医は言わないのが普通です．

高田：だから行動のアディクションの方は臨床医としては，物質の依存よりはもうちょっと幅広く考えないとだめなんだ，というと，あまりに単純すぎますか？

成瀬：いま治療の主流になっている認知行動療法的なプログラムをいろいろなものに当てはめているわけですけれども，それは依存症だけではなくて，もともとうつ病などのために開発されたプログラムです．それが依存症にも入ってきている．その認知行動療法的なもので学んだものを実際に使って酒や薬物をやめているかというと，そうではないという報告もありますし．僕はあんまり飲むか飲まないか，使うか使わないかというやりとりはしない．むしろ棚上げにしておく．そこに焦点を当てた治療でない方がいいと思っています．宮田先生が言われたボーダーラインの治療であれば，「手首を切るな」とは言わないのと同じように，「飲むな」とは言わないし，「使うな」とは言わない．その背景の問題について関わっていくということをやっていますので，そうすると余計わからなくなりますね．アディクションの治療というのは何なのか．

宮田：行動嗜癖ではっきりとしないのが，ギャンブルは行動嗜癖で多くの人たちは異論がないと思います．インターネットゲームも同様だと思います．それで，窃盗，万引き，痴漢などと行動のレパートリーを広げていくと，手首自傷あたりからみんな首をひねり出す．そのグレーゾーンの位置は，たぶん精神科医の中では一致すると思うんですけど，そこをはっきりと言語化できないんですよね．

成瀬：そうですね．

宮田：こちらの行動はアディクションで良くて，こちらの行動は何でだめなんだろうという．

池田：病的な度合いという．

宮田：ギャンブルやゲームは，本来，多くの人たちにとって"快"として機能するのに対して，自傷行為や被虐待は，普通は"不快"として回避されるので，そのあたりが行動嗜癖のグレーゾーンの位置なのでしょうかねえ．よくわからないですよね．

高田：通常，報酬となり得ると考えられるものを求める行動が過剰になっている場合がここでいうアディクションで，もともと報酬とは考えにくいものがやめられなくなっている状態はちょっと違うのではないかと思います．

神経科学とアディクション

廣中：ではちょっと話題を変えて，私はこの本の中に，どうしても神経科学をしっかり入れたいと思っておりました．なぜならば，日本でアディクションの研究や治療を誰がやってるのかというと，伝統的にみるとやっぱり薬物の問題が大きかったから，薬理学の人たちがやっていました．それから精神科のお医者さんたちがやっていました．神経科学のコミットは少なかったと思うからです．ところが，この間に欧米で何が進んできたかを考えますと，報酬をめぐる神経回路，あるいは意思決定を支えている神経回路の，神経科学的な研究がずいぶん進みました．

それでたとえば有名な人で名前をあげると，たとえばウォルフラム・シュルツ（Wolfram Schultz，ケンブリッジ大学教授）．彼は電気生理の研究者で，サルの報酬系を研究していまして，元来は正常な報酬系の働き方を研究していたけれども，アディクションの問題に関する考察をしています．また，ジョン・オドハティ（John P. O'Doherty，カリフォルニア工科大学教授）．彼は人間の脳画像を研究して線条体の腹側と背側の機能の違いということをやっています．このように，神経科学の研究の方々がずいぶんアディクションの問題に興味を示して，発言とか研究とかをなさるようになっています．もちろん日本にもそういう方はいらっしゃるのですけど，もっと呼び込みたいと思います．それから新しい研究手法も，遺伝子改変動物，ゲノム編集，薬理の方でも DREADD（designer receptors exclusively activated by designer drug）法とか新しいものができてまいりましたので，基礎研究はもっ

と進展する余地があると思っています．

いくつか本書の中にも入れさせていただきましたが，その辺を概観されて，池田先生にとっての一番ホットなトピックというか，ここはこれから狙い目な，重要なことであるというポイントを，若い研究者を誘うためにもご紹介いただければと思うんですけど．

池田：そうですね．やはり神経科学で，報酬系の解明に注目が集まっています．なぜなら，幸福感とかそういうような人類共通の大きな，本質的な問題の解明というところで，脳科学者にとって究極の目的と絡んでくるからだと思います．

それともう1つは，やはり米国が研究をリードしていますけれども，米国のNIDA（National Institute on Drug Abuse：国立薬物乱用研究所）が，かなり外部に研究費を配るようになってきていますので，若手の人たちが研究費をとろうと思うと，アディクションに絡めた形にすればとれるようになってきています．それはやはり若手の基礎科学者たちがアディクションの研究に向かっているということの1つの理由にもなっていると思いますね．それはちょっと社会的な要因ですが．

廣中：でもそれは大きな要因ですよね．

池田：ええ．じゃあ今後どういうふうに新しいところがあるのかと言いますと，これは先ほど廣中先生もおっしゃったように，いろんな技術が新しくなってきて，神経活動を薬理的にピンポイントで操作するDREADDというシステムが出てきたり，それからゲノム編集ですね．CRISPR-Cas9（clustered regularly interspaced short palindromic repeats/CRISPR associated protein 9）のシステムで，遺伝子を自由に，かなりスピーディに変えられるようになってきました．そういった新しい技術が入ってきています．

それから脳のイメージングの技術がすごく発達してきたので，ニューロフィードバックのようなことで治療にも直結して，基礎と治療とが結びつく可能性があるというところも基礎の研究者にとって魅力的なところではないかなと思います．

それから，なかなかアディクションの動物モデルがないというお話でしたけど，溝口博之先生（名古屋大学環境医学研究所講師）あたりが新しいモデルも開発されています．また，意思決定への関心がすごく高まっています．いまAMED（Japan Agency for Medical Research and Development：日本医療研究開発機構）の予算でも意思決定に関する事業が立ち上がっていて，そういったあたりが注目を集めてるところだと思います．

私たちが進めている研究で恐縮ですけれども，実は線虫でも薬を好むんですね．ニコチンも好みますし，モルヒネも好みますし，覚醒剤も好みます．ですのであんな寄生虫のようなものでも人間と同じようなところがあるので，進化的な側面で報酬系というのは生物にとってかなり根幹のところなのかなと思われます．そういったあたりは，今後研究が進むとよいと思います．

宮田：ちょっといいですか．臨床の方からこういうところを研究していただきたいというところがあるんですけど，今，話題になっているのは，依存になってしまった「依存脳」の研究であると思うんですけれど，依存になりやすい脳と言いますか，報酬に敏感な脳についての研究もしていただければと思います．

飲酒者のすべてがアルコール依存になるわけではないことからわかるように，昔から，依存になりやすい脆弱性とは何であるのかというのは，臨床では大きなテーマでした．たとえば，パーキンソン病のように脳内報酬系に関わるドパミンが低下していると，報酬に敏感になって依存が形成されやすいという報告があります．このような観点からの研究は，依存の早期介入，予防の観点からも臨床上とても重要であると思います．

脆弱性の問題

池田：リスクファクターとしては遺伝要因が明らかになってきています．また，幼若期にネグレクトのような虐待を受けると，その後依存症になりやすいとか，ネグレクトを模して，動物でもアイソレーションさせて飼育すると，その後依存症になりやすいなど環境要因も明らかになってきています．

宮田：そのようなトラウマが依存症の脆弱性になるという視点の基礎研究はとても興味深いです．そのときに，脳科学的には何が起きていて，アディクションとどのようにつながっていくのか興味があります．

高田：ただそういうストレスに対する脆弱性というのは，当然出てきますよね．

廣中：ただ日本の薬理学会とかに参加すると，いま宮田先生がおっしゃったような観点から，バルネラビリティの基礎的な研究をやっていらっしゃる方もいるけど，まだあまり．これからかなと．

宮田：まだ断片的ですよね．系統立った研究というところには行っていないような気がします．

成瀬：その依存になりやすい脳というのは，もっとはっきりと数値化されると予防にすごく活かせると思うし，その依存だけの問題ではなくて，メンタルヘルスの関わりの中で，そういう傾向に注意しなければならないといったことで，むしろ依存症などにならないための介入なり，予防なりに活かせるんでしょうね．今は実際，どうにもならなくなった人だけ治療しているような状況ですから．

廣中：バルネラビリティをきちんと体系的に検討する必要はあると思いますね．現在，バルネラビリティという観点からいうと，一番近づいてるモデル動物というのは，池田先生は，どんなものだと思いますか？

池田：依存になりやすいモデルですか．ADHDの患者さんたちは依存になりやすいですよね．

廣中：なるほど．

池田：ADHDのモデル動物はできてますね．

宮田：あとパーキンソン病の方なども依存になりやすいと言われています．

池田：治療薬でですか？

宮田：治療薬もそうですが，パーキンソン病であることもリスクファクターと考えられています．つまり，黒質線条体系のドパミンの欠乏が脳内報酬系にも及び，結果的に報酬系の機能低下が生じています．このため，パーキンソン病の方では，報酬刺激に対する感受性が亢進していて，依存になりやすいと考えられています．

池田：そうなんですね．病前はむしろまじめな方じゃないですか，パーキンソン病の患者さんて．それが治療したらば何か人格が変わってしまったかのようになったといった話を聞きますけど．

廣中：私もそうだと思ってた．治療薬はL-ドパとかドパミン系を復活させるものだから．でもそれとは違う話も出てきている．

宮田：パーキンソン病の治療薬に関しては，プラミペキソールなどのドパミンD2，D3アゴニストがギャンブル，買い物などの依存衝動を高めるリスクがあることが報告され，FDA（Food and Drug Administration：米国食品医薬品局）も同様の注意喚起を出しています．ただ，その作用が，ドパミンD3受容体刺激を介した直接作用なのか，前シナプス性に存在するD3受容体に作用してドパミンを低下させることによるのかは，はっきりしていません．

池田：ドパミンの神経伝達を強めてしまって，それでネガティブフィードバックで下がってしまうということですね．

宮田：このへんはまだはっきりとしないところがありまして，パーキンソン病でない人がプラミペキソールなどのドパミン作動薬を服用しても同様に依存衝動が高まるのかはよくわかっていません．脳内のドパミン機能低下があるパーキンソン病も，プラミペキソールなどのドパミン作動薬も，ともに依存のリスクファクターで，その両者が重なった場合によりリスクが高まるという考え方の方が合理的な気がします．

治療薬の問題

廣中：薬については，私のいる業界は，新薬にこれからなっていく化合物の安全性と有効性を動物実験で調べるという世界なのですけども，ここ2，3年，依存の治療薬の薬効，薬理試験のお問合せが増えてきました．それはおそらくアルコールとニコチンが主なターゲットのような気もするのですが，それだけかどうかもちろんわかりません．わかりませんけども，そういうことで．

高田：どういう薬効をみる治験ですか？ 言ってはいけないの？

廣中：いや言ってもいいです．要するにそこが一番難しいところで，動物実験で渇望を抑えるところをみて欲しいと．それを私どもが従来の依存性の研究のやり方を応用して，少しレバーを押して薬を求める回数が減るというふうなことをみようかなと思うと，すごく手間と金がかかるのでびっくりされることが多いのですが．

ただそれに対して，たとえばアルコールではそういう治療薬の効果をみるために，ただアルコールを飲ませる試験ではなくて，2週間ぐらい飲ませて休

薬して，また飲ませてまた休薬してということを繰り返していると，段々飲むレベルが増えてくる．アルコールデプリベーションエフェクト（ADE）というのですけど，そこをターゲットにしてみたいというけどそれがなかなか難しい．いつやっても同じようにADEが出るわけではないので難しいのですが，僕の雑駁な感想ですけど，治療薬としては結構新しいものや，あるいは旧来のもののリポジショニングか，いろいろありましょうけども，増えている領域になってきてるんだなと思うんです．

　宮田先生は，新しい治療薬，もしくは治療法の最前線はどのあたりに来ているとお考えですか．

宮田：究極的にはやはり欲求，渇望の治療薬ということで，今，一番それに近いのがチャンピックス®と．

池田：化合物名はバレニクリンですね．

宮田：と，あとは……．

高田：ナルメフェン？

宮田：そう，ナルメフェン．これらの治療薬に共通している作用は，依存性物質が報酬系を刺激して報酬効果を発現させるのをブロックするだけではなくて，その後に起こる報酬系の代償性の機能低下を改善させることです．この点に関してもう少し詳しく説明すると，依存性物質を継続的に摂取していると，報酬系がいつも刺激されるために，生体の代償機構がはたらいて報酬系に機能低下が生じます．それでも，依存性物質を摂取していれば，その刺激作用によって報酬系の機能低下とバランスがとれていますが，摂取をやめたり，血中濃度が下がってきたりすると，報酬系の代償性機能低下が顕在化して不快感や抑うつにつながり，物質への渇望が生じると考えられています．このような作用を持つ治療薬は，アルコール依存症に用いられるアカンプロサートとナルメフェン，ニコチン依存症治療薬のバレニクリンです．

廣中：ただそのためには，代償的な機能低下を起こした状態というのを，動物なり何なりにつくらなければいけない．

宮田：そうですね．そのような動物モデルができれば，アディクションの病態解明や治療薬開発に大きな貢献がもたらされると思います．というのも，ギャンブルなどの嗜癖行動によって報酬系が継続的に刺激されていれば，物質の場合と同様に生体の代償機構が生じて報酬系は機能低下を起こし，これが渇望につながることは容易に想定されます．そうなると，物質依存と行動嗜癖で共通の病態が存在することや，共通の治療薬開発が可能になることが期待されるからです．

高田：その状態というのは一般に言うアンヘドニア（無快楽症）というか，そういう状態とは違うのですかね．

宮田：そこは成瀬先生の方が詳しいと思うのですが，アルコールや覚醒剤をやめたときの不快感やイライラは，ギャンブルやインターネットゲームでも類似している印象があります．

成瀬：そうですね．

アディクションの治療とは

成瀬：そういうのも快感を求めているからやめられないのではなくて，苦しいからやめられないのだと，臨床をやっていてつくづく思います．やはり不快感というか，寂しさとか物足りなさとか，何ともいえない空虚な感じとか．それがつらくてやめられない．患者さんがみんなそのようには言いませんけれども，みんな何か物足りない寂しい表情をしていますね．何も困っていなかったらやめられなくても病院には来ないでしょうから．使っていてもそれではだんだん，満たされなくなってきて，慢性的に欲求不満状態のようになってしまっている．使っているときだけ，あるいは飲んでいるときだけマシというくらいの，全体的にその快感を得られなくなってきて，むしろ重い不快感だけがいつもあって，使ったときだけいくぶん解放されているみたいな，そういう印象が強いのです．確かに今のチャンピックス®にしろナルメフェンにしろ，不快な状態を低減するものが効くとなると，やっぱり不快感がやめられなくしている．不快感というネガティブな状態なり感情なりが，再使用，再飲酒につながっているということなど，今のお話とつながるような感じがしますね．

廣中：そうすると新しい治療はそういう不快感の修復と言いますか，低減，そこに焦点が1つ当たるという．

成瀬：不快だから，つらいからやめられないということからすると，そのつらさ，不快感を何かでカ

バーしてあげないとやめられない．臨床的にはそれが人とのつながりだということで関わっているわけですけれども，それが得られるには時間がかかりますし，不快感を軽減できるようないろいろなアプローチがあるといいのかなと思います．つらいから使っているのに，それを無理やり取り上げるとさらにつらくなる．だから患者は抵抗するわけです．

廣中：ちょっと話が変わりますけど，たとえばニューロフィードバックには期待が持てるように思いますが，池田先生はいかがでしょう？ あれってAMEDで研究を推進しているようですが．

池田：そうですね．AMEDで今やらせてもらっています．ちょうどニューロフィードバックに関してはATRの川人光男先生（国際電気通信基礎技術研究所（ATR）脳情報通信総合研究所所長）と京大精神科の髙橋英彦先生（京都大学大学院医学研究科准教授，2019年2月より東京医科歯科大学大学院精神行動医科学分野主任教授），このあたりがやってらっしゃるので，AMEDで班に入っていただいて，研究班をつくっています．

そこで，ニューロフィードバックの方法について少しご説明しますと，これはまず安静時の脳の画像を撮っておきます．安静時でも脳の中で活性化している領域がありますので．

廣中：デフォルト・モード・ネットワークという．

池田：そうですね．それによってどことどこの領域が機能結合してるのかということがわかります．それが依存で渇望感が出ているときはその結合が変わるのではないかと．で，それを健常なときの機能的な結合をしている画像にできるだけ自分で近づけるように自分の脳画像を見ながら戻すという，そういう治療法なんですね．これは薬物依存に関しては今やろうとしてるところでまったくこれからなのですけど，すでにうつ病に関しては始まっていて，ある程度の治療効果が出たという論文が，トップジャーナルにも出てきているところですね．

それからそういった結合の違いがあるということがもともと大事になるわけですけれども，そういう違いがあるというのは自閉症の患者さん方などでもわかってきて，で，統合失調症でもわかってきて，一部オーバーラップするとか，もともと臨床的に自閉症と統合失調症がオーバーラップしている部分もあるのではないかというようなことが言われていましたけども，それとも合致するような結果が出てきているということなのです．そうであれば脳として，病的でない健常な脳の状態，基本的な健康の状態にできるだけ近づけるように，いろんな疾患で偏った機能をできるだけ正常のところに戻すように自分でやると，ニューロフィードバックということでやれると．

髙田：それは一種，オペラント条件付けみたいに，近づいてくると何かシグナル出してとかそういう感じなんですか．

廣中：一種のオペラント条件付けだと思いますよ．

髙田：ちょっと，1つだけ．そのニューロフィードバックみたいなことは，禅坊主とかは得意なんですかね．そういうこと……．

廣中：禅？ 座禅をする人？

髙田：うん．

池田：それは得意かもしれないですよね．禅のお坊さんとかヨガマスターとかって，脳の状態が薬物を投与したときの状態と似ていますよね．

髙田：そうですよね．

宮田：一種の自律訓練法みたいなものですよね．自分の脳のこの活性を調節しようとするような状態を作り上げられるわけだから．

今後の治療と介入

廣中：今後の治療や予防の介入はどういうふうになっていくんだろうかということを，今後を占うというわけではないんですけど，宮田先生にお伺いしたいと思います．

宮田：実は，池田先生もメンバーですが，AMED（開発研究代表者：鈴木勉，星薬科大学薬物依存研究室教授）では医薬品開発時の薬物依存性評価試験の検討を行っています．私は，臨床試験担当ですが，欧米では，数年前から依存性評価試験に代わって乱用性評価試験が主流になっています．依存性評価試験では，ご存知のように，医薬品に精神依存（渇望）と身体依存（離脱症状）があるかどうかを調べるわけですが，乱用性評価試験では，発想が違っていまして，医薬品に1回でも医療用以外の目的で使用される（つまり乱用される）可能性があるかどうかを調べるものです．したがって，従来のような精神依存（渇望）や身体依存（離脱症状）を調

べる試験ではなくなっています．医薬品に適正使用ではない使用（指定された量を超えて服用する，もっと効果の感じられる服用方法で摂取するなど）を起こすポテンシャルがあるかどうかを調べるものです．

廣中：薬物で1回でも乱用すれば問題になるようなものというと具体的に何があるでしょうか？

高田：覚醒剤？

宮田：それだけではなくて，市販の感冒薬でも指定の使用量や服用方法を逸脱して使用すれば，それは乱用（不適切な使用）となります．医薬品にそのような使用を起こす可能性があるかどうかを調べるのが乱用性評価試験です．もちろん，適正な量を超えて摂取したいという欲求を起こすわけですから，そこには報酬効果に通じる効果はあると思いますが，精神依存（自己制御困難な強い欲求）や身体依存（急に使用をやめたり，使用量が低下したりしたときに起きる離脱症状）に特徴づけられる依存症が形成されるもっと前の段階，いわば，依存症に通じる道の入口で捉えようとするような試験であると思います．

高田：予防に近いという意味ですかね．

宮田：予防はもっと前の段階かもしれません．乱用（医療用以外の目的での使用）がすべて依存症になるかどうかはわかりませんが，その出発点で何とかしようとする考え方だと思います．実際に，そのようなポテンシャルのある医薬品は，少しでもその可能性を低下させるために乱用防止製剤（徐放製剤のように血中濃度の立ち上がりがゆっくりで，効果を感じにくくしている製剤や，代謝産物が主要な活性薬物ですが，乱用させる投与経路ではそれが生じないような製剤など）が用いられています．

廣中：その乱用のポテンシャルって，動物でみようという話にはなりませんか？

宮田：なっています．その場合は，報酬効果につながるような自覚効果，動物実験では弁別刺激効果が対象になると思います．具体的には，標準的な依存性物質と，どの程度自覚効果（弁別効果）が類似しているのかを調べる試験が有力な候補かもしれません．

高田：やっぱりやることはやるのね．

宮田：依存症になる前の段階で何とかしようという考え方だと思います．

高田：渇望の抑制よりも前段階ってことですよね，きっと．

宮田：でしょうね．

成瀬：今までの依存症の治療では，本当に進行してどうにもならなくなった人が専門医療機関に来て，その人たちに対して「この人が依存症だ」と思って治療していたわけですけれども．実はそれは進行例であり重症例であって，がん治療で言えば末期がんになった人たちだけが専門治療を受けに来て，良くならない，良くならないと言っていたようなものだと思います．

今まで専門治療と言っていたのはやはり特殊な治療であって，もっと軽い人，乱用あるいは依存の予防が必要な人，こちらをメインにしなければいけないのではないかと思うんですよ．

軽い人には特殊な治療は必要ではなくて，メンタルヘルスの不調に対するサポートでいいと思いますし，そのときに依存になりやすい傾向がわかれば，メンタルヘルスの問題としてのお酒とか薬とか，そういうものも1つの要素として捉えて，不調にしないための関わりを，プライマリケアや一般の精神科外来で対処していけばいいのではないかと思うわけです．

相当進行した患者は，普通の治療では対処できないし専門医療機関でなければ治療できない．かといって専門医療機関でだって，そう簡単に良くなるわけでもない．そういう人たちだけ対象にしている間は，今のこの治療というのも限界なのではないかなと．これからは，重症化させない，末期にさせないことが大切だと思います．大事なものをみんな失くしてから医療機関へ来られたところで，そこからどうしていくかということを考えると，そうなるまで何も手つかずに放ってあることの方が問題だろうと思います．

宮田：フィールドは違いますが，全世界的に何か共通したことが起きているような気がします．DSMが依存から使用障害（より軽症例を組み込むような診断基準の変更），医薬品の評価試験も依存性から乱用性へ，また，治療の現場でも，従来の依存症が進行例，重症例に相当するので，治療可能性のあるもっと前の段階の患者さんを対象にしようとする動き，それぞれ違ったところでの考え方が，全世界的に共通していて，それらが連動しているのかどうか

わかりませんが，全体として同じ方向に動いているような感じがします．これ自体は，とても合理的であると思います．

国際的な流れの中で

廣中：話が国際情勢とか，世界的なところに進んでまいりましたが，いま世界各国というかFDAとかWHOとかで何が起こっているのかということ，この話は池田先生からその法律の問題とか，行政の問題とかをここで伺えればと思います．

池田：はい．やはり国際的にみて，依存の問題，あるいは乱用の問題というのは非常に深刻だということですね．フィリピンでは，麻薬売買の容疑の段階で射殺してよいというドゥテルテ大統領の政策ですでに7000人以上が殺されているようです．それでも国民から支持されるということは，それだけ麻薬問題が本当に社会の諸悪の根源になっているという状況だと思います．

しかし発展途上の国だからそういうことが起きているのかというと，実はそんなことはなくて，日本が模範とし，キャッチアップしようとしている米国では，実はオピオイドの過量服薬で年間4万人以上が死んでいます．過量服薬全体では6万人以上が死んでいるという状況で，世界的にみると本当に危機的な状況だと思います．ですので，今それがグローバル化して，もう日本へ来る観光客の数もうなぎ上りで上がってる状況ですから，日本にもどんどんそういった状況が入ってくる可能性はあります．それに対して日本はどういうふうに対応していったらいいのか考える必要があります．

海外では，米国でしたらば，NIH（National Institutes of Health：米国国立衛生研究所）の傘下には20の研究所がありますけれども，そのうちの3つが精神医学関係です．NIMHとNIAAA（National Institute of Alcohol Abuse and Alcoholism：米国国立アルコール乱用・アルコール依存症研究所）とNIDA（National Institute on Drug Abuse：国立薬物乱用研究所）．がんとかいろいろな疾患の研究所がありますけど，その20研究所のうち3つも精神疾患で，しかもそのうち2つが依存の関係ということで，国のレベルでも非常に力を入れて対策を立てています．NIAAAも年間予算が500億円くらい．

廣中：500億か．

池田：NIDAはたぶん1000億以上です．ですので，もうほんとに莫大な研究費です．

高田：ドル？

池田：いや．円ですね．500億円ってすごい額ですよ．年間ですから．

廣中：それは日本が5億円だという話と対比させてみるとすごい．

高田：日本でつくるという話はどうなったんですかね．NIDAみたいな組織を．

池田：日本版のNIDAとかがつくられるといいんだと思うんですけれども，日本の中で依存という名前の付く研究室は，松本俊彦先生（国立精神・神経医療研究センター精神保健研究所薬物依存研究部部長）のところとうちしかないと思うんです．研究室単位で2つしかない．欧州の方はどうなってるのかというと，いま実は調べているんですけど，あちらはいまEUということで，いろんな国の集合体ですね．ですからなかなか1つの研究所というふうになるのは難しいみたいです．でも組織はつくっていて，バーチャルな形で機能しているようです．それぞれの国で依存研究をやってる部署があるけれども，その情報がきちっと集まるような仕組みをつくっているみたいです．やはり公衆衛生にかなり力を入れているみたいですね．公衆衛生学的な情報は，きちんと欧州全体として集まるようにしているようです．

日本の場合はそういうところからして，公衆衛生学でも依存をフィールドに研究している人は本当に限られています．やはり日本の場合は研究とか調査の仕組みというか体制が整っていない状況です．海外がこれだけ問題になっているときに，日本はそれが入ってくるのに対する準備としては非常に危ない状況だと思います．

ですけれども，一方で日本の違法薬物の乱用の問題は比較的少ない状況です．

高田：何か和田清先生（埼玉県立精神医療センター医局部長）が非汚染国みたいな書き方をしていました．

池田：そうなんですよね．逆に言いますと，日本みたいに自由な国でありながら，こんなに乱用が防げているということは，実は世界のお手本になり得る

のではないかと思います．ですから日本には米国にキャッチアップしなければいけない部分もあるのですけれども，実は日本に世界がキャッチアップしてくれた方がいいのではという点もいっぱいあると思うんです．

高田：米国のオピオイドクライシス対策はいいのですけど，マリファナを合法にしているじゃないですか，いくつかの州で．あれのインパクトというのはどうなんです？

廣中：そうせざるを得ないから？

高田：いやいや，連邦法では違法なのだけど州では合法にして，何か盛大な実験をやっているような気がするのですが．一方でオピオイドクライシスへの対応はいい．で，マリファナはあまり取り上げられませんよね．各州が認めてしまったせいで．それらは日本に対してはインパクトはないのでしょうか．

池田：大麻は日本でも増えているようですね．

高田：それは昔からのトレンドですよね．若い人の間で．

池田：でも増えているけれども，劇的に増えてるわけではないんですよね．

成瀬：やはり日本は犯罪に対するスティグマが，ものすごく強いと思うんですよね．

高田：そうですね．

成瀬：手に入りやすい，安いというのもありますけど．捕まるということについては，日本人は相当なブレーキがかかって，お互いけん制し合うと言いますかね．犯罪者になるということは，日本では相当に大きな傷になる文化なのかなと．ただ薬物乱用に対する潜在性は高く，危険ドラッグが爆発的に広まって社会問題になったのは日本だからだと思っています．捕まらないとなると一気に爆発的に広がるという日本の特徴を示したように思いますね．海外だとわざわざそんな危険ドラッグを使わなくても，本物を使うでしょう．

池田：警察の対策にも問題がある部分もあるかもしれないですけど，警察のおかげでこれだけ抑えられているところはありますよね．

成瀬：そうです，薬物への入口を防いでいることは確かです．ただ依存になった人にも治療ではなくて取締りだと言っているところがおかしい．

廣中：それはね．それはちょっと社会的な問題，マスコミの問題でもあります．捕まったやつはもう徹底的に追放してしまえばいいのだと，それでおしまいというのは正しい理解ではないということではないですか．順法意識が高いのはいいのだけどそれが差別になり偏見になり治療は要らんとなってしまうとまずいじゃないですか．そのあたりの使い分けというわけではないですけど，どうやったらいいのかな．

成瀬：そこが一般の人からすると何が乱用で何が依存かという差がわからないから，やめようと思ってもやめられないということがわからず，けしからんことをやっている人という目でしか見ていないので，何回捕まってもそれは反省が足りないからだというレベルでしか理解されないですね．マスコミがそれをまた煽っている．でもそれは全部悪者にしておいた方が，乱用者の増加を防げるという考えがあるのかもしれないですね．

高田：米国では「ダメ．ゼッタイ．」運動は，全然成功しませんでしたね．

廣中：あったんですか，それ．あったことはあったんですか．

高田：「Just Say No」というナンシー・レーガン（Nancy Davis Reagan：レーガン米大統領夫人）が始めた運動があったのですが，何年か経って統計をとったら，全然乱用は減っていなかったという．

池田：禁酒法もありましたね．

高田：そうだ．

池田：ケネディ家が大儲けしたわけですよね．

高田：なるほど．そういう歴史があったんですか．

廣中：それでその「ダメ．ゼッタイ．」的なものは，米国ではやめちゃったわけですか．

高田：警察もその当時は高校とかに行って，いかに危険なものかというのをバンバン宣伝したのですが結局乱用率に明らかな変化はでなかった．だからそういうダメダメダメと言うのはどうもだめなんだよというのが．

成瀬：ダメと言っているけどうまくいってないということですが，日本はダメと言うことで表向き抑えられているのかもしれません．ダメと言うのを子どもの教育でやりますから．ところが，もし乱用してもどこにも相談できない，むしろ人間終わりみたいに言われるので，乱用したとしても相談に行けないですよね，乱用は認めないという立場ですから．

廣中：そういう問題があるんですか．

成瀬：だから，もともと乱用しないだろうという人たちにはそれでいいかもしれませんけれども，ハイリスクの人たちに「ダメ，ゼッタイ．」と言っても，大体そんな授業なり講義なりを聞いてないですからね，そういうハイリスクの人たちは．もう学校からドロップアウトしてしまっている．ハイリスクの人の対策というのは何にもないですよね．
廣中：なるほど．

乱用対策と社会の変化

成瀬：だからちゃんとおりこうな子たちは守ろうと．ハイリスクの人たちはそんなのはもともとけしからん連中だというような考えの社会であるように思います．

　文部科学省の薬物乱用防止教室でも，有名人の回復の話は出してはいけないというルールがあって，回復の話はしてはいけない．こんな怖いことがあるとか，こんなひどいことになるということは強調するけれども，治療を受けて回復した人の話はタブーになっている．そのあたりがあらゆるところに共通して，もうダメはダメというそれ一色なので，確かに治療の理解が広がらないのは当然なのかもしれないですね，社会全体がそうなので．

池田：ただ少しは変わってきていますかね．刑の一部執行猶予制度の施行など．そういった社会で治していくというような．

成瀬：再犯率を下げるために，刑務所に入れておいてもこれ以上無理だということで，海外にならって方向転換をしたのでしょうけれども，実際それで再犯率が下がるかどうかというのはこれからですね．ただ，この制度について，精神科医療はほとんど関心を持っていません．早くに社会に出ても，地域での受け皿がなければうまくいかないでしょう．

池田：ここでうまくいってくれないと，やはりもうがんじがらめでやらなければだめなのだということになってしまうのも問題ですよね．

成瀬：そうですね．そのあたりは医療よりも司法の方が先に舵を切ったという感じがしますけどね．

高田：ただちょっとまた話が逸れてしまうのかもしれませんけど，行動のアディクションのレベルにいくと，博打でもゲームでも「ダメ．ゼッタイ．」に絶対なりませんよね，たぶん．

池田：パチンコは，日本で広く認められていますね．

高田：そういえばパチンコって，賭博でいいんですか．

宮田・池田：遊戯です．

高田：遊戯ですよね．だから病的賭博の中にパチンコとかを入れてしまうと，治療上いけないことになりませんか，法律上の問題で．

池田：でも医学的にはギャンブルですよね．

成瀬：そこがおかしいところ．法律で言うと遊戯だけれども，行為で言えばパチンコやスロットはギャンブルそのものですね．日本のギャンブル障害の8割から9割はパチンコとスロットだと言われています．

宮田：日本では賭博というと違法行為ですが，パチンコ，パチスロ，競馬，競輪，競艇，オートレース，totoなどは違法行為ではありません．したがって，賭博という言葉を使えないので，ギャンブルという英語をカタカナにした言葉を当てているのです．

高田：何かで，テレビで「パチンコみたいなギャンブル」って言ったのかな．そうしたらそれは放送法に違反するからカットされたとか誰か言っていたような気がします．

成瀬：当たり前にパチンコとスロットはギャンブルとして議論されていますよね．賭博と言うと，宮田先生が言われたように犯罪になってしまうから，賭博という言葉は使いにくい．

高田：カタカナならいいのですか？

宮田：ニュアンスとしては，賭博と言うと違法性のあるもの，ギャンブルと言うと違法性のないものを含むといったような使い分けがされています．

高田：で，ギャンブルならいいのですか？

宮田：その辺りの，きちんとした定義はないのですが，実情として日本では違法行為としてのギャンブルと，違法行為ではないギャンブルがあるので，それぞれに用語を当てないといけないので，便宜的に賭博とギャンブルという言葉を使い分けているのです．ギャンブルは法律用語ではないし……．

高田：法律用語ではないからということですか．そうすると，病名はギャンブル障害でしたっけ．では今まで病的賭博と言ってたのにはパチンコが入っていなかった……．

成瀬：そこは，おかしいですね．

ハームリダクション

廣中：ちょっと国際情勢の話に戻ります．それ以外に何か先生方が注目されている国際的な動きはありますか．

成瀬：日本でハームリダクションをどう扱うかということは大きなテーマだと思うのですが，政策としてのハームリダクションを今の日本に，そのまま当てはめるというのは，まだ現実的とは思いません．それはさっきの「ダメ．ゼッタイ．」に通ずるところで，「ダメ．ゼッタイ．」によって予防できていることは認めなければとは思うのですが，治療に関して「ダメ．ゼッタイ．」と言っても，埒が明かないのも事実です．それが一緒になっているのでわかりにくいでしょうし，「ダメ．ゼッタイ．」の方があまりにも広がっているので，治療だと言ってもかき消されてしまうような，そんな気がします．

高田：厚生労働省はハームリダクションには，少なくとも2年前はあまりのってきませんでしたね．

成瀬：ただ治療的には，ハームリダクション的な考えというのはとても理にかなっていると思います．そのような関わりでやる方が，治療としては断然やりやすいですし効果的だと思います．

宮田：でも，ナルメフェンは飲酒量低減で厚生労働省も認めたわけですから．

高田：そうか．

宮田：節酒薬としてね．

高田：ええ．

宮田：まさに，節酒はハームリダクションで，「ダメ．ゼッタイ．」ではありません．むしろ，軽症の依存症や依存症の前段階の人達を対象に早期介入を行うという，現実に即した治療法を国も認めているのではないでしょうか．

高田：なるほど．

池田：アルコールの場合は違法ではないですからね．

宮田：そうですね．

廣中：だからハームリダクション的な考え方をしても良かったということなんですね．

池田：やはり覚醒剤で「HIVとかが広まるから注射器を配りましょう」ということは，日本ではやらないのではないでしょうかね．

宮田：そうですね．ハームリダクションと言っても，その行為自体が違法行為ですから，なかなか難しいですね．

成瀬：治療の現場では，それはできるんですよ．通報の義務がないということで．

廣中：日本の特殊事情ということからいえば，HIVの感染そのものもマイナーだったのではないですかね．

高田：でも一時期バンバン報道されていて，ある日報道されなくなりましたけど，患者数はそんなに減っていないのでは？

成瀬：日本は注射器の回し打ちでHIVが広がるわけではなくて，男性同士のセックスによる感染がはるかに多いと思います．

廣中：だからそんなに母集団はいないということですかね．

成瀬：そこでもドラッグが介在しているのですが，男性同士のセックスによって感染している人たちが主で，回し打ちという例はほとんどないです．

池田：あとHIVは薬ができましたからね．治ることになったから．

高田：そういうことですか．

池田：報道が減ったのは深刻さがなくなったためではないでしょうかね．

廣中：死ななくなったけど，ずっと投与し続けないといけない．

成瀬：そうですね．

宮田：でもそれは高血圧などでも同じですよね．

成瀬：そうそう．不治の病ではなくなったので．

廣中：そうすると国際情勢を知ることは大事といいながら，すべてがわが国に応用できるわけではなく，そのあたりは考えないといけないということになる．でもやはり研究費が少ないなということは思いますけどね．アルコール健康障害対策基本法で研究と謳われてますけど，中身開けると実態調査の予算なんですよね．それがいかんというわけではないけど．

池田：調査もしないといけないのだけど，研究もしなければいけないですね．

廣中：そのあたりは，去年の学会でちょっと話したのは，科研費に依存っていうカテゴリーがないのですよ．だから皆さん医学で出したり薬理で出した

り，心理学で出したり，刑事法学で出したりしているわけです．そうすると評価する人だってこれは心理学として意味があるかどうかを評価しますから，そういう枠がないのは問題です．
池田：新学術領域とか．
廣中：枠がいらないほど問題が小さいのかといえば，それは．
池田：大きいですよね．
廣中：そうだよね．そういうことをちょっと考えて．
池田：新学術領域で立ち上げたり，新しい細目の候補で立ち上げたり，そういうことを学会で進めていく必要がありますね．
廣中：そうです．細目の見直しはありますから．それでもある程度の申請がないと認められないみたいなんですよ．
池田：だから学会とかが音頭をとってやらないと．
廣中：ガンガンやらないとだめだ．
池田：声を上げないと始まらないですよね．最近だと疼痛学という科研費細目ができたのですけれども，それはやはりもう研究者がかなり声を上げてやったようですね．
高田：なるほど．

リテラシーの問題

廣中：結局先ほどの話でも，社会とどうコミュニケーションし，向き合うかという話，いろいろ出てまいりましたけど，もう少し教育の問題があったり，マスコミの取り上げ方の問題があったりとかいう点でお感じになってることをお話いただいて締めくくろうかと思うんですけど．

　成瀬先生，今度新しい学会を関東甲信越に立ち上げられて，それを通じての市民への発信などもお考えかなと思うのですが，いかがでしょうか．
成瀬：これまで関東は医療者・支援者同士のつながりが希薄でしたので．地方に行くと，たとえば関西などでは関係者が毎月のように集まっていますし，どこの医療機関がどういうことをやっているとか，あそこには誰がいるとか，みんな地域地域でつながっている状況です．いろいろな地域を見てきたのですが，関東では孤立していたように思います．治療・支援を点でやってきたような感じがしたので，そういうつながる場があればという思いです．
廣中：なるほど．
成瀬：もちろん市民への発信というのは必要だと思いますけど，それはどうするか．
廣中：下手にやらない方がいいということですか．
成瀬：いやそんなことはないです．関心を持っている人はいると思いますし，これだけアルコールや薬物やギャンブルの問題があるわけで，身近にそういう問題を抱えている人がいるけれども，どこに相談しに行けばいいかわからないというレベルは変わっていないと思いますし，激しい問題行動が減っているので余計支援につながらないのかもしれない．潜在的な関心はあるけれども，発信する力が弱いといいますか．その正しい知識が広まらないところが問題だと思います．

　マスコミは，ちゃんと取り上げようとしているところもありますけれども，それよりもむしろ有名人が問題を起こしたときにワーッと行って，視聴率をとるための構成ですから，取材に来ても言わせたいセリフだけをとりに来ている．
廣中：なるほど．
成瀬：本当に興味本位で，コメントの一部だけとられるという感じなので，あまり期待はできないのかなと思います．「処罰しろ」みたいな思いを国民が強く持っている．それに合わせて番組をつくっているわけです．むしろマスコミが助長しているような感じさえします．だからなおさら正しい知識を，正当な形で発信し続けないといけないと思います．
廣中：池田先生の研究所は，都民のための講座というんですか，セミナーというんですか，やりますよね．そこではどういう取り組みをしていますか．
池田：そうですね．依存も取り上げました．2年前ぐらいでしょうかね．青山久美先生（横浜市立大学附属病院児童精神科助教）にいらしていただいて，ゲーム依存の話をしていただいたりしました．研究所としては都民還元ということはすごく重視してるので，できるだけそういった機会で研究成果の普及であったりとか，知識の普及とか啓発とか，それからマスメディアからの取材とかにも，基本的にはできるだけ積極的に応えるようにという方針ですね．
廣中：聞かれた方から何か反響などはあったりするのですか？
池田：そうですね．やはり依存症に対する関心は高

いと思いますね．精神医学に関するテーマだと，参加申込が多いですね．心の問題に関心がある人は多いと思います．

廣中：宮田先生いかがですか．お医者さん向けのいろいろレクチャーの機会が多いかとは思いますけども．患者教育じゃないですけど，そういう．

宮田：それに関してですけど，ナルメフェンの臨床試験の責任者は樋口先生で，私は専門家医師というメディカルアドバイザーとして関わったのですけど，まさに，ナルメフェンは飲酒量低減を目的とした薬です．言葉を換えて言えば，お酒を飲むことを前提とした薬で，飲酒する1〜2時間前に服用することで飲酒量を減らせるという薬です．断酒とは違う治療選択肢を実現させる武器ができたわけで，アルコール依存症の前段階の方たちを対象としたものです．したがって，ナルメフェンを使う医師も，企業で社員の健康を管理する産業医の先生，肝臓を診る消化器内科の先生，うつやストレス障害のために飲酒量が増えてしまった患者さんを診ている一般の精神科医など，これまでアルコール依存症治療に関わってこなかった先生たちが主役になるのです．アルコール依存症をスティグマとみないで，そうならないように，治療する側も，治療される側も依存症に対する理解と知識，あるいは，それに対する主体的な姿勢を持っていただく良い機会になると思っています．

廣中：高田先生は大学で学生さんを教育されていると思うんですけど，何かお感じになることはありますか．

高田：私のところでは，今のところ特に問題にはなっていないということはあるんですけれども，「ダメ．ゼッタイ．」のような啓発ポスターはあちこちにありますね．自分の授業の中では，たとえば一気飲みがどうして危険かなど，代謝酵素の個人差を含めて詳しく説明します．ただ思うのは，大体のことは中学とか高校でも聞いているはずなのですが，そのメカニズムとか，なぜというのがはっきりわかっていない．確かにひどい例みたいなのは出しているみたいなのですけれども，自分は関係ないと思っている．それで，聞き流している学生さんが多いのかなという気はするんですね．

廣中：私が20年前に大学の教員になったときも，アディクションの問題に興味を持ってもらおうと思って，臨床心理学生とか臨床心理学の先生方にかなり言ったのですけど，その頃はまだあまり反応がよろしくなかった．その当時アディクションというのは，臨床心理の人たちが言っていたのは，本当の心の問題は別にあると，アディクションっていうのは形がそうなっているだけである，それでやめさせようとか，やめてもらおうとかしても，それは本当の解決でありませんという．

成瀬：でも今もそれでいいのではないですか．

廣中：それが正しい？

成瀬：そう思います．

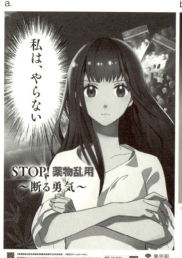 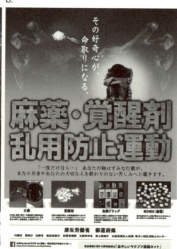

図1　啓発ポスターの例
a. 東京都：「私は，やらない」STOP！薬物乱用〜断る勇気〜
（イラスト：吉田祥子，31福保健薬第342号）
b. 厚生労働省：麻薬・覚醒剤乱用防止運動

廣中：だけど，ではその本当の心の問題っていうのは何かと言ったときに，これですというのがわからないじゃないですか．だからまずはアディクションに興味を持ってくれて，そういうことを考えるきっかけにしてもらえればいいなと思っていたのですけど．

ただ，今また増えてきた．心理学の人たちがアディクションにすごく興味を持っていますし，研究も増えています．

高田：特に松本先生もよく言っておられますが，アディクション関連は心理学関係が存在をどんどんアピールすべき分野ということでは，もっと認識されていいのかなという気はします．特に，公認心理師という心理職で初めての国家資格ができたことです．

池田：若手精神科医のJYPO（Japan Young Psychiatrists Organization：特定非営利活動法人日本若手精神科医の会）というのもありますが，あそこも依存を研究している人たちが多いですよね．

宮田：多いですね．

廣中：そういう動きが盛んになってきて，希望の持てる状況になってきましたね．話がはずんで時間も超過してしまい，そろそろ読者を本書の各章やコラムに誘いたいのですが，ここで本書が生まれるきっかけになった柳田先生についてひとこと触れておきたいと思います．柳田知司先生のご業績は序文でも触れたように高田先生とミシガン大学のJim Woods教授が雑誌Psychopharmacologyに追悼文をお書きですのでそちらを読んでいただきたいのですが，本書の企画はもともと柳田先生の傘寿をお祝いして直接・間接の弟子たちが記念誌的なものを作ろうとしたことから始まりました．1960年代初頭にアメリカに留学された先生は，薬理学と実験心理学が融合した「行動薬理学」という新しい学問領域を日本に根付かせた代表的な研究者のおひとりです．特に薬物依存については日本の研究を飛躍的に発展させた方でもあります．また，大学でも製薬企業でもない独立の民間研究機関を創設された方です．今日の目で振り返ると，こうしたお仕事は官産学の連携，臨床の役に立つ基礎研究，国際的な交流と，まさに時代を先取りするものであったと思います．私たちはその精神を発展させ，次の世代に渡す責任を感じていましたが，本書をまとめることができたのでいくぶんかはそれが果たせたかなと思っています．今日はどうもありがとうございました．

索引

和文

■あ

アイオワ・ギャンブリング課題……179
アウトリーチプログラム……236
アカンプロサート……116, 191, 194, 211
アクチベータータンパク質1（AP-1）
　複合体……72
アセチルコリン受容体……45
アセトアルデヒド脱水素酵素……82
アディクション……109
アデニル酸シクラーゼ……70
アトロピン……27
アナンダミド……5, 145
あへん法……150
α-アミノ-3-ヒドロキシ-5-メソオキサ
　ゾール-4-プロピオン酸（AMPA）型
　受容体……77
アリピプラゾール……213
アルコホーリクス・アノニマス……196
アルコール……5, 33
アルコール関連神経発達障害……242
アルコール関連先天異常……242
アルコール健康障害対策基本法
　……120, 234
アルコール健康障害対策推進基本計画
　……234
アルコール使用障害……204
アルコール性肝硬変……112
アルコール脱水素酵素……82
アルコールの有害な使用を低減するため
　の世界戦略……234
アルコールハラスメント……236
アルコール問題支援コーディネーター
　……206
アレル……83
アロステリック調整作用……131
アンガーマネジメント……250
安静時fMRI……97
安全……222
アンタビュース……194
アンフェタミン……5, 15, 33, 139

意思決定……57
位相ロック……94
依存……1, 109
依存形成リスク……135
依存症回復支援施設……262
依存性試験……3
依存脆弱性……81, 82, 83
依存性薬物……81
一気飲み……236
遺伝子改変動物……36, 86
遺伝子多型……82, 83

遺伝子転写カスケード……71
遺伝子発現……83
違法賭博……248
違法薬物……150
違法薬物生涯経験率……155
意味的記憶……90
医療用大麻……148
飲酒……227
陰性感情……200
インセンティブ保障……206
インターネット……168

ウィスコット-アルドリッチ症候群タン
　パク質 N-WASP……76
ウィスコット-アルドリッチ症候群タン
　パク質ファミリーメンバー3……76
ウィスコンシンカードソーティング課題
　……60
ウェルニッケ脳症……112
運動失調……41
運動療法……194

エピジェネティクス……76
エピジェネティック……87
エピソード記憶……90
エレメント……71
エレメント結合タンパク質……71
エンパワメント……257, 264

オピオイド……84
オピオイド依存脆弱性……85
オピオイド受容体……74
オプトジェネティクス（法）……28, 55
オープン・グループ……220
オペラント（道具的）条件付け……57
オランザピン……27
オンダンセトロン……27

■か

介在神経細胞……69
介入ツール……199
海馬……91
海馬シータリズム……92
灰白質の体積減少……101
外来治療プログラム……195
外来薬物依存症再発予防プログラム
　「LIFE」……200
カウンターバランス方式……31, 32
嗅ぎまわり行動……41
覚醒剤精神病……44, 142
覚せい剤取締法……150, 248
核内因子-κB……73
カジノを含む統合型リゾート……160
過食・拒食……236

家族支援……194
家族療法……194
カタレプシー……40
カチノン系……156
葛藤（conflict）行動の実験……43
渇望……1, 37, 132, 170
渇望感……131
渇望期……198
渇望期チェックリスト……199
家庭内の暴力……239
カドヘリン13……85
加熱式タバコ……127, 230, 232
過敏性腸症候群……27
カフェイン……5, 10
カルシウムイメージング……70
カルシウムカルモデュリン依存性キナー
　ゼⅡ……71
カルシニューリン……75
寛解……121
感覚効果……30
眼窩前頭皮質……97, 170
肝機能障害……237
環境刺激……30
間欠注入法……24
眼瞼下垂……24
カンナビノイド（CB）受容体……43
緩和ケア……23

機会大量飲酒……233
危険ドラッグ……30, 148, 150, 234, 236
希死念慮……237
規制薬物……150
喫煙……227
喫煙防止教育……230
揮発性有機溶剤……34
忌避感情……194
気分障害……172
ギャンブル依存……100
ギャンブル障害……163
強化学習理論……58, 59
強化効果……1, 4
共感性……206
矯正施設……259
強制水泳試験……46
局所フィールド電位……94
居住……258
近交系……83
禁断症状……72

クラスⅡヒストンデアセチラーゼ……75
久里浜医療センター……171
久里浜方式……205
グルココルチコイド受容体……76
クレプトマニア……248

索引

クロマチン……………………76	……………………………71	常同行動………………44,140
経頭蓋磁気刺激法………………106	最初期遺伝子……………………69	衝動性…………………102,215
経頭蓋直流電気刺激法……………98	再燃準備性………………………143	衝動制御の障害…………………163
刑の一部執行猶予制度……193,249,263	サイバーコリア21………………173	情報提供…………………………136
痙攣………………………………25	再発………………………………37	小胞モノアミントランスポーター…44
ケタミン…………………………10	再犯者率…………………………248	常用量依存………………………134
血中半減期………………………23	再犯防止推進法…………………249	小離脱発作………………………117
ゲートウェイ飲料………………234	細胞接着分子……………………85	触覚刺激…………………………30
解毒………………………………194	サイレントシナプス……………77	徐放性……………………………24
ゲノムワイド解析………………72	サイロシビン……………………151	処方薬乱用………………………236
ゲノムワイド関連解析…………84	作業療法…………………………194	自律神経活動亢進………………117
ゲラーマン系列…………………13	サブスタンスP…………………75	神経栄養因子……………………84
下痢………………………………24	サルソリノール…………………112	神経可塑性………………………69
嫌悪効果………………………30,209	シアナミド…………………117,194	神経筋接合部……………………45
健康警告…………………………230	自覚効果…………………………12	神経伝達物質……………………82
健康日本21（第2次計画）……235	視覚刺激…………………………30	神経毒性…………………………102
厳罰主義…………………………203	時間弁別…………………………43	身体依存………………………1,4
	シグナル伝達性転写因子………76	身体依存性試験…………………23
抗アンドロゲン薬………………254	刺激薬物再使用リスク評価尺度…250	身体障害…………………………237
抗うつ剤…………………………254	試験試行…………………………31	シンナー…………………………43
高架式十字迷路…………………43	自己効力感………………………197	心理社会的治療…………………191
公共財ゲーム……………………64	自己治療…………………………201	推移的推論機能…………………64
公衆衛生…………………………255	自己治療モデル…………………240	随伴性マネジメント……194,195,196
抗精神病薬………………………211	自己投与実験……………………2	スケジューリング………………221
向精神薬…………………………150	自己評価…………………………200	スケジュール統制下の行動……38
行動修正…………………………194	自殺………………………………237	ストループ課題…………………60
行動主義…………………………58	自殺企図…………………………237	ストレス緩和効果………………125
行動薬理学………………………38	自傷行為…………………………236	ストレスマネジメント…………250
広汎性発達障害…………………172	自助グループ………………115,263	スポンサーシップ………………231
抗不安効果………………………42	ジスルフィラム……………117,209	スマートフォン…………………168
合法的飲酒年齢…………………235	施設内禁煙………………………231	スロットマシン…………………180
高揚感……………………………43	施設入所…………………………262	
（BZ-RAsの）高用量使用………135	自然休薬…………………………23	生活支援…………………………257
コカイン……………5,8,9,10,33	持続注入法………………………24	生活の破綻………………………237
黒質緻密部………………………57	自尊感情…………………………262	脆弱性……………………………69
国立アルコール乱用・依存症研究所…55	自尊心の低下……………………237	精神依存………………………1,4
国立衛生研究所…………………55	実験環境…………………………32	精神作用物質……………………111
国立精神衛生研究所……………55	児童相談所………………………177	精神刺激薬使用障害……………141
国立薬物乱用研究所……………55	自動販売機………………………229	精神疾患の診断・統計マニュアル…121
固定時隔…………………………41	シナプス可塑性…………………77	精神症状…………………………237
固定比率…………………………41	シナプス終末……………………34	精神保健福祉センター………223,261
コデイン………………………5,9,10	嗜癖……………………………1,109	精神・神経症状…………………112
古典的（パブロフ型）条件付け…57	社会的価値志向性………………65	性的アディクション………248,253
子ども虐待………………………239	ジャンピング……………………24	性犯罪……………………………248
コーピングスキル………………250	周辺的治療要素…………………252	性犯罪再犯防止指導……………253
個別指定………………………150,156	就労………………………………258	世界保健機関……………………49
ごほうび療法……………………198	受動喫煙…………………………227	セカンドオーダースケジュール…17
コホート研究……………………102	腫瘍壊死因子-α…………………74	世代間連鎖………………………233
コミュニティ強化と家族訓練…196	生涯有病率………………………164	セックス・ドラッグ……………236
コルサコフ症候群………………112	消去法……………………………13	摂取欲求…………………………209
コルチコトロピン放出因子……213	条件回避行動……………………40	摂餌量減少………………………25
コ・ファシリテーター…………220	条件刺激………………………12,32	せりがや覚せい剤再乱用防止プログラム………………………………218
	条件付け…………………………31	セロトニン受容体………………19
■さ	条件付け場所嗜好性試験（法）…30,83,93	全強化法…………………………13
サイクリックAMP………………71	使用障害…………………………204	漸減………………………………136
サイクリックヌクレオチドホスジエステラーゼ………………………70	状態依存学習……………………12	前向性健忘………………………43
サイクリン依存性タンパク質キナーゼ5	状態遷移…………………………59	全国精神科病院調査……………155
	状態遷移学習……………………59	

全国中学生意識・実態調査 155	中型有棘神経細胞 69	ニコチンガム 122
潜在学習 59	注射法 24, 25	ニコチン性アセチルコリン受容体 83
前肢の振戦 24	中枢興奮薬 30, 32	ニコチン置換療法 122
線条体 97, 100	中枢抑制薬 30, 32	ニコチンパッチ 122
選択的セロトニン阻害薬 22	中毒 2	二重交替 13
前頭前皮質 34, 35	長期記憶 90	ニーズ原則 250
前頭前野 101	(BZ-RAsの)長期使用 134	2段階マルコフ判断課題 59
前頭前野外側部 61	長期増強 69	日本版マトリックス・プログラム 251
	長期抑圧 69	入眠困難 23
早期増殖応答タンパク質 76	重複障害 259	ニューロキニン-1 受容体 74
側坐核 34, 35, 69, 97	治療改革 204	尿検査 195, 219
側坐核1転写因子 76	治療関係 194	認知行動療法 123
側頭頭頂接合部 66	治療ギャップ 193, 204	認知行動療法のスキルトレーニング 195
底つき 195	治療離脱率 219	認知行動療法の対処スキルトレーニング 196
組織プラスミノーゲン活性化因子 36	治療理念 218	認知主義 58
ゾピクロン 134	鎮静・睡眠・抗不安薬 130	
ゾルピデム 134	適応現象 28	脳血管障害 112
	デザイナーリガンド受容体 55	脳内報酬回路 35
■た	手続き的記憶 90	脳内報酬系 34, 211
滞在時間 31, 32	テトラヒドロカンナビノール 5	脳部位破壊実験 36
胎児性アルコール症候群 242	電子タバコ 230, 232	脳由来神経栄養因子 74
胎児性アルコール・スペクトラム障害 242		ノルアドレナリン 213
代謝型グルタミン酸受容体 213	動因喪失症候群 237	ノンアルコール飲料 234
体重減少 25	動機付け面接(法) 123, 194, 195, 196	
対処(コーピング) 125	当事者中心 202	■は
対処スキル 221	糖尿病 237	バイアス方式 31
対人関係のトラブル 237	島皮質 103	背外側前頭全皮質 170
耐性形成 131, 132	特定複合観光施設区域の整備の推進に関する法律 161	配偶者間暴力 238
代替薬物療法 137	毒物劇物取締法 150	場所嗜好性 31
大脳基底核線条体 58	賭博 160	パチスロ 160
ダイノルフィン 72, 213	ドパミン 34	パチンコ 160
大麻関連障害群 146	ドパミン受容体 34	麦角アルカロイド 45
大麻取締法 150	ドパミン D1 受容体 69, 96	ハビット形成 58
退薬症候 3, 21	ドパミン D2 受容体 69	パブロフ型条件付け 31
多剤併用 135	ドパミンおよびサイクリック AMP 調節性リン酸化タンパク質 32 kDa 71	ハームリダクション 148, 203, 238
タスポ 229	ドパミン神経系 22	パラフィリア障害群 253
立ち上がり行動 26	ドパミントランスポーター 34	バルビツール酸系薬 130, 131
脱法ドラッグ 150	ドラッグコート 203	バルビツール酸誘導体 22, 33
脱法ハーブ 152	ドラッグフリー 93	バレニクリン 122, 211
タバコ使用障害 121	トランスセオリティカルモデル 196	般化 14
たばこ税 229	トリガー 221	バーンズ迷路 42
たばこの規制に関する世界保健機関枠組条約 230	トリプタミン系 151	反復経頭蓋磁気刺激法 106
ダブル欠損マウス 36	トルエン 33	
ダルク 21, 193, 194, 262	トルエン吸入 34	ピア・サポート 260
短期記憶 90		被殻 97
断酒 115	■な	被刺激性亢進 25
断酒会 194	内観療法 194	尾状核 97
	内側前頭皮質 170	ヒストン 76
地域連携 206	ナルコティクスアノニマス 196	非同義多型 84
遅延報酬割引 179	ナルトレキソン 211	ヒドロモルフォン 16, 22
遅延見本あわせ課題 43	ナルメフェン 117, 191, 194, 211, 213	否認 115
知覚異常 43	ナロキソン 23, 36	ピペラジン系 151
置換 14	ナロルフィン 5	秘密保持 222
知事指定薬物 152		標準化死亡率 237
注意欠如・多動症 171	ニコチン 10, 33	標準品 158
中核群 205	ニコチン依存 105, 227	病的ゲーマー 170
中核的治療要素 252		病的賭博 163

比率累進実験 … 5
ビンジ飲酒 … 233

ファシリテーター … 220
フェニルプロパノールアミン … 16
フェネチルアミン系 … 151
フェンシクリジン … 33
フォスフォリパーゼ A2 阻害薬 … 27
腹側被蓋野 … 34, 36, 96
ブスピロン … 17
物質依存状態 … 131
物質関連障害および嗜癖性障害群 … 164
物質使用障害 … 55
ブトルファノール … 10, 16
ブプレノルフィン … 211
ブプロピオン … 211
部分般化 … 14
フライング（ジャンピング）行動 … 26
プラセボ効果 … 81
ブラックアウト … 236
フリーラジカル … 27
ブリンクマン指数 … 231
フルマゼニル … 23
プログラムブック … 114
プロテインキナーゼ A … 70
プロテインキナーゼ C … 71
プロフィリン 1 … 76
プロモーター … 71
分界条床核 … 41
分布容積 … 23

米国国立アルコール乱用・アルコール依存症研究所 … 201
米国国立薬物乱用研究所 … 201
別離 … 237
ヘルパー・セラピー原理 … 260
ベンゾジアゼピン … 22
ベンゾジアゼピン系薬（物） … 33, 130
ベンゾジアゼピン受容体作動薬 … 130
ペンタゾシン … 10, 16
変動時隔 … 43
扁桃体 … 35
ペントバルビタール … 5, 8, 10
弁別訓練法 … 13
弁別刺激効果 … 12

包括指定 … 156
防護機構 … 28
放射状迷路 … 45
報酬欠乏仮説 … 100
報酬効果 … 1, 30, 31, 85, 132, 209
報酬予測誤差 … 58
保護観察所 … 193, 263
ホットプレート法 … 40

■ま
マイクロダイアリシス法 … 22
マジックマッシュルーム … 151
マジンドール … 16

マック … 194
マッシュルーム型のスパイン … 77
マトリックスモデル … 195, 219
麻薬 … 150
麻薬原料植物 … 151
麻薬性鎮痛薬 … 30
マリファナ … 144

ミエロサイトエンハンサー 2 … 75
見捨てられ不安 … 200
未成年者喫煙禁止法 … 230
ミダゾラム … 10
身震い … 24

無煙タバコ … 232
無条件刺激 … 12
無条件反応 … 12
無動機症候群 … 147

酩酊感 … 43
メサドン … 214
メスカリン … 5
メタ解析 … 82, 211
メタボロミクス … 44
メタンフェタミン … 8, 32, 139
メチセルジド … 19
メチルナルトレキソン … 26
メンソール … 230

毛細血管拡張性運動失調変異キナーゼ … 71
目標指向的行動 … 59
モデルフリー … 59
モデルベース … 59
モルヒネ … 4, 5, 10

■や
薬物依存性に関する動物実験と臨床観察の適用範囲と実施要領について … 6
薬物渇望期 … 193
薬物吸入 … 34
薬物混入飼料法 … 24
薬物嗜癖 … 49
薬物使用に関する全国住民調査 … 155
薬物使用歴 … 235
薬物耐性 … 72
薬物探索行動 … 1
薬物動態学 … 81
薬物弁別実験 … 2
薬物療法 … 191
薬力学 … 81

「ようこそ外来」 … 197
用量-反応関係 … 41
抑制系の欠如仮説 … 101

■ら
ラッシュ … 151
ランダム化比較試験 … 211

乱用 … 1, 49

リカバリー … 257, 237
リスク原則 … 250
リスペリドン … 19
リゼルグ酸ジエチルアミド … 33, 45
離脱症候群 … 117
離脱症状 … 21, 131, 133, 209
リタンセリン … 27
リモナバン … 44
量的形質遺伝子座マッピング … 82
リラプスプリベンション … 250
臨床用量依存 … 134

累積用量投与法 … 14

レスポンデント条件付け … 31

路上喫煙防止対策 … 231
ロペラミド … 18

■数字
1st food pellet … 13
1st reinforcement … 13
2C-T-4 … 152
2C-T-7 … 152
2-コンパートメントボックス … 30
3-コンパートメントボックス … 30
5-MeO-DIPT … 151
5 選択肢シリアル反応時間課題 … 46
12 ステッププログラム … 219

欧文

$\alpha 1$ サブユニット … 42
$\alpha 5$ サブユニット … 42
A 尺度 … 15
A (amphetamine group scale) … 15
AA … 194, 196
AB-CHMINACA, 5-Fluoro-AMB … 157
abuse … 1, 49
ACOA … 239
addiction … 109
Addiction Research Center Inventory … 15
Addiction Severity Index … 257
ADH … 82
ADHD … 171
adult children of alcoholics … 239
alcohol dehydrogenase … 82
alcohol related birth defects … 242
alcohol related neurodevelopmental disorders … 242
aldehyde dehydrogenase … 82
ALDH … 82
amygdala … 35
anandamide … 5
ARBD … 242
ARCI … 15

ARND ... 242	Diagnostic and Statistical Manual of Mental Disorders Fifth Edition ... 121	HIV/AIDS ... 245
ASI ... 257		IκB ... 74
ATM ... 71	Diagnostic Questionnaire ... 168	IκB キナーゼ ... 74
aversive effect ... 30	dialectical behavior therapy ... 238	IAT ... 169
	discriminative stimulus effect ... 12	IGT ... 179
β カルボリン ... 112	DNMT3 ... 77	IKK ... 74
B 尺度 ... 15	domestic violence ... 238	incentive salience 仮説 ... 100
BDNF ... 74	dopamine D1 receptor ... 96	Infusion 法 ... 24
benzodiazepine receptor agonists ... 130	DQ ... 168	integrate resort ... 160
BG (benzedrine group scale) ... 15	DREADD ... 28, 55	Internet Addiction Test ... 169
blood oxygenation level dependent 法 ... 102	Drinking (含水) 法 ... 25	intoxication ... 2
BOLD 信号 ... 65	drug addiction ... 49	Iowa Gumbling Task ... 179
BOLD 法 ... 102	Drug Addiction Rehabilitation Center ... 262	ip ... 39
BZ-RAs ... 130	drug seeking behavior ... 1	IR ... 160
	drug-admixed food ... 24	IR 推進法 ... 161
C 型肝炎ウイルス ... 245	DSM-5 ... 121, 164, 204	
cadherin 13 ... 85	DSM-IV-TR ... 163	J-MAT ... 251
CaMK II ... 71	DV ... 238	Jun ファミリー ... 72
cAMP ... 70		
cAMP 応答エレメント ... 71	E-2078 ... 33	κB モチーフ ... 74
CB1 受容体遮断薬 ... 215	ED50 ... 14	
CDH13 ... 85	EGRs ... 76	lateral prefrontal cortex ... 61
Cdk5 ... 71		LIFE プログラム ... 200
cFos ... 71	Fagerström test for nicotine dependence ... 105	LPFC ... 61
Cl$^-$ チャネル ... 41	FAS ... 242	LSD ... 5, 33, 45
community reinforcement and family training ... 196	FASD ... 242	LSD scale ... 15
conditioned place preference ... 83, 93	FCTC ... 230	LSD 尺度 ... 15
conditioned place preference paradigm ... 30	fetal alcohol spectrum disorders ... 242	LTD ... 69
CP 55, 940 ... 145	fetal alcohol syndrome ... 242	LTP ... 69
CPP ... 83, 93	FFP ... 13	
CPP 法 ... 30	FI ... 41	μ オピオイド受容体作動薬 ... 32
CRAFT ... 196	fixed interval ... 41	magnetic resonance imaging ... 100
craving ... 1, 37, 132	fixed ratio ... 41	Matrix 研究所 ... 195
CRE ... 71	flying or jumping ... 26	MBG 尺度 ... 15
[^{11}C] raclopride ... 104	fMRI ... 100	MDL-100907 ... 45
Cre/loxP システム ... 28	Fos ファミリー ... 72	MEF2 ... 75
CREB ... 71	FosB ... 72	MEF2 調節エレメント ... 75
CS ... 12	FR ... 41	microRNA ... 72
	FRF ... 13	miR-212 ... 72
Δ^9-THC ... 5, 33, 43	FTND ... 105	morphine-benzedrine group scale ... 15
Δ^9-テトラヒドロカンナビノール ... 33, 43	functional MRI ... 100	MRI ... 100
ΔFosB ... 72		mRNA レベル ... 96
δ オピオイド受容体作動薬 ... 32	G9a ... 77	muscle rigidity ... 23
D1R ... 69, 96	GABA ... 130	
D2R ... 69	GABA-BZ-CL 受容体複合体 ... 130	N-メチル-D-アスパラギン酸 (NMDA) 型受容体 ... 77
D3 受容体遮断薬 ... 215	GABA 神経 (系) ... 34, 130	NA ... 194, 196
DAF ... 24	GABA$_A$ 受容体 ... 41	NAC ... 35
DAF 法 ... 25	gambling disorder ... 163	NAC1 ... 76
DARC ... 193, 262	generalization ... 14	nAChR ... 83
DARPP-32 ... 71	genome-wide association study ... 84	National Institute of Drug Abuse ... 201
DAT 欠損マウス ... 36	Gi-タンパク質 ... 27	National Institute of Health ... 55
DBT ... 238	Go/No-go 課題 ... 102	National Institute of Mental Health ... 55
decision making ... 57	GWAS ... 84	National Institute on Alcohol Abuse and Alcoholism ... 55
dependence ... 109		National Institute on Drug Abuse ... 55
designer receptors exclusively activated by designer drug ... 28	harm reduction ... 238	NEMO ... 74
	HDAC ... 75	New Identity Program ... 174
	heat-not-burn tobacco ... 127	

NF-κB ……………………………… 73	Rac1 ………………………………… 77	Substitution 法 …………………… 5
NF-κB エッセンシャルモデュレーター ……………………………………… 74	Randall-Selitto 法 ………………… 40	SVO ………………………………… 65
NF-κB 抑制因子 …………………… 74	Rap1 ………………………………… 77	
NIAAA …………………………… 55, 201	rearing ……………………………… 26	T-ACE …………………………… 244
nicotine replacement therapies …… 122	reinforcing effect ……………………… 4	T2* 強調画像 …………………… 102
NIDA ……………………………… 55, 201	relapse ……………………………… 37	taspo ……………………………… 229
NIH ………………………………… 55	repetitive transcranial magnetic stimulation ……………………………… 106	tDCS ……………………………… 98
NIMH ……………………………… 55	Rescue School …………………… 173	TLR ………………………………… 73
NIP ………………………………… 174	rewarding effect …………………… 30	TMS ……………………………… 106
NMDA 受容体 ……………………… 18	RNR 原則 ………………………… 249	TNF-α ……………………………… 74
NRT ……………………………… 122	rTMS ……………………………… 106	tolerance ………………………… 132
nucleus accumbens ………………… 35		Toll 様受容体 ……………………… 73
	SBIRT …………………………… 244	tPA ………………………………… 36
pathological gambling …………… 163	sc …………………………………… 39	transcranial direct current stimulation ……………………………………… 98
PC バン（房） …………………… 173	Screening, Brief Intervention, Referral to Treatment …………………… 244	transcranial magnetic stimulation …… 106
PCAG 尺度 ………………………… 15	Self-Exclusion Program …………… 165	TTM ……………………………… 196
PCP ………………………………… 33	Serigaya Methamphetamine Relapse Prevention Program …………………… 218	two-stage Markov decision task …… 59
PD …………………………………… 81	single photon emission computed tomography ……………………………… 105	
PDE ………………………………… 70		U-50,488H ………………………… 33
Pellet 法 …………………………… 24	slow release emulsion 法 …………… 24	UR ………………………………… 12
pentobarbital-chlorpromazine-alcohol group scale ………………………… 15	SMARPP ………………………… 218	US ………………………………… 12
PET ……………………………… 100	SMR ……………………………… 237	
PFC ………………………………… 35	SNc ………………………………… 57	varenicline ……………………… 122
Pfn1 ………………………………… 76	sniffing ……………………………… 41	variable interval …………………… 43
pharmacodynamics ………………… 81	social value orientation …………… 65	VBM ……………………………… 101
pharmacokinetics …………………… 81	SOGS …………………………… 164	ventral tegmental area …………… 36, 96
physical dependence ………………… 1	South Oaks Gambling Screen …… 164	VI …………………………………… 43
PK …………………………………… 81	SPECT …………………………… 105	VMAT2 …………………………… 44
PKA ………………………………… 70	SRE 法 …………………………… 24, 25	Vogel 型 …………………………… 43
PKC ………………………………… 71	SRRS ……………………………… 250	von Frey 法 ………………………… 40
po …………………………………… 39	SSRI ………………………………… 22	voxel-based morphometry ……… 101
POMS ……………………………… 15	SST ……………………………… 194	VTA ……………………………… 36, 96
positron emission tomography …… 100	standardized mortality ratio ……… 237	
prefrontal cortex …………………… 35	state-dependent learning ………… 12	Wasf3 ……………………………… 76
Profile of Mood States …………… 15	Static-99 ………………………… 253	Wasl ……………………………… 76
Project MATCH ………………… 201	STATs ……………………………… 76	WHO ……………………………… 49
psilocybin ……………………… 151	stimulant relapse risk scale ……… 250	WHO Framework Convention on Tobacco Control …………………… 230
psychoactive substance use ……… 111	Stroop 課題 ……………………… 102	WIN 55,212-2 ……………………… 5
psychological dependence ………… 1	subjective effect …………………… 12	Win stay-Lose shift 戦略 ………… 59
	substantia nigra pars compacta …… 57	withdrawal symptoms …………… 133
QTL ……………………………… 82, 84	substitution ………………………… 14	
quantitative trait loci ……………… 82		

編著者略歴

宮田久嗣（みやた ひさつぐ）
1956年　東京都に生まれる
1992年　東京慈恵会医科大学博士課程修了
現　在　東京慈恵会医科大学精神医学講座教授
　　　　医学博士

高田孝二（たかだ こうじ）
1950年　神奈川県に生まれる
1975年　慶應義塾大学大学院社会学研究科修士課程修了
現　在　帝京大学文学部心理学科教授
　　　　文学博士

池田和隆（いけだ かずたか）
1966年　東京都に生まれる
1995年　新潟大学大学院医学研究科博士課程修了
現　在　公益財団法人東京都医学総合研究所依存性薬物プロジェクト プロジェクトリーダー（参事研究員）
　　　　博士（医学）

廣中直行（ひろなか なおゆき）
1956年　山口県に生まれる
1984年　東京大学大学院人文科学研究科博士課程単位取得退学
現　在　株式会社LSIメディエンス薬理研究部顧問
　　　　博士（医学）

アディクションサイエンス
―依存・嗜癖の科学―

定価はカバーに表示

2019年6月1日　初版第1刷

編著者　宮　田　久　嗣
　　　　高　田　孝　二
　　　　池　田　和　隆
　　　　廣　中　直　行
発行者　朝　倉　誠　造
発行所　株式会社　朝倉書店
　　　　東京都新宿区新小川町 6-29
　　　　郵便番号　162-8707
　　　　電　話　03 (3260) 0141
　　　　FAX　03 (3260) 0180
　　　　http://www.asakura.co.jp

〈検印省略〉

Ⓒ 2019〈無断複写・転載を禁ず〉　　真興社・渡辺製本
ISBN 978-4-254-52025-5　C3011　　Printed in Japan

JCOPY　〈出版者著作権管理機構 委託出版物〉

本書の無断複写は著作権法上での例外を除き禁じられています．複写される場合は，そのつど事前に，出版者著作権管理機構（電話 03-5244-5088, FAX 03-5244-5089, e-mail: info@jcopy.or.jp）の許諾を得てください．

慶大 渡辺　茂・麻布大 菊水健史編
情動学シリーズ 1
情　動　の　進　化
―動物から人間へ―
10691-6 C3340　　　　　　A 5 判 192頁　本体3200円

情動の問題は現在的かつ緊急に取り組むべき課題である。動物から人へ，情動の進化的な意味を第一線の研究者が平易に解説。〔内容〕快楽と恐怖の起源／情動認知の進化／情動と社会行動／共感の進化／情動脳の進化

都医学総研 渡邊正孝・前京大 船橋新太郎編
情動学シリーズ 4
情　動　と　意　思　決　定
―感情と理性の統合―
10694-7 c3340　　　　　　A 5 判 212頁　本体3400円

意思決定は限られた経験と知識とそれに基づく期待，感情・気分等の情動に支配され直感的に行われることが多い。情動の役割を解説。〔内容〕無意識的な意思決定／依存症／セルフ・コントロール／合理性と非合理性／集団行動／前頭葉機能

昭和大 小野賢二郎監訳
アルツハイマー病 認知症疾患
―臨床医のための実践ガイド―
32257-6 C3047　　　　　　B 5 判 272頁　本体12000円

認知症及びAlzheimer病患者のために，対症療法と最適なケアの方法等を示す。〔内容〕I.記憶障害または認知症患者の評価，II.記憶障害と認知症の鑑別診断，III.記憶障害，Alzheimer病及び認知症の治療，IV.認知症患者の行動的及び精神的症状

日本毒性学会教育委員会編
ト キ シ コ ロ ジ ー（第3版）
34031-0 C3077　　　　　　B 5 判 404頁　本体10000円

トキシコロジスト認定試験出題基準に準拠した標準テキスト。2009年版から全体的に刷新し，最新の知見を掲載。〔内容〕毒性学とは／毒性発現機序／化学物質の有害作用／毒性試験法／環境毒性／毒性オミクス／リスクマネージメント／他

旭川医大 髙橋雅治・
D.W.シュワーブ・B.J.シュワーブ著
心理学英語［精選］文例集
52021-7 C3011　　　　　　A 5 判 408頁　本体6800円

一流の論文から厳選された約1300の例文を，文章パターンや解説・和訳とあわせて論文構成ごとに提示。実際の執筆に活かす。〔構成〕本書の使い方／質の高い英語論文を書くために／著者注／要約／序文／方法／結果／考察／表／図

愛媛大 十河宏行著
実践Pythonライブラリー
心理学実験プログラミング
―Python/PsychoPyによる実験作成・データ処理―
12891-8 C3341　　　　　　A 5 判 192頁　本体3000円

Python（PsychoPy）で心理学実験の作成やデータ処理を実践。コツやノウハウも紹介。〔内容〕準備（プログラミングの基礎など）／実験の作成（刺激の作成，計測）／データ処理（整理，音声，画像）／付録（セットアップ，機器制御）

前阪大 中島義明編
現代心理学［理論］事典（新装版）
52024-8 C3511　　　　　　A 5 判 836頁　本体15000円

心理学を構成する諸理論を最先端のトピックスやエピソードをまじえ解説。〔内容〕心理学のメタグランド理論編（科学論的理論／神経科学的理論他3編）／感覚・知覚心理学編（感覚理論／生態学的理論他5編）／認知心理学編（イメージ理論／学習の理論他6編）／発達心理学編（日常認知の発達理論／人格発達の理論他4編）／社会心理学編（帰属理論／グループダイナミックスの理論他4編）／臨床心理学編（深層心理学の理論／カウンセリングの理論／行動・認知療法の理論他3編）

海保博之・楠見　孝監修
佐藤達哉・岡市廣成・遠藤利彦・
大渕憲一・小川俊樹編
心　理　学　総　合　事　典（新装版）
52020-0 C3511　　　　　　B 5 判 792頁　本体19000円

心理学全般を体系的に構成した事典。心理学全体を参照枠とした各領域の位置づけを可能とする。基本事項を網羅し，最新の研究成果や隣接領域の展開も盛り込む。索引の充実により「辞典」としての役割も高めた。研究者，図書館必備の事典〔内容〕I部：心の研究史と方法論／II部：心の脳生理学的基礎と生物学的基礎／III部：心の知的機能／IV部：心の情意機能／V部：心の社会的機能／VI部：心の病態と臨床／VII部：心理学の拡大／VIII部：心の哲学。

日本基礎心理学会監修
坂上貴之・河原純一郎・木村英司・
三浦佳世・行場次朗・石金浩史責任編集
基礎心理学実験法ハンドブック
52023-1 C3011　　　　　　B 5 判 608頁　本体17000円

多岐にわたる実験心理学の研究法・実験手続きを1冊で総覧。各項目2ないし4頁で簡潔に解説。専門家・学生から関心のある多様な分野の研究者にも有用な中項目事典。〔内容〕基礎（刺激と反応，計測と精度，研究倫理，など）／感覚刺激の作成と較正（視覚，聴覚，触覚・体性など）／感覚・知覚・感性（心理物理学的測定法，評定法と尺度校正など）／認知・記憶・感情（注意，思考，言語など）／学習と行動（条件づけなど）／生理学的測定法（眼球運動，脳波など）／付録

上記価格（税別）は 2019 年 5 月現在